U0878980

心血管病护理及技术培训教材

心血管介入治疗护理实用技术

第 2 版

主　编　侯桂华　霍　勇

副主编　邱月红　赵　霞　李淑荣　刘　焱　王　英　刘　洪

编　者（按姓名汉语拼音排序）

辜小芳（中国人民解放军总医院）
侯桂华（北京大学附属第一医院）
胡　灏（北京大学附属第一医院）
霍　勇（北京大学附属第一医院）
荆　晶（中国人民解放军总医院）
李建忠（北京大学附属第一医院）
李　杰（首都医科大学附属北京安贞医院）
李淑荣（中国人民解放军白求恩国际和平医院）
刘　洪（泰达国际心血管病医院）
刘　君（首都医科大学附属北京同仁医院）
刘　焱（中国医学科学院阜外心血管病医院）
莫大鹏（北京大学附属第一医院）
彭宏玉（北京大学附属第一医院）
邱月红（北京大学附属人民医院）
宋秀庭（北京大学附属第一医院）
王　蕊（哈尔滨医科大学第二附属医院）
王　英（武汉亚洲心脏病医院）
杨玉珍（卫生部北京医院）
岳继华（武警后勤学院附属医院）
张　良（北京大学附属第一医院）
赵　霞（北京中日友好医院）
赵文利（河南省人民医院）

北京大学医学出版社

XINXUEGUAN JIERU ZHILIAO HULI SHIYONG JISHU (DI 2 BAN)

图书在版编目（CIP）数据

心血管介入治疗护理实用技术/侯桂华，霍勇主编. —2版. —北京：北京大学医学出版社，2017.4（2023.7重印）
ISBN 978-7-5659-1582-6

Ⅰ. ①心… Ⅱ. ①侯… ②霍… Ⅲ. ①心脏血管疾病－介入性治疗－护理 Ⅳ. ①R473.5

中国版本图书馆CIP数据核字（2017）第062157号

心血管介入治疗护理实用技术（第2版）

主　　编：侯桂华　霍　勇
出版发行：北京大学医学出版社
地　　址：（100191）北京市海淀区学院路38号　北京大学医学部院内
电　　话：发行部 010-82802230；图书邮购 010-82802495
网　　址：http://www.pumpress.com.cn
E - mail：booksale@bjmu.edu.cn
印　　刷：北京强华印刷厂
经　　销：新华书店
责任编辑：高　瑾　畅晓燕　**责任校对**：金彤文　**责任印制**：李　啸
开　　本：787 mm×1092 mm　1/16　**印张**：26.5　**字数**：672千字
版　　次：2017年4月第2版　2023年7月第4次印刷
书　　号：ISBN 978-7-5659-1582-6
定　　价：158.00元

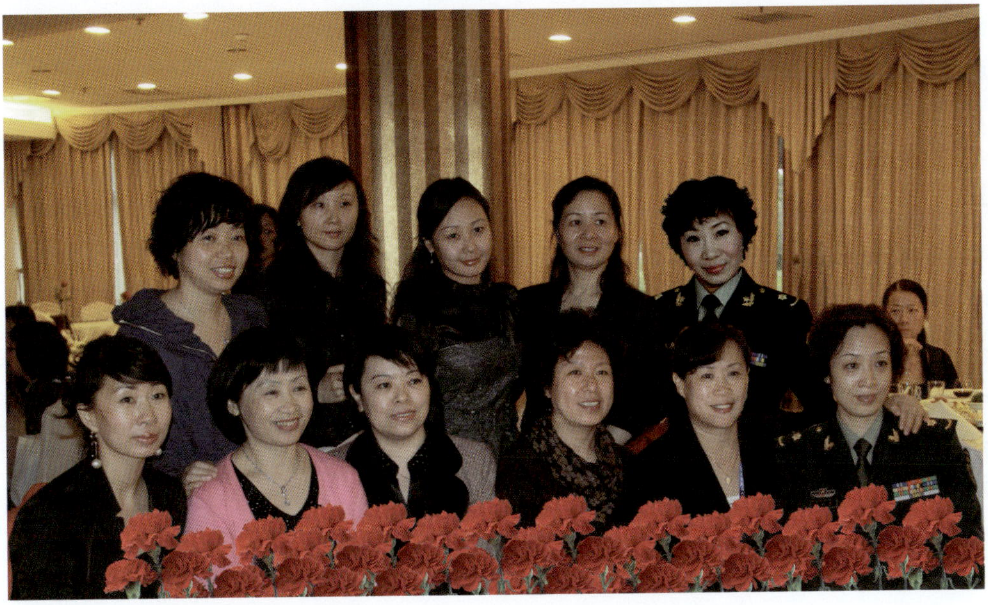

我们的事业

花的事业，瑰丽芬芳
果的事业，鲜美甘甜
树的事业，郁郁常青
泥土的事业，博大无私
我们的事业
虽然没有花的艳丽，也没有果的甘甜
没有树的伟岸，但却有着泥土的胸怀
我们是奋战在医疗护理前线的导管室护士

我们的生命，在这里闪光
我们的青春热血，在这里沸腾
细致的关怀，热忱的心灵
使濒临死亡线上的患者，起死回生
我们凭着坚韧的意志
和对事业的忠诚
挽救了一个又一个生命
带给他们摆脱病魔的勇气和生存的信心

也许我们很平凡
但绝不平庸

奉上爱心一片
献出真情满怀
患者幸福笑脸和真诚感谢
是对我们最好的褒奖
青春在急诊抢救的途中悄悄逝去
理想在救死扶伤的行动中熠熠闪光
把微笑写在脸上
把心酸埋在心底
把燕尾顶在发梢
把圣洁挂在胸襟
没有皇冠的高贵典雅
也没有博士帽的潇洒荣光
洁白的燕尾帽啊
自有她的风流神采

有人说
平凡得不能再平凡
普通得不能再普通
日夜穿梭，斗转星移
多少个日日夜夜
我们守护在患者的身旁
驱走了病魔
迎来了新生
无数个暮暮朝朝
我们穿梭在宁静的走廊
送走满天的星辰
迎来黎明的曙光
一次次把心肌梗死患者被血栓斑块堵死的血管打开
让患者心脏重新恢复有力的跳动
在生与死的较量中
永不放弃，争分夺秒

无数个夜晚的加班和生物钟颠倒
超负荷的工作连接着疲惫的身心
我们想着的还是患者的需要
面对许多渴求健康的目光

我们惯用鼓励的眼神传递力量
用有力的双手搀扶着患者穿越心灵的沼泽
用自己的左手温暖自己的右手是一种自怜
而用自己的双手去温暖别人的双手却是一种奉献
我们就是这样在日夜星辰中奉献
因为
是我们点燃了生命的火光
是我们撑起了勇气的天空
是我们伸出了天使的臂膀
是我们呵护了脆弱的心灵
我们是导管室的护士
我们是生死线上的白衣天使

第1版序

随着介入治疗在中国的开展和进步，已造就了一大批专业介入护理人才。她们为中国心血管介入事业无私奉献、日夜奋战，为手术保驾护航，也练就了一身本领。小小的导管室是她们的舞台，也是她们的家，心里装满着对事业的“心”，对患者的“爱”，边工作、边学习、边总结、边提高，默默工作在手术床边、治疗台旁，默契配合、井然有序，她们既是患者的护卫天使，又是医生的贤能辅佐，甘为幕后英雄，风雨同舟，相伴相行，共同铸造了介入治疗的辉煌，正像“十五的月亮”歌曲所颂：“……丰收果里有你的甘甜也有我的甘甜，军功章啊有我的一半也有你的一半……”。

随着现代医学科学技术的飞速发展，护理的专科化已成为临床护理发展的方向。二十多年来，中国的介入专业护理从无到有、从弱到强，伴随着心血管介入事业的发展而步入成熟。今天，“介入专业护理”已成为一门特殊的护理专业，它既涵盖了心内科各种基础护理和急救护理，又涉及了各种心血管介入诊疗手术的护理知识、实用技术和操作规程。

自20世纪90年代以来，国内关于心血管介入治疗的著作已数不胜数，其中不乏巨著问世，但均是围绕介入技术而著，作为介入“幕后英雄”的护理工作却未见有论著，实属“憾事”。目前，国内已有一千多所医院开展心血管介入治疗，需要培养大批介入专业护理人才；卫生部（现国家卫生和计划生育委员会）已发布“介入技术规范管理”，并在全国建立介入培训基地，介入护理的规范管理和人员培训也势在必行，因此，《心血管介入治疗护理实用技术》一书的出版正是应这种学科发展需要，适时顺势问世，必定会对促进介入专科护理的发展具有不可估量的价值。

本书作者都是活跃在第一线的护理人员，该书是她们根据自己近三十年来日夜奋战在介入护理工作第一线所积累的心得体会，本着求“新”、求“实”和求“全”的原则，认真总结自己的护理实践经验并结合国内外介入治疗最新进展的呕心沥血之作。她们在百忙之中拨冗编撰，实属难能可贵。书虽不大却心意甚殷，纵览全书，深觉内容详尽、构思新颖，相信能为广大心血管介入护士和青年医师提供一本新颖实用的参考工具书，故此我热切期待本书的出版并愿为其欣然作序！

作为中国心血管介入事业发展历史的见证人，我真诚希望能借此书的出版之机对在中国心血管介入事业发展长河中为之做出努力和贡献的全体护士姐妹们说声“谢谢”！

武汉亚洲心脏病医院院长

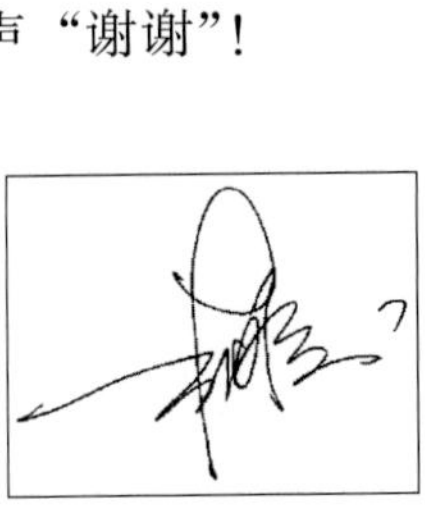

二〇一〇年一月

第1版前言

心血管介入护理是随着我国心血管介入治疗技术的蓬勃发展而逐步完善的。对于介入治疗中的护理技术是从不懂到认识了解，从认识了解到熟练操作应用的过程。这样一路走来，经过二十多年风雨历程的磨炼，靠着坚持不懈、积极进取、开拓创新的精神，努力学习提高，不断积累经验，诞生了一支“因爱而生”、具有专业护理技能，并已被业内认可的护理队伍。

然而，建立现代化的导管室，规范护理管理和急、重症患者介入治疗中的护理支持，仍然是当前介入治疗中护理工作的关注热点。任重道远，为了使介入治疗围术期的护理更加完善规范。我们组织编写了《心血管介入治疗护理实用技术》一书，总结推广已成熟的护理技能及导管室管理经验。

导管室是介入护理工作者的舞台，日常工作中涵盖了心内科各种基础护理，同时还要使用和操作各种相关仪器；识别各类医用导管材料；做好各项统计、收费、患者资料收集与管理工作；并要完成术中各项监护、病情观察以及并发症、重症、急症的抢救和护理支持，配合术中用药、心理护理、投照体位及参加教学培养与完成科研课题的协调工作。同时还要做到“保证绿色生命通道永远没有红灯”，坚持24小时急诊值班，夜以继日地在平凡的工作岗位上默默奉献。然而，每当看到治疗后的患者感激而满意的笑容时，我们心里都会如此欣慰，是我们用一双双天使的手，向患者传递了关爱，使有了疾病的心脏又因爱而重新健康有力地跳动。

心血管介入治疗是当前最快捷有效地治疗多种心脏疾患的方法之一，因此在不断的发展中不仅需要依赖于精湛的介入治疗技术，还与科学、系统、人性化的介入护理配合密切相关。那么，如果把治疗比作美丽的花朵，护理就是晶莹剔透的绿叶，没有绿叶的花朵开得凄美而不绚丽，有了绿叶的滋养和依托，花朵才会开得更加灿烂持久、更加美丽多姿。因此，正当介入医学如火如荼地发展之时，我们编写了《心血管介入治疗护理实用技术》一书。其中，从不同角度阐述了心内科导管室多层次的规范管理，系统介绍了各项规章制度，全面地总结了编者多年积累的介入护理经验，同时希望此书能够为完善介入护理学的基本理论、形成专业技术体系、规范介入管理，起到抛砖引玉作用。希望本书能够成为渴望掌握更多专业护理知识者的参考，同时更好地促进我国心血管介入护理工作全面健康的发展。

因为本书的编者都常年在介入护理一线工作，十分繁忙，没有编写经验，书中有不妥之处欢迎大家批评指正。

在这里对辛勤参与总结和写作的每一位老师表示衷心感谢！对支持编写的同道们表示衷心感谢！

北京大学第一医院心内科　侯桂华

二〇一〇年一月

第2版前言

时光荏苒，岁月如梭。转瞬《心血管介入治疗护理实用技术》一书已经在国内心血管护理领域中行走了七个年头，广受关注。应广大一线护理者的需求先后出版发行五千余册。本书通过心导管室规范建设、导管室护理管理、无菌质控流程、导管室技能操作、介入围术期并发症监护及急救等不同章节对心血管介入治疗护理工作展开细致梳理。一经出版对该领域的实际工作就起到指导、规范及推动发展的作用。获得良好反响，达到初衷效果。

当前随着医疗领域的发展、创新、变革，以及心血管介入医疗技术的不断进步，使心血管病专科护理领域面临着巨大的挑战。因此要求从业的护理者，不断地融入新知识、新发展、新元素，使其成为指导工作的先进理论，成为实践中更好配合介入诊疗快速完成、保证患者安全的坚实基础。由此，秉承着开启新视野、守护“心”世界的理念，2016年12月我们组织各位编者再度投入《心血管介入治疗护理实用技术》第2版的编写工作中。在原书基础上重点补充和增编：导管室文书管理、急诊心肌梗死治疗进展与护理、心房颤动介入治疗进展与护理、心脏起搏治疗进展与护理、心脏介入治疗技术新进展、神经血管介入治疗进展与护理、数字化导管室信息及数据管理等近年来应用于心血管介入诊疗中的护理技能相关章节。编写中本书以服务于心血管介入护理为宗旨，内容通俗易懂，重点突出，不仅介绍了前沿技术而且还传播了每位专家多年工作中积累的宝贵经验。相信本书第2版将一如既往地成为心血管介入专科护理人员的实用理论书籍，对一线工作者在不同层面提供帮助和指导，并对推进专科规范发展起到支撑作用。

心血管介入专科发展任重而道远，希望此书能为今后心导管护士培训、心血管疾病专科护士培训提供参考。

在此，感谢每一位积极参编的护理专家！感谢每一位积极关注心血管介入护理发展的同仁。一路有你、一路有我、一路有苦、一路有甜、一路有泪、一路有歌，我们在介入护理发展的心路上走过一年又一年，迎接着霞光满天，春色满园。

侯桂华

二〇一七年三月于北京

目录

第一章　导管室护士要素与技能

第一节　护理学发展

护理学是医学领域里的一门综合性应用科学，它是以自然科学、社会科学理论为基础，研究维护、促进、恢复人类健康的护理理论知识、技能和发展规律的学科。它是医学领域的一个重要组成部分。

护理学的形成经历了一个复杂而漫长的过程。有人类开始就意味着有了生老病死，也就出现了最初的护理照顾，强壮的照顾体弱的，健康的照顾生病的。这一时期的护理形式主要体现为自我护理和家庭护理。

中世纪护理逐渐转变为宗教护理，早期的护理雏形就是在这个时期形成的。发展到文艺复兴时期，从事护理的人员逐渐开始接受专业培训，使医学护理开始走向独立职业之旅。19世纪中叶，由英国的弗罗伦斯・南丁格尔（Florence Nightingle，1820—1910）首创了科学的护理专业，这是护理工作的转折点，也是科学护理的开始。弗罗伦斯・南丁格尔于1860年在英国圣托马斯医院创建了世界上第一所正式的护士学校，传播护理学思想，为护理教育奠定了基础。护理学经历了四个过程：简单的清洁卫生护理、以疾病为中心的护理、以患者为中心的整体护理和以人的健康为中心的护理。由此使护理学不断蓬勃发展，护理理念发生了重要变化，护理学通过不断地实践、教育、研究，得到积极充实和完善，逐渐形成了特有的理论和实践体系，在工作中促使护理功能得到了更多、更大的拓展，进而形成了专业护理治疗，成为一门独立的学科。我国2011年已将护理学科认定为国家一类学科。

第二节　介入护理

20世纪以来，介入治疗以先进的医学影像设备为基础，集影像和微创导管介入治疗为一体，成为应用于临床疾病诊断治疗的新兴学科。因此就需要专业的护理人员应用多学科的护理技能，从生理、心理、社会三个层面对介入治疗患者进行全身心的整体护理，随之介入护理便成为介入医学的一个重要组成部分。术前患者准备，术中配合监护及准备手术物品、进行导管材料的选择使用，术后观察病情恢复及稳定。在介入治疗手术中多角度、多层次的医护配合，大大提高了介入患者治疗的成功率和减少了术中并发症。介入护理无论从护理对象、内容、方式都具有它的专业特点。从事这项工作不但要掌握介入护理知识，还要掌握多学科、多系统的疾病护理技术及相关理论。同时要具备较高的从业素质，才能不断提高整体护理水平。

导管室是进行各项介入诊断、治疗的工作中心，工作性质和环境都较临床有特殊性，各项护理操作技术精细繁杂。术中患者病情变化大，紧急情况多，因此从事护理工作的护士要进行内、外科基础护理培训，心内科专科护理系统培训，重症患者的护理及术前准备、术后护理和各项监护的培训。护士进入导管室后对其进行重症抢救护理、突发紧急情况处理、各种介入器械及仪器的操作和使用要点、医用导管材料的分类应用及管理、日常英语及专业英语应用的分层次的培训，才能使介入护理工作随着介入治疗工作的发展而全面发展。

第三节 介入护士要素

介入护士要求有理想，有追求，有事业心，有严谨的工作作风，有扎实肯干、不怕吃苦、勇于奉献的精神，有科学管理和统筹安排协调工作的能力，不断地学习、掌握新知识，追求进取，积极向上。

一、职业要素

要爱岗敬业。既然选择了护理专业，就应该崇尚、热爱这个专业，当我们对自己的事业有了感情，有了热爱，就能做到工作时有高度的责任心，想患者所想，帮患者所难，急患者所需。用饱满的工作激情投身到紧张而有序的工作中。在点点滴滴的护理中找到和体现自我的价值，在一次次抢救中，用我们的技能从死神手中挽救生命，在一次次付出中体会奉献的快乐。

二、心理要素

导管室的工作时时充满了紧张和快节奏。由于介入手术有一定的风险，又随时可能出现紧急情况，要快速配合急救工作。为了适应特殊性、紧急性的工作，应具备良好的心理素质。不断调节自己，无论情况怎样紧急，都要做到应急不慌，有条不紊，以沉稳、敏捷的思维观察病情变化，清晰准确地报告病情，流利复述各项医嘱，及时用药和传递所需的导管材料。避免因紧急而产生混乱的情绪，在高压下保持平静的工作心态。

三、身体要素

介入工作是特殊的工作岗位，长期工作在对身体有害的X线照射环境中。为了防护要身负相当沉重的防护铅衣，在一个相对封闭的导管室里，工作时间长而且没有规律，体力消耗相对较大。因此应该保持良好的身体素质，在紧张繁忙的工作之余加强户外活动，增强体质，抵御疾病，才能永葆活力，精神饱满地投身工作。

四、情感要素

树立人性化护理理念。积极创造良好和谐的工作环境，导管室护士要用爱心、耐心、细心处处关心、关爱他人，关爱就是雨中的一把伞，就是困难中的一个帮助。护理工作中一个细微的动作、一个发自内心的微笑都会给患者留下深刻的影响，传递出战胜疾病的勇气。同时导管室工作中要处处尊重患者的权利、保护其隐私，满足患者身心需求。

五、工作要素

由于介入治疗适应范围的不断扩大，所以护理技术支持愈加广泛，介入护士不仅需要系统的理论知识，较强的专业技能，还要掌握心血管系统解剖、放射影像学、心电图分析和抢救设备的使用等相关操作，只有通过不断刻苦学习，钻研新知识、新业务、新技术，才能提高自我。学习的形式多种多样，如：制订职业培训计划，鼓励参加各种形式的高等教育，选派人员参加各种学术会议，请专家分期分批讲解专业知识等，争取全面提高，与时俱进。

六、能力要素

介入护士工作中应该具有敏锐的观察力及判断力，才能随时处理预料之中的和不可预料的紧急事件。配合工作时密切观察手术进程及患者病情变化，出现并发症及特殊情况，及时构思出简洁有效的解决办法，变被动护理为主动护理，充分自信，紧密配合，防止疏漏，尽快排除不利因素，保证介入治疗手术中每个环节顺畅。

七、严谨要素

护理工作态度要严谨。严格执行各项规章制度，着装整洁，精力集中。当患者进入导管室后，做好各项核对，将患者平稳转移至手术台上，专人护理，防止移动坠床等意外事件发生。随时解答患者疑问，做好心理护理。同时做好各项登记及术中用药抢救记录，做好手术信息图像存储，以利于随时回顾。

八、管理要素

优化管理是一门科学，对导管室来说是多角度、多层面的。包括各项制度建立执行、物品流通管理、医用材料的使用、患者资料的归档、仪器设备的保养、科研课题的完成及手术台的合理最大化使用等。现代科技飞速发展，导管室工作已进入了数字化、信息化时代，在完成本职工作的基础上，学会运用科学的方法管理导管室，在管理中充分地体现科学化、制度化、人性化，打造出多功能良性运作的工作平台。配合医院的医用耗材流通建立二级库房，设立专职管理人员，采用条形码的扫描，完善出、入库登记，使医用耗材的管理数字化、科学化、规范化。导管室良好的管理可以使各项工作更加有序顺畅，更快地推动各项医疗工作的开展。

第四节 介入护士技能

在社会中无论从事哪项实践工作都要掌握相关技能，具备在实际工作中发生问题时有良好的解决办法和转危为安的能力。要求护士最大化地学习和掌握与介入手术相关的知识，使自己具有娴熟的专业技能，在工作中能及时观察患者病情的变化，并尽可能及早预防介入手术中的紧急事件和严重并发症，成为手术进行时台上术者的另一双眼睛和一位得力的助手。

一、临床护理技能

各项临床护理技能是每一位从事介入护理工作的护士必须掌握的。包括：基础生命体征的正确测量；熟练进行皮下、肌内注射，密闭式静脉输液操作；熟练使用微量泵、输液泵；快速给氧、吸痰、更换各种引流管等。

二、急救护理技能

及时有效的介入护理抢救可以提高危重患者的生存概率，护士在遇到各种急症抢救情况时，应能够快速有效地配合医生进行急救，如患者出现低血压、心率减慢时及时提醒并协助医生进行相应的处理。首先给予吸氧，遵医嘱给予升压、提高心率的药物；如血压升高，口服或静脉给予降压药；如出现瘙痒、荨麻疹或其他皮疹时，提示过敏，遵医嘱给予皮质激素，即刻停用造影剂；如患者发生心室颤动，在保护穿刺部位无菌的前提下，迅速给予非同步除颤；如患者意识丧失，呼吸停止，颈动脉搏动消失，即刻开放起搏气道给予人工呼吸，同时给予胸外按压以建立人工循环支持，必要时协助医生置入临时起搏导管并调整起搏器功能；如有痰液及时吸痰，需行气管插管时配合医生进行气管插管；抢救时注意观察患者的瞳孔、意识、面色、呼吸、动脉搏动情况。整个抢救过程的要点是稳、准、快。介入护士进入导管室之前最好先在监护病房接受培训，训练出应对各种急症的快速抢救技能。

三、术中监护技能

掌握心电图、血流动力学监护是介入护理的重要技能，在介入手术中要通过心电图及动脉血压监护，观察心率、心律、压力曲线的变化，随时关注患者病情的变化。所以要掌握心电图、血流动力学方面的知识，能够鉴别正常与不正常图形变化，才能及时发现异常情况，及时配合台上术者使用抢救用药，才能防止意外发生。要掌握鉴别正常心电图、异常心电图，识别房性期前收缩、房性心动过速、心房颤动、室性期前收缩、室性心动过速、心室颤动、房室传导阻滞等各类心电图；观察动脉压力是否下降、上升、波形是否发生改变等。这些知识在临床应用中对于及时救治患者至关重要。因此导管室护士培训的内容要包括心电图、血流动力学等术中监护相关知识。

四、仪器使用技能

介入护士要求能快捷准确地使用除颤仪，保证抢救时正确选择能量、充电、放电，整个操作过程注意保护无菌穿刺处；对于起搏器安装术中用到的高频电刀能正确连接正负极、正确粘贴电极板；对于临时起搏器能正确开启、连接、调试参数；随着高新技术的临床应用，很多新型仪器也必须熟练操作，如血管内超声（IVUS）仪器的使用，理解各种数值的意义，根据探测到血管的情况判断斑块类型、钙化程度、血管管腔的真实状况，给治疗提供科学依据；冠状动脉旋磨时能正确应用旋磨机等。护士只有掌握各种仪器的性能，并定期保养维护，才能使仪器正常运转，才能更好地配合医生顺利完成各项治疗。

五、影像知识技能

介入治疗整个操作过程是在大型X线机的照射下完成的。护士要求熟悉不同脏器解剖及影像知识，学习正常人体血管的分布和心脏影像及常规投照角度，同时要掌握经皮冠状动脉介入治疗（PCI）下冠状动脉造影血管病变的常规影像知识，这样在手术过程中就能够跟随手术进程观察到血管病变的具体部位、狭窄程度及管腔的直径、长度，理解治疗目的；为术者正确准备、提供术中所用的器材。

六、无菌准备技能

尽管介入治疗不同于外科手术，是一种微创手术，创伤小，但也是要将各种导管送入人体的一项操作，因此作为导管室护士，进入导管室一切操作要严格按手术室要求进行。介入护士必须明确无菌区和非无菌区。在操作前评估无菌环境，开始操作前30分钟停止地面清扫，停止人员走动，紫外线消毒，关闭门窗。护士着装整洁，戴帽子、口罩，洗手。铺设无菌台面，打开无菌包前检查无菌台面干净无灰尘，查对无菌包有无破损、潮湿及核对消毒有效期，将无菌包平稳放置于台面上，打开手术包时始终保持手部不可触及无菌包布的内面，夹取无菌物品用无菌持物钳，倾倒无菌液体于无菌容器时先冲瓶口，标签面向上且不可跨越无菌区，无菌物品一经取出即不可放回无菌容器内，不可于无菌溶液中直接蘸取溶液。开启一次性材料前先核对，核对无误后充分打开提供给手术者，打开时始终保持开口面向无菌台面。操作中无菌物品一旦可疑污染及时更换。

七、材料分类技能

医用导管材料品种繁多，有国产和进口的两大类材料，进口的材料均采用外文标识，介入护士要有一定的外语水平，熟知每一种材料的用途、规格型号、管腔直径，将医用导管材料按型号、有效期分类放置，导管材料放置有一定的空间，防止打折、扭曲，放置房间温度适宜，避免潮湿，保证材料的完好使用性能。

八、心理护理技能

现代社会的发展和工作压力，使人们的心理活动更加活跃和复杂，多年的临床观察和大量的手术经验表明，往往在为患者实施治疗的同时也需要融入更多的心理护理和心理治疗，才能使患者变得更有信心，增强他们战胜疾病的信念，从而更积极主动地配合治疗，也能够对治疗效果及术后康复产生积极影响。心理护理涵盖着我们医护人员对患者的关爱和交流。围术期的心理护理是从我们接到患者的第一时间开始的：一句问候、一个笑脸、每个关怀和动作，会使患者的紧张、焦虑、陌生感得到缓解。努力丰富心理护理知识，并良好地运用到心理护理实践中，是介入护士必须掌握的技能之一。

第五节 介入护技专业技能培训

介入医学是一门融合临床治疗学和影像学于一体的应用范围广、涉及人体多系统多器官疾病诊断与治疗的学科。近年来随着介入医学的迅速发展，应用范围不断拓展，学科不断扩大，并对一些难以治疗或疗效不佳的疾病提供了一种新的治疗途径，且具有微创、有效、安全、便捷的特点，它在几十年里逐渐被广大患者所接受，现在已经成为最具发展前景的专业。而与之相应的介入护理技术的发展逐渐成为不同于内、外科护理的新兴护理学科，也越来越显示出其独立性和重要性。随着介入护理学科逐渐形成和不断发展，护理专业的职能也有了很大的拓展，在医疗诊断和治疗方法日趋专科化的时代，护理人员在维护和促进患者健康水平方面起到的作用越来越受到重视，尤其是在介入治疗围术期患者的安全及恢复护理方面起着非常重要的作用。因此，高度重视专科护士的培养，是临床护理发展的必然趋势，培养高素质的护理人才，并使其在专科护理领域发挥带头人作用，已经成为新时期的课题，培训介入专科护士势在必行。

一、意义

心血管疾病是危害人类健康的主要疾病之一，在心血管疾病的治疗领域中，介入治疗技术是当前最快捷有效地治疗多种心血管疾患的重要方法之一。随着国内外介入医学领域的扩大和发展，专业的心血管介入护技人员在工作中能够应用多学科综合手段，从生理、心理、社会三个层面对介入治疗患者实施全身心的整体护理。包括术前患者准备，术中配合监护及准备手术物品、导管材料的选择使用，术后观察病情恢复及稳定以及介入治疗手术中多角度、多层次的护技配合，可以大大提高心血管介入治疗的成功率，并减少围术期患者并发症的发生。心血管介入诊疗技术的发展虽然使得介入护技工作进入了一个加速的专业化发展阶段，但受众多因素的制约，心血管介入护技人员素质发展不均衡，实际工作能力和水平存在一定差异，规范性有待进一步统一和提高，因此，建立起心血管介入护技人员的培训是全面提高护理专业水平和促进护理专业发展的重要积极有效措施。

专科护技培训的意义是加强护理专业化骨干队伍的建设，有效提升护理水平和促进专科护理发展，为患者提供优质安全的介入围术期护理，不断提高科学化、规范化、专业化的护理理念。

二、目标

通过专科护士培训，全面提高护士专业技术及管理水平，使其具有较高的业务水平和专长，能很好地解决心血管介入治疗围术期护理难点，不断学习新知识、掌握新技能，开展完成相关科研工作。培养具有良好的职业道德、热爱护理事业、全心全意为患者服务的临床专科领域的护理成员。

（1）全面掌握介入导管室护理工作的范围、特点及发展趋势。

（2）熟知介入导管室管理的基本内容及规章制度。

（3）谨记介入导管室医院感染预防与控制的原则和措施。

（4）熟练掌握介入治疗患者围术期护理要点。

（5）熟练掌握介入诊治配合技术和护理操作技能。

（6）严格执行核心制度及患者安全管理。

（7）熟悉介入导管室的职业安全与防护措施。

（8）掌握介入治疗突发事件的应急处理和抢救患者的护理措施。

三、培训对象及条件

注册护士，护理专业大专及以上学历，心内科、冠心病监护病室（CCU）/心导管室工作3年以上，热爱护理事业，有一定的外语基础。

四、专业培训内容

1. 专科护理知识

（1）循环系统常见疾病：冠心病、心律失常、心功能不全、休克、心搏骤停、高血压病的症状、体征、临床表现、护理要点、特点及治疗要点。

（2）先天性心血管疾病：房、室间隔缺损，动脉导管未闭，肺动脉瓣口狭窄，法洛四联症的临床症状、治疗策略、护理要点。

（3）快速性心律失常：房性心动过速、室上性心动过速、室性心动过速、心房颤动射频消融。

（4）结构性心脏病：主动脉瓣、二尖瓣等介入治疗。

（5）心脏病介入治疗新技术与护理。

2. 介入护理知识

（1）各种介入治疗的方法、手术适应证、禁忌证、手术操作步骤、并发症及防治。

（2）各种介入手术的术前准备，术中配合，术后护理。

3. 急救护理知识

(1) 制定各种抢救护理预案并熟练掌握。

(2) 手术过程中密切观察病情变化，能预见介入手术的常见并发症，一旦出现病情变化及时迅速地投入抢救。

(3) 介入手术前备好抢救物品及药品。

(4) 了解并熟悉各种常用药品和抢救药品的应用、不良反应及注意事项。

(5) 各类抢救药品按照规定分类放置，方便拿取。

4. 导管室感染控制管理

(1) 严格执行无菌技术，严格区分无菌区、半污染区、污染区，特别要求无菌持物钳的使用和手消毒。

(2) 介入手术室器械、物品、耗材等专柜规范化放置，消毒日期、有效期等符合要求，定期检查。

(3) 保持介入手术室环境整齐、清洁、安全。定时开窗通风，随时清洁地面污物，定期擦拭消毒，按时进行空气培养，发现隐患。

(4) 保证介入医生与护理人员着装符合要求，监督医护人员无菌操作原则执行情况。

(5) 正确使用一次性耗材，严禁重复使用。按规定处理一次性物品及污染类物品，做好消毒隔离工作。

(6) 制定手术室各种规章制度，各级工作人员职责，严格按照要求执行。

(7) 介入手术室的设备、仪器、药品等安全管理。

5. 各种介入器械、导管辨识

(1) 认识各种介入手术所有导管材料。

(2) 掌握不同介入手术所需介入手术器械、无菌包、耗材等，手术之前备好。

(3) 熟悉各种器械、物品、耗材等放置位置，需要时可正确、快速更换。

6. 介入导管室常用药品的安全使用

(1) 介入治疗围术期常用药的准备及管理。

(2) 各种急救药品的使用及管理。

(3) 介入治疗术中使用各种药物的核对流程。

7. 心电图知识

(1) 认识正常心电图。

(2) 正确连接心电图仪。

(3) 认识心动过缓、心动过速、室上性心动过速、房室传导阻滞、心房颤动、心室颤动等心律失常图形。

8. 各种仪器操作使用

(1) 掌握血管造影机平板按钮操作及导管工作站、对讲系统的使用。

(2) 掌握血管内超声（IVUS）仪、心脏旋磨机、主动脉内球囊反搏（IABP）器材、光学相干断层成像（OCT）设备、血流储备分数（FFR）检测仪、电生理记录仪、射频消融仪、血流动力学监护仪、Carto 导航系统等仪器的原理、操作及手术配合。

(3) 掌握除颤器、监护仪、临时起搏器、吸引器、呼吸机等抢救仪器的性能、操作。

9. 医学影像学知识

(1) 认识心脏结构。

（2）掌握冠状动脉系统的解剖特点、常用检查部位、投照体位等。

（3）掌握心脏血管位置、血管的中英文名称、狭窄程度的辨识等知识。

10. 安全护理

（1）严格执行查对制度。

（2）确保患者围术期手术安全。

（3）确保医护人员安全。介入手术室医务人员按照要求学习职业防护知识，科学运用，把职业危害降至最低，并且监督操作人员需按照防护要求进行操作。

（4）保证耗材安全，按照规定要求监督一次性耗材使用情况，妥善保管术中所有记录等。

11. 心理护理

（1）术前访视，心中有数。

（2）善于沟通，态度和蔼亲切。

（3）保护患者隐私，尊重患者。

（4）术中适时安慰患者，给予解释说明，消除紧张情绪。

（5）术后进行健康教育。

（侯桂华）

第二章　导管室的配套设施

第一节　导管室基本设置

导管室是采用无菌的有创性心导管技术，在X线指示下进行各种有创检查和治疗的场所。它是一个医务人员在X线下进行操作的无菌手术室。

一、位置要求

导管室应设在清洁和安静的位置，要与有关的病区和工作相关科室邻近，以方便工作，又要避免X线机对四周环境的辐射损害，还要通过相关部门审批取得资格。故应尽量设在建筑物的底层的一端，自成一区。

二、设施要求

导管室应有良好的放射防护设施，建立导管室时，其四周及天棚需有铅板屏障，以作为放射防护的必要设施，直射线朝向的墙壁铅板应有2 mm的防护厚度，其他侧墙壁和天花板应有1.8 mm的防护。机房的门、窗需合理设置，同样要有适当的铅当量的防护厚度。另外，导管室的操作室应宽敞，除足够容纳机械外，必须有足够的余地，以给予患者出入的方便，同时，机房面积越小，X线的散乱射线对人体的损害作用也就越大，心血管检查室面积不得小于45～70 m^2，机房高度不得低于3.2 m。

三、布局要求

（一）手术室建设标准

洁净手术部的各类洁净用房应根据其空态或静态条件下细菌浓度和空气洁净度级别按下表划分等级（表2-1）。

表2-1　洁净手术室和洁净用房细菌浓度和空气洁净度分级

等级		沉降（浮游）细菌最大平均浓度	空气洁净度级别
Ⅰ	洁净手术室	手术区0.2个/30分钟·Φ90皿（5/m^3）	手术区100级
		周边区0.4个/30分钟·Φ90皿（10/m^3）	周边区1000级
	洁净辅助用房	百级区0.2个/30分钟·Φ90皿（5/m^3）	1000级（局部100级）
		周边区0.4个/30分钟·Φ90皿（10/m^3）	
Ⅱ	洁净手术室	手术区0.75个/30分钟·Φ90皿（25/m^3）	手术区1000级
		周边区1.5个/30分钟·Φ90皿（50/m^3）	周边区10000级
	洁净辅助用房	1.5个/30分钟·Φ90皿（50/m^3）	10000级
Ⅲ	洁净手术室	手术区2个/30分钟·Φ90皿（75/m^3）	手术区10000级
		周边区4个/30分钟·Φ90皿（50/m^3）	周边区100000级
	洁净辅助用房	4个/30分钟·Φ90皿（50/m^3）	100000级
Ⅳ	洁净手术室	5个/30分钟·Φ90皿（50/m^3）	300000级
	洁净辅助用房		

不同等级的洁净手术室适用的手术范围如下：

Ⅰ级　特别洁净手术室：适用于关节置换手术、器官移植手术及脑外科、心脏外科、妇科等手术中的无菌手术；

Ⅱ级　标准洁净手术室：适用于胸外科、整形外科、泌尿外科、肝胆胰外科、骨外科和普通外科中的一类无菌手术；

Ⅲ级　一般洁净手术室：适用于普通外科（除去一类手术）、妇产科等手术；

Ⅳ级　准洁净手术室：适用于肛肠外科及污染类等手术。

洁净手术室辅助用房应包括洁净辅助用房和非洁净辅助用房，适用范围如下：

Ⅰ级洁净辅助用房：适用于生殖实验室等需要无菌操作的特殊实验室的房间；

Ⅱ级洁净辅助用房：适用于体外循环灌注准备的房间；

Ⅲ级洁净辅助用房：适用于刷手、手术准备间以及无菌敷料与器械、一次性物品和精密仪器的存放房间，护士站以及洁净走廊；

Ⅳ级洁净辅助用房：适用于恢复室、清洁走廊等准洁净的场所。

非洁净辅助用房：适用于医生和护士休息室、值班室、麻醉办公室、冰冻切片室、暗室、教学用房及家属等候处、换鞋室、更衣室、浴室及工作人员专用卫生间和净化空调等设备用房。

（二）分区

导管室内应严格分区，分为无菌区、洁净区和非洁净区。洁净区与非洁净区之间应设面积不小于3 m^2的缓冲室，其洁净度级别应与洁净度高的一侧同级，并不应高于1000级。无菌区内设有造影间、控制间、刷手间、无菌导管库房等。洁净区设有办公室、医护休息室、微机室、消毒间、仪器室、药品室、库房等。非洁净区内设有男女更衣室、浴室、值班室、杂物间、卫生间、污物间、餐厅、接待室等。

（三）流程

要符合功能流程与洁污分区要求，设双走廊，洁污分流。设有患者出入口和工作人员出入口。工作人员出入处最好建有风浴、气浴的通道设备，以除去带入的灰尘和细菌。患者出入口处应设有入口管理台，护士核对后更换室内推车进入，亦可在此地上铺一消毒地毡，以减少车轮带入的灰尘。

第二节　导管室仪器设备

一、血管造影机

心血管系统检查的专用X线机，能连续摄片，影像生成系统、X线发生器和管球、C形臂及导管检查床构成了X线造影机的主体部分。旋转C形臂可随意调换X线机的主体部分。一般功率500～1000 mA，电压100～150 kV。目前在国际、国内使用较多的大型X线机有：日本岛津公司（图2-1）、Siemens公司（图2-2）、Philips公司（图2-3）、GE公司（图2-4）等生产的X线机。

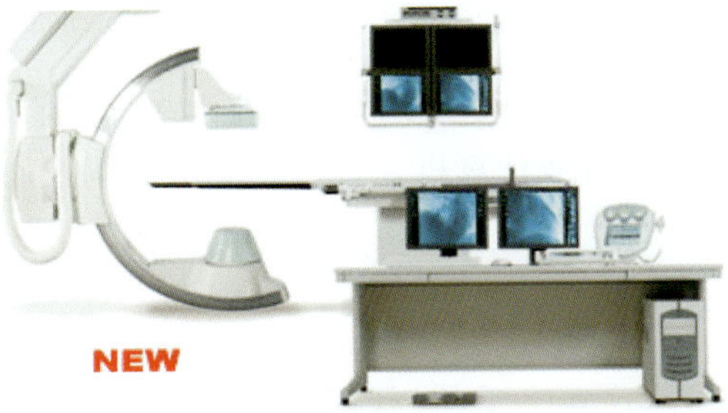

图 2－1　日本岛津公司 Bransist Safire HC9 血管造影机

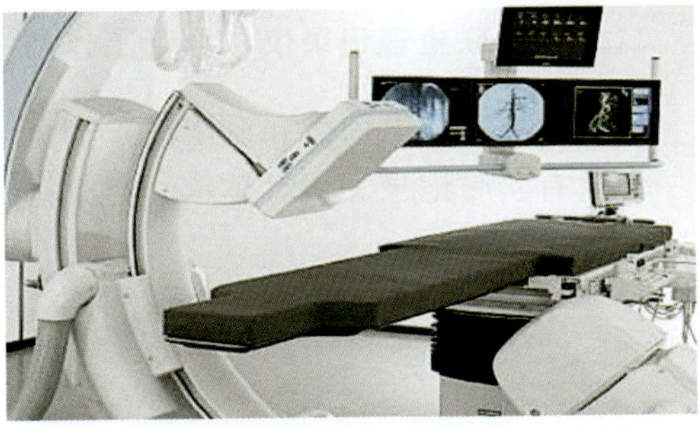

图 2－2　Siemens 公司 AXIOM Artis dTA 血管造影机

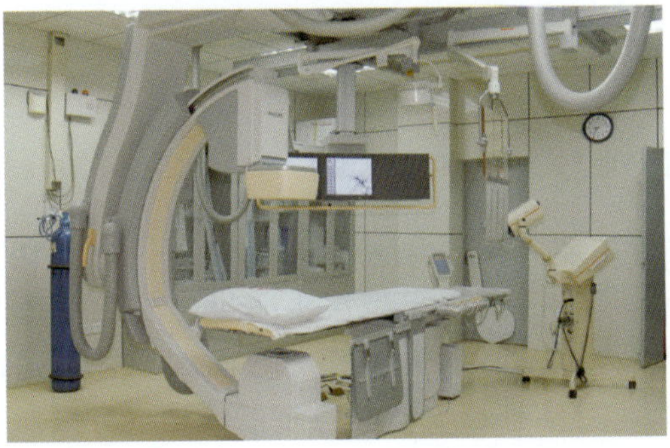

图 2－3　Philips 公司 FD10 血管造影机

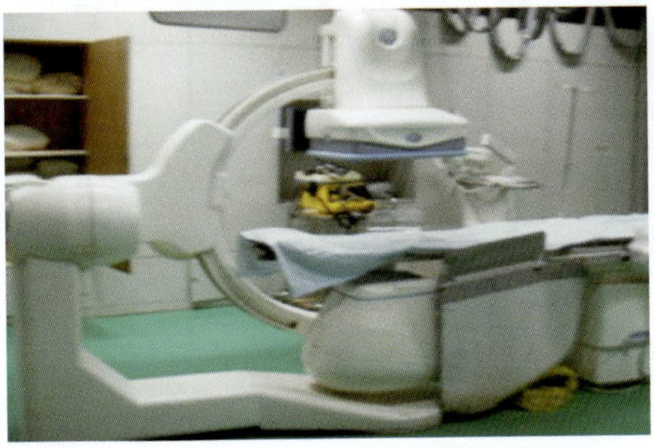

图 2－4　GE 公司 Innova iq 4100 血管造影机

1. 影像生成系统

影像增强器/平板探测器安置于 C 形臂之上，心血管系统常使用的影像增强器为 114.3 mm^2（4.5″）、152.4 mm^2（6″）、228.0 mm^2（9″）。高质量的影像增强器可减少 X 线照射量。全数字平板探测器血管造影机在图像质量上有了很大程度的提高，在保证相同的图像质量前提下，可以比传统的影像增强器系统降低相当程度的 X 线剂量。

2. 高分辨透视荧光屏

显示出的图像，使术者在透视或录影时能方便而清晰地实时观察心脏结构、造影图像及导管位置等。

3. 数字减影装置（DSAS）

是将 X 线影像进行数字化处理获得数字化图像，消除了造影血管以外的结构，突出了被造影器官的影像，使需要的图像更清晰。

4. 刻盘机

将 X 线造影资料储存于光盘上的电脑装置，光盘可作为病例资料永久保存。

5. 导管检查床

床面与血管造影机相连，位于 C 形臂上下两端之间。床面能垂直升降，左右平移、头脚方向平移，并能随时固定在任何位置。通过 C 形臂的旋转，拍摄或透视各种体位下的影像。

二、多导联生理记录仪（导管工作站）

能同时处理心电信号和血压信号，记录体表 12 导联心电图及同步心腔内多导联心电图。是一种具有实时记录、实时显示、实时打印功能的高智能计算机，可用于心电监测及心内电生理检查。

三、高压注射器

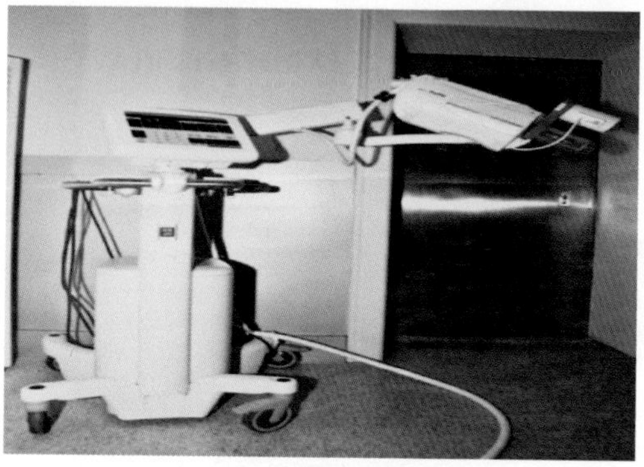

图 2-5 高压注射器

血管造影高压注射器是一种大推力、高速度、满足心血管介入设备（大 C 臂）技术要求的自动推注系统，能在数秒内把造影剂注入心脏或大血管内，使心血管系统显影。注射压力为 5～20 kg/m^2，注射速度为 15～20 ml/s（图 2-5）。

四、血管内超声显像设备

血管内超声技术诞生于 20 世纪末，它利用安装在导管顶端的微型超声探头通过导管的技术送入血管腔内，实时显示血管的截面图像，能清晰显示管壁结构的厚度、管腔的大小和形状等，精确地测量血管腔径及截面积，甚至可以辨认钙化、纤维化和脂质池等病变，发现冠状动脉造影不能显示的血管病变，以指导介入治疗。

五、光学相干断层成像（OCT）技术

光学相干断层成像（optical coherence tomography）技术是一种应用光线成像的新技术，使用干涉仪记录不同深度生物组织的反射光，通过计算机构建出可简单识别的图像。由于 OCT 的分辨率相比 IVUS 更高，所以使用 OCT 可以使我们了解冠状动脉粥样硬化斑块的各个组成成分，可以进行斑块主要成分的鉴别，从而定性、定量地分析冠状动脉和动脉粥样硬化，更加清晰地显示血管腔内信息，从而更好地指导介入临床医生进行冠状动脉介入诊疗。

六、血管内旋磨设备

血管内旋磨术是采用高速的旋磨头将动脉粥样硬化斑块磨成很多细小的碎屑而起到清除冠状动脉阻塞、扩大管腔的目的。旋磨装置由控制主机、导引钢丝和旋磨导管头、旋磨导管推送器组成。控制主机是由马达驱动可调控的能带动旋磨头高速旋转的装置（图 2-6）。

七、主动脉内球囊反搏机

主动脉内球囊反搏机是将一个带气囊的导管置于降主动脉近端，当心室舒张时气囊快速膨胀，以增加主动脉内舒张压，从而提高冠状动脉灌注压，增加冠状动脉供血；心室收缩时，在主动脉瓣开放前，气囊快速排气，以减轻左心室后负荷，从而减少左心室作功，改善心功能。临床上主要用于急性心肌梗死并发心源性休克或急性心肌梗死并发急性机械性并发症（图 2-7）。

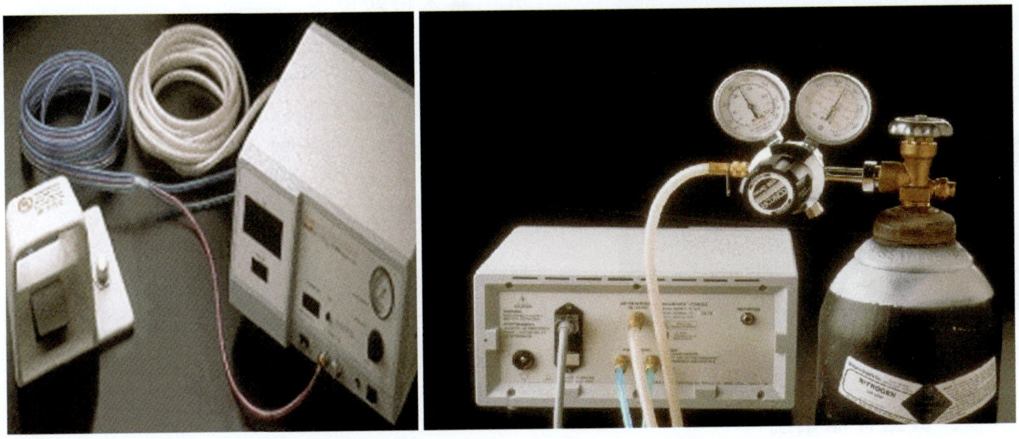

图 2-6　旋磨主机（左）和旋磨机器连接（右）

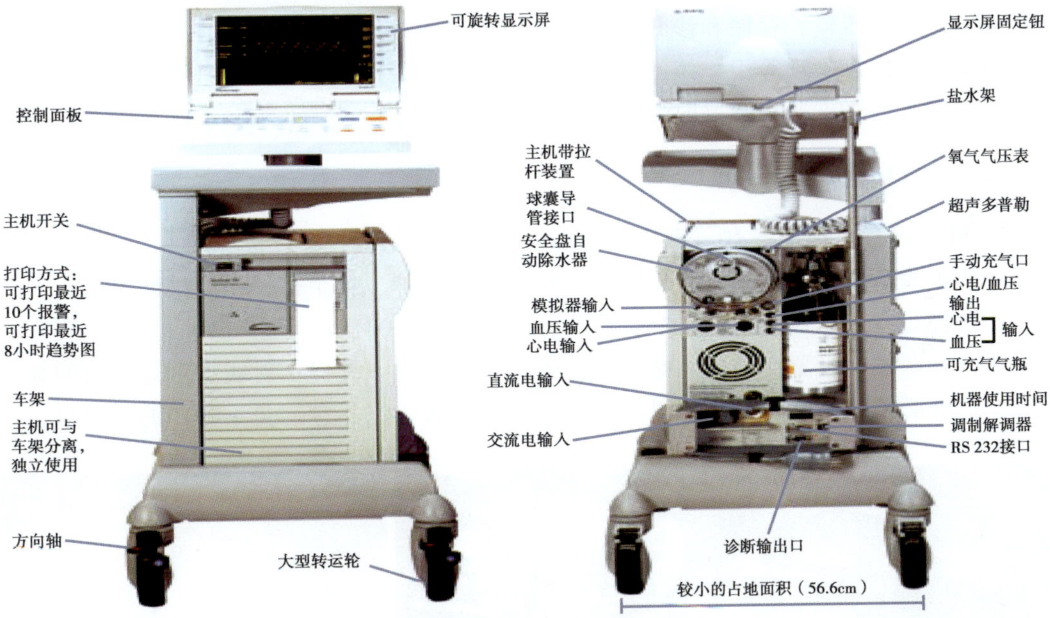

图 2-7　主动脉内球囊反搏机

八、左心辅助装置

早在 1961 年就出现了应用体外泵进行的左心辅助装置，目前应用的左心辅助装置大致可分为三种：体外搏动式、植入搏动式和非搏动式。左心辅助装置可以改变心脏功能不全患者的心排血量，从而改变患者的血液循环状态，维持其全身组织器官的正常血供，减轻心脏的前后负荷，减少心肌细胞的耗氧量，提高舒张期血压，增加冠状动脉的血流，促进冠状动脉的侧支循环，增强心肌收缩力，替代心脏部分泵功能的同时促使心肌细胞的恢复（图 2-8）。

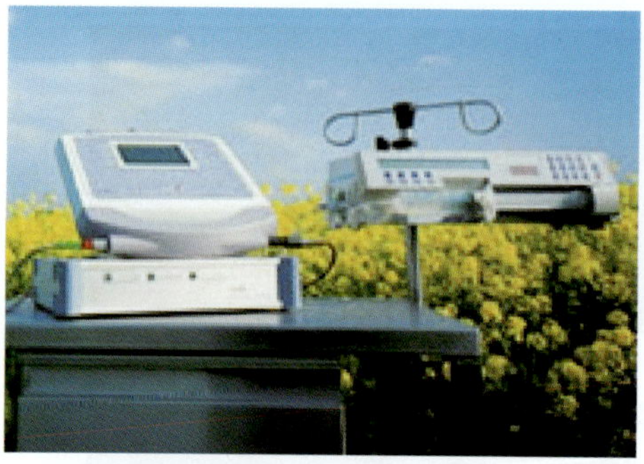

图 2-8　左心辅助装置

九、基本抢救设备

包括除颤器、临时起搏器、呼吸机、简易呼吸器、麻醉机、血氧饱和度监测仪、无创血压监测仪、出凝血监测仪、给氧装置、吸引器、气管切开器械等。

十、数据处理设备

目前导管室内完成的主要后处理工作包括左心室功能定量分析（LVA）、定量冠状动脉造影分析（QCA）和造影及介入治疗数据库等。

十一、数据存储系统

医学影像信息系统（PACS），是基于医学影像存储与通信系统，以高性能服务器、网络及存储设备构成硬件支持平台，以大型关系型数据库作为数据和图像的存储管理工具，以医疗影像的采集、传输、存储和诊断为核心，集影像采集传输与存储管理、影像诊断查询与报告管理、综合信息管理等于一体的综合应用系统，主要任务就是把各种医学影像以数字化的形式海量储存起来，并在需要时快速进行调用。

十二、射线防护设备

DSA 机器固有防护设备有：铅屏、铅帘、套管、遮光器、滤过板。

屏蔽防护设备：铅衣、铅裙、铅帽、铅眼镜、铅围脖、铅手套、铅防护面罩等。

新型防护设备：全/半身铅防护舱（图 2-9，图 2-10）。

有条件的医院可设置自动门，必须安装射线开关联动，并保证射线指示灯位置明显、运行正常。门外必须粘贴有明显标识以警示他人射线有害，以尽量避免不必要的误照射。

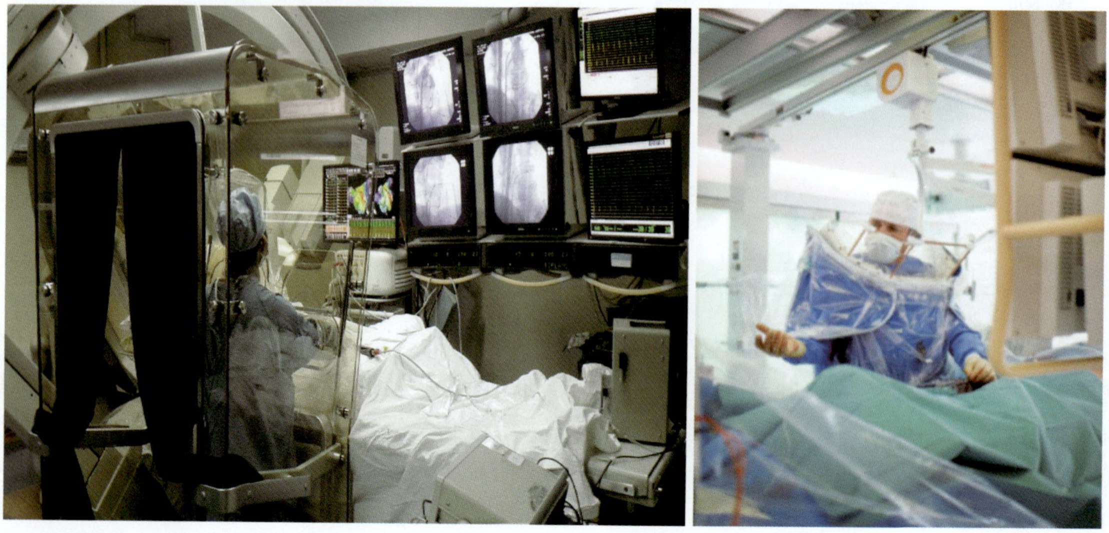

图 2-9　全身铅防护舱

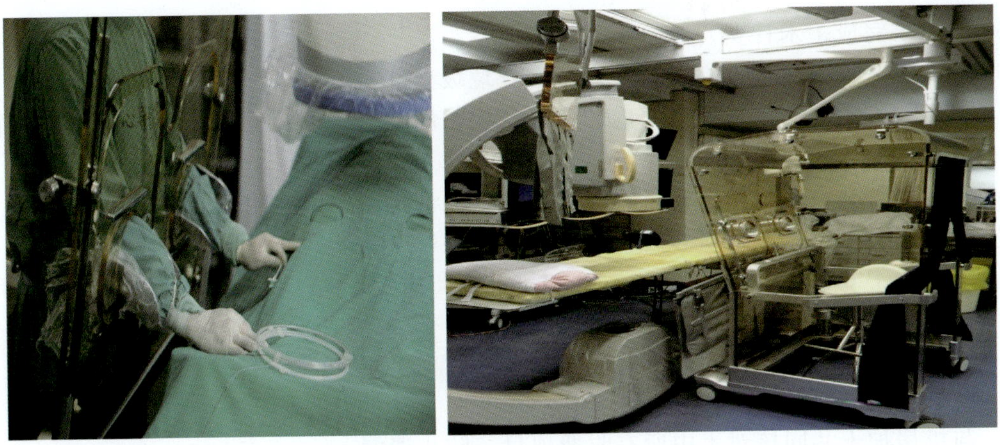

图 2-10　半身铅防护舱

十三、药品

导管室常备的药品包括以下几类：

（1）用于麻醉、镇痛类药物：利多卡因、丙泊酚、吗啡、芬太尼、氯胺酮、哌替啶、地西泮等。

（2）用于抗心律失常类药物：阿托品、胺碘酮、毛花苷 C（西地兰）、普罗帕酮、异丙肾上腺素、美托洛尔（倍他乐克）、腺苷、维拉帕米等。

（3）用于扩张冠状动脉类药物：硝酸甘油、盐酸异山梨酯等。

（4）用于升压类药物：多巴胺、多巴酚丁胺、间羟胺、肾上腺素、去甲肾上腺素等。

（5）用于抗过敏类药物：地塞米松、异丙嗪、苯海拉明、氢化可的松、葡萄糖酸钙等。

（6）用于抗凝、溶栓类药物：肝素、尿激酶、替罗非班等。

（7）用于治疗心力衰竭药物：硝普钠、呋塞米等。

第三节　导管室人员配备

一、导管室护理人员

导管室护士应具备丰富的临床护理工作经验。熟悉介入手术的操作程序以完成术中的配合工作；熟练掌握各种抢救设备及药物的使用方法和注意事项以应对术中各种突发情况的处理；熟练掌握各种异常心电图及动脉压力的识别以备及时发现术中异常情况；熟悉各种导管器材的型号与规格及使用规律以提高自身专业素质。现以中国医学科学院阜外医院介入导管室为例，介绍导管室主要的护理人员配备。

（一）巡回班护士

1. 每日清点并检查术间内抢救药品、物品及仪器设备是否处于备用状态。
2. 严格遵守无菌操作规程并督促相关工作人员按无菌原则进行无菌操作。
3. 确保手术台上各类物品的正确供应，保证手术的顺利完成。
4. 负责配合手术中的治疗及抢救工作，按要求执行治疗及抢救中的各项口头医嘱并签字。

5. 按要求完成手术计费。

6. 按要求进行一次性耗材毁形处理及医疗垃圾处理。

7. 负责每日手术结束后手术间内的药物及耗材的补充，以及手术间的清洁整理工作。

（二）心电监护班护士

1. 每日检查心电监护站各台机器及打印机，保证机器正常使用。

2. 协助患者上下台，核对患者信息无误后，接好心电图并完成压力连接。

3. 负责术中心电图、动脉压力监测，准确记录手术过程，随时向术者报告异常情况以便及时处理。

4. 协助机房护士做好危、急、重患者的抢救工作，建立重症护理记录并准确记录术中医嘱。

5. 与机房护士共同核对术中所有收费项目，防止遗漏。

6. 手术结束清洁心电工作站，保持工作环境干净、整洁。

（三）观察班护士

1. 热情接待患者，了解患者思想和病情动态变化，及时解决及时治疗。

2. 负责观察室内患者的各项护理治疗及健康宣教，必要时做相应护理记录。

3. 负责观察抢救车内药品、物品的清点及补充；完成抢救设备的清点和维护。

4. 负责杂交手术间的手术护理配合。

（四）主班护士职责

1. 保证每日录入手术工作量与收费准确并负责录入及核查当日上班护士的工作时间。

2. 合理协调术者手术间的安排。

3. 督促检查护理员按要求接送患者以及完成外送工作。

4. 负责导管室内涉及对外联系的工作。

5. 按规定负责本科室基数药品、毒麻药品和智能药柜的管理。

6. 观察班护士不在时承担观察班护士的工作职责。

7. 护士长不在时代替护士长负责导管室的护理管理工作。

（五）护理人员

1. 负责每日手术患者的接、送及术间内无菌物品的供应。

2. 导管室发衣室内设护理员一名负责进出人员的管理。

（六）保洁人员

1. 负责术间内清洁整理工作。

2. 负责医疗垃圾的转运及登记。

二、导管室心电图技术人员

应受过专业心电图技术培训，熟练掌握心电图的识别，熟练操作多导生理记录仪、生理仪、刺激仪、起搏分析仪、临时及永久起搏器等。其工作范围主要包括：术前检查相关仪器，确保其处于功能良好状态。术中负责监测心电图并记录，配合术者进行心电生理检查及程序刺激射频治疗；术后进行信息资料的处理与保管。

三、导管室放射技术人员

应受过医学影像机器操作技术专业培训，熟悉各种造影机、刻盘机、数据后处理机器的操作，熟悉高压注射器的使用，具备排除简单机器故障的能力。其工作范围主要包括：术前检查机器，确保机器的正常工作；术中配合术者调节投照体位；术后进行信息资料的处理与保管。

第四节 “一站式”杂交手术

一、“一站式”杂交手术简介

“一站式”杂交手术（one-step hybrid procedures）技术已经有近十年的历史，它利用了心血管外科治疗、介入治疗以及影像学完美的结合，在保证治疗效果的前提下，尽量减少患者的痛苦和创伤，促进患者的康复。近几年开始出现一个非常突出的变化，那就是杂交导管室新平台的兴起，改变了人们的观念。特别是在复杂先天性心脏病（先心病）、大血管领域、冠心病领域等，人们都进行了开拓性的探索。这项技术代表了现代医学发展的趋势。

（一）杂交手术的意义

1. 体现了以患者为中心的原则。过去内科药物治疗、介入治疗、放射影像诊断以及外科手术，都是让患者到不同的学科和医生面前接受诊断，现在设立这样一个平台，能够让内科和外科医生结合到一起为患者服务。

2. 体现了以疾病为主题的主线。从预防开始做起，不仅治标还要治本。杂交技术更趋向于以疾病为主线，配合治疗。不是单个的以学科为代表，各自为政。

3. 体现了患者治疗的效益原则。用最好的疗效、简洁的方式、低廉的价格为患者提供好的治疗。减少患者的重复住院和多重治疗。

（二）杂交手术的特点

1. 在一个结合多种影像学设备的手术室完成心脏病的外科治疗。

2. 由外科医师剖胸后使用常规或改良的介入器械进行治疗。

3. 高度依赖术中的影像学技术来指导外科的手术操作并对手术疗效进行即时评价。

（三）杂交手术的优势

避免了手术前的预造影；高清晰的图像质量，保证外科治疗的精确性；术中即时造影，准确评价手术结果；一旦介入治疗效果不佳或出现并发症，即刻实施外科治疗；灵活的设置，最大限度地发挥医院的人力和资源优势。

（四）临床应用范围

1. 心胸外科

（1）成人：冠心病——多支病变。

（2）小儿：结构性心脏病——复杂性心脏病侧支封堵后的外科手术。

（3）老年：瓣膜性疾病——开胸直视下的球囊扩张成形、经导管主动脉瓣置换术。

（4）心脏移植：供体心脏的检查。

2. 血管外科

（1）外周血管的介入及手术治疗。

（2）主动脉血管外科及介入治疗。

3. 神经外科/神经放射

4. 复合型

（1）肿瘤疾病。
（2）急诊。
（3）术中并发症。

（五）几种常见心血管杂交手术流程

1. 冠心病杂交手术流程
（1）患者全麻。
（2）首先进行胸部小切口、心脏不停跳下直接取内乳动脉进行前降支旁路移植（搭桥）。
（3）关胸后，先进行凝血监测，必要时抗凝治疗。
（4）在血管造影机下行血管造影及狭窄血管的扩张与支架置入治疗。

2. 小儿先天性心脏病——法洛四联症杂交手术流程
（1）患者全麻。
（2）首先在血管造影机X线辅助下对体肺侧支进行栓塞（弹簧圈）。
（3）随后在体外循环支持下进行开胸手术。

3. 外周血管杂交手术流程
（1）患者全麻。
（2）在血管造影机X线辅助下行颈/锁骨下动脉介入治疗。
（3）在体外循环支持下行外科手术。

4. 腹主、胸主动脉杂交手术流程
（1）患者全麻或浅麻醉。
（2）外科行血管切开术。
（3）在血管造影机X线辅助定位下行大动脉支架置入术。
（4）外科行血管缝合。

二、“一站式”杂交手术室

实现杂交手术的场所就是“一站式”杂交手术室，它是当今心血管疾病治疗所推崇的新的平台（图2-11至图2-14）。当前“一站式”杂交手术室刚刚兴起，我国较早地跟上了国际医学时代发展的步伐。新的平台下将孕育更多的创新机会。

“一站式”杂交手术具备一个可以同时进行影像学检查和常规心脏外科手术的杂交手术室，所以无需在影像学科室和手术室之间多次转移患者，而在同一手术室即可完成全部操作，从而避免患者的多次麻醉和转运可能带来的风险。更为重要的是，在这样一个“一站式”手术室可以即时对手术的疗效进行评价，从而指导手术实施。

理想的“一站式”手术室应该具备多种影像学设备，包括心血管造影的C形臂机、心脏超声系统等。但限于条件，目前真正具备上述条件的手术室即使在世界其他一流的心脏中心也很难寻觅。

（一）杂交手术室的空间要求

杂交手术室首先是要符合外科手术室的设置标准，其次是满足介入导管室的设置要求。由于杂交手术室设备、参与人员较多，故所需空间要求较普通的单一手术室或介入导管室要大。杂交室内如需放置双球管造影机要求室内面积不少于80 m^2，放置单管球造影机要求室内面积不少于70 m^2。

（二）杂交手术室的设备要求

1. 造影机及导管床

（1）床要求可浮动及移动。

（2）旋转角度要求：15°头侧抬高/降低；15°侧面倾斜。

2. 体外循环设备

3. 呼吸/麻醉机

4. 超声设备

5. 主动脉内球囊反搏机

6. 电刀

7. 高压注射器

8. 监护及除颤仪

9. 手术灯

10. 显示设备

11. 空气净化和循环系统

12. 各种吊塔/吊架

（三）杂交手术室的人员配备

1. 心血管外科医生

2. 介入医生

3. 超声科医生

4. 电生理医生

5. 麻醉师

6. 体外循环师

7. 护士

8. 技术员

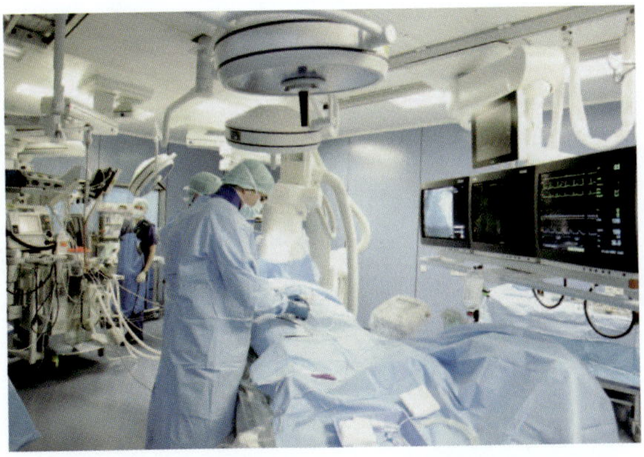

图 2-11 德国心脏中心心导管杂交手术室

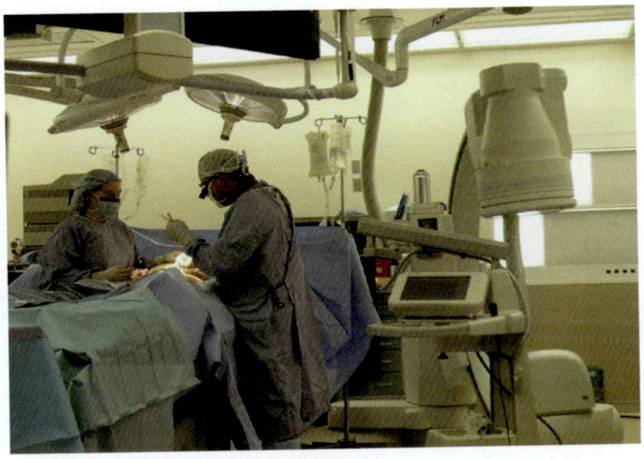

图 2-12 美国北开罗莱纳 Baptist Wake Forrest 杂交手术室

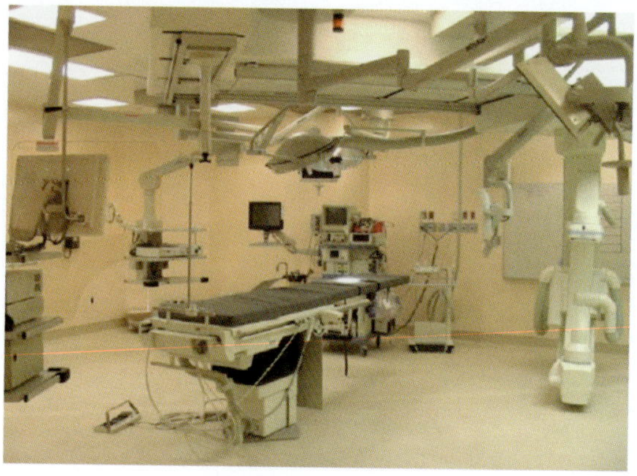

图 2－13　美国波士顿 Beth Israel 杂交手术室

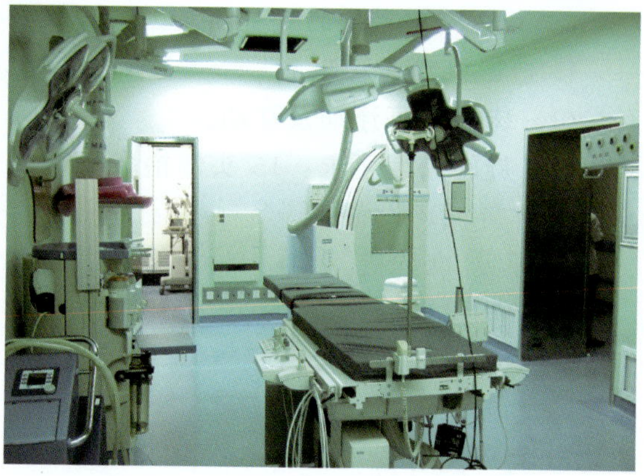

图 2－14　阜外医院杂交手术室

（刘　焱）

第三章　介入手术物品准备及分类

第一节　物品准备

物品的分类准备及管理是导管室护理工作的重要组成部分。介入手术的物品包括手术器械、无菌敷料、一次性导管材料。每一个护理工作者不仅要根据所在医院开展的手术种类和范围分别准备物品，还要根据器械、物品和材料的用途、用量分类组合，严格消毒后进行使用。在此基础上导管室要建立规范的物品使用流程、物品管理流程和物品相对固定的数量及使用周期，才能有效避免不安全因素，增加工作效率，提高工作质量，保障各项手术的各个环节平稳顺畅，成为一条工作中的绿色通道。

自20世纪80年代我国开始引进心脏介入治疗技术以来，介入护理的各项工作便随之发展，至今已经更规范和更专业化。介入治疗技术早已以其操作简便、微创、安全、效果稳定、术后恢复时间短的优势而被广泛应用于心内科的多项检查和治疗中。介入手术在治疗和护理上与外科手术有极大的区别。外科手术无论大小、无论任何部位都要切开皮肤、分离组织、分层止血，过程繁多，需大量不同器械、敷料和更多的无菌物品。介入手术因其微创，只需在导管入径局部选择穿刺方法，用穿刺针直接刺入皮下血管，送入导引导丝简单扩充皮肤和局部的皮下组织后便可以送入导管鞘，随后保留鞘管即可送入不同导管，并可以完成介入手术中各种导管的调换，推注各类药品，置入支架和其他治疗材料。虽然过程繁杂但因动脉鞘带有反向活瓣，更换导管时不会使血液外流。所以本质的区别是外科手术切开、切除组织，介入是通过血管送入导管达到相关治疗部位，因此在介入手术中器械、敷料、物品的使用相对精简。

器械和物品的准备体现导管室工作的规模，因此要根据情况和介入手术开展的种类准备手术器械、敷料及物品，分类打包、严格消毒、标记日期，使用时严格核对，做好手术物品使用和安全保障。

（1）介入手术中因随时更换导管材料，每次更换导管时要使用无菌盐水冲洗导管导丝及动脉鞘，这样不可避免浸湿台上手术区敷料，所以要选择吸水性强、浸透力大的棉布做手术敷料单，同时棉布单也可使患者皮肤舒适、保暖透气、冬暖夏凉。手术布单敷料通常选择的颜色多为不易退色的深绿色和深蓝色，能够在有血迹污染时视觉反差小。目前心内科导管室不提倡使用一次性无纺布做手术敷料，因其除不具备以上优点外，还容易有细小纤维织物产生静电后黏附在导管材料上，台上清除纤维时需反复冲洗，给手术带来不便，同时增加了医疗垃圾的管理及处理的工作量。

（2）要求每台手术结束时由巡回护士或助手戴手套把使用后的器械清点，并用清水将使用过的器械上面的血迹及污染物冲洗干净后放在污物区，以备供应室收回，系统分类，打包，消毒，避免造成院内交叉感染。

（3）供应室每日定时使用污物车收取使用后的器械，取回后按外科手术器械清洗流程消毒清洗后烘干，分类打包，高压灭菌消毒，标记消毒日期后，次日使用密封无菌物品转运车将消毒的手术包送回导管室以备使用。

（4）消毒后待用的手术包送回导管室后要在无菌间存放。要求房间内防止潮湿，保持干燥、通风，每天定时用紫外线照射消毒20～30 min。现代化导管室均为整体层流消毒，即可把相关使用的手术包分放在各手术间。

（5）消毒手术包存放时间长短根据季节要求不同，夏季一周，其他三季均为两周。使用时按其标明的消毒日期先后排序使用，以防不必要的感染事件发生。

（6）手术使用过的污染布类敷料需在当日由卫生员送洗衣处交换，把前日洗回的布类物品清点接收后送回供应室，以备打包。遇有被血液污染可能传播疾病的各类敷料物品，按医院感染管理隔离要求将污染物放入医疗垃圾袋严紧包裹，贴上特殊处理标签，交医疗垃圾管理员直接焚烧。

第二节　手术包分类

常规介入手术包的分类为：常规导管器械包、手术衣包、大孔巾包、永久起搏器植入器械包、临时起搏导管包、备用器械包、备用手术衣包、备用治疗巾包等。有些物品单包有利于消毒、搬运。同时也可以根据不同手术情况随时调整，机动组合使用，这样既方便流通又方便使用，适合各类导管室工作。

一、常规导管器械包（图3-1）

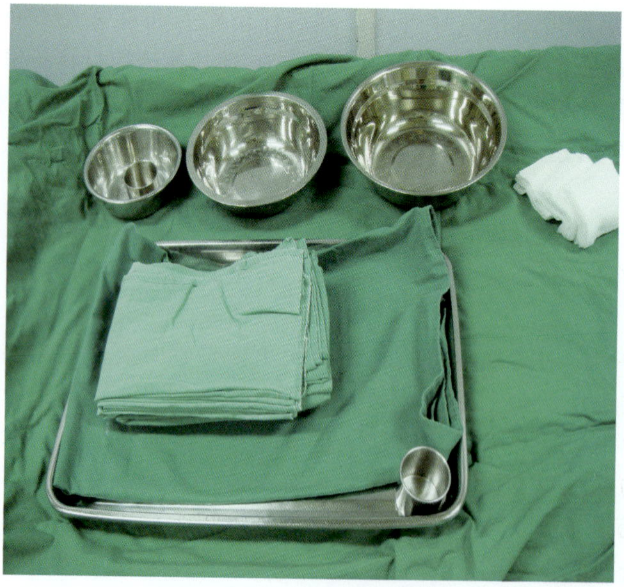

图3-1　常规导管器械包

1. 不锈钢大方盘（90 cm×35 cm）1个
2. 直止血钳（14 cm）1把
3. 刀柄（11号刀片）1把

4. 消毒皮钳（20 cm）1 把
5. 巾钳（12 cm）4 把
6. 剪刀（12～14 cm）1 把
7. 针持（12 cm）1 把
8. 不锈钢弯盘（20 cm×15 cm）1 个
9. 不锈钢换药碗（分为大、中、小）4 个
10. 不锈钢药杯（50 ml）2 个
11. 治疗巾 6 块
12. 细纱布 20 块

二、手术衣包

通常按照上台医生的人数调整包中手术衣数量，一般情况下可相对固定为三件，如有临时上台者，随时添加备用衣包中的手术衣。为了无菌操作和方便术者刷手后穿衣，手术衣样式均为后开身后系带，前身完整包裹。消毒时外面向里反向折叠成长方形，方便打包、使用即可。

三、大孔巾包

用大孔巾将平卧患者全身遮盖并延伸至血管造影机隐床部分，因介入手术导管和导丝的长度均为 1 m 至 1.5 m 左右，特殊情况下还有加长导管及导丝，无菌区还需延长。通常患者平卧时脚部以下机器隐床部分便为无菌操作手术台，因此要铺盖无菌单。大孔巾长度为 4 m，宽度为 2.5 m，为双层布料，浸水性强。需在左肩处和右腹股沟处分别开 15～20 cm 的孔，使穿刺部位暴露。左肩处均为安装永久起搏器、锁骨下静脉穿刺时使用的，不需要时，在铺单后将其用无菌治疗巾遮盖即可。同样右腹股沟处开口是做所有股动脉、股静脉穿刺时使用的，可调整至右侧桡动脉穿刺时使用，不需使用时要严格遮盖。消毒打包时将其左右向内侧折叠为 30 cm 宽后，以右下孔为中心，反复折叠呈长方形约 50 cm 左右。单一打包，方便消毒存放及分台使用。

四、永久起搏器植入器械包

永久起搏器的植入是心内科导管室唯一的一项有创手术，需要切开皮肤、组织，在胸大肌处做起搏器植入囊袋，故要求手术室更严格执行无菌操作和需要更多手术器械和纱布、敷料包等。

1. 带盖不锈钢中方盘（90 cm×35 cm）1 个
2. 直止血钳（14 cm）4 把
3. 弯止血钳（14 cm）4 把
4. 直文氏钳（12 cm）4 把
5. 弯文氏钳（12 cm）6 把
6. 线剪（14 cm）1 把
7. 组织剪（14 cm）1 把
8. 持针器（12 cm）1 把
9. 有齿镊、无齿镊（12 cm）各 1 把
10. 眼科镊直、弯各 1 把
11. 眼科剪直、弯各 1 把

12. 治疗巾4块
13. 棉纱布30块
14. 刀柄（20号刀片）1把

五、临时起搏导管包

很多原因引起的心动过缓是暂时或一过性的，也有一些外科手术需要麻醉的患者，合并心律不齐、心动过缓、各种束支传导阻滞、心房颤动等，为了保证术中不发生心脏事件可预防性放置临时起搏导管，术中必要时由体外起搏器刺激起搏。这项介入导管术经常单独进行，所以最好准备单独手术包。

1. 不锈钢方盘（30 cm×20 cm）1个
2. 不锈钢弯盘（20 cm×15 cm）1个
3. 不锈钢药杯（50 ml）2个
4. 不锈钢药碗（中号）2个
5. 直止血钳（14 cm）1把
6. 刀柄（11号刀片）1把
7. 布巾钳2把
8. 线剪刀（12 cm）1把
9. 持针器（12 cm）1把
10. 消毒皮钳（16～18 cm）1把
11. 治疗巾4块
12. 棉纱布10块
13. 中单1个

六、备用器械包

一般用来处理术中特殊情况或常备器械污染补救时使用。

1. 不锈钢弯盘（20 cm×15 cm）1个
2. 不锈钢药杯（50 ml）2个
3. 线剪刀（14 cm）1把
4. 直、弯止血钳（14 cm）各1把
5. 持针器（12 cm）1把
6. 有齿镊、无齿镊（12 cm）各1把
7. 直、弯文氏钳（12 cm）各1把
8. 治疗巾4块
9. 棉纱布10块

七、备用手术衣包

均为两件一包或单件一包。

八、备用治疗巾包

每包有3～5块治疗巾。

第三节　手术台铺设

为了术中使用方便，通常选用两个长 110 cm、宽 80 cm 的治疗车相连作为介入手术平台。为防止治疗车移动，下方车轮可设置脚踏制控锁。每台手术开始前巡回护士需戴口罩、帽子、手套，进行手术前开台准备工作。

手术时通常手术车摆放在术者后面。开台时护士面向手术台。右侧治疗车为术者使用区域，放置常规导管包，左侧治疗车为助手使用区域，放置手术衣包。铺设时面向治疗车，可用手先将最外面包布打开后调整直角，铺向治疗车右侧及上、下外缘，再将左侧手术衣包布打开调整直角铺向左侧治疗车最外缘，使左、右两侧边缘台面上已为无菌区域，再将器械包移至右侧治疗车中间。用无菌持物长钳把内层无菌布单分别向左、右、上、下铺设，使治疗平台成为完整无菌平台后，用无菌持物长镊分别将麻药杯放置在大治疗盘的右下角和左上角，以存放术中用药。钳夹一个换药碗及消毒皮钳放置于左侧治疗车上，倒入消毒液以备助手消毒使用，再分别将另外三个换药碗依大小次序放置于右侧治疗平台的上方，分别倒入两碗肝素盐水，另一个以备经皮冠状动脉介入治疗（PCI）或其他造影时存放造影剂使用。随后将各类消毒手术衣包、大孔巾包打开、外展，保持无菌，放置于台上（图 3－2）。

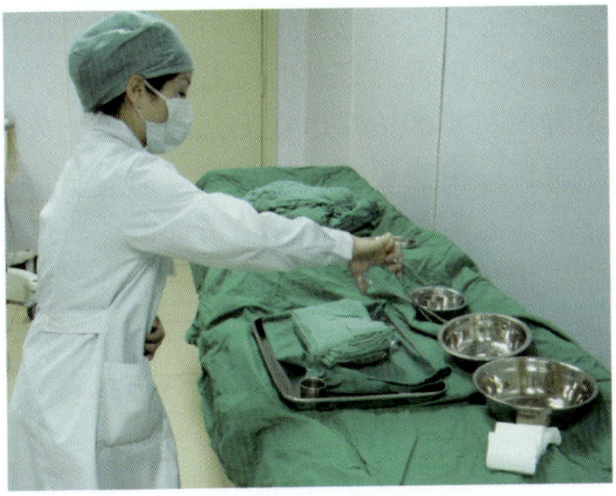

图 3－2　手术台铺设

如有需要时，再将其他备用物品或无菌器械递给台上术者。永久起搏器植入术时，常规导管包铺设后将消毒手术器械包打开外包布递给台上术者。助手将内包布打开后取出器械盘使用。

第四节　手术区消毒、铺巾

（1）患者进入导管室，平卧于导管手术床后，护理人员要在第一时间接好心电图监护导联，然后将手术区域暴露。由配合护士或参加手术的助手进行手术区域皮肤消毒。心导管介入手术是由术者通过股动脉、股静脉或桡动脉血管穿刺后放置好鞘管，再将各类不同功能的导管分别送入周围血管并进入心脏各腔室或冠状动脉进行造影检查或治疗，因此全程要求严格无菌。避免“一消、一穿、一造、一放”的不良习惯。防止由于不严格执行无菌操作带来一些不该发生的院内感染和并发症。

（2）手术区皮肤消毒时由消毒者刷手后将治疗台上准备好的无菌消毒碗用左手拿出，巡回护士倒入 2%碘附或皮肤消毒液，右手持消毒皮钳夹起碗中浸透消毒液的纱布进行消毒。股动脉、股静脉穿刺的皮肤消毒区域为双侧腹股沟，上至平脐线，下至膝关节上 10 cm，沿双侧腹股沟穿刺中心点放射性向外侧及上下顺序涂刷后，更换碘附纱布循环两至三次消毒。

（3）桡动脉穿刺入径多为右手，指导患者五指张开，手心向上，手臂平伸外展。消毒区域为桡动脉穿刺点上至前臂，下至五指尖及指缝间。先令患者手心向上沿穿刺点向外及上下依次涂刷，后令患者手背向上依次涂刷，反复两至三次。

（4）起搏器消毒区域。永久起搏器植入术：常规选择左侧或右侧锁骨下静脉穿刺后，为心房、心室起搏电极植入的入径。切开皮肤，扩充皮下组织做出置放囊袋及将起搏器安装在体内，属于有创手术，所以消毒区域更加严格。患者选择平卧姿势，两侧肩部平展，放好专用头部支撑架，以免布单遮盖患者脸部，影响呼吸。选定安装部位后，消毒区域上起耳缘下方，颈部外侧，下至胸部乳头平线，手术侧外缘至肩部，最好两侧全部消毒。因有时血管走行不畅或血管变异可调换到对侧安装。消毒后常规铺巾。

（5）铺巾。皮肤消毒后，把用过的消毒碗钳传递给台下护士后，进行无菌手术区铺巾。股动脉、股静脉穿刺时左右腹股沟均为手术区，先拿一条消毒治疗巾将会阴部遮盖，然后将消毒时折小的治疗巾在无菌治疗台上分展开，长形对折为双层，三块长方形治疗巾对角铺在手术区，沿腹股沟内侧斜形对铺为三角形，桡动脉穿刺时先用无菌治疗巾包裹手指，手臂放平后进行有序消毒，并铺消毒巾，斜形对铺为三角形，暴露术野。沿下侧铺无菌塑布，防止术中液体透过布单反向污染，也可将机器操作台面展示在无菌条件中。最后将大孔单以穿刺点为中心上下铺展。患者全部遮盖，将面部露出，如有锁骨下穿刺时要将大孔单上孔与左侧或右侧手术区对齐。铺巾后整个机器台面上已全部无菌，术中使用的器械及导管可以方便摆放。

第五节　手术药品准备与连接

一、常规药品准备

（1）肝素盐水：预防术中血栓发生，准备好无菌 0.9％肝素盐水用于术中冲洗导管、导丝、鞘管及穿刺针。常规使用肝素生理盐水，每 500 ml 0.9％生理盐水加入肝素 2000 U（0.32 ml），每台手术使用 1000 ml 左右。

（2）加压冲洗盐水：根据当日手术量，使用软包装 0.9％生理盐水 500 ml 加入肝素 2000 U 或 250 ml 0.9％生理盐水加入 1250 U 肝素，保持无菌，放置于透明网状专用加压袋中，以备术中加压冲洗导管和必要时快速输入适量液体使用。加压袋标记的单位为 mmHg，术中使用时加压至 150 mmHg＞患者动脉压，术中可以通过三联三通连接后直接冲洗导管、防止血栓发生和随时冲洗动脉压力监测系统。

（3）硝酸甘油：在冠状动脉（冠脉）造影及治疗中，经导管直接注入硝酸甘油可以缓解冠脉血管痉挛现象，不但可以鉴别诊断，同时可以缓解因导管材料刺激而引起血管痉挛，影响血流灌注缓解心绞痛等情况。常规使用每 1 ml 含 100 μg（术前准备时将 5 mg/1 ml 的每支硝酸甘油注射剂放入台上药杯中，加入 50 ml 生理盐水，稀释后为每 1 ml 含硝酸甘油 100 μg），术中可以根据患者情况而方便台上术者抽取使用量。

（4）局部麻醉药：常规使用 1％的利多卡因，手术准备时把利多卡因（2％，每支 10 ml）放入台上无菌杯内，手术助手准备时加入生理盐水 10 ml 稀释，配为浓度 1％，局部麻醉使用。射频消融及起搏器植入术常规准备两支利多卡因（2％，每支 10 ml），以同样方法稀释加入生理盐水 20 ml 配为浓度为 1％作为局部麻醉药使用。

（5）术中肝素使用：动脉穿刺前，递与术者 2500 U 肝素（0.4 ml）稀释成 5 ml，穿刺成功后由动脉鞘三通处直接注入血管内。冠脉血管成形及支架置入术时需要高强度的抗凝治疗，以预防血栓的形成。普通肝素的剂量应根据患者的体重以及是否联合应用血小板膜糖蛋白（GP）Ⅱb/Ⅲa 受体拮抗剂而定，未联用 GPⅡb/Ⅲa 受体拮抗剂时，建议剂量为 100 U/kg，合用 GPⅡb/Ⅲa受体拮抗剂时，建议剂量为 60 U/kg，同时推荐进行活化凝血时间（ACT）检测，未联用 GPⅡb/Ⅲa 受体拮抗剂时，ACT 应保持在 300～350 s；合用 GPⅡb/Ⅲa 受体拮抗剂时，ACT 应保持在 200～250 s，手术时间延长，术中每超过 1 h 追加普通肝素 1000 U，并检测 ACT，当负荷剂量或追加剂量后 ACT 未达标时，可以再追加 2000～3000 U，拔除股动脉鞘管时 ACT 应低于60～100 s。可减少局部压迫止血时间。

（6）抽吸药品：为方便术中各种急救使用，可将阿托品、利多卡因、多巴胺、地塞米松等急救药物抽吸贴注标签放在固定位置，防止紧急状态中因临时吸药而延误抢救时间。一旦出现紧急情况需要分秒必争，因此要做到有备无患。

二、术前连接

外科手术是由台上器械护士将无菌手术器械一件件递给术者使用，下台后将使用后的器械物品清点、消毒。而导管介入治疗手术大部分使用的一次性导管材料是由台上术者选择好，再由台下护士将所有外包装拆除，递与术者使用，有些需要台上台下连接使用。无论手术之前、手术中间，需台上台下共同使用的导管材料、测压管、测试线、连接线、传感器等均要先将外包装剪开完全保持无菌状态下递与台上，再由参加手术的助手把连接部分传递给台下护士，在操作过程中，护士要避免接触无菌部分，而连线尽量多地保留台上无菌使用部分，然后用布巾钳固定于手术单外缘，避免使用时滑落造成移出无菌区。操作时台下护士接过的物品应防止再次掉入手术台上造成污染。如有不慎落入污染区时，要及时更换无菌物品，重新铺单后再将传出的各连线进行连接，保证术中及时顺利使用。

第六节 导管材料准备

目前研究者使用高科技的技术，选用高分子耐高压、柔韧性强的材料生产出临床上使用的多种不同功能的导管、导丝、球囊、支架和各种电生理导管及配件产品，并随着发展而不断改进。据了解很多生产厂家为了保证导管在手术中推送顺滑，管腔内输送介入器材顺畅，已将管腔内壁制成亲水涂层；为增强导管支持力及掌控性同时又防止扭曲，又在管壁中层加了尼龙网状纤维织物，能使管壁变得更薄、更坚固而且管腔尽量加大。为防止导管前端损伤血管内膜和血管开口，在导管最前端使用了特殊超软材料。导丝类材料也在容易操控的基础上加大了扭力和带有亲水涂层，使用中能够更随心所欲地通过病变，走过“弯曲”，跨过“暗礁”，到达要治疗血管的远端，指引和支撑球囊、支架，使之推送自如。

介入治疗发展时代也是新器械、新材料不断应用的时代，每一个护理者不仅应该对导管材料发展、更新有着全面的认识，同时更重要的是了解分类分型，熟知所用导管的中英文名称及功能标识，并且掌握哪些是常用的材料，哪些是特殊的材料，才能在日常工作中熟练而准确地配合术中选用和及时调整更换。大量临床经验已经证明，介入治疗手术是否成功，导管的选择是否合适起着很大作用。适合的导管能帮助支撑，可以使手术中各种导丝、球囊支架顺畅地送到血管病变处，使手术变得轻松自如，同时节约时间，提高速度，缩短放射线曝光时间，从而减少放射线对手术者本身的影响。反之，器械导管选择的误差不仅使手术中多个环节不顺畅，使手术变得艰难，有时会带来不良后果或出现治疗中的并发症。所以工作在导管室，只有全面熟悉各种导管材料的性能、特点和适用范围，才能够在工作中与术者思维保持一致，与手术进程步步相随，选择和更换导管默契流畅，变被动的护理配合为主动的护理支持。

一、导管材料分类（表3-1）

表3-1　导管材料分类

右心导管系列	冠脉导管系列	电生理导管系列	大动脉导管系列
穿刺针	穿刺针	穿刺针	穿刺针
动脉鞘	动脉鞘	电生理动脉鞘	动脉鞘
造影导丝	造影导丝	标测导管（2～10极）	猪尾造影导管
右心导管	冠脉造影导管	心房标测导管	造影导丝
漂浮导管	冠脉指引导管	射频消融导管	超硬导丝 260～300 cm
动脉导管未闭封堵系列	冠脉扩张指引导丝	温控射频消融导管	大动脉覆膜支架输送系统
房间隔缺损封堵系列	冠脉扩张球囊	加硬射频导管	大动脉覆膜支架
室间隔缺损封堵系列	冠脉金属支架	加硬温控射频消融导管	
二尖瓣球囊扩张系列	冠脉药物支架	冷盐水射频消融导管	
肺动脉瓣球囊扩张系列	冠脉旋磨系列	冷盐水 Carto 射频消融导管	
	冠脉超声导管	房间隔穿刺针	
	远端保护导管	多功能长鞘	
	冠脉抽吸导管		
	IABP 导管系列		

二、导管材料分型（表3-2）

表3-2　导管材料分型

导管名称	型号	用途
穿刺针	18 G×7 cm　0.035～0.038 英寸（0.89～0.97 mm）	动脉、静脉入径血管穿刺
动脉鞘	4～10 F×11～23 cm	动脉、静脉入径血管局部留置，抽出内鞘，外鞘尾部有反向关闭活瓣，为交换导管之门
桡动脉鞘	5 F、6 F×11 cm 穿刺针 20 G、0.018 英寸（0.46 mm）指引导丝	桡动脉入径穿刺及留置鞘
血管造影导管	4～6 F×100 cm AMP Ⅰ，Ⅱ 多功能（单弯）	适合右心导管检查及各种血管造影
冠脉造影导管	4～6 F×100 cm Judkins 左 3～6 右 3.5～5；Amplatz 左Ⅰ，Ⅱ，Ⅲ；右Ⅰ，Ⅱ；3DRC	冠脉血管常规造影及特殊开口造影时选用
猪尾造影导管	4～6 F×110 cm 侧孔	左、右心室，肺动脉，升主动脉及其他大血管造影
指引导管	5～8 F×100 cm　JLST 3.5～4.5；JLSH 3.5～4.5；Judkins 左 3.5～6；XB3～4.5 EBU JCL Judkins 右 3.5～5；Amplatz 左 Ⅰ，Ⅱ，Ⅲ；右Ⅰ，Ⅱ	根据冠脉造影结果需做 PCI 治疗时依据靶病变血管解剖开口选择合适的指引导管。多数为常规 Judkins 左 4 右 4。主动脉根部增宽造成冠脉开口移位，或本身冠脉开口畸形时，再由术者根据情况选择特殊指引导管

续表

导管名称	型号	用途
穿刺导丝	0.035 英寸（0.89 mm）×45 cm J 型 Tip 3 cm 普通型及超滑型	穿刺后，导丝送入血管，退出穿刺针，沿导丝输送动脉内外鞘，退出导丝，保留动脉鞘
造影导丝	0.035 英寸（0.89 mm）×150 cm J 型 Tip 3 cm 普通型及超滑型	常规造影均使用普通导丝。指引推送各类导管顺畅到位。遇有股动脉弯曲、狭窄、动脉硬化斑块等输送阻力大时，更换超滑造影导丝
PCI 指引导丝	常用：Abbott、Cordis、Bosten、ASAH1	术中由术者根据血管病变选择使用
冠脉球囊	穿导丝系统 OTW（1.0～2.5）mm×（10～20）mm；	完全闭塞使用
	快速交换系统 Monorail（1.25～3.5）mm×（10～20）mm	经皮冠状动脉腔内血管成形术（PTCA）预扩张使用
	后扩张球囊、乳突球囊（2.5～5.0）mm×（10～20）mm；切割球囊（2.5～4.0）mm×（10～20）mm	支架内后扩张及再狭窄病变、钙化病变及分叉病变使用
冠脉支架	金属裸支架（2.5～4.0）mm×（12～28）mm，合金支架（2.25～4.0）mm×（7～38）mm，药物洗脱支架（2.25～4.5）mm×（8～36）mm	由术者根据病变部位、病变弯曲或狭窄程度及临床情况综合考虑选择使用
电生理标测导管	5 F、6 F 1 cm 二极，5 F、6 F 1 cm 四极，5 F、6 F 十极	电生理检查，心律失常射频消融术中标测
肺静脉标测导管	二十极	肺静脉标测
射频消融导管	7 F 四极（大头）	左侧旁路射频消融
温控射频消融导管	7 F 四极（大头）	
加硬射频消融导管	8 F 四极（大头）	房室结双径路及右侧旁路射频消融
温控加硬射频消融导管	8 F 四极（大头）	
冷盐水灌注射频导管	7 F 四极（大头）	室性心动过速射频消融、心房颤动射频消融
冷盐水灌注 Carto 射频导管	7 F 四极（大头）	

三、导管材料配组

（一）右心导管检查（表 3-3）

表 3-3 右心导管材料配组

导管名称	型号	使用数量
1. 穿刺针	18 G	1 根
2. 动脉鞘	6 F	1 根
3. 造影导丝	0.035 in（0.89 mm）×150 cm J 型	1 根
4. 右心导管（单弯）	5 F、6 F AMP Ⅱ	1 根
5. 猪尾造影导管	5 F、6 F	1 根
6. 测压系统（连接管、输液器、换能器）		1 套
7. 血气针	1 ml	15 个

（二）电生理检查（表3－4）

表3－4　电生理检查材料配组

导管名称	型号	使用数量
1. 穿刺针	18 G	2根
2. 带锁动脉鞘	6 F	3根
3. 带锁动脉鞘	7 F、8 F	各1根
4. 二极标测导管	6 F	1根
5. 四极标测导管	6 F	2根
6. 十极标测导管	6 F	1根
7. 尾线	四极	2根
8. 尾线	十极	1根

（三）射频消融（表3－5）

表3－5　射频消融材料配组

导管名称	型号	使用数量
1. 穿刺针	18 G	2根
2. 带锁动脉鞘	6 F	3根
3. 带锁动脉鞘	7 F、8 F	各1根
4. 二极标测导管	6 F	1根
5. 四极标测导管	6 F	2根
6. 十极标测导管	6 F	1根
7. 尾线	四极	2根
8. 尾线	十极	1根
9. 射频消融大头导管	7 F、8 F	1根
10. 大头导管连线	四极	1根
11. 背部射频贴片		1个

（四）心房颤动射频消融（表3－6）

表3－6　心房颤动射频消融材料配组

导管名称	型号	使用数量
1. 穿刺针	18 G	2根
2. 带锁动脉鞘	6 F	2根
3. 带锁动脉鞘	8 F	1根
4. 二极标测导管	6 F	1根
5. 十极标测导管	6 F	1根
6. 环状标测电极	十极	1根
7. 三维消融导管	7 F	1根
8. Carto射频连线		2根
9. 房间隔穿刺针	71 cm	1根
10. 固定弯导引鞘（SWARTZ）	8.5 F（左1右0）	各1根

（五）冠脉造影（表 3－7）

表 3－7　冠脉造影材料配组

导管名称	型号	使用数量
1. 穿刺针	18 G	1 根
2. 动脉鞘	5～7 F 11 cm	1 根
3. 造影导丝	0.035 in（0.89 mm）×150 cm J 型	1 根
4. 造影导管	5～7 F JR4	1 根
5. 造影导管	5～7 F JL4	1 根
6. 心室造影导管	5～7 F 猪尾造影导管	1 根
7. 三连三通管		1 个
8. 环柄注射器		1 个
9. 压力测量系统（连接管、输液器、换能器）		1 套
10. 加压输液袋		1 个
11. 备用加长动脉鞘	6、7 F 23 cm	1 根
12. 备用超滑造影导丝	0.035 in（0.89 mm）×150 cm J 型	1 根
13. 备用各种特殊造影导管	6 F JL3.5～6，JR3.5～6，AL Ⅰ、Ⅱ、Ⅲ，AR Ⅰ、Ⅱ及多功能造影管	

（六）PCI（包括急诊 PCI）（表 3－8）

表 3－8　PCI 材料配组

导管名称	型号	使用数量
1. 冠脉造影所需全部导管		
2. 指引导管	6 F、7 F 各型号，根据病变血管而定	1 根
3. 指引导丝	0.014 in（0.38 mm）×190 cm BMW、ATW、Rianto 等，不同操控力、不同硬度，根据情况而定	1 根
4. Y 型三件套装	Y 型止血阀、钢丝调节器、穿针器	1 套
5. 连接管	30 cm	1 根
6. 压力泵	28～30 ml	1 个
7. 扩张球囊	直径、长度、类别根据血管病变由术者选定	根据实际使用
8. 血管支架	直径、长度、类别根据血管病变由术者选定	根据实际使用
9. 冠脉超声导管	备用、术中选用	

（七）冠脉旋磨（表 3－9）

表 3－9　冠脉旋磨材料配组

导管名称	型号	使用数量
1. 冠脉造影加 PCI 所需全部导管材料		
2. 旋磨导丝	0.009 in（0.23 mm）软、中等硬度，由术者选定	1 根
3. 旋磨导管	直径 1.20～2.0 mm，由术者选定	1～2 根
4. 旋磨推送器		1 套
5. 加压输液		2 套

第七节 导管室常用表格

一、心血管介入性检查/治疗前知情同意书

北京大学第一医院

心血管介入性检查/治疗前知情同意书

科室：　　　　　　　　　　　　　　　　　　病历号：

患者姓名　　　　性别（男□ 女□） 年龄　　　病房　　　床号

疾病诊断：

拟行检查/治疗名称：□心内电生理检查　□射频消融术　□临时起搏器植入术
□永久起搏器植入术（□单腔/ □双腔/ □三腔/ □植入式心脏复律除颤器）
□封堵术　□经皮二尖瓣 / □肺动脉瓣球囊成形术　□其他：

患者将要接受的介入性检查/治疗均为成熟的技术，我们会精心操作，尽最大可能避免并发症和意外情况的出现，但由于该检查/治疗为有创操作，术中、术后仍可能发生以下情况：（请在□内画“✓”表示选择，无关项目请画“×”。）

□ **各种介入性检查/治疗均可能出现以下情况：**
1. 药物过敏（麻醉药、造影剂）、麻醉意外。
2. 穿刺部位出血、血肿、瘀斑、感染、血栓形成、静脉炎、动静脉瘘、假性动脉瘤。
3. 气胸、血胸、肺栓塞及其他部位(如脑、肢体、腹部脏器等）栓塞。
4. 心脏穿孔、心包积液、心脏压塞。
5. 严重心律失常如室性心动过速、心室颤动、心脏停搏、房室传导阻滞、需要安装永久起搏器。
6. 患者意外、猝死及紧急外科手术。

□ **射频消融术可能出现以下情况：**
1. 电生理检查中不能诱发心律失常，导致手术无法进行。
2. 手术效果不理想或手术不成功，术后可能复发，部分患者需要再次手术。
3. 行左房消融者，术后可能发生肺静脉狭窄、左房食管瘘。

□ **临时及永久起搏器植入可能出现以下情况：**
1. 因患者血管走行异常导致起搏电极无法经常规途径植入。
2. 术后膈肌刺激，起搏器电极脱位、电极导线断裂，需要手术复位或更换电极导线。
3. 皮下囊袋血肿、感染，皮肤坏死。

□ **三腔双心室同步起搏治疗还可能出现以下情况：**左心室电极到位不满意或不能到位，胸壁肌肉刺激，术后心功能改善不满意。

□ **封堵术可能发生以下情况：**封堵不成功，封堵器脱落、需要外科手术取出，术后溶血。

□ **经皮二尖瓣/肺动脉瓣球囊成形术可能发生以下情况：**瓣膜扩张效果不理想，急性瓣膜关闭不全须紧急外科手术。

□ 特别说明：______________________________

上述情况如出现，医生会积极采取救治措施，多数经治疗可恢复，极少数出现生命危险甚至死亡。

请患者或家属了解上述情况，确认同意介入性检查/治疗，并接受由此可能带来的风险，医患双方签字后生效。

负责医师签名：__________________　年　月　日

患方意见：(选择同意划“√”，否划“×”填入□内)
□我们已认真阅读、聆听并充分理解上述内容。
□愿意接受介入性检查/治疗，并配合医护人员进行相关医疗行为。
□我愿意在这一过程中积极配合承担可能由此带来的风险和费用。
□补充意见：

患者或家属（受托人）签字：__________　与患者关系__________　年　月　日

家属通讯地址及联系电话：

二、冠状动脉造影检查/介入治疗前知情同意书

北京大学第一医院

冠状动脉造影检查/介入治疗前知情同意书

科室：　　　　　　　　　　　　　　　　　　　　**病历号：**

患者姓名　　　　**性别（男□　女□）年龄**　　　　**病房**　　　　**床号**

疾病诊断：

造影检查/介入治疗原因及目的：

穿刺部位：□股动脉　□其他：　　　**伤口处理方法：**□缝合　□封堵器械　□压迫止血　□其他：

支架类型：□金属裸支架　□药物洗脱（释放）支架　□其他：

患者因病情治疗的需要，拟行冠状动脉造影检查/介入治疗，现将此项介入性检查/治疗可能出现的并发症、采取的预防措施及注意事项向患者/家属告知如下：（选择是划"√"，否划"×"填入□内）

一、并发症：

□1．药物（麻醉药、造影剂等）过敏、麻醉意外。

□2．少数患者因个体差异，血管变异，可能出现穿刺失败，需再次穿刺或导致操作无法完成。

□3．少数患者可发生导管支架移位、脱落、脱出、断裂、堵塞、血栓栓塞，个别患者不能耐受置入的导管，而致治疗中途拔管等情况发生。

□4．少数患者可发生局部不适、皮疹、出血、血肿、血管/神经损伤、大出血导致失血性休克；穿刺部位形成假性动脉瘤、动静脉瘘、肢体动静脉闭塞须外科手术甚至截肢；冠脉穿孔、破裂导致急性心脏压塞需外科手术修补；冠脉急性闭塞导致急性心肌梗死行紧急旁路移植(搭桥)手术。

□5．少数患者因术中精神紧张而发生心脏血管意外、心力衰竭、异物刺激导致心律失常。

□6．静脉炎、血栓形成、空气栓塞、肺栓塞、脑血管意外、肾衰竭甚至须长期透析治疗。

□7．远期：即便是药物释放支架也不能完全避免支架内再狭窄、冠脉局部发生动脉瘤、支架内血栓形成的可能。

□8．继发感染、败血症等。

□9．其他：

上述情况如出现，医生会积极采取救治措施，多数经治疗可恢复，极少数出现生命危险甚至死亡。

二、预防措施及注意事项：

□1．严格执行操作规程。

□2．术中密切监测血压、心率等生命体征，出现上述情况及时对症处理，如：压迫止血、调整输液量及速度，抗感染等。

□3．其他：

三、提示：□1．药物释放支架价格比金属裸支架贵，而且术后服用抗血小板药物时间须更长，可能会影响对其他疾病的外科治疗。

□2．出现并发症会引起费用增加。

□3．动脉缝合器械属于自费项目，有失败的可能，所发生的费用仍会由患者承担。

请患者或家属了解上述情况，确认同意冠状动脉造影检查/介入治疗，并接受由此可能带来的风险，医患双方签字后生效。

负责医师签名：＿＿＿＿＿＿＿＿＿＿　年　月　日

患方意见：（选择同意划"√"，否划"×"填入□内）

□我们已认真阅读、聆听并充分理解上述内容。

□愿意接受冠状动脉造影/介入治疗，并配合医护人员进行相关医疗行为。

□我愿意在这一过程中积极配合承担可能由此带来的风险和费用。

□根据病情，愿意接受□金属裸支架　□药物释放支架

□补充意见：

患者或家属（受托人）签字：＿＿＿＿＿＿　与患者关系＿＿＿＿＿＿　年　月　日

家属通讯地址及联系电话：

三、心导管术操作记录

北京大学第一医院心内科

心导管术操作记录

姓名： 性别： 年龄： 岁 病历号：

临床诊断： 操作日期：

操作名称：

操作医师：

穿刺部位： 鞘管型号： F

麻醉方法：1%利多卡因局部麻醉

造影剂及其用量：

操作过程：

术后穿刺部位处理方法：压迫止血 Perclose缝合 angioseal封堵

医师签名：

四、心导管介入检查申请单

心导管介入检查申请单

病历号：________________　　　　　　　　　　　___________病房_____床

姓　名：________________　　性别：男□ 女□　　年龄：_______ 岁

拟手术日期__________年____月____日

诊断：

稳定性冠心病/非 ST 段抬高型急性冠脉综合征/ ST 段抬高型急性心肌梗死

心律失常：有/无　描述：

目前心功能：NYHA/Killip　　Ⅰ　Ⅱ　Ⅲ　Ⅳ

既往介入诊治：是/否

　　本院/外院　　　日期：__________年____月____日

　　冠脉造影/介入治疗

　　电生理检查/射频消融/起搏器植入

合并情况：

糖尿病：是/否　　　　慢性肾脏病：是/否 Ccr/eGFR_______ml/min

感染筛查：阳性/阴性/NA　　阳性的项目：

造影剂过敏史：是　否

辅助检查：

超声心动图（UCG）：主动脉根部宽度_______cm，左心室舒张末期内径_______cm

左心室射血分数（LVEF): ___________%，室壁运动不良：有/无　　部位：

申请项目：（□内打 √）

冠状动脉造影□	经皮冠状动脉介入治疗□	
肾动脉造影□	压力阶差测定□	左心室造影□
电生理检查□	右心导管检查□	先心病介入治疗□
起搏器植入/更换□	射频消融术□	心房颤动消融术□

其他：

血管缝合或封堵：是/否　　　　威视派克（碘克沙醇）：是/否

特殊要求：

申请者签名：____________

__________年____月____日

五、心导管室护理记录单

心导管室护理记录单　　年　月　日　AM　PM

患者姓名 ________ 性别 □男 □女 年龄____岁 病房______ 床号______
申请介入项目 □冠脉介入 □射频消融术 □起搏器 □先心病封堵术 □二尖瓣球囊扩张

接诊情况
意识 □清楚 □淡漠 □昏睡 □昏迷 □谵妄
主诉不适症状 □无 □有(□胸痛 □心悸 □头晕头痛 □恶心 □其他　　)
肢体活动 □正常 □左侧肢体活动障碍 □右侧肢体活动障碍 □不能活动

实际操作项目 □冠脉造影 □PCI（平诊） □PCI（急诊） □冠脉旋磨
□冠脉血管内超声 □IABP □右心导管 □临时起搏器植入术
□永久起搏器植入术 □起搏器更换 □心内电生理检查 □射频消融术
(□室上性心动过速 □室性心动过速 □心房颤动) □ 先心病封堵术
□二尖瓣球囊扩张术

血管入径
□桡动脉 □左 □右 局部渗出 □无 □有
□股动脉 □左 □右 局部渗出 □无 □有
□股静脉 □左 □右 局部渗出 □无 □有
□颈静脉 □左 □右 局部渗出 □无 □有
□锁骨下静脉 □左 □右 局部渗出 □无 □有
穿刺血管止血方法 □压迫 □血管止血夹 □血管缝合 □其他
术后制动时间 □6小时 □12小时 □24小时 □特殊说明 ________
术中血压 □升高 □降低 说明 ________
术中心率 □加快 □减慢 说明 ________
术中补液：0.9%生理盐水　　ml　5%葡萄糖　　ml　5%葡萄糖盐水　　ml
术中用药 □无 □有
□阿托品 时间及用量________
□多巴胺 时间及用量________
□压宁定 时间及用量________
□硝酸甘油 时间及用量________
□利多卡因 时间及用量________
□肝素 时间及用量________
□欣维宁（替罗非班）时间及用量________
□其他 时间及用量________
永久起搏器植入 □左 □右 临时起搏器植入 □左 □右
冠脉介入治疗情况 □三支病变 □外科治疗
□单纯扩张
□置入支架（□左主干___个 □左前降支___个 □左回旋支___个 □右冠脉___个
□对角支___个 □其他___个）
术后护理重点：
□伤口 □用药 □意识 □血压 □心律 □心率 □过敏 □其他
备注：

导管室护士：
病　房护士：

六、患者冠脉支架置入记录卡

北京大学第一医院
冠脉支架置入记录卡

姓名：＿＿＿＿＿＿＿＿　性别：＿＿＿＿＿＿＿＿　年龄：＿＿＿＿＿＿＿＿

	置入日期	置入医院	置入血管部位	支架名称	支架（直径×长度）	支架类型
1						
2						
3						
4						
5						
6						
7						
8						

医生提醒您

1. 此卡片请随身携带，长期保存。
2. 请您复诊时将本卡提供给医生，术后一个月复查血生化、血常规、心电图、心脏超声等，术后六个月进行冠脉造影复查。
3. 请您遵医嘱服药，切勿擅自停药。
4. 请您合理饮食，科学健身，祝您早日康复！

（侯桂华）

第四章　导管室文书管理

一、介入护理文书现状

（一）护理文书的概念

护理文书是指护理人员在护理活动过程中形成的文字、符号、图表等资料的总称。护理文书是病例资料的重要组成部分，包括体温单、一般护理记录单、危重症护理记录单、手术记录单、医嘱记录单，是对护理工作的全面记录，是护士对护理活动中获得的客观资料进行归纳、分析、整理形成的文字记录，是正确诊断、抉择治疗和护理的科学依据，体现医院医疗、护理质量、管理水平和护理业务素质，是临床、教学、科研的重要资料。

《医疗事故处理条例》明确规定，手术护理记录单归入病历存档，是病例的重要组成部分，是有法律意义的原始资料之一。

（二）护理文书的现状

随着介入手术量的逐年增多，介入手术的蓬勃发展，介入手术室的护理人员每日完成大量手术、抢救更多的危重症患者，但是对于介入手术护理记录单书写却相对不足，存在记录的内容简单、空洞、不完善，缺乏规范，没有按统一标准与统一规定书写护理记录，书写时未使用医学术语，急抢救时病情变化描述不够确切，关键抢救环节无任何文字记载等一系列问题，影响护理质量的提高及护理科研的发展。而且一旦出现纠纷，又不能提供有效凭证，形成漏洞，成为隐患。所以如何运用整体护理观念，完善手术护理记录成为摆在我们面前的重要而严峻的任务。

（三）护理文书的法律作用

国务院卫生行政部门规定：护理记录被确定为患者有权复印的客观资料，可作为护患双方举证的依据，这是第一次在法规中明确了护理记录是病历，护理记录是对患者住院期间医疗护理过程的客观及真实记录，反映书写者的业务能力和工作态度及责任心，是司法部门判定医疗事故的重要依据。

二、介入护理文书的书写要求

介入护理文书是对介入手术过程中患者病情观察和护理过程的客观记录，包括护理记录单、安全核查单、术前访视单、手术清点单、收费单、体内植入物粘贴单等。介入护理文书书写应当符合客观、真实、准确、及时、规范的要求，原则上采用表格的形式，书写内容与其他病例资料有机结合，相互统一，避免重复和矛盾。各种记录一律用蓝黑墨水笔书写或者电子化书写。措词简明扼要，字体端正清楚，容易辨认，保持整洁，不可涂改。

三、护理记录单

护理记录内容，包括患者的科别、床号、姓名、ID号（住院号）、记录日期和时间，根据专科特点需要观察、监测的项目，如体温、脉搏、呼吸、血压、出入量等情况，以及采取的治疗和护理措施、护士签名、页码等。

（1）意识：根据伤病员实际意识状态选择填写：清醒、嗜睡、意识模糊、昏睡、浅昏迷、深昏迷状态等。

（2）体温、脉搏、呼吸、血压：直接在相应栏内填入测得数值，不填写数据单位。

（3）血氧饱和度：根据实际数值填写。

（4）吸氧：可根据实际情况在护理记录单内描述吸氧流量，并记录吸氧方式，如鼻导管、面罩、储氧面罩等。

（5）出入量：根据病情需要填写，入量项目包括：使用静脉输注的各种药物、口服的各种食物和饮料以及胃管、肠管输注的营养液等。出量的项目包括：尿、粪便、呕吐物、引流物、胃肠减压、抽出的液体等，需要时写明颜色、性状。

（6）皮肤情况：根据患者入导管室时皮肤出现的异常情况如实描述，如褥疮、出血点、破损、水肿、淤青、血肿等。要表明具体部位、皮肤破损的范围及程度。

（7）四肢：功能障碍时要描述部位、程度及自理能力，如可扶持行走。

（8）管路护理：根据患者置管情况填写，如静脉置管、导尿管、引流管、大静脉置管、气管插管、留置动脉鞘管等。描述管路的部位、名称、是否通畅、有无脱出等。

（9）病情观察及措施：简要记录护士观察患者病情的情况，以及采取的护理措施。发生病情变化，要及时、准确记录采取的措施及护理。记录内容应体现对患者的病情观察、存在护理问题、采取的护理措施以及措施效果的评价。

（10）如需记录有关病情及治疗内容应与医生记录和医嘱执行时间保持一致。

（11）书写过程中出现错字时，应当双线划在错字上，保留原记录清晰、可辨，并注明修改时间，修改人要签名；不得采用刮、粘、涂等方法掩盖或去除原来的字迹。

（12）危重患者记录应特别强调时间性，包括患者病情变化时间、抢救时间、医师到场时间及医师的姓名、用药时间、各项医疗护理技术操作的时间、各科专家会诊的时间及专家姓名、患者死亡的时间，时间记录要求具体到分钟。

（13）抢救急危重患者时，有关护理记录应在抢救结束 6 h 内据实补记，并加以注明。

（14）护理记录内容包括非操作性护理措施的记录，如巡视、健康宣教等。患者有症状时，医师未给予处理意见嘱“观察”，同样也属于医嘱，护士要记录医师的全名及观察内容。

（15）患者出现病情变化时，接受特殊检查治疗与护理时，应随时进行记录，记录时间具体到分钟。记录应当体现专科特点，简明扼要，客观准确，避免主观性记录。

（16）介入术中护士执行口头医嘱时，须向下达医嘱的医师复述一遍医嘱内容，并请医师查对药物名称、剂量，无误后方可执行，并应及时记录。抢救结束 30 min 之内应补下医嘱，补下医嘱时间以实际执行时间为准。

（17）病重、病危、监护、抢救、大手术后（24 h 之内）以及病情变化需要记录的伤病员，应当书写护理记录。

- **护理记录单**
  - 患者信息的填写
  - 术中病情观察与登记
  - 用药的记录
  - 术中生命体征的监测
  - 呕吐物及排泄物的记录
  - 术后护理记录签名

护理记录单

时间	入量			出量			一般情况						签名
	项目	备用量	实入量	呕吐	尿量	大便	体温	脉搏（次/分）	呼吸（次/分）	血压（mmHg）	SPO_2	病情及治疗	
09:30	0.9%氯化钠注射液 VD	500						55	18	108/55	100%	患者入导管室，静脉输液	
	地塞米松磷酸钠注射液 10mg vi	2	2									通畅，给予心电血压血	
												氧监测，局麻下行冠状	
												动脉造影。	
09:46	0.9%氯化钠注射液	10	10					58	19	109/56	100%	遵医嘱给药，比伐卢定	
	注射用比伐芦定 50 mg iv											液以 23ml/h 泵入。	
	0.9%氯化钠注射液												
	注射用比伐芦定 200 mg 泵入												
10:02								55	19	105/56	100%	行冠状动脉内血栓抽吸。	
10:10								58	18	106/60	100%	行冠状动脉内球囊扩张	
												及支架置入术。	
10:40								58	18	105/57	100%		
11:04								58	18	106/61	100%	ACT：349 秒，手术结束。	
总结													

病室：____________

床号：____________

姓名：____________

日期：____________

注意事项

第　　页

四、手术清点记录单

手术清点记录单适用于杂交手术和开放手术切口，如腹主动脉、胸主动脉带膜支架置入加旁路移植（搭桥）术、心脏起搏器手术等，内容包括患者的科别、姓名、性别、年龄、病案号、手术日期、手术名称、参加手术人员、术中所用各种器械和敷料数量的清点核对、手术器械护士和巡回护士签名等。在5个环节进行清点核对：手术开始前、切开皮肤前、关闭切口前、关闭切口后、患者出手术室前。手术清点记录应当在手术结束后即时完成，由手术器械护士和巡回护士签名。示例如下供参考：

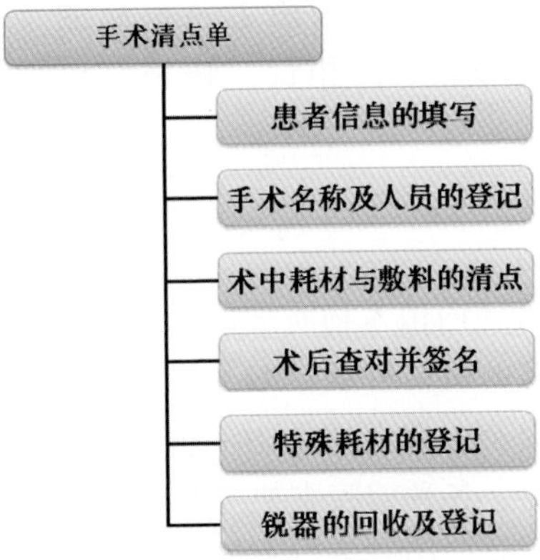

心脏起搏器手术清点单

<table>
<tr><td colspan="3">手术间号：</td><td colspan="3">第　台</td><td colspan="3">手术日期</td></tr>
<tr><td colspan="2">姓名：</td><td colspan="2">住院号：</td><td colspan="3">ID号：</td><td colspan="2">病室：</td></tr>
<tr><td colspan="2">病人入手术室：</td><td>入手术间：</td><td colspan="2">手术开始：</td><td colspan="2">手术结束：</td><td colspan="2">送患者：</td></tr>
<tr><td colspan="9">患者名称：</td></tr>
<tr><td colspan="4">手术医师：</td><td colspan="3">技师：</td><td colspan="2">麻醉医师：</td></tr>
<tr><td colspan="2">台上清点者：</td><td colspan="2">手术间护士：</td><td colspan="2">中午：</td><td colspan="2">下午：</td><td>夜班：</td></tr>
<tr><td colspan="9"></td></tr>
<tr><td rowspan="2">清点项目</td><td rowspan="2">开台基数</td><td rowspan="2">台上后加数</td><td colspan="2">关切口一次点数</td><td colspan="2">关切口二次点数</td><td colspan="2">中间清点</td></tr>
<tr><td>台上</td><td>台下</td><td>台上</td><td>台下</td><td>台上</td><td>台下</td></tr>
<tr><td>缝针</td><td></td><td></td><td></td><td></td><td></td><td></td><td></td><td></td></tr>
<tr><td>纱布</td><td></td><td></td><td></td><td></td><td></td><td></td><td></td><td></td></tr>
<tr><td></td><td></td><td></td><td></td><td></td><td></td><td></td><td></td><td></td></tr>
<tr><td></td><td></td><td></td><td></td><td></td><td></td><td></td><td></td><td></td></tr>
<tr><td></td><td></td><td></td><td></td><td></td><td></td><td></td><td></td><td></td></tr>
<tr><td colspan="9">特殊交班：</td></tr>
<tr><td colspan="2">术后核对：</td><td colspan="2">核对时间：</td><td colspan="5">台上清点者/手术间护士签名：</td></tr>
<tr><td colspan="2">手术用刀片
针头
已收回锐器盒
签名：</td><td colspan="2">特殊耗材交班</td><td colspan="5">特殊交班：</td></tr>
</table>

五、术前访视单

术前访视是介入手术室护士术前一天去床旁评估手术患者在手术过程中有可能出现的护理问题，做好风险评估，访视单内容包括患者有无糖尿病、高血压病史，有无过敏史及 PCI 手术史，检查术前手术知情同意书及授权委托书的签署情况，查看血清学结果，要求客观、准确地填写。对患者进行术前宣教，术前、术中的注意事项及手术配合，讲解手术的相关注意事项，及时、耐心解答患者及家属的疑惑，缓解患者对手术的焦虑及对预后的担忧。访视结束后对特殊注意事项做好交班。

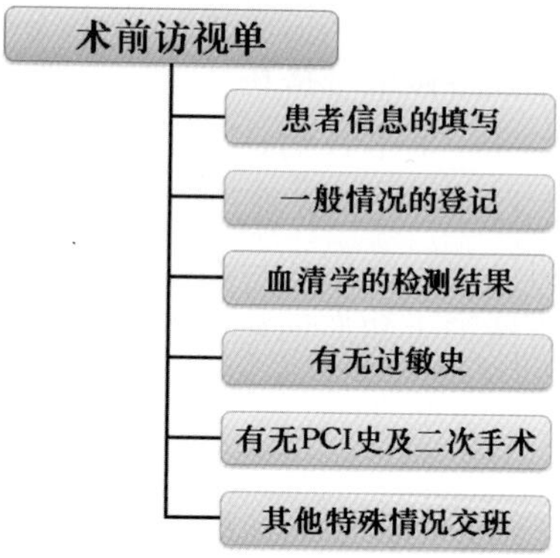

六、体内植入物粘贴单

患者体内植入物粘贴单是患者体内植入物质量保证的标志，也可满足治疗后未来随访和体内植入物追溯的需求，包含患者姓名、所在科室、ID 号、住院号、日期、手术间护士签名、术者签名，要求如实粘贴体内植入物的条码，包括各种植入的支架、心脏起搏器、先心病治疗的封堵器、下腔静脉滤器、左心耳封堵器、各种瓣膜支架等等体内植入物条形码标签。签名应由负责手术的术者和配合手术的护士两人核对后用蓝黑色水笔亲手完成，不能代签。示例如下供参考：

植入医疗器械使用记录单

门诊号：

患者姓名：　　　　科室：　　　　住院号：

备注：此表单用于粘贴植入医疗器械有关序列号的条形码等。

医生签名：　　　　护士签名：　　　　植入日期：　　年　　月　　日

七、收费单

收费单是患者术后收费计价的有效凭证，术中所用耗材、药品及所行手术均可在收费单上体现。主要包含：病区、费别、姓名、ID 号、手术间号、台次、手术类别、手术日期、计价内容、术者查对签名、手术间护士查对签名、一次性耗材销毁签名、高值耗材条形码粘贴区及消毒敷料包指示卡粘贴区。

收费单所填写内容要求客观、准确、完整，具实记录患者介入术中使用的需要计价的药品、低值耗材、高值耗材、检查、治疗的相关名称，签名要用蓝黑色水笔，使用电子版记录的，需要打印后亲手签名，录入员和收费人员两人签字，不能代签。要求：介入手术耗材条形码、手术包的消毒指示卡按要求粘贴到指定位置。按实际项目进行收费记录，并严格按照各地区物价局规定的项目收费。保存后由介入中心存档，患者需要的收费信息由出院结账处提供，存档的收费记录是为各种检查提供原始资料，保障医疗安全，同时保留介入手术收费的客观数据，一旦发生医疗纠纷，可以有效规避风险。

八、安全核查单

中国医院协会患者安全目标（2017 版）中，明确了十大安全目标如下：

目标一　正确识别患者身份

目标二　强化手术安全核查

目标三　确保用药安全

目标四　减少医院相关性感染

目标五　落实临床“危急值”管理制度

目标六　加强医务人员有效沟通

目标七　防范与减少意外伤害

目标八　鼓励患者参与患者安全

目标九　主动报告患者安全事件

目标十　加强医学装备及信息系统安全管理

十大安全目标中的目标一和目标二明确提出：

目标一　正确识别患者身份

（一）严格执行查对制度，确保对正确的患者实施正确的操作和治疗。患者由至少两种标识认定，如姓名、病案号、出生日期等，但不包括患者的床号或房间号。不得采用条码扫描等信息识别技术作为唯一识别方法。

（二）在输血时采用双人核对来识别患者的身份。

（三）对手术、传染病、药物过敏、精神病、意识障碍、语言障碍等特殊患者应有身份识别标识（如腕带、床头卡、指纹等）。

目标二　强化手术安全核查

（一）择期手术须在完成各项术前检查与评估工作后，方可下达手术医嘱。

（二）由实施手术的医生标记手术部位，标记时应该在患者清醒和知晓的情况下进行。规范手术部位识别制度与工作流程。

（三）建立手术安全核查及手术风险评估的制度和流程，切实落实世界卫生组织手术安全核对表，并提供必需的保障与有效的监管措施。

（四）围术期预防性抗菌物选择与使用符合规范。

特别是在等级医院评审和国际医疗卫生机构认证联合委员会（JCI）认证过程中必不可少，因此安全核查单的记录不容忽视。可以将手术安全核查表与患者转运登记表分开设计填写，也可以设计为一张记录单——介入手术安全核查单，供术前准备、术中、术后相关内容的填写，方便交接班。填写的手术安全核查单及患者转运登记表示例如下供参考：

手术安全核查表

姓名：　　　　性别：　　　　年龄：　　　　住院号：

科室：　　　　拟实施手术名称：　　　　手术日期：

1. 手术开始前

手术医师、技师及巡回护士共同确认：

患者姓名 □　　年龄 □　　手术知情同意 □　　授权委托书 □

手术入路　股动脉 □　　桡动脉 □　　尺动脉 □　　锁骨下静脉 □　　股静脉 □　　颈静脉 □

麻醉方式　局部麻醉 □　　基础麻醉 □　　全麻 □　　患者过敏史　有 □　　无 □

手术名称核对 □

其他：

2. 患者离室前

手术医师、技师及巡回护士共同确认：

实施手术名称确认 □　　高值耗材使用确认 □　　手术用物清点核对 □

患者体内留置　气管插管 □　　尿管 □　　动脉置管 □　　其他 □

支架 □　　起搏器 □　　先心病封堵器 □　　滤器 □　　其他 □

麻醉方式　局部麻醉 □　　基础麻醉 □　　全麻 □　　患者过敏史　是 □　　否 □

患者去向　病房 □　　CCU □

其他：

以上内容已经核对确认。

手术医师签名：　　　　**巡回护士签名：**

解放军总医院心脏介入中心（冠状动脉）介入手术后患者转运登记表
手术间号　　　　　　　　　　　　手术日期：
科 室：　　　患者姓名：　　　ID号：　　性别：男　女　　年 龄：　　住院号：
诊断：冠心病　急性心肌梗死　急性冠脉综合征　肾动脉狭窄　　其他：
手术名称：　冠脉造影　**PTCA**　冠脉支架置入　**PTCA+ST**　冠脉旋磨　肾动脉造影　肾动脉治疗　乳内动脉造影
主动脉球囊反搏　临时心脏起搏　**IUVS**　**OCT**　**FFR**　左心室造影　升主动脉造影　其他
术前准备：静脉留置针（上肢：左/右　下肢：左/右）　大静脉置管（锁骨下静脉　颈部静脉　股静脉）
急诊术前用药：阿司匹林　氯吡格雷　替罗非班　肝素　低分子肝素　其他
手术入路：　经桡动脉（左/右）　经股动脉（左/右）　经尺动脉（左/右）　其他
支架置入位置：**RCA**　**LCX**　**LAD**　**LM**　**OM**　肾动脉(左/右）其他　支架数：1枚　2枚　3枚　4枚　5枚及以上
术中肝素用量：　　**ACT**：　　秒　低分子肝素（用量：　　）告知术后启用时间：术后1h　术后2h　术后3h
动脉鞘管情况：未拔除　　已拔除　　已封堵　　带封堵器回　　静脉通道：输液通畅　静脉留置套管针
术者：
特殊交接班：
介入中心医生签名：　　　　　　　　　　　　病房护士签名：

RCA：右冠状动脉；LCX：左回旋支；LAD：左前降支；LM：左主干；OM：钝缘支；ST：支架置入术

介入手术安全核查单	手术日期
姓名： 性别：男 □ 女 □ 年龄	ID 号： 科别：
拟手术名称：	
病房医师准备	**医师签名：**
姓名、性别、年龄正确： 是 □ 否 □	手术押金交齐： 是 □ 否 □
手术知情同意： 是 □ 否 □	授权委托书： 是 □ 否 □
术前讨论 □ 心脏 B 超 □ 胸片 □	血常规 □ 血生化 □ 凝血 □ 血清学 □
过敏史： 有 □ 无 □	术前水化治疗： 有 □ 无 □
病房护士准备	**护士签名：**
术前口服阿司匹林、氯吡格雷： 是 □ 否 □	术前禁食、水： 是 □ 否 □
左上肢留置 22G 套管针： 是 □ 否 □	术前健康教育： 是 □ 否 □
皮肤准备： 是 □ 否 □	贵重物品及义齿等妥善保存： 是 □ 否 □
介入中心准备 手术间号	手术台号 **护士签名：**
姓名、性别、年龄正确： 是 □ 否 □	手术前访视： 是 □ 否 □
拟行手术核对： 是 □ 否 □	麻醉方式： 局麻 □ 基础麻醉 □ 全麻 □
手术器械及敷料灭菌合格： 是 □ 否 □	仪器设备齐全： 是 □ 否 □
高值耗材合格并一次性使用： 是 □ 否 □	确认有无过敏史： 是 □ 否 □
实际手术名称：	**医师签名：**
姓名、性别、年龄正确： 是 □ 否 □	实际手术核对： 是 □ 否 □
高值耗材使用确认： 是 □ 否 □	高值耗材销毁确认： 是 □ 否 □
穿刺部位：桡动脉（左/右）、尺动脉（左/右）、股动脉（左/右）、锁骨下静脉（左/右）、股静脉（左/右）颈外静脉（左/右）	鞘管： 未拔除 □ 已拔除 □ 已缝合 □ 带封堵器（缝合器）回病房 □
患者体内留置：气管插管 尿管 动脉/静脉鞘管 支架 起搏器 封堵器 滤器 其他	患者去向：病房 □ 监护室 □ 手术室 □ 门诊 □ 其他
支架置入数量：RCA（ ）、LCX（ ）、LAD（ ）、LM（ ）、OM（ ）、（左/右）肾动脉（ ）、其他（ ）共（ ）枚	术中肝素用量： ACT：
安全转运准备就绪：是 □ 否 □ 留置针固定 □ 中心静脉管固定 □ 输液通畅 □ 患者衣物 □ 病历 □ 除颤器 □ 临时起搏器 □ IABP □ 急救用药 □ 呼吸器 □ 其他	
术后注意事项：	
	接收护士签名：

第五章 导管室制度及院内感染预防

第一节 导管室制度与职责

一、入室须知

1. 进入导管室工作及相关人员需严格执行导管室各项规章制度。
2. 进入导管室需更换导管室专用拖鞋或戴鞋套。
3. 进入造影手术间者须戴口罩、帽子，穿导管室工作衣裤。
4. 外来参观者需与医务处联系后按规定参观学习。
5. 导管室内要保持洁净、安静，不得大声喧哗。
6. 遇有抢救患者及紧急情况，无关人员一律退出。

二、工作人员守则

1. 发扬救死扶伤的人道主义精神，尊重患者，全心全意做好本职工作。
2. 服从领导，关心集体，医、护、技团结协作。
3. 努力学习，接受新知识，做好传、帮、带。
4. 廉洁奉公，爱岗敬业，尽职尽责。
5. 爱护公物，爱护仪器，勤俭节约。
6. 工作认真负责，严格执行各项规章制度和操作流程。

三、导管室护士长职责

1. 在科主任领导下负责本室各项管理和护理技术常规实施工作。
2. 认真执行各项规章制度，督促、检查岗位职责。
3. 统筹安排各项日常护理工作，保证护理工作安全有序。
4. 定期检查各种消毒物品的有效期和无菌物品的分类。
5. 定期检查各种仪器的使用、保养，及维修登记。
6. 检查各类药品的基数、保管、使用登记及有效期。
7. 做好器械、敷料、耗材等物品申领计划，保证手术供应。
8. 掌握护理人员业务能力，定期培训、考核，解决护理工作中的疑难问题。
9. 做好月工作各项汇总。

四、导管室供应护士职责

1. 每日领取、补充手术间及急救车基数药品。
2. 按医嘱核对大输液，申请药库配送。
3. 负责各种消毒制剂、纱布、输液器等低值耗材申领计划。
4. 负责日常消耗品申领计划。

5. 每日根据手术情况，向供应中心申请配送无菌敷料及器械。
6. 协助护士长管理保洁员、卫生员。

五、导管室巡回护士职责

1. 常规术前准备，备好急救药品及物品。
2. 严格执行无菌操作流程，核对手术包消毒日期，打开无菌包，逐一将造影盘、注射器、纱布等常规用物打到无菌台。
3. 准备患者，开通静脉通路并连接三通管。
4. 遵守口头医嘱执行制度，准确执行口头医嘱。
5. 术中与术者核对耗材的品牌、规格并依次递予台上。
6. 做好各项使用登记，并将耗材条形码粘贴于病历及耗材登记本中。
7. 准确计费，做到不乱收，不漏费。
8. 术后将所用物品放回固定位置，并补齐基数物品。

六、导管室监护护士职责

1. 将常规使用仪器接通电源，检测其功能状态，放置于使用位置。
2. 扶患者平卧于造影床后，粘贴电极片，连接心电图仪，并记录入室心电图。
3. 熟练使用多导工作站系统，掌握血压、血氧及心脏各部位压力测量。
4. 术中如需动脉压力监测，应将无菌压力换能器打到无菌台，配合医生连接换能器、排气、较零点，备用。
5. 术中时时观察患者心电及动脉压力变化，并向术者报告变化情况，及时处理。
6. 熟练操作除颤仪、主动脉内球囊反搏仪、临时起搏器等仪器。
7. 术后将仪器推回固定位置。

七、导管室医师职责

1. 在科主任的领导下完成导管室日常医疗工作。
2. 术前看患者并填写相关表格，安排具体手术时间。
3. 术中操作严格按照手术操作规范进行。
4. 密切观察患者病情变化。
5. 手术结束后，向患者及家属交代术后注意事项。
6. 认真做好手术记录，及时出报告，做好各种登记。遇特殊情况及时与病房医师沟通。
7. 术后随访患者，观察有无并发症，有变化及时向上级医师汇报。
8. 协助科主任管理进修医师。

八、介入诊疗技师职责

1. 在中心主任及医师的领导下工作。
2. 坚守工作岗位，每日对机器进行清洁保养。
3. 术前确认机器正常运转，发现异常及时报修并记录。
4. 核对患者信息、诊治项目。
5. 术中严格执行操作常规及医嘱。
6. 术后负责影像资料的处理。

7. 手术结束机器复位，保持正常工作状态。
8. 每日下班前按正常顺序关机。
9. 影像资料核对无误后交付相关医师。
10. 定期与医学工程科联系对机器进行维护保养。

九、卫生员职责

1. 接送患者。
2. 与洗衣中心清点敷料。
3. 接供应中心消毒物品。
4. 每日更换转运车被服，有污染及时更换。

十、保洁员职责

1. 每日清洁导管室桌面、台面、物表及地面，保持环境清洁整齐。
2. 随时清洁更衣室、厕所。保证更衣室卫生，厕所无异味。
3. 定期清洁门窗、墙面，无污死角。
4. 整理刷手衣裤。
5. 消毒、清洗导管室专用拖鞋。

十一、导管室消毒隔离制度

1. 严格执行《医院感染及消毒隔离管理制度》的各项规定。
2. 严格划分污染区、清洁区、无菌区。
3. 每日手术前及手术结束后，须对地面、物表、空气进行清洁、消毒。
4. 每位患者术后均应配制含氯消毒液及用清水擦拭地面。遇有污染物污染随时用 1∶1000 含氯消毒液擦拭。
5. 抹布、地拖等用具须标识清楚，专室专用，用后分开清洁消毒。
6. 接送患者的车辆应保持清洁，一人一单。遇有血迹等污染应及时更换。
7. 每季度需对手术间空气、物表及工作人员刷手情况进行细菌学监测并存档，发现问题及时整改。
8. 参观手术须经医务处、导管室负责人批准，严格限制参观人数。
9. 进入导管室的物品需拆除外包装后方可进入。
10. 严格执行一次性医疗用品的使用原则。

十二、垃圾分类装置

医疗垃圾按类分别盛放，确保垃圾袋及容器无破损、渗漏，垃圾盛放量不得大于 3/4，封口严密。做好医疗垃圾登记，内容包括：来源、种类、数量、交接时间等，并有交接人双人签字。

1. 利器

放入专用利器盒。

2. 医用垃圾

（1）玻璃类：250 ml 以下瓶子。

（2）医疗物品：注射器、输液器、一次性敷料、一次性医疗管路、口罩、帽子等废弃物。

3. 生活垃圾

（1）500 ml 输液瓶。

（2）各种一次性医疗物品外包装。

传染病、特殊感染患者废弃物，单独包装，由专人及时送交医疗垃圾站处理。

十三、无菌操作原则

1. 进行无菌操作时，需严格遵守无菌操作原则。

2. 操作时要严肃认真，注意力集中，动作轻、稳。

3. 参加手术的人员应更换手术衣裤，戴消毒口罩、帽子。

4. 无菌镊子罐应在铺台前打开，每 4 h 更换一次。

5. 取放无菌镊、持物钳时勿碰及罐的边缘，手持无菌钳、镊高不过胸，低不过腰。

6. 各种无菌物品如碰无菌台的边缘以下或疑有污染时不可再用。应立即更换。

7. 造影包外层包布用手打开，里面包布应持无菌持物钳，分别铺开左、右两边，再将身体远侧端铺开，最后将身体近侧端铺开。

8. 核对高压灭菌指示剂合格后再将所需物品逐一打到无菌台上。

9. 保持无菌器械台及无菌单的干燥。

10. 手术用敷料、器械等无菌物品应严格执行无菌物品有效期。

11. 无菌物品若发现包装有破损，不得再使用。

12. 使用明胶海绵时需将双层纸打开，再递予台上。

十四、刷手规则

1. 刷手前戴好帽子、口罩，剪短指甲，袖子卷到肘上 10 cm，摘去手上各种饰物。

2. 用清洁洗手液及流动水搓洗双手、前臂至肘上 5 cm，清除脏物和暂住菌。

3. 取无菌手刷，接取适量消毒洗手液，根据不同消毒洗手液使用说明，按顺序刷双手：含盖指甲、指缝、手掌、手背、腕关节上、前臂及至肘关节上 5 cm 部位。

4. 需擦干时，取无菌擦手巾擦干双手，然后将其斜对角折叠，先由一手从手腕向上慢慢擦至肘上，不得回擦。

5. 再取另一擦手巾以相同的方法擦干另一只手臂。

6. 抬起双手保持高过肘部并远离身体，避免污染。

外科洗手指引

第一步　清洁洗手

1. 流动水下清洁指甲。

2. 取 3～5 ml 洗手液涂抹于双手及前臂至肘上 1/3 处，彻底揉搓，流动水下冲洗，用水彻底冲掉皂液并擦干。

第二步　消毒洗手

1. 取 2 ml 刷手液于手掌心。

2. 另一手指尖于该掌心内擦洗。

3. 用剩余的刷手液均匀涂抹于另一手的手掌及手臂至肘上。

4. 再取 2 ml 刷手液于另一掌心内重复（2～3）。

5. 最后再取 2 ml 刷手液，掌心相对进行搓擦；弯曲指关节双手相扣进行搓擦；一手握另一手大拇指旋转搓擦。

6. 用剩余的刷手液均匀涂抹双手至腕部，反复搓擦直至干燥，再戴无菌手套。

十五、患者接诊制度

1. 核对患者的姓名、年龄、性别、病案号。
2. 查看患者交接单，了解患者术前准备。
3. 查看化验结果：肝功能、肾功能、凝血功能及感染筛查。
4. 核实患者术前用药情况。
5. 做好患者解释工作，消除患者紧张情绪。
6. 协助患者换好病服。
7. 确认患者摘掉义齿、饰物等影响手术的物品。

十六、参观制度

1. 参观人员应遵守导管室各项规章制度。
2. 服从导管室护士长及工作人员管理。
3. 不得大声喧哗及谈论与学习无关的话题。
4. 更换参观衣、戴鞋套、戴口罩及帽子。
5. 不得靠近无菌手术区域。
6. 遇有抢救及时退出。
7. 未经批准不得动用导管室各种机器。

十七、无菌物品存放制度

1. 灭菌后的手术器械包及敷料包及时放入无菌间。
2. 无菌物品分类放置。
3. 按灭菌日期，顺序摆放。
4. 每日专人清点，核查有效期。
5. 每日清洁擦拭无菌柜。

十八、室内空气消毒制度

（一）新风系统导管室

1. 每日手术前用紫外线灯照射 30 min，手术结束后照射 1～2 h。

2. 接台手术，每台之间需湿式清洁地面，如有血迹等污染物需喷洒 1∶1000 含氯消毒液擦拭后再清洁擦拭。

3. 进行起搏器等切口类手术，需接台时，应紫外线灯照射 30 min。

（二）层流系统导管室

1. 严格按照洁净手术室要求进行空气的净化消毒。
2. 温度设置在 20～25℃，相对湿度在 40%～60%。
3. 每日对净化自控系统进行监测。
4. 空调术前 30 min 开启，术后 30 min 关闭。
5. 定期对回风口过滤网进行清洁。

6. 定期检测过滤网器，更换过滤网。

十九、细菌监测内容及标准

（一）空气培养

室内面积小于或等于30 m^2，设一条对角线上取3点，即中心一点，两端各距墙1 m处各取一点；室内面积大于30 m^2，设东、西、南、北、中5点，其中东、西、南、北点距墙1 m。打开器皿盖，落尘5 min后将盖子合上送化验室检测等待结果。

检测结果的细菌计数为每立方米小于200。

（二）物表培养

取出拭子在物表上分别取四点由上至下、由左至右反复涂抹面积为5 cm×5 cm后，放回试管内封好送检。

检测结果细菌数每平方厘米小于5。

（三）手培养

取出拭子涂抹刷手后的指缝放回试管内封好送检。

检测结果无细菌生长。

二十、设备保养与维修制度

1. 按设备要求，保持恒湿、恒温。
2. 严格按设备说明书操作使用。
3. 每日清洁擦拭设备。
4. 定期由专业工程师检测设备数据。
5. 遇有不正常提示及时停机，请专业工程师检测。
6. 使用后按要求关机，关闭总电源。

二十一、安全管理制度

1. 严格执行各种电热、电动等设备的安全管理和使用流程，用毕及时切断电源。
2. 各类物品定期进行清点、登记，账、物相符。
3. 易爆物品要专人管理和使用、保证安全。
4. 保持消防通道（包括安全楼梯）通畅，不得堆放任何物品。
5. 值班人员坚守岗位，提高警惕，认真做好安全检查和巡视。
6. 对贵重物品，麻醉、剧毒等危险品，按规定入柜加锁专人保管，严格执行登记、领取制度。发现短缺及时上报查找。
7. 进行安全宣教，保管好各自贵重物品。
8. 加强电器、仪器、设备的管理，未经允许不得擅自动用。

二十二、导管室应急预案

（一）停电应急预案

1. 预防

（1）导管室应常备应急灯、电筒等照明用物，定期检查，保持完好状态。应急灯处于充电状态。

(2) 对于除颤器、主动脉内球囊反搏仪及输液泵等充电备用，机房内备有简易呼吸器。

(3) 保持安全通道的畅通无阻。

2. 应急处理

(1) 接到停电通知后，立即做好停电准备。确定替代的方法及准备所需医疗物品。

(2) 突然停电后应立即开启应急灯及手电筒等照明，并及时通知电工班。

(3) 安慰患者，保证患者安全。

(二) 火警应急预案

1. 预防

(1) 加强消防知识的学习与培训。

(2) 加强用氧、用电安全及易燃易爆物品的管理。

(3) 根据导管室格局配备灭火器及消防面罩，定期检查有效期及其功能状态。

(4) 每日检查电插销板安全状态，定期由电工班检查线路防止线路老化。

(5) 保持消防通道的畅通无阻。

2. 应急处理

(1) 发现小的火情立即用灭火器扑灭火焰，防止火情扩散，及时报告安保部门，查明起火原因。

(2) 发现较大的火情，立即通知安保部门，拨打电话“119”。

(3) 如遇到电起火立即切断电源。

(4) 使用消防面罩或湿毛巾护住口鼻，安全转移患者。

二十三、药品管理制度

1. 毒麻及第一类精神药品管理

(1) 毒、麻、限制药品及毒性中药的品种范围应根据《中国药典》及国家药政管理有关规定执行，按照《麻醉药品和精神药品管理条例》进行管理。

(2) 医师需取得毒麻药品和第一类精神(精一类)药品处方权后方可开具此类处方。处方各项须填写齐全，用法用量要符合《处方管理办法》《麻醉药品、精神药品管理条例》，到药房换取毒麻及精一类药品时必须同时上缴空安瓿。

(3) 专人(双人)负责、专柜双锁、专用账册、专用处方、专册登记。

(4) 白班、夜班清点交接，内容包括药名、批号、基数、使用时间、患者姓名、病历号、剂量等，执行人、清点人应双人签字。

(5) 医生不得下达使用毒麻药品口头医嘱，如遇抢救需执行口头医嘱时，执行者必须复诵一遍，同时与医生核对药品名称、剂量后方可执行。抢救完毕，由医生及时补记医嘱及处方。

2. 高危药品管理

高危药品是指药理作用显著且迅速，易危害人体的药品。

(1) 集中存放。

(2) 存放处粘贴高危标识。

3. 易混淆药品管理

易混淆药品是指名称相似、外观相似或名称相同但规格不同的药品。

(1) 粘贴统一警示标识。

（2）分开摆放。

二十四、护理不良事件上报制度

医疗事件报告原则：主动上报、非处罚性。

1. 当事人 24 h 内填写不良事件上报单，完成院内网报，同时报告护士长。

2. 护士长 72 h 内完成案例分析，制定改进方案并实施。同时审核、完善上报单，提交护理部。

3. 科护士长一周后，追踪科室整改措施落实情况，完成效果评价。

4. 护理部根据事件进行调查分析，组织不良事件的讨论，提出指导意见，落实整改，评价效果，持续改进。

二十五、放射防护制度

1. 导管室内、外各种放射警示标志齐全，醒目。
2. 手术间警示灯照明时，未进行放射防护的工作人员禁止进入。
3. 进入手术间操作、学习、参观人员须做好放射防护（穿铅衣、戴铅围脖等）。
4. 正确佩戴放射剂量检测剂，将检测剂放置在铅衣内，并定期监测所接受 X 线剂量。
5. 手术间操作时，关紧射线防护门，防止 X 线外泄。
6. 学习、参观人员尽量远离 X 线管球，减少 X 线辐射。
7. 建立个人健康档案，岗前、岗中及离岗后按期健康体检。
8. 按规定进行放射防护知识及相关法规培训。
9. 持《放射人员工作证》上岗。

二十六、X 光机操作规程

1. 打开室内计算机机房内的空调。
2. 打开总电源。
3. 打开主机开关，观看显示屏上各程序是否处于正常状态，是否有机器的异常提示。
4. 确定透视、摄影的条件（帧数、时间）。
5. 确定主机、摄影台、C 形臂均处于安全状态。
6. 输入患者信息（姓名、性别、年龄、病例号）。
7. 患者上台后再次核对患者信息，以防出现错误。
8. 工作完毕后关机，先关主机，再关电源，最后关空调。

二十七、医用耗材管理流程

1. 使用的一次性耗材须为国家统一招标产品。
2. 使用耗材均由医院采购部门统购。
3. 采购部设有：一级库、二级库、采购及资质管理。
4. 各部门分别做好材料申购、备货、入库、核对、验收、出库及出入库信息登记。
5. 院内备货要求按临床使用周转数量及产品型号存放。
6. 根据导管室终端信息使用、收费情况，二级库补充备货。
7. 采购根据二级库信息，通知公司补货。
8. 各公司将材料送至一级库验收、核对、入库信息（产品名称、型号、LOT 号、有效期）登记后发至二级库存放。

9. 二级库将所收物品分类登记，输入信息，接收保管。

10. 库管员严格执行各项库管制度，避免材料混放及丢失。

11. 使用中的不良耗材及时返回二级库，更换、调整信息，并填写器械耗材不良事件报告登记表。

二十八、一次性耗材管理制度

1. 所需要的一次性耗材和物品须向医院采购部门提出申请。
2. 领回耗材和物品后要及时分类、清点数量、核实有效期。
3. 按照品牌、产地、规格、批号、有效期等进行登记。
4. 存放物品时要分类摆放、标示清楚，并距地面 30～50 cm。
5. 保持室内空气流通、防止潮湿。
6. 将使用后废弃导管及医疗物品装入黄色垃圾袋，送至医院指定地点销毁。

二十九、不合格产品处理制度

1. 使用材料前严格核对产品的品牌、产地、规格、使用效期。
2. 检查包装完整性，无开裂及破损。
3. 发现不合格产品立即停止使用。
4. 填写器械耗材不良事件报告登记表。
5. 将产品及器械耗材不良事件报告登记表送至二级库。

三十、导管毁型制度

1. 将使用的一次性导管打折后放入医疗垃圾袋内。
2. 针头等锐器物放入锐器盒内。
3. 锐器盒关闭，医疗垃圾袋扎口，贴标识。
4. 由医疗垃圾站收取，按医疗垃圾处理。
5. 将毁型物品分别登记。

第二节 院内感染与预防

由于医务人员职业的特殊性，因职业暴露而引起的医务人员医院感染发生率逐年增加，为了保护医务人员的职业安全，保障医务人员的身体健康，有效预防和及时控制医务人员因职业暴露而引发的各种感染性疾病，根据国家及卫生和计划生育委员会（原卫生部）颁布的《中华人民共和国传染病防治法》《医务人员艾滋病病毒职业暴露防护工作指导原则》《医院预防与控制传染性非典型肺炎（SARS）医院感染技术指南》《禽流感职业暴露人员防护指导原则》等法律、法规，制定《医务人员医院感染安全防护指导原则》。

一、基本要求

1. 科室需有院感质量监控小组，专人负责感染监控和信息上报工作。
2. 严格遵守国家有关医务人员安全防护的相关法律、法规；掌握安全防护知识及措施、不安全因素的处理方法及报告程序。

3. 积极参加与医务人员医院感染安全防护相关的法律、法规及防护知识的培训。

4. 掌握传染病和医院感染管理的相关法律、法规；掌握各类传染病和医院感染的报告途径及时限；掌握各类传染病的传播途径，做到有效控制传染源，切断传播途径。

5. 掌握标准预防的基本原则和具体措施，做好手卫生工作。

二、防护原则

（一）标准预防的核心内容

标准预防：认定患者的血液、体液、分泌物、排泄物等均具有传染性，需进行隔离，不论是否有明显的血迹污染，或是否接触非完整的皮肤、黏膜，只要接触上述具传染性物质者，必须采取防护措施。

（二）标准预防的主要措施

1. 洗手　医务人员在接触患者的血液、体液、分泌物、排泄物及其污染物时，不论是否戴手套，都应洗手；脱去手套后，在接触另外一个患者时也应洗手。

2. 戴手套　医务人员接触患者上述具有传染性物质及其污染物品时，以及接触患者黏膜和非完整皮肤前，均应戴手套；医务人员接触同一患者污染部位后，再接触清洁部位时，应更换手套。

3. 在上述具传染性物质可能发生喷溅时，应戴眼罩、口罩，穿防护衣，以预防医务人员皮肤、黏膜和衣服的污染。

4. 被上述具传染性物质污染的医疗用品和仪器设备应及时处理，以防止其暴露和污染其他患者、医务人员、探视者及物品，防止病原微生物在其他患者、医务人员、探视者与环境间的传播。

5. 医务人员在进行各项医疗操作、清洁及环境表面（包括患者床旁仪器）的消毒时，应严格遵守各项操作规程。

6. 锐利仪器和针头应小心处置，以防刺伤，严禁将使用后的针头重新套上针头帽。一次性应用的注射器、针头、刀片和其他锐利物品应置于适当的防穿刺的容器内，需重复使用的尖锐器械也应置于耐穿刺的容器内，以便运输至再处理部门。

三、防护技术

（一）手卫生

洗手是预防医院感染的最简单、最有效、最重要的方法，医务人员每天接触大量的患者，被感染的危险性比较大，注重手部皮肤的清洁与消毒，可降低自身感染率，也可降低患者的医院感染率。

1. 洗手

（1）洗手指征

1）进行无菌技术操作前后，戴口罩和穿脱隔离衣前后，进入和离开隔离病房、重症监护治疗病房（ICU）、母婴同室、新生儿病房、烧伤病房、感染疾病病房等重点部门时，应洗手。

2）医务人员在接触患者的血液、体液、分泌物、排泄物及其污染物品时，不论其是否戴手套，都应洗手；在摘除手套后或接触另外一个患者时应洗手。

3）医务人员接触患者上述具传染性物质及其污染物品时，以及接触患者黏膜和非完整皮肤前，均应戴手套；同一患者在接触清洁部位后再接触污染部位时，应更换手套。

（2）洗手方法

1）用自来水打湿双手。

2）取适量的清洁剂。

3）认真揉搓双手，包括掌心、指缝、手背、手指关节、指腹、指尖、拇指、腕部等时间不少于 15 秒。

4）流动水下冲净双手。

5）干燥双手。

6）取适量护肤液护手。

2. 手消毒

（1）手消毒指征

1）进入和离开隔离病房、穿脱隔离衣前后。

2）接触血液、体液、分泌物、排泄物等后。

3）接触特殊感染病原体，接触多重耐药菌定植或感染者后。

4）接触被上述具传染性物质污染的物品后。

（2）手消毒方法：取适量的手消毒剂，按照洗手的揉搓方法揉搓双手，直至消毒剂干燥为止。

（二）手套

1. 目的　预防患者身上的微生物传播给医务人员；预防医务人员把自身手上的菌群转移给患者；预防医务人员的双手变成传播微生物的媒介。

2. 戴手套的指征

（1）进行体腔无菌组织的侵入性操作、手术；接触无菌部位时。

（2）接触患者非完整的皮肤、黏膜时。

（3）接触患者血液、体液、分泌物、排泄物等感染性物质和被这些感染性物质污染的仪器、设备等物品时。

（4）处理锐器与污染物品时。

3. 注意事项

（1）戴手套不能代替洗手。

（2）护理不同患者之间必须更换手套，同时一旦出现破损应及时更换手套。

（3）外科医务人员一旦皮肤黏膜有破损，应尽量不安排手术，或者在手术时戴双层手套。

（三）口罩

1. 医务人员在以下情况应考虑佩戴口罩

（1）接触呼吸道飞沫传染患者，应佩戴医用防护口罩，进行支气管镜、口腔诊疗操作时，应佩戴外科口罩。

（2）进行手术、无菌操作、护理免疫力低下患者时，佩戴外科口罩。

（3）医务人员患有呼吸道疾病，如咳嗽或打喷嚏时，佩戴外科口罩。

2. 注意事项

（1）保持口罩的清洁干燥，遇污染或潮湿时，应及时更换。

（2）口罩使用时必须完全覆盖口鼻，以手指将鼻位的金属线压成鼻形，防止漏气。

（3）口罩戴好后才能进入隔离区。戴妥后不要随意调整，也不要摘下再戴，以免污染。

四、安全注射

（一）定义

指对接受注射者无害、对实施注射操作的医务人员无害和对他人与环境无害的注射。

（二）安全注射要求

1. 工作人员在进行抽血、注射、输液、换药等医疗护理操作时，要严格执行操作规范，光线充足，避免将针头刺入自己的皮肤内，避免被金属瓶盖、玻璃碎片等割伤。

2. 禁止将使用后的一次性针头重新套上针头帽。禁止用手直接接触使用后的针头、刀片等锐器。

3. 锐利仪器和针头应小心处置，以防刺伤。

4. 使用后的锐器应当直接放入防穿刺、防渗漏的利器盒。

（三）锐器伤后的处理及报告程序

1. 锐器伤的处理　当被锐器刺伤后，应当立即实施局部处理，具体方法为

（1）对于暴露后的伤口应立即在伤口旁轻轻挤压，尽可能挤出损伤处的血液，再用肥皂液和流动水进行冲洗；禁止进行伤口的局部挤压。

（2）受伤部位的伤口冲洗后，应及时用75%乙醇或者0.5%碘附进行消毒，并包扎伤口。

（3）如果被暴露的是皮肤黏膜，应反复用肥皂液和流动水清洗污染的皮肤，用生理盐水反复冲洗黏膜。

（4）医务人员在暴露后，必须尽早采集血液标本进行乙型肝炎病毒（HBV）检查，在暴露后的第6、12周及6个月时，检查可能的血清转化。

（5）暴露HIV后的随访必须按标准进行，而反复的血清学调查需持续1年以上。

（6）暴露后的预防应在4 h内开始。根据情况给予预防性治疗。

2. 锐器伤的报告　发生锐器伤后，应填写“医疗锐器伤登记报告表”（详见附件）向医院的感染管理科报告，并按照规定的程序进行预防和随访。

五、常见感染性疾病暴露的预防

（一）暴露于经血传播的疾病［人类免疫缺陷病毒（HIV）、乙型肝炎病毒（HBV）、丙型肝炎病毒（HCV）、J型肝炎病毒（HDV）、戊型肝炎病毒（HGV）、TT病毒（TTV）、EB病毒感染及传染性单核细胞增多症等］的预防

1. 局部处理　对于暴露后的局部处理同“四（三）1. 锐器伤的处理”。

2. 暴露于乙型肝炎病毒感染者的医务人员，既往已有免疫力，即当抗HBs抗体＞10 mIU/ml时，不需要进行进一步治疗。否则应预防性肌内注射乙型肝炎免疫球蛋白并全程注射乙型肝炎疫苗；乙型肝炎免疫球蛋白应在接触病毒后尽早使用，最好在48 h内，最迟不超过一周。免疫注射后还需要进行血清学检查，以确定是否有了相应的血清学反应。

3. 暴露于丙型肝炎病毒感染者，没有适用于丙型肝炎的暴露后治疗，但应检查血清学转化。

4. 暴露于HIV后的随访必须按标准进行。

5. 对于因职业暴露于任何通过血液传播的病原体的工作人员，医院相关部门应为他们

提供咨询、正确的临床诊断和血清学随访。

（二）暴露于呼吸道传染病（麻疹、水痘、结核病、嗜肺军团菌肺炎）的预防

1. 暴露于结核杆菌感染的预防

结核病主要是肺结核患者经咳嗽排出的结核杆菌通过空气传播给医务人员而发生的感染。伴随 HIV 感染的结核与多重耐药结核是目前最受关注的问题。对于暴露后结核菌素试验阴性的医务人员，应考虑给予异烟肼预防。

2. 暴露于嗜肺军团菌肺炎感染的预防

嗜肺军团菌肺炎是主要通过吸入带有嗜肺军团杆菌的气溶胶进入呼吸道而发生的感染。对于暴露后医务人员须口服红霉素预防。

3. 暴露于麻疹病毒感染的预防

麻疹病毒通过患者打喷嚏、咳嗽等途径将大量病毒排入空气中，医务人员吸入污染的空气而发生感染。暴露后的医务人员应在 2 天内应急接种麻疹活疫苗。

附件：

医疗锐器伤登记报告表

姓名　　　性别　　　年龄　　　科室

受伤时间　　年　　月　　日　　时　　分

1. 被刺伤前是否接种过乙肝疫苗：　是　否　注射时间：<5 年　>5 年　>10 年

2. 职业：　医生　护士　技术员　卫生员

3. 伤害发生地点：

4. 导致伤害的锐器物种类：

5. 受伤者是锐器的最初使用者：　是　否

6. 锐器最初使用目的：

7. 伤害的发生有无不正确操作：　有　无　不知道

8. 锐器是否被血污染：　是　否　不知道

9. 受伤前是否知道患者有无经血液传播的疾病：　知道　不知道

10. 如果受伤与患者有关，患者有无以下疾病：

　乙型肝炎：　有　无

　丙型肝炎：　有　无

　艾滋病：　有　无

11. 伤害发生的操作环节：

12. 受伤后伤口处理：

13. 如果手受伤，锐器穿透了：　一层手套　双层手套　没戴手套。

14. 受伤程度：　轻度（表皮刺伤，未出血）

　中度（皮肤刺伤，有出血）

　重度（深层刺伤，流血较多）

15. 锐器使用者：　习惯左手操作　习惯右手操作

16. 请描述受伤发生的过程：

（李　杰）

第六章　导管室常用药品及急救药品

第一节　诊断用药

造影剂又称对比剂，是介入放射学操作中最常使用的诊断药物，主要成分是碘，其特点是不透X线，因此在拍X线片时，可利用碘在体内的分布产生对比；或使通常X线片上看不到的血管和软组织清晰成影，以协助医生做出可靠的诊断。临床上造影剂的种类很多，根据其结构的差异可分为：①离子型单体，如泛影葡胺；②离子型双聚体，如碘卡明；③非离子型单体，如碘海醇（碘苯六醇）；④非离子型双聚体，如碘曲仑。还可以根据渗透压的不同分为：①高渗型，如泛影葡胺；②低渗型，如碘苯六醇；③等渗型，如碘克沙醇。临床上使用较多的是渗透压较低的非离子型造影剂。

一、碘苯六醇

【临床应用】为非离子型单体造影剂，对酶活性、组胺释放、补体激活、内皮损伤作用、对红细胞以及心血管的影响均明显低于离子型造影剂，可显著降低患者的副作用，从而保证造影的图像质量。常用于心血管造影、尿路造影、静脉造影和计算机化断层显像（CT）增强扫描。

【不良反应及注意事项】

有过敏、哮喘和对含碘造影剂有过不良反应者需特别注意。对这些病例可考虑使用预防用药，如类固醇，H_1、H_2 组胺受体拮抗剂等。

使用本品后发生严重反应的风险很小。但是，碘造影剂可激发过敏样反应或其他过敏反应的表现。因此应预先进行急救措施的训练和预备必需的抢救药品和器械以应付可能发生的严重反应。

鉴于预试验对由非离子造影剂引起的过敏反应预测的准确性极低，以及预试验本身也可能导致严重过敏反应，因此不建议采用预试验来监测过敏反应。

在整个X线检查过程中应始终保持静脉输液通路畅通。

体外试验中，非离子型造影剂对凝血系统的影响较离子型造影剂为轻。在施行血管造影术时，应十分小心在血管内的技术操作，不时地用肝素化的生理盐水灌洗导管以减少与操作技术相关的血栓形成和栓塞。

在用造影剂前后必须保证体内有足够的水分。这一点尤其适合多发性骨髓瘤、糖尿病、肾功能不全的患者及婴幼儿和老年人。小于1岁的婴儿，特别是新生儿易引起电解质紊乱和血流动力学失调。对有严重心脏病和肺动脉高压的患者需特别注意。因为他们易发展为血流动力学失调和心律失常。

急性脑病、脑瘤或有癫痫病史的患者要预防癫痫发作并需特别注意。酗酒和吸毒者其癫痫发作和神经系统反应危险性大为增加。少数患者在椎管造影后发生短暂性听力丧失或耳聋，这可能是腰椎穿刺后脑脊液压力下降所致。

为预防使用造影剂后的急性肾衰竭，对已有肾功能损害和糖尿病的患者需要特别注意，因为他们的危险性较大。异型球蛋白血症（多发性骨髓瘤病和Waldenstrom巨球蛋白血症）的患者危险性也较大。预防措施包括：

（1）鉴别有高危因素的患者。

（2）确保体内有足够的水分。如有必要，可在检查前由静脉维持输液直到造影剂从肾清除。

（3）在造影剂清除之前避免任何加重肾负担的肾毒性药物、口服胆囊造影剂、动脉钳闭术、肾动脉成形术或其他大型手术。

（4）延迟重复的造影检查直到肾功能恢复到检查前水平。

为防止乳酸性酸中毒，在对使用二甲双胍的糖尿病患者的血管内注射含碘造影剂前，必须测定血清肌酐水平。对于血清肌酐/肾功能正常的患者：在注射造影剂时必须停用二甲双胍并在48 h内不能恢复用药，或直至肾功能/血清肌酐达正常值。对于血清肌酐/肾功能不正常的患者：必须停用二甲双胍并将造影剂检查推迟48 h后。只有在血清肌酐/肾功能水平恒定后才能恢复二甲双胍的用药。对有些肾功能不正常或未知的急救病例，医生必须评估造影剂检查的利弊，并需采取预防措施：停用二甲双胍、给患者充足的水分、监测肾功能和仔细观察乳酸性酸中毒的症状。

存在发生短暂性肝功能紊乱的潜在风险。严重肝功能不全的患者需特别注意，因为这些患者清除造影剂的时间明显延长。正在接受血液透析的患者在接受造影剂检查后应立即进行一次血液透析。

含碘造影剂可加重重症肌无力的症状。嗜铬细胞瘤患者在介入治疗时应给予预防高血压危象的α受体阻滞剂。甲状腺功能亢进症（甲亢）患者也需特别注意。多发结节性甲状腺肿的患者在使用含碘造影剂后有发展成甲亢的可能。应清楚地认识到早产儿在使用造影剂后有短暂性甲状腺功能减退症（甲减）的可能。

造影剂外渗时偶尔会引起局部的疼痛和水肿，它们会逐渐消退，不留后遗症。不过，偶可见发生炎症甚至组织坏死的病例。常规处理方法为抬高患肢和局部冷敷。万一发生隔室综合征需手术减压。

二、碘普罗胺

【临床应用】本药是低渗透压非离子型造影剂，分为300、370两个批号，其含碘量分别为300、370 mgI/ml。碘普罗胺神经耐受性高，心血管系统影响小，对凝血、纤维蛋白溶解和补体活性无明显抑制作用，无血管疼痛，造影清晰度好。临床上碘普罗胺300适用于四肢及体静脉、动脉造影；碘普罗胺370则适用于动脉及心血管造影。

【注意事项】

（1）饮食建议：至检查前2 h可以维持正常饮食。检查前2 h以内，患者应该禁食。

（2）水化：血管内使用造影剂前后必须给予充足的水分。尤其对于多发性骨髓瘤、糖尿病、多尿症、少尿症、高尿酸血症的患者，以及新生儿、婴儿、幼儿和老年患者。小婴儿（年龄<1岁），特别是新生儿很容易发生电解质失衡和血流动力学改变。应注意：所给造影剂的剂量、检查过程的技术操作和患者状况。

（3）焦虑：过度兴奋、焦虑和疼痛可以增加发生不良反应的危险性或加重与造影剂有关的反应。可给予这些患者镇静剂。

（4）使用前加热：使用前加热至体温的造影剂能被更好地耐受，并且由于降低了黏滞度而使注射更容易。仅将检查当日所需瓶数的造影剂用恒温箱加热至37℃。如果避光保存，较长时间加热未造成其化学纯度的改变，但不应超3个月。

（5）预试验：不推荐使用小剂量造影剂做过敏试验，因为这没有预测价值。此外，过敏试验本身偶尔也会引起严重甚至致命的过敏反应。

三、碘克沙醇

【临床应用】本药是一种非离子型、双体、六碘、水溶性的造影剂，具有较低的渗透压，通过加入电解质，本药与正常的体液等渗。其可以在体内快速分布，平均分布半衰期约为21 min，平均排泄半衰期为2 h。主要由肾小球滤过经肾排泄，经静脉注射后约80%的注射量在4 h内以原形从尿中排出，97%在24 h内排出，只有约1.2%的注射量在72 h内从粪便中排泄。最大尿液浓度在注射后1 h出现。临床上常用于成人和儿童的心血管造影、脑血管造影、外周动脉造影、腹部血管造影、尿路造影、静脉造影以及CT增强检查等。

【不良反应及注意事项】

（1）常见的不良反应为轻度的感觉异常，如热感或冷感。

（2）胃肠道反应，如恶心、呕吐较为少见。

（3）过敏反应：通常表现为轻度的呼吸道和皮肤反应，如呼吸困难、皮疹、红斑、荨麻疹、瘙痒和血管水肿，它们可在注射后立即出现，也可在几天后出现，可能发生低血压或发热。严重的反应如喉头水肿、支气管痉挛或肺水肿，过敏性休克较为少见。过敏反应的发生可能与剂量和用药途径无关，严重的反应最初症状可能仅是轻微的过敏症状，必须立即停止继续使用造影剂，必要时通过静脉给药进行相应的治疗。因此，导管室的工作人员必须定期进行急救的训练并预备必要的抢救药物和器械以应付可能出现的严重反应，在整个导管检查中应始终保持静脉的通畅。对于有过敏、哮喘和对含碘制剂有过不良反应的患者要特别注意，可考虑预防用药，如类固醇，H_1、H_2组胺受体拮抗剂等。

（4）急性肾衰竭：对已有肾功能损害和糖尿病的患者应特殊注意。

四、碘海醇

【药理作用及临床应用】碘海醇注射液，适用于成人及儿童的血管及体腔内注射，在临床中进行血管造影（脑血管造影、冠状动脉造影、周围及内脏动脉造影、心室造影）、头部及体部CT增强造影、静脉尿路造影（IVP），亦可进行关节腔造影、内镜逆行胰胆管造影（ERCP）、经皮经肝胆管造影（PTC）、疝或瘘道造影、胃肠道造影、“T”形管道造影等。

【不良反应及注意事项】

临床研究结果表明，碘海醇注射液可引起心悸、寒战等不良反应，发生率为3.1%。另据文献报道碘海醇注射液所引起的不良反应可分轻、中、重度反应，轻度反应有头痛、恶心、轻度呕吐、轻度心悸、局部荨麻疹等。中度反应有严重呕吐、全身荨麻疹、轻度支气管痉挛、轻度喉头水肿、腹痛等。重度反应有休克、惊厥、昏迷、重度喉头水肿或支气管痉挛、肾衰竭、死亡。有的患者在造影后数小时至数日内可出现迟发性不良反应。

根据日本片山人教授等收集的30余万例病例，非离子型造影剂（如碘海醇等）轻度不良反应的发生率为3.08%，中度不良反应的发生率为0.04%，重度不良反应的发生率为0.004%。统计表明非离子型造影剂远比离子型造影剂安全。

第二节 溶栓类药物

目前常用的溶栓药物可以分为三代：第一代溶栓药物有尿激酶（UK）和链激酶（SK），其特点为血液循环中溶栓；第二代溶栓药物有重组型人纤维蛋白溶酶（纤溶酶）原激活剂（rt-PA）和单链尿激酶型纤溶酶原激活剂（Scu-PA），其特点是具有较强的血块选择性，而全身纤溶作用较小；第三代溶栓药物有乙酰化纤溶酶原链激酶激活剂复合物（APSAC），其特点是具有较理想的溶栓药物特点，不但对血块中纤维蛋白有较强的亲和力，而且半衰期长，再灌注率高，闭塞率低，无免疫原性和全身纤溶性，故出血并发症少。

一、尿激酶

【药理作用】UK是从人胚胎肾组织培养液或新鲜尿液中提取的，为一直接的纤溶酶原激活剂，可以将纤溶酶原分子中的精氨酸560－缬氨酸561间的肽链断裂而形成纤溶酶。部分药物迅速进入血栓内部，激活血栓中的纤溶酶原，起到局部溶栓的作用；另一部分则激活循环中的纤溶酶原产生过量的纤溶酶，从而导致循环中的纤维蛋白原，凝血因子Ⅴ、Ⅷ等降解，引起全身纤溶亢进而导致出血。UK对新鲜血栓溶解迅速、有效，对陈旧性血栓效果差。

【临床应用】主要应用于治疗血栓性疾病，如急性心肌梗死、不稳定型心绞痛、周围血管疾病、脑血栓形成、急性肺动脉栓塞等，导管室中常见于急性心肌梗死的溶栓治疗：①冠脉内给药：冠脉内溶栓，尿激酶4万U冠脉内经导管输注，而后以每分钟6000 U速度输注，输注期间每15 min对梗死相关血管重复造影一次，血管再通后减半剂量，继续输注1 h；②静脉内给药：用大剂量冲击疗法，即150万U加入生理盐水60 ml中，10 min内静脉滴入。

【不良反应及注意事项】

（1）出血：最严重的并发症是脑出血，严重的脑出血可导致患者死亡。脑出血多见于60岁以上的老年人，故选择溶栓患者时应十分谨慎。上消化道出血也是一种常见的并发症。此外尚可见皮下、黏膜和其他脏器出血。出血的主要原因是全身纤溶所致；为此，溶栓前和溶栓过程中应密切观察并检查出凝血时间、凝血酶原时间。如发生脑出血，应立即给予6－氨基乙酸、氨甲苯酸（止血芳酸）、巴曲酶（立止血）等，并注意监测生命指标，防治脑水肿等。上消化道出血者除给予止血药外，尚可静脉给予西咪替丁、奥美拉唑（洛赛克），口服凝血酶或云南白药。肝素所致者应给予硫酸鱼精蛋白以对抗之。

（2）再灌注心律失常：再灌注心律失常是溶栓成功的标志之一，又是溶栓治疗的重要并发症。溶栓后出现缓慢性心律失常较出现快速性心律失常更具有提示再灌注成功的意义；但通常都难以与自发性非再灌注心律失常相鉴别。

（3）溶栓后高危状态：大剂量尿激酶溶栓过程中可出现一组心脑抑制现象，表现为同时应用的其他药物显示超敏反应或溶栓过程中出现严重中枢症状。患者可表现为在常规剂量的利多卡因后出现血压下降、严重休克；有的患者肌内注射（肌注）常规剂量的派替啶后出现呼吸抑制；有的患者出现呕吐、焦虑，个别患者出现昏迷，而CT检查找不到脑出血灶，患者也无神经系统定位指征。这些现象多发生在20世纪80年代末和90年代初，而近几年来少见；究其原因可能因药物纯度不够，也可能是药物的不良反应。Ganz认为溶栓过程中应尽量少用其他药物。

（4）过敏反应：少数患者有头痛、恶心、呕吐、食欲缺乏等，应立即停药。

（5）严重肝功能障碍、低纤维蛋白原血症及出血素质者忌用。

二、链激酶

【药理作用】链激酶（SK）并不直接激活纤溶酶原，而是通过SK-纤溶酶原复合物而使纤溶酶原转化为活性纤溶酶，Koddyt和Markus将SK的作用机制总结如下：

纤溶酶原＋SK ⟶ SK－纤溶酶原复合物

纤溶酶原＋SK－纤溶酶原复合物 ⟶ 纤溶酶

SK－纤溶酶原＋SK－纤溶酶原 ⟶ SK－纤溶酶

纤溶酶原＋SK－纤溶酶 ⟶ 纤溶酶

【临床应用】

（1）冠脉内溶栓：一般首次注入SK 1万～2.5万U，随后以2000～4000 U/min的速度滴入，总量各不相同，从＜10万U到＞50万U，时间不超过2 h。从治疗开始到治疗成功的平均时间为40 min，平均再灌注率为75%。若按4000 U/min滴注100 min血栓仍不溶解者，则说明溶栓失败。

（2）静脉溶栓：静脉应用SK溶栓前先静脉给予地塞米松3～5 mg或氢化可的松50～100 mg，以预防过敏反应。目前一般主张将SK 150万U溶于5%葡萄糖注射液100 ml中于1 h内滴入。Allan认为，使用任何溶栓剂进行溶栓的速度，都与溶栓剂的血浆浓度有关。SK的血浆水平与其作用之间呈平衡关系，故要求快速注入。一般限定SK的滴速为每分钟400～500 U/kg，并为此确立了简易计算公式。

确立链激酶滴注500 U/(kg·h)

因为500 U/(kg·min）＝30 000 U/(kg·h)
1. 150万U SK/50 ml＝3000 U/ml
2. 毫升数/小时的速度＝患者体重（kg体重）

SK静脉溶栓治疗的再灌注率与发病后开始治疗的早晚直接有关，发病2～4 h开始治疗者，再灌注率为60%～90%；而发病6 h以上再开始治疗者，再灌注率为40%～70%。

【不良反应及注意事项】人体常受链球菌感染，故体内常有链激酶抗体存在；因此使用本品前最好测定抗链激酶值，如＞100万U，则不宜应用本品治疗。链球菌感染和亚急性心内膜炎患者禁用本品。

主要并发症为出血，轻者不需停药；严重出血可给氨基乙酸或氨甲苯酸，以对抗溶栓酶的作用；更严重的出血可补充纤维蛋白原或全血。使用本品过程中应尽量避免肌注或动脉穿刺，以防引起血肿。

新手术患者为相对禁忌，原则上3个月内不使用本品。

妊娠6周内、产前2周内和产后3日内不使用本品。

使用本品前必须估计到出血危险，有消化性溃疡、新近空洞型肺结核、严重肝病伴有出血倾向者慎用，出血性疾病禁用。

使用过抗凝药（如肝素）的患者，在使用本品前可用鱼精蛋白中和，如系双香豆素类抗凝药，则需测定凝血酶原时间，待正常后再使用本品。

本品有高度抗原性，故使用本品后少数患者可有发热、畏寒、寒战、头痛、不适等。一般用药前给予地塞米松 5 mg，异丙嗪 25 mg 肌注或静注，可预防或减轻上述不良反应，亦可用解热镇痛药对症处理。

注射过快时可能发生过敏反应甚至过敏性休克，可给地塞米松或异丙嗪预防，出现过敏反应及过敏性休克者，应立即停药并予以对症治疗。

本品溶解后，不宜剧烈振荡及放置过久，以免活力降低，溶液在 5℃左右可保持 12 h，室温下应立即应用。

许多化学品如蛋白沉淀剂、生物碱、消毒剂都会使酶活力降低，故不宜配伍使用。

三、重组型人纤溶酶原激活剂（rt-PA）

【药理作用】t-PA 对纤溶酶原的亲和力低，而对纤维蛋白的亲和力较高，故能选择性地和血栓表面的纤维蛋白结合。t-PA 和纤维蛋白结合形成的复合物则对纤溶酶原有很高的亲和力。纤维蛋白通过其终端的赖氨酸与此复合物结合而产生一个环状的三联复合体，在局部有效地使纤溶酶原转变为纤溶酶，从而使血栓溶解。因此 t-PA 注入血液后，几乎不影响循环血液中的纤维蛋白溶解系统，不产生全身纤维蛋白溶解状态。

【临床应用】急性心肌梗死冠脉内溶栓，一般以 0.2～0.4 mg/min 的速度注入，总量不超过 20 mg，冠脉再通率为 85%。静脉内溶栓，一般先静注 10～15 mg，继之以 0.75 mg/kg 静滴 30～40 min，再以 0.5 mg/kg 静滴 60 min，总量宜控制在 100 mg 以内，超过 150 mg 出血的危险性明显增大。

【不良反应及注意事项】主要不良反应为出血。严重的脑出血可能致命；其次为消化道出血和局部出血。一旦发生出血应立即停止用药。本品无特殊拮抗剂，可采用对症治疗。70 岁以上患者，有出血倾向者，近 3 个月内患消化性溃疡病者、主动脉瘤患者、收缩压＞200 mmHg及舒张压＞110 mmHg 的高血压病患者，外伤或近 2 周内做过手术者，近 6 个月内发生卒中者，不明原因性心绞痛发作者，视力障碍者，恶性肿瘤患者，细菌性心内膜炎患者，孕期及分娩 14 天以内的患者均禁用。

四、单链尿激酶型纤溶酶原激活剂（Scu-PA）

本品 1979 年由 Gurewich 自尿中分离出，是人体自身释放的纤溶物质，是类似 t-PA 的人体纤溶酶原激活剂，作用机制类似 t-PA，而有别于 UK、SK、APSAC。多认为是以单链前尿激酶原形式入血，在血块表面转化为双链尿激酶产生溶栓作用；但也有人认为是以单链不变形式直接作用于纤溶酶原，激活并生成纤溶酶发挥作用。目前主要用于急性心肌梗死，Van de Werf 等报告静脉滴注 40～70 mg，1 h 内滴入。亦有人冠脉内注入 20 mg，30 min 内注完。冠脉再通率为 75%。其全身纤溶作用较 UK 为小。出血不良反应相对较轻。目前经生物工程技术合成的称为重组尿激酶原（recombinant-prourokinase，r-pro-UK）。

五、乙酰化纤溶酶原链激酶激活物复合物（APSAC）

【药理作用】APSAC 具有乙酰基，故其作用于纤溶酶原分子的活性部位得到保护，可以避免注射时的非特异性激活和纤维蛋白原水解，因为是纤溶酶原与链激酶复合物，故具有和链激酶相似的抗原性而易引起过敏反应。乙酰化的该复合物在血循环中与 α_2-抗纤溶酶原均不发生反应，待去乙酰化后才激活纤溶酶原，而去乙酰化半衰期为 40 min，故作用时间长，无需静注维持，出血的不良反应亦少。

【临床应用】Vincent报告静注30 mg，溶栓作用可维持数小时，冠脉再通率为87%。亦有观察到急性心肌梗死发病4 h内，一次静注本品30 mg，可取得60%的再灌注率。目前不少学者认为，本品给药方便，作用时间长，不良反应少，可进一步推广用于急性心肌梗死的早期溶栓治疗。

【不良反应及注意事项】主要不良反应为过敏反应和出血。为防止过敏反应，用药前可先给予地塞米松或氢化可的松。

第三节　抗血小板药物

抗血小板药物是PCI的关键辅助药物之一。PCI治疗在解决冠脉狭窄同时，会导致局部血管的内皮损伤，内皮下胶原暴露，进而局部血小板黏附、聚集、激活，血管内血栓形成。因此抗血小板治疗在PCI围术期至关重要。抗血小板药按其作用机制大体分为四类：①抑制血小板花生四烯酸的药物，如阿司匹林；②增加血小板内环磷酸腺苷含量的药物，如西洛他唑；③特异性抑制血小板活化ADP受体的药物，如噻氯匹定、氯吡格雷；④血小板膜糖蛋白（GP）受体拮抗剂，如阿昔单抗、替罗非班等。各种不同抗血小板药物分别作用于血小板激活的不同环节。

一、阿司匹林

【药理作用】阿司匹林具有抑制血小板聚集和抗血栓的作用，抑制血小板的释放反应及内源性ADP、五羟色胺（5-HT）释放，仅抑制血小板第二聚集，对第一聚集无作用。其抗血小板的机制在于使血小板的环氧化酶乙酰化而失活，抑制血小板内花生四烯酸转化为血栓素A_2（TXA_2）。但剂量大时，对TXA_2及前列环素I_2（PGI_2）的生成均有影响。

【临床应用】阿司匹林可以改善冠心病的发病率和死亡率，不仅适用于稳定型心绞痛、不稳定型心绞痛、急性心肌梗死以及心肌梗死后的患者，同时对于无症状性心肌缺血、冠脉旁路移植术后、孤立性心房颤动、接受生物瓣膜置入者、非出血性脑卒中后以及年龄大于40岁、存在心血管危险因素的患者等都可以使用。在导管室中经常会遇到，急症患者术前漏服或常规术前准备未完成的特殊情况，需要提前做好准备，以备不时之需。当心肌梗死胸痛症状发作时：40～325 mg，即刻嚼服。

【不良反应及注意事项】常见有恶心、呕吐、腹泻的消化道副作用，消化性溃疡、食管静脉曲张患者慎用。少数患者有过敏反应，如皮疹、血管神经性水肿及哮喘发作。长期应用可延长凝血酶原时间，引起出血倾向，故严重肝功能损害、维生素K缺乏症、低凝血酶原症及血友病患者禁用。阿司匹林有致畸性，孕妇及哺乳期妇女禁用。

二、氯吡格雷

【药理作用】氯吡格雷是噻氯匹定的类似物，为血小板聚集抑制剂，它通过选择性抑制二磷酸腺苷（ADP）与血小板受体的结合，抑制激活ADP与GPⅡb/Ⅲa复合物，从而抑制血小板的聚集。也可抑制非ADP引起的血小板聚集，但不影响磷酸二酯酶的活性。此外，本药不可逆地改变血小板ADP受体，使血小板寿命受到影响。氯吡格雷效果强于噻氯匹定，且毒性反应只有噻氯匹定的1/4。

【临床应用】研究证实，氯吡格雷效果优于阿司匹林，它可应用于阿司匹林过敏和不能耐受阿司匹林副作用的患者。氯吡格雷可降低近期脑卒中患者动脉粥样硬化事件（包括心肌梗死、脑卒中和血管性猝死）。氯吡格雷胃肠道出血的发生率为2%，而阿司匹林的发生率为2.7%；氯吡格雷颅内出血的发生率为0.4%，阿司匹林为0.5%。

【不良反应及注意事项】应用氯吡格雷可发生中性粒细胞减少，另外，血小板减少也可见于应用氯吡格雷的患者中，尽管发生率很低，但也应引起注意。

三、替罗非班

【药理作用】盐酸替罗非班是一种非肽类的血小板GPⅡb/Ⅲa受体的可逆性拮抗剂，其受体是与血小板聚集过程有关的主要血小板表面受体。盐酸替罗非班阻止纤维蛋白与GPⅡb/Ⅲa结合，因而阻断血小板的交联及血小板的聚集。盐酸替罗非班对血小板的抑制时间与药物的血浆浓度相平行，停药后，血小板功能可以迅速恢复到基线水平。

【临床应用】

（1）不稳定型心绞痛或非Q波心肌梗死：盐酸替罗非班注射液与肝素联用由静脉滴注，起始30 min滴注速率为0.4 μg/(kg·min)，起始输注完毕，继续以0.1 μg/(kg·min)的速度维持滴注。体重剂量可参考表6-1：

表6-1　替罗非班体重剂量表1

患者体重（kg）	大多数患者		严重肾功能不全患者	
	30 min负荷滴注速率（ml/h）	维持滴注速率（ml/h）	30 min负荷滴注速率（ml/h）	维持滴注速率（ml/h）
30～37	16	4	8	2
38～45	20	5	10	3
46～54	24	6	12	3
55～62	28	7	14	4
63～70	32	8	16	4
71～79	36	9	18	5
80～87	40	10	20	5
88～95	44	11	22	6
96～104	48	12	24	6
105～112	52	13	26	7
113～120	56	14	28	7
121～128	60	15	30	8
129～137	64	16	32	8
138～145	68	17	34	9
146～153	72	18	36	9

（2）血管成形术/动脉内斑块切除术：可与肝素联用由静脉输注，起始剂量10 μg/(kg·min)，在3 min内推注完毕，而后以0.15 μg/(kg·min)的速度维持滴注，持续36 h以后可以停用肝素。体重剂量可参考表6-2：

表 6-2　替罗非班体重剂量表 2

患者体重（kg）	大多数患者		严重肾功能不全患者	
	30 min 负荷滴注速率（ml/h）	维持滴注速率（ml/h）	30 min 负荷滴注速率（ml/h）	维持滴注速率（ml/h）
30～37	7	6	4	3
38～45	8	8	4	4
46～54	10	9	5	5
55～62	12	11	6	6
63～70	13	12	7	6
71～79	15	14	8	7
80～87	17	15	9	8
88～95	18	17	9	9
96～104	20	18	10	9
105～112	22	20	11	10
113～120	23	21	12	11
121～128	25	23	13	12
129～137	26	24	13	12
138～145	28	26	14	13
146～153	30	27	15	14

【不良反应】

（1）出血：是本药品最常见的不良反应，通常是渗出或轻度出血，严重的可出现颅内出血、腹膜后出血、心包积血以及硬膜外血肿。出血的预防：盐酸替罗非班抑制血小板聚集，与其他影响止血的药物合用时应当谨慎，在盐酸替罗非班治疗期间，应监测患者有无潜在的出血，当出血需要治疗时，应考虑停止使用盐酸替罗非班，必要时可考虑输血。

（2）血小板下降：在接受盐酸替罗非班与肝素联合应用的试验组中发现，血小板计数下降更为明显，但这种下降在中断使用盐酸替罗非班后可以恢复，通常见于无血小板减少症病史并再次使用此类药物的患者。

（3）过敏反应：较为罕见，曾有在使用盐酸替罗非班的第一天、初次治疗以及再次使用时发生过敏的病例报告。

【注意事项】

随着盐酸替罗非班在临床中的广泛应用，了解用药安全的注意事项也尤为重要。

（1）减少术前出血的危险因素：识别危险因素，如急性心肌梗死、低体重、高龄；识别禁忌证，如有活动性内出血、颅内出血病史、颅内肿瘤、动静脉畸形或动脉瘤、6 周内活动性溃疡或胃肠道出血、已知的凝血功能障碍、血小板异常或血小板减少病史、6 周内的大外科手术或严重躯体创伤史等。

（2）加强术中安全：根据体重调节肝素及盐酸替罗非班的用量；避免动脉的对穿；避免保留静脉鞘管；如果可能，避免应用溶栓药物。

（3）术后注意事项：避免术后肝素的应用；如为桡动脉穿刺路径，应延长桡动脉止血装置的保留时间（12～24 h）；如为股动脉穿刺路径，应检测 ACT 或活化部分凝血活酶时间（APTT），如 ACT≤50 s 或 APTT≤175 s 可拔除鞘管。穿刺部位压迫止血至少 30 min；避免肌注，尽量使用肝素帽作为抽血通路。

第四节 抗凝血药物

抗凝血药物是一类干扰凝血因子、抑制凝血过程某个环节而阻滞血液凝固的药物，各类药物由于作用在凝血过程的不同环节、不同部位，其作用机制也不一样，肝素是依赖抗凝血酶Ⅲ的凝血酶抑制剂，是导管室中最为常用的抗凝血药物。

一、普通肝素

【药理作用】普通肝素在体内、体外都有抗凝作用，它的抗凝作用一般认为主要通过两方面的作用：其一是对凝血酶的抑制作用；其二是对凝血因子Ⅹa的抑制作用，二者都依赖于普通肝素的戊糖结构与抗凝血酶Ⅲ的结合，从而达到抗凝的作用。

【临床应用】主要应用于血栓栓塞性疾病，防止血栓的形成。临床上常用的剂型有：肝素钠、肝素钙。

（1）急性心肌梗死：在使用t-PA溶栓时，先给予5000 U肝素静脉内弹丸式注射，继以每小时600～1000 U静脉点滴。在t-PA溶栓后应维持使用48 h。

（2）冠脉造影以及冠脉血管成形术：肝素可应用于冠脉造影以及冠脉血管成形术体外导管耗材的冲洗，以减少在体内操作过程中血栓形成的概率。单纯冠脉造影检查前，常规向动脉管腔中注入普通肝素2500～3000 U；冠脉血管成形术时需要高强度的抗凝治疗，以预防血栓的形成。普通肝素的剂量应根据患者的体重以及是否联合应用GPⅡb/Ⅲa受体拮抗剂而定，未联用GPⅡb/Ⅲa受体拮抗剂时，建议剂量为100 U/kg，合用GPⅡb/Ⅲa受体拮抗剂时，建议60 U/kg，同时推荐进行ACT检测，未联用GPⅡb/Ⅲa受体拮抗剂时，ACT应保持在300～350 s；合用GPⅡb/Ⅲa受体拮抗剂时，ACT应保持在200～250 s，手术时间延长，术中每超过1 h追加普通肝素1000 U，并检测ACT，当负荷剂量或追加剂量后ACT未达标时，可以再追加2000～5000 U，拔除股动脉鞘管时ACT应低于150～180 s。

【不良反应及注意事项】

（1）应用过量引起自发性出血为最严重的不良反应，间歇性静脉给药比持续静脉点滴更容易发生。一旦发生，除停用肝素外，应立即注射鱼精蛋白进行中和，每1 mg鱼精蛋白可中和100 U肝素，每次不超过50 mg。

（2）血小板减少症：一般发生在开始肝素化后的第10～15天，以及曾经使用肝素的患者，可在给肝素后的数小时后发生。血小板减少症是可逆的，停药后可以恢复，但重型的血小板减少症需要使用激素治疗，必要时采用换血疗法，以消除致敏因素。

（3）耐药性：应用常规剂量后，ACT值不能达到预期的水平，多见于心内膜炎、联合瓣膜病、休克、左心房黏液瘤，特别是易见于曾用过肝素的患者。所以常规检测ACT对于判断肝素是否达到治疗水平、是否耐药有着重要的意义，同时必须仔细询问患者的既往病史及用药史，这是保障用药安全的前提。

（4）降压作用：肝素可能会引起一过性血压降低，可能与制备肝素时使用消毒剂甲醇有关，后者增加细胞内环磷酸腺苷，产生扩血管效应，为预防肝素的降压作用可同时应用钙剂或抗组胺药。

二、注射用比伐卢定

【用法用量】本品用于静脉注射和静脉滴注。推荐使用剂量：进行PCI前静脉注射0.75 mg/kg，然后立即静脉滴注1.75 mg/(kg·h）至手术完毕（不超过4 h)。静脉注射5 min后，需监测ACT，如果需要，再静脉注射0.3 mg/kg剂量。4 h后如有必要再以低剂量0.2 mg/(kg·h）滴注不超过20 h。对于患有血小板减少症（HIT)/血小板减少伴血栓形成(HITTS）的患者行PCI时，先静脉注射0.75 mg/kg，然后在行PCI期间静脉滴注1.75 mg/(kg·h)。建议比伐卢定与阿司匹林（每天300～325 mg）合用。

【不良反应及注意事项】肾功能损伤患者。对于肾功能损伤患者需要减少剂量，同时监测患者抗凝状况，肾功能中度损伤患者（30～59 ml/min）给药剂量为1.75 mg/(kg·h)，如果肌酐清除率小于30 ml/min，要考虑将剂量减为1.0 mg/(kg·h)，如果是接受透析的患者，静脉滴注剂量要减为0.25 mg/(kg·h)，静脉注射剂量不变。

【使用方法】每瓶加入5 ml的5%葡萄糖注射液或0.9%注射用氯化钠，摇动使药品完全溶解，然后用5%的葡萄糖注射液或0.9%注射用氯化钠稀释至浓度为5 mg/ml使用。根据患者的体重调节给药剂量。溶解后要检查溶液是否有微粒和颜色，若有则不要使用。新配制的比伐卢定应是透明稍呈乳白色、无色或微黄色的溶液，不要使用放置过的溶液。

第五节　止血类药物

止血药是指能促使出血停止或减少出血的药物。通常出血分别是由于血管壁、血小板的量和（或）质、血液凝固的异常及纤溶亢进等诸因素异常引起的。由于引起出血的原因不同，致使止血药物各异，它们分别通过影响其中1个或几个异常出血因素而达到止血的目的。根据药物止血机制不同，重点介绍以下几类：①促进血液凝固的药物，如维生素K类、鱼精蛋白硫酸盐、纤维蛋白原、凝血酶原复合物、蛇毒血凝酶、酚磺乙胺、凝血因子Ⅷ和去氨加压素等；②抑制纤维蛋白溶解的药物，如氨甲苯酸、氨基己酸、氨甲环酸和抑肽酶等；③作用于血管的药物，如卡络柳钠等；④其他止血药，如局部止血药吸收性明胶海绵、凝血酶等。

一、鱼精蛋白

【药理作用】鱼精蛋白分子中含有碱性较强的氨基酸（如精氨酸），在液体中带阳性电荷，能与带阴性电荷的肝素形成复合物，使肝素失去抗凝活性。1 mg鱼精蛋白约可中和100 U肝素活性。

【临床应用】主要用于治疗肝素过量引起的出血，以及有肝素样物质增高的自发性出血，一次给药后作用持续2 h。

【不良反应及注意事项】不良反应较轻，偶有温热感及面部潮红。注射过快可引起低血压、心动过速和呼吸困难。鱼精蛋白本身也有抗凝作用，可延长凝血时间，虽此作用较肝素弱，但仍不能使用过量。使用鱼精蛋白锌胰岛素的糖尿病患者，可能出现变态反应。

二、立止血

【药理作用及用途】本品是从毒蛇 Bothrops atrox 或 Bothrops Moojeni 或 Bothrops jararaca 毒液中分离提纯得到的一种凝血酶样酶。本品对血液具有凝血和止血双重作用，能使纤维蛋白原生成纤维蛋白单聚体，还能加速凝血酶形成，促进凝血过程，用于各种出血性疾病。用作止血药时常与因子Ⅹ激活剂配伍使用（制剂为 Haemocoagulase）。本品不被纤维蛋白吸附，也不受肝素和免疫型抗凝血酶的干扰或抑制，具有作用迅速的特点，静脉给药 5～10 min 起效，持续 24 h，肌注或皮下给药 20～30 min 后起效，维持 48～60 h。

【不良反应及注意事项】有血栓或栓塞性血管病患者禁用。除大出血外，孕妇不宜使用。对弥散性血管内凝血的出血不能应用。

三、维生素 K

【药理作用】维生素 K 是肝合成凝血酶原不可缺少的物质，它的作用是促进凝血酶原前体转变为凝血酶原。缺乏时引起低凝血酶原症，出现凝血功能障碍。主要用于防治维生素 K 缺乏所致的出血，如新生儿出血，阻塞性黄疸及胆瘘患者出血，过量服用香豆素类、水杨酸类药物引起的出血，以及长期依靠静脉营养的患者。用于肝胆手术前可减少渗血。在严重肝脏疾病（肝硬化、肝癌），虽给予维生素 K 仍不能合成足够的凝血酶原。

【不良反应及注意事项】常用剂量无不良反应。静注过快时可引起潮红、呼吸困难、胸痛和血压下降等。曾有引起死亡的报道，故一般不采用静脉给药。必须静注时，速度要缓慢，每分钟不超过 5 mg。肌注部位有疼痛感。

四、凝血酶冻干粉

【药理作用及用途】本品为牛血或猪血中提取的凝血酶原，经激活而得的供口服或局部止血用凝血酶的无菌冻干制品。

【临床应用】用于手术中不易结扎的小血管的止血、消化道出血及外伤出血等。①局部止血用灭菌氯化钠注射液溶解成每毫升 50～200 单位溶液喷雾或用本品干粉喷洒于创面。②消化道止血用生理盐水或温开水（不超过 37℃）溶解成每毫升 10～100 单位，口服或局部灌注。也可根据出血部位及程度适当增减浓度、次数。

【不良反应及注意事项】可致过敏反应，应及时停药。外科止血中应用本品曾有致低热反应的报道。对本品有过敏史者禁用。注意：①本品严禁注射，如误入血管可导致血栓形成、局部坏死危及生命。②本品必须直接与创面接触，才能起止血作用。③本品应新鲜配制使用。

第六节　抗心律失常药物

抗心律失常药通过改变心肌细胞的电生理特性，使心律失常发作减少或消失。通常治疗快速性心律失常的药物分为以下四类：

Ⅰ类：阻滞快速钠通道，发生膜稳定作用，可分三组：Ⅰa 类对 0 相去极化速率及复极过程抑制均强，降低 Vmax，延长动作电位时程（APD），延长复极，常用有奎尼丁、普鲁卡因胺、丙吡胺等；Ⅰb 类对 0 相去极化及复极化过程抑制均弱，不降低 Vmax，缩短动作电位时程，常用有利多卡因、美西律、妥卡尼等；Ⅰc类抑制0相去极化，降低Vmax，减慢传导，常用有普罗帕酮、莫雷西嗪（乙吗噻嗪）等。

Ⅱ类：β肾上腺素能受体阻滞剂，常用有美托洛尔、阿替洛尔、普萘洛尔、艾司洛尔等。

Ⅲ类：阻断钾通道，延长动作电位时程，延长复极，常用有胺碘酮、溴卡胺、索他洛尔等。

Ⅳ类：阻断慢性钙通道，常用主要有维拉帕米等。

需要指出的是，几乎所有的抗心律失常药均有引起新的心律失常或使原有心律失常加重（称致心律失常作用）的可能性，应用中应注意。

一、利多卡因

【药理作用】利多卡因属Ⅰb类抗心律失常药物，主要在失活状态轻度阻断钠通道，这种阻断作用发生迅速并呈频率依赖性。可轻度减慢希浦系统和心肌的传导，缩短或不改变浦肯野纤维的APD和有效不应期（ERP），但增加动作电位时程/有效不应期（ERP/APD）的比例，有利于防止折返性室性心律失常。能使缺血心肌的传导明显减慢，但对心脏正常传导系统的电生理效应很小，对心房、房室结和旁路的作用很弱甚至没有，因此对室上性心动过速无效。利多卡因可抑制浦肯野纤维的自律性，因而能够治疗室性心律失常。

【用法与用量】静脉应用：先给负荷量75～200 mg，然后以1～4 mg/min的速度静滴维持。首次负荷量5～10 mg后无效时，可再静脉注射100 mg。如需应用较高的维持剂量，应在加大维持速度前弹丸式再次应用50～75 mg，以避免达到较高血浆浓度的时间延迟。注意1 h内累计剂量不宜超过300 mg。

【不良反应与注意事项】利多卡因的最常见不良反应是中枢神经系统症状，快速大剂量给药时可引起癫痫样发作，其他有头晕、麻木、刺痛、震颤、感觉异常、定向障碍、感觉迟钝、耳鸣和嗜睡等。此外，还可出现恶心和呕吐。其血流动力学耐受性较好，仅微弱减慢希浦系统的传导。过量时可出现心血管系统的副作用：心率减慢、窦性停搏、房室传导阻滞、血压下降，利多卡因可剂量依赖性地升高除颤阈值。

二、普罗帕酮

【药理作用】兼有局麻作用与轻度β受体阻滞作用的Ⅰc类抗心律失常药。能降低心肌兴奋性，降低自律性，减慢传导速度；轻度延长动作电位时程、有效不应期，且减慢传导的程度超过延长有效不应期的程度，故易引起折返而有“致心律失常”作用。主要使房室结及心肌传导系统速度和有效不应期延长，其次是延长心房和心室肌的不应期，尚有阻断旁路前向和逆向传导的作用，尤其可延长前向传导的有效不应期，降低心肌兴奋性和提高阈电位。并有抑制心肌收缩力的作用。

【临床应用】预防或治疗室性或室上性异位搏动、室性或室上性心动过速、预激综合征伴室上性心动过速、电复律后心室颤动发作。

【不良反应及注意事项】常见的有口干、舌唇麻木、头痛、头晕、恶心、呕吐、便秘等，一般在停药或减量后可消失。老年患者可能出现血压下降与房室传导阻滞症状；心电图显示QRS波加宽超过20%以上或QT间期明显延长者宜减量或停药，否则可致心律失常。偶见粒细胞缺乏、红斑狼疮样综合征。严重心衰、心源性休克、室内传导阻滞、病窦综合征、严重的阻塞性肺疾病、明显低血压、明显的电解质失调者禁用。心肌有严重损害者慎用。饭后服，不宜嚼碎。

三、胺碘酮

【药理作用】胺碘酮是Ⅲ类抗心律失常药，但还具有Ⅰ、Ⅱ类抗心律失常药的作用，其对钠通道的作用呈频率依赖性，即较快心率时作用更强。主要电生理效应是延长各部分心肌组织的 APD 和 ERP，并减慢心房、希浦系统、心室和旁路的传导，有利于消除折返激动，降低窦房结的自律性并减慢心率。由于复极过程延长，口服后心电图可有 PR 间期和 QT 间期延长及 T 波的改变。静脉应用时主要通过抗交感和阻断钙通道而发挥急性作用，减慢心率、延长房室结 ERP，但对心房和心室的作用较轻，并且轻度延长 APD。能够直接扩张冠脉及周围血管，并影响甲状腺素的代谢。

【用法与用量】成人口服：需要先给予负荷量，室上性心律失常者每次 200 mg，每日 3～4次；严重室性心律者每次 200～400 mg，每日 3～4 次。此后，每 1～2 周减量一次，根据需要改为每日 200～400 mg 维持，部分患者可减至 200 mg，每周 5 天或更小剂量维持。心房颤动患者可用低剂量维持：每周 4 次，每次 200 mg。可以通过胺碘酮血浆浓度监测药物的有效性和毒性，并据此调整药量。

静脉应用：负荷量为 10 min 内静注 150 mg，然后以 1 mg/min 的速度静注 6 h，继而以 0.5 mg/min 的速度静注 18 h。心律失常出现反复时，可追加 150 mg，在 10 min 内静注完毕。

【不良反应与注意事项】不良反应与剂量有关，常规剂量时一般无明显副作用。可有过敏反应，对碘过敏者对本品可能过敏。较大剂量时可有以下反应：

（1）肺毒性：多发生在长期大量（0.8～1.2 g/d）服药者。主要有过敏性肺炎、纤维化性肺泡炎、肺间质纤维化，临床表现为胸闷、气短、干咳及胸痛等，严重者可致死。发生上述病症者应停药并给予肾上腺皮质激素治疗。

（2）眼部影响：有角膜色素沉着，偶可影响视力，但无永久性损害。罕见视神经炎而致失明。

（3）皮肤：光过敏、皮肤石板蓝样色素沉着，停药后经较长时间渐退。过敏性皮疹，停药后消退较快。

（4）消化系统：可有便秘、恶心、呕吐、食欲下降、无症状的肝功能异常。

（5）甲状腺：2%～4%的患者可出现甲状腺功能减退而需甲状腺素的替代治疗。2%的患者可出现甲状腺功能亢进需要停药。

（6）神经系统：可有震颤、共济失调、近端肌无力、周围神经病变、锥体外体征等。

（7）偶可发生低血钙及血清肌酐升高。

（8）胺碘酮可通过胎盘并经乳汁分泌，孕妇服用胺碘酮有引起胎儿先天性甲状腺肿、甲状腺功能亢进和甲状腺功能减退的报道。故服本品者不宜哺乳。

（9）其负性肌力作用很弱，血流动力学耐受性较好，静脉用药可能引起低血压。对心脏的主要副作用包括：①窦性心动过缓、窦性停搏或窦房传导阻滞，阿托品不能对抗此作用；②房室传导阻滞；③偶有 QT 间期延长伴尖端扭转型室性心动过速。这些主要见于长期大剂量应用胺碘酮者，或伴有低血钾以及同时使用其他延长 QT 的药物者；发生时可用升压药、异丙肾上腺素、碳酸氢钠（或乳酸钠）或起搏器治疗；注意纠正电解质紊乱；尖端扭转型室性心动过速发展成心室颤动时用直流电转复。由于半衰期长，故治疗不良反应可持续5～10天。约2%的患者因药物引起心动过缓而需植入永久性起搏器，降低剂量可减少其发生率。胺碘酮还可增加ICD患者的除颤阈值和起搏阈值。

多数不良反应与剂量有关，故需长期服药者尽可能用最小有效维持量，并定期随诊，用药期间应注意随访检查：①血压；②心电图，口服时应特别注意QT间期；③肝功能；④甲状腺功能，包括T_3、T_4及促甲状腺素（TSH），每3～6个月复查一次；⑤肺功能、肺灌注检查、胸部X线片或胸部CT扫描，一般每6～12个月一次；⑥眼科检查。

四、维拉帕米

【药理作用】可选择性阻止心肌细胞膜上的慢钙通道的Ca^{2+}内流，也稍具非特异性交感抑制作用。表现为：降低窦房结自律性，对结的中部及上部动作电位有较强抑制作用；减慢心率，但也可因血压下降而反射性加快心率；延长房室结有效不应期；减慢房室结传导，也可减慢前向传导，因而可以消除房室结折返。

【临床应用】适用于QRS波正常的阵发性室上性心动过速；窦性、房室交界区心动过速；心房颤动、心房扑动、室性期前收缩（早搏）与房性早搏；迟后除极触发活动引起的室性心动过速；冠心病及梗阻性肥厚型心肌病。由于其扩张血管作用而尤其适用于兼有冠心病、高血压的心律失常患者。

【不良反应及注意事项】口服不良反应较轻，有眩晕、恶心、口干、腹泻、心悸等。静注易引起低血压、心动过缓、房室传导阻滞甚至停搏。低血压、心力衰竭、传导阻滞、心源性休克、病态窦房结（病窦）综合征患者慎用或禁用。洋地黄中毒时，绝对禁用本品注射，以防发生致命性严重房室传导阻滞。

五、三磷酸腺苷

【药理作用】三磷酸腺苷（ATP）在体内迅速转变为腺苷，作用于嘌呤受体，激活K^+通道，缩短心房、窦房结及房室结的APD，增加膜电位，抑制窦房结自律性，减慢房室结传导（特别是前向传导）。对房室旁路无明显影响。

【临床应用】用于终止室上性心动过速时，ATP应一次性快速静脉推注，不需稀释，最好直接注入中心静脉，常用量10～20 mg（中心静脉内应减至6～12 mg），无效时，2 min后可重复给药，单次剂量不超过30 mg。

【不良反应及注意事项】偶有胸闷、咳嗽、呃逆、无力感。静注过快可引起头晕、低血压。

六、阿托品

【药理作用】阿托品为M胆碱受体阻滞剂。能解除迷走神经对心脏的抑制作用，加快窦性心率，促进房室结传导。此外，其他的抗M胆碱作用有解除平滑肌痉挛、抑制腺体分泌、扩大瞳孔、升高眼压、扩张血管和支气管等兴奋或抑制中枢神经系统等作用。

【临床应用】口服：每次0.3～0.6 mg，3次/天，极量每次1 mg，每日3 mg；皮下、肌内或静脉注射：每次0.5～1 mg，根据需要可1～2 h一次，成人最大量每次2 mg。超过上述用量，可引起中毒。成人最低致死量80～130 mg，儿童10 mg。

【不良反应及注意事项】不同剂量的不良反应如下：0.5 mg：轻微心率减慢，略有口干及少汗；1 mg：口干、心率加速、瞳孔轻度扩大；2 mg：心悸、显著口干、瞳孔扩大，有时出现视物模糊；5 mg：上述症状加重，并有言语不清、烦躁不安、皮肤干燥、小便困难、肠蠕动减少；10 mg 以上：上述症状更重，脉速而弱，中枢兴奋造成的呼吸加快加深严重，出现谵妄、幻觉、惊厥等；严重中毒时可由中枢兴奋转入抑制，产生昏迷和呼吸麻痹等。用药过量表现为动作笨拙不稳、神志不清、抽搐、呼吸困难、心跳异常加快等。

对其他颠茄生物碱不能耐受者，对本品也不耐受。孕妇静脉注射阿托品可使胎儿心动过速。本品可分泌入乳汁，并有抑制泌乳作用。婴幼儿对本品的毒性反应极为敏感，特别是痉挛性麻痹与脑损伤的小儿，反应更强。环境温度较高时，因闭汗有体温急骤升高的危险，应用时需严密观察。

老年人容易发生抗 M 胆碱样副作用，如排尿困难、便秘、口干（特别是男性），也易诱发未经诊断的青光眼，一经发现，应立即停药。本品对老年人尤易引起汗液分泌减少，影响散热，故夏天慎用。

七、盐酸异丙肾上腺素

【药理作用】异丙肾上腺素为β受体激动剂，对 β_1 和 β_2 受体作用均很强，对α受体几乎无作用。兴奋心脏 β_1 受体可使心脏收缩力增强，心率加快，传导加速，对心脏正常起搏点的作用强于异位起搏点，引起心律失常的机会少于肾上腺素。此外，可舒张血管降低外周阻力，增加心排血量，增加心肌及组织耗氧量，松弛支气管平滑肌等。

【临床应用】一般将 1～2 mg 加在 5%葡萄糖注射液 500 ml 内缓慢静滴，1～3 μg/min。抢救心搏骤停时可于心腔内注射 0.5～1 mg。

【不良反应及注意事项】常见的不良反应有：口咽发干、心悸不安。少见的不良反应有：头晕、目眩、面潮红、恶心、心率增快、震颤、多汗、乏力等。发生胸痛及心律失常时应十分重视。

八、伊布利特

【临床应用】伊布利特注射液用于近期发作的心房颤动或心房扑动逆转成窦性心律，长期房性心律失常的患者对伊布利特不敏感。伊布利特对持续时间超过 90 天的心律失常患者的疗效还未确定。

【用法用量】注射完本品后，患者应当用连续心电图监测观察至少 4 h，或者等到 QTc 恢复到基线。如果出现明显的心律不齐现象，应当延长监测时间。在本品给药及随后对患者的监测过程中，必须配备有经验的人员和合适的仪器设备，如心复律器/除颤器以及治疗连续性室性心动过速包括多形性室性心动过速的药物。伊布利特注射液可以未经稀释直接给药，也可以在 50 ml 稀释液中经稀释后给药。伊布利特可在给药前加到 0.9%的氯化钠注射液或 5%的葡萄糖注射液中；本品 1 支 10 ml 的包装（0.1 mg/ml）可以加到 50 ml 的输液包中，形成含有约 0.017 mg/ml 伊布利特的混合物。本品为非经肠道药物，在溶液或容器的有效期内的任何时间，使用前都应当检查是否有颗粒状物体以及是否变色。

【不良反应及注意事项】伊布利特注射液在临床试验中患者没有明显的不适感。在临床Ⅱ期或Ⅲ期研究中，586 名因心房颤动或心房扑动接受伊布利特治疗的患者中，149（25%）人报告出现与心血管系统有关的副作用，包括连续多形性室性心动过速（1.7%）和间歇多形性室性心动过速（2.7%）。

其他有重要临床意义但与伊布利特关系不确定的副作用如下（每0.2%代表1例患者）：连续单形性室性心动过速（0.2%），间歇单形性室性心动过速（4.9%），房室传导阻滞（1.5%），束支传导阻滞（1.9%），室性早搏（5.1%），室上性早搏（0.9%），低血压或直立性低血压（2.0%），心动过缓或窦性心动过缓（1.2%），结性心律不齐（0.7%），充血性心力衰竭（0.5%），心动过速或窦性心动过速或室上性心动过速（2.7%），室性心律（0.2%），晕厥（0.3%），肾衰竭（0.3%），心悸（1.0%），高血压（1.2%），QT间期延长（1.2%），头痛（3.6%）。以上副作用的发生率除了晕厥外，在伊布利特治疗组比安慰剂组高。

另外可能与使用伊布利特有关的副作用有恶心，出现频率高于1%，使用伊布利特治疗的患者发生恶心者比使用安慰剂治疗的患者多。

第七节　抗心绞痛药物

抗心绞痛药，一方面是通过扩张冠脉，增加冠脉循环血流，促进侧支循环，增加心肌供氧量；另一方面则是通过减慢心率，减弱心肌收缩力，减轻心脏负荷，降低心肌需氧量，从而改善心肌供氧与需氧间的平衡，缓解心绞痛。目前以减少心肌耗氧而达到抗心绞痛作用的药更为常用。主要包括：硝酸酯及亚硝酸酯类药、β受体阻滞剂和钙通道阻滞剂。

一、硝酸甘油

【药理作用】本药属于有机硝酸盐类抗心绞痛药，基本作用是松弛平滑肌。硝酸甘油释放一氧化氮（NO），激活鸟苷酸环化酶，使平滑肌和其他组织内环鸟苷酸（cGMP）增多，使肌球蛋白轻链去磷酸化，而松弛血管平滑肌。最小有效量的硝酸甘油即可明显扩张静脉血管，从而减少回心血量，降低心脏的前负荷，减少心肌耗氧量。稍大剂量的硝酸甘油也可显著舒张动脉血管，降低动脉压，扩张冠状动脉，增加缺血区血液灌注，缓解心绞痛。本药扩张动、静脉血管而减轻心脏前、后负荷，用于抗心力衰竭。此外，硝酸甘油通过产生NO而抑制血小板聚集、黏附，也有利于冠心病的治疗。

【临床应用】

（1）舌下含药：每次硝酸甘油片剂0.3～0.6 mg舌下含服，每5 min可重复一次，直至疼痛缓解。每日总量不超过2 mg。

（2）口服给药：硝酸甘油缓释片，每次2.5 mg，每12 h一次，作用可持续8～10 h。

（3）静脉滴注：用生理盐水或葡萄糖水稀释，开始剂量为5～10 μg/min，宜用输液泵滴注。每5～10 min增加5～10 μg/min，直至症状缓解或血压控制满意，一般不超过100 μg/min。

【不良反应及注意事项】大多数不良反应是由本药血管舒张作用所引起的。最常见的为头痛，治疗初时发生，随着持续用药可减轻或消失，但仍有少数患者不能接受而终止治疗。部分患者表现为面红和心动过速。大剂量时还会引起高铁血红蛋白血症，表现为呕吐、发绀等。

【禁忌证】对硝酸酯类过敏者；休克状态、严重低血压；梗阻性肥厚型心肌病；缩窄性心包炎、心脏压塞；孕妇及哺乳期妇女慎用。

二、硝酸异山梨酯（异舒吉）

【药理作用】硝酸异山梨酯主要的药理作用为松弛血管平滑肌，继而引起外周动脉和静脉扩张，特别对后者有效。静脉扩张可促进外周血液聚集，减少静脉回流，使心室末端舒张压和肺毛细血管楔压（前负荷）降低。松弛小动脉平滑肌，可降低系统血管阻力、动脉收缩压和平均动脉压（后负荷）。硝酸异山梨酯还可扩张冠状动脉。

【临床应用】初始剂量可以从每小时 1～2 mg 开始，然后根据患者个体需要进行调整，最大剂量通常不超过每小时 8～10 mg。但当患者患有心衰时，可能需要加大剂量，达到每小时 10 mg，个别病例甚至可高达每小时 50 mg。用法：异舒吉注射液经稀释后可利用自动输液装置静脉连续滴注，或在医院持续心电监护下不经稀释直接通过输液泵给药。

【不良反应及注意事项】

一般不良反应为头痛（>10%），持续使用后症状通常会减弱。治疗初期或增加剂量时，会出现低血压和（或）直立性头晕（1%～10%），并伴有头晕、瞌睡、反射性心动过速和乏力，若出现严重的低血压，必须立即停止给药。如果症状不能自行消失，必须进行适当的治疗（如抬高下肢，给予扩容药物）。偶见（<1%）恶心、呕吐、面部潮红、皮肤过敏（如皮疹）、剥脱性皮炎。有机硝酸酯类可引起严重低血压反应，包括恶心、呕吐、烦躁、苍白和过度换气。罕见虚脱（有时伴随心律失常和晕厥）。因严重低血压导致心绞痛加重现象也较罕见。有患者出现胃痛，可能与硝酸盐类物质松弛括约肌有关。用异舒吉治疗期间，可出现暂时的低氧血症，这是因为血流经肺换气不足的肺泡区重新分布所致。尤其对于有冠状动脉疾病的患者，可导致心肌缺氧。

注意事项：①应用本品时必须密切观察脉搏及血压，以便及时调整剂量。②下列情况慎用：梗阻性肥厚型心肌病、缩窄性心包炎、心脏压塞、伴有颅内压增高的疾病、直立性低血压、闭角型青光眼、近期心肌梗死、甲状腺功能减退、营养不良、严重肝脏或肾脏疾病、主动脉瓣和（或）二尖瓣狭窄、低温患者、低充盈压（例如急性心肌梗死、左心室功能衰竭），收缩压低于 90 mmHg 时避免使用。③用药期间宜保持卧位，站起时应缓慢，以防突发直立性低血压。④长期连续用药可产生耐药性，故不宜长期连续用药。

第八节　强心、利尿药物

强心药物临床用于急、慢性心功能不全的治疗。这类药物中主要是强心苷。强心苷作用：①增强心肌收缩力（正性肌力作用），增加每搏量，提高心脏作功。②减慢心率（负性频率作用），反射性增加迷走神经张力，降低交感神经张力，抑制窦房结而使心率减慢。③电生理方面，在治疗剂量时，对窦房结、房室结、房室束均有降低传导组织自律性作用；中毒量时，造成自律性增加。

利尿药是一类能增加尿量的药物，通过促进体内电解质（以钠离子为主）和水分的排出，影响肾小球的滤过、肾小管的再吸收和分泌等功能而实现利尿作用。常用的利尿药根据作用部位、强度、化学结构及作用机制可分为三类：①强利尿作用药：主要作用于袢升支皮质部，如呋塞米、布美他尼、依他尼酸（利尿酸）等。②中效利尿药：主要作用于髓袢升支皮质部，如氢氯噻嗪等。此外排尿酸利尿药，通过排尿酸起利尿作用，如替尼酸等亦属于中效利尿剂。③弱效利尿药：包括两类药，一类作用于远曲小管，如氨苯蝶啶、螺内酯、阿米洛利等具有保钾作用的利尿药；另一类是通过作用于近曲小管，抑制碳酸酐酶起利尿作用，如乙酰唑胺、甲醋唑胺。

一、地高辛

【临床应用】本品从毛花洋地黄叶中提取，为中效强心苷。其增强心肌收缩力作用强而迅速，能显著减慢心率，口服吸收不完全，且个体差异大，生物利用度60%～80%。口服1～2 h起效，T_{mas}为2～3 h，最大作用时间3～6 h，作用维持4～7天。肌注吸收不完全，静注10～20 min生效，2～4 h达最大效应。本品大部分以原形经肾排出，部分由胆汁排入肠道，经肠肝循环再吸收，也可从乳汁排出。$t_{1/2}$约为1.6天，地高辛的清除率与肌酐清除率呈线性关系。临床用于各种慢性充血性心力衰竭、快速室上性心律失常、心房颤动、心房扑动。

【用法与用量】为快速达到治疗效果，未用过强心药者，可每次用0.25 mg，3次/日，2～3天后改为维持量；对于一般病例或2周内用过强心药者，每日0.25～0.5 mg维持治疗，部分患者只需每日用0.0625～0.125 mg、用药6～7天即达到有效治疗。对老年人及肾功能不良者用量偏小。危重患者可静脉注射0.25～0.5 mg，但临床很少应用。

【不良反应】药物中毒反应：胃肠道反应常见，可有食欲不振、恶心、呕吐、腹痛、腹泻；心血管系统可有各种类型的心律失常、传导阻滞、心脏停搏及心衰加重；神经系统常见有头痛、嗜睡、疲乏、失眠、谵妄、色视改变（黄视症），少见的有神经痛、视神经炎、麻木、神经错乱。罕见过敏性皮炎。

二、毛花苷（西地兰）

【药理作用】本品是从毛花地黄叶中提取的一种快速类强心苷，作用特点是较其他强心苷作用快而蓄积作用较小，治疗量与中毒量之间的差别大于其他类强心苷。本品口服吸收不完全，临床用于静脉注射，注射后10～30 min生效，1～2 h达最大效应，作用维持时间3～6天，血浆蛋白结合率25%，$t_{1/2}$为18 h。

【临床应用】静脉注射每次0.4～0.6 mg，加入5%～10%葡萄糖液20 ml缓慢注入（不少于5 min），必要时过2～6 h再给0.2～0.4 mg，总剂量1日1.0～1.2 mg。对已用过洋地黄制剂者，则一般从0.2 mg开始。急性心肌梗死患者在24 h内有心衰必须用时，剂量应控制在一般量的1/2～1/3。静脉注射有困难者，可用肌内注射，用量相同。

三、呋塞米（速尿）

【药理作用】抑制肾小管的髓袢升支髓质部及升支皮质部对Na^+、Cl^-的重吸收。大量的NaCl滞留于肾小管内，水分的重吸收也相应被抑制。又由于肾髓质间质建立高渗梯度的机制被破坏，致使流经远曲小管和集合管的原尿的浓缩能力降低，促进Na^+、K^+、Cl^-和水的排出，而HCO_3^-的排出并不增加。长期反复用药可出现低钠、低钾、低氯。增加肾血流量，可降低肾血管阻力。阻断肾小管对Ca^{2+}、Mg^{2+}的重吸收，增加Ca^{2+}、Mg^{2+}的排泄。抑制近曲小管的碳酸酐酶。

本品吸收迅速，静注、肌注、口服达峰时间分别为5 min、30 min及1 h，作用持续时间分别为2 h、4 h、6 h。蛋白结合率为95%～99%。药物的85%～90%以非代谢性的原形随尿排出，10%～15%左右代谢产物为葡萄糖醛酸结合物，半衰期为30～70 min，肾衰竭者长达 8～15 h。在肝、肾功能受损时可长达 18～25 h。

【临床应用】治疗心、肝、肾等疾病引起的各类水肿，一般用量每日 20～40 mg，少尿、水肿严重者增至 80～120 mg，需要时可于 1～1.5 h 后重复使用。急性肺水肿可将呋塞米（速尿）20～40 mg 加入 5%葡萄糖 20～40 ml 于 5～10 min 内缓慢静注，可连续多次静脉注射。急性肾衰竭少尿期，剂量按每次 4 mg/kg 静脉滴注，如无效 1 h 后再给 500 mg，2 h 内滴完，以后 4 h 内再用 1 g，经上述治疗后可继续每日给予 500 mg。

【不良反应】大量利尿导致电解质丢失，可有低 Na^+、低 K^+、低 Ca^{2+}，长期使用本药可发生低氯性碱中毒；大剂量快速静脉注射本品可出现暂时性听力障碍；可有轻微恶心、腹泻、药疹、瘙痒、视物模糊，甚至发生直立性眩晕、疲倦无力、肌肉痉挛及口渴症状；血尿酸及血糖增高；少数患者有白细胞、血小板减少、多形性红斑，长期应用可致胃、十二指肠溃疡，急性胰腺炎，肝功能异常，可出现黄疸。

第九节　抗休克药物

休克是因组织灌注不足引起的以微循环障碍为特征的临床综合征，抗休克药物是泛指对休克具有防治作用的许多药物的共称，科学合理地应用血管活性药物是治疗休克的关键，血管活性药物具有良好的选择性舒缩血管的作用，从而使血液再分配，提高动脉血压，保证心脏、脑等重要脏器的血液灌溉，使休克得到进一步的改善。

一、去甲肾上腺素

【药理作用】直接激动血管的 α_1 和 α_2 受体，引起全身皮肤/黏膜血管显著收缩，使外周血管阻力增加，血压上升。其次使骨骼肌、肠系膜、肝、肾血管收缩，从而增加心、脑等器官的血流灌注。但是小剂量（10 μg/min），血管收缩不强烈，同时有心肌兴奋作用，因此舒张压增高不明显，脉压增大；而大剂量时，引起强烈的血管收缩，收缩压与舒张压均增高，脉压减小，导致肝、肾等持续灌注减少。去甲肾上腺素可使冠状动脉扩张，与其小剂量时能增加心肌收缩力和心排血量的作用有关。

去甲肾上腺素有弱激动心脏 β_1 受体作用，从而使心肌收缩力增强，心率加快，传导加速，心排血量增加。

大剂量时有升高血糖作用，对孕妇可增加子宫收缩的频率。

【临床应用】

（1）静脉滴注：用 5%葡萄糖或葡萄糖氯化钠注射液稀释后，开始以 2～4 μg/min 速度滴注，并迅速调整剂量使血压上升至较理想水平，维持量为 2～4 μg/min，如剂量大于 25 μg/min，无效时应及时采用其他抗休克措施。

（2）静脉注射：危急患者可将本药 1～2 mg 稀释至 10 ml 静脉注射，可根据血压调整用量，待血压回升，改用静脉维持。

【不良反应】

（1）急性肾衰竭：用量过大或过长时间可由于强烈肾血管收缩使肾血流灌注减少，引起急性肾功能不全。

（2）局部组织坏死：静滴时间过长或药液太浓，可致血管部位皮肤渗血，表现为苍白和疼痛，如药液外渗可引起局部组织缺血、坏死。

（3）偶有皮疹、呕吐、头痛、水肿、抽搐等，与其他拟交感胺类药物有交叉过敏反应。

【注意事项】

（1）在用药过程中应监测血压和尿量。

（2）本药不应较长时间应用，如必须，应定期更换滴注部位。如皮肤苍白或已出现缺血性坏死，除使用血管扩张剂（酚妥拉明 5～10 mg 加氯化钠注射液稀释 10～15 ml 局部浸润注射）外，应尽快局部热敷，并给予普鲁卡因封闭。

（3）与全麻药（如氯仿、环丙烷、氟烷等）合用时，可使心肌对本药更敏感，易发生心律失常；与三环类抗抑郁药合用时，可增加本药的心血管作用如心律失常、心动过速、高血压或高热；与甲状腺素合用，二者作用均增强；与β受体阻滞剂合用，当β受体被阻滞后，α受体作用突出，可发生高血压、心动过缓；以上药物不宜联用，如必须联用时应减量给药。停药时应逐渐减量，骤然停药可致血压突然下降。本药不宜与碱性药物（如磺胺嘧啶、茶碱等）配伍注射，以免失效或升压作用减弱。

二、肾上腺素

【药理作用】肾上腺素兼有α、β受体激动作用。由于各部位血管的α和β受体的种类和密度不同，对其作用也不同。皮肤、黏膜血管以α受体占优势，故呈显著收缩反应；肾血管以α受体占优势，在肾上腺素对血压无明显作用的剂量下即可以明显增加肾血管阻力，减少肾血流量，并可激动肾小球球旁细胞的 β_1 受体增加肾上腺素分泌。肾上腺素使冠状血管和骨骼肌血管及支气管平滑肌的 β_2 受体兴奋，使骨骼肌血管床舒张，降低了周围血管阻力，使舒张压降低，而较大剂量时作用于α受体使血管收缩，外周阻力增加，从而收缩压、舒张压均增高；由于冠脉血管舒张而增加冠脉血流，改善心肌缺血，支气管平滑肌也松弛；肾上腺素对脑部血管并无显著的收缩作用，对脑血流的影响与全身血压有关，由于血压升高而明显增加了脑血流量；对肺血管有双重作用，小剂量舒张、大剂量收缩，中毒剂量可产生致死性肺水肿；肾上腺素对心脏作用主要为激动心肌、传导系统和窦房结的 β_1 受体，从而增加心肌收缩力，使心排血量和每搏量增加。由于能增加心肌代谢，使耗氧量增加。当休克时，使心肌相对更加缺氧，因此，当剂量过大时可导致心律失常，甚至发生心室颤动。由于肾上腺素能激动胃肠平滑肌的α、β受体，可表现为胃松弛，肠动力和蠕动频率振幅降低；由于松弛膀胱逼尿肌，导致尿潴留；通过激动肝的 β_2 受体和α受体，促进肝糖原分解和糖异生，使血糖、乳酸增高，也通过作用于α受体抑制胰岛素释放，减少周围组织对葡萄糖的摄取，使血糖升高；通过激动脂肪细胞β受体促进脂肪分解，使血中游离脂肪酸增高，肾上腺素不易通过血脑屏障，治疗量时一般无明显中枢兴奋作用。

【临床应用】

（1）抢救过敏性休克：①肌内注射或皮下注射时，0.3～0.5 mg 或 0.5～1 mg；②静脉注射时，0.1～0.5 mg或 0.5～1 mg 用 0.9%氯化钠注射液稀释 10 ml 缓慢静注，如疗效不好，可将4～8 mg溶于 5%葡萄糖液 500～1000 ml 中静滴。

（2）抢救心搏骤停：每次 0.5～1 mg 稀释后静脉注射，必要时每隔 5 min 重复，如无效，一次最大剂量可用 5 mg。

（3）用于支气管哮喘：肌内或皮下注射，每次 0.25～0.5 mg，3～5 min 起效，但仅维持 1 h，必要时 4 h 重复一次。

（4）局部止血：用浸有 0.1%本品的纱布填充出血处止血。

【不良反应及注意事项】常见心悸、头痛、血压升高；少见震颤、无力、眩晕、呕吐、心律失常、肺水肿；罕见用药局部水肿、充血等。与其他拟交感胺药合用时，心血管作用加剧，可出现不良反应。对于服用β受体阻滞剂患者，在使用含有本药的局麻药时，可发生肢端组织缺血、坏死，因此，在使用前需停用β受体阻滞剂 3 天。与全麻药氯仿、环丙烷、氟烷等合用时有发生室性心律失常或急性肺水肿的危险，若必须合用本药用量应减小；与单胺氧化酶合用可增强本药的作用；与麦角新碱、麦角胺、催产素合用，可加剧血管收缩，致严重高血压或外周组织缺血；与洋地黄、三环类抗抑郁药合用，可增强本药对心血管的作用，引起心律失常。与降糖药合用时，可减弱口服降糖药及胰岛素作用。

三、多巴胺

【药理作用】多巴胺是交感神经递质的生物合成前体，也是中枢神经递质之一。它可以激动交感神经系统的肾上腺素受体，包括α和β受体，也可激动位于肾、肠系膜、冠状动脉、脑动脉的多巴胺受体而发挥作用。临床效应与剂量相关：①小剂量［0.5～2 μg/(kg·min)］主要作用于多巴胺受体，扩张肾及肠系膜血管，使肾血流和肾小球滤过率增加，尿量及尿钠排出增加。②中等剂量［2～10 μg/(kg·min)］激动 β_1 受体，并间接促进去甲肾上腺素释放，使心肌收缩力增强，心排血量增加，收缩压增高，舒张压无变化，脉压增大使冠脉血量增加，外周血管阻力并无变化。③大剂量时［>10 μg/(kg·min)］激动皮肤、肌肉等组织血管的α受体，使血管收缩，导致外周血管阻力增加，肾血管收缩，肾血流量及尿量减少。由于心排血量和周围血管阻力均增加，故使收缩压与舒张压均增高。

【临床应用】多巴胺注射液 20 mg 溶于 5%葡萄糖或葡萄糖盐水中，开始按 1～2 μg/(kg·min)静脉滴注，每 10 min 以 1～4 μg/(kg·min) 速度递增，直到满意疗效。危重休克患者，紧急时可 10～20 mg 静脉注射，继以 5 μg/(kg·min) 滴注，然后根据血压每 5 min 递增，最大量可用至 20 μg/(kg·min)。

【不良反应及注意事项】较少见且较轻。偶有恶心、呕吐、面红，剂量过大时可出现心率增快、心动过速、心绞痛、呼吸困难、头痛。与麻醉药氟烷、环丙烷等合用易致心律失常；与碱性药配位易失活；与单胺氧化酶抑制剂并用可延长和增强本药作用，与胍乙啶、三环类药合用可增加多巴胺效应，引起高血压、心律失常；与吩噻嗪类合用可阻断心、肾、肠系膜多巴胺受体。

四、异丙肾上腺素

【药理作用】本约为非选择性肾上腺素受体激动剂，对肾上腺素 β_1 和 β_2 受体均有强大的激动作用，而对α受体几乎无作用。由于对心脏的肾上腺素 β_1 受体激动，使心肌收缩力增强，心率增快，心排血量增加，并加快房室传导；也使心肌耗氧量增加；由于对血管平滑肌上的肾上腺素 β_2 受体激动，使骨骼肌血管明显舒张，肾、肠系膜血管及冠状动脉亦有不同程度舒张；血管外周阻力降低。其总的效应使收缩压升高，舒张压降低，脉压增大。本药作用于支气管平滑肌肾上腺素 β_2 受体，使支气管平滑肌松弛。本药有促进糖原和脂肪分解、增加组织耗氧的作用。

【临床应用】

（1）抗休克：异丙肾上腺素 1 mg 溶于 5%葡萄糖或氯化钠液中，从小剂量 0.5～3 μg/min 开始滴注，以使收缩压维持在 90 mmHg，脉压在 20 mmHg 以上，心率小于 120 次/分，尿量加，症状改善为宜。

（2）二度以上的房室传导阻滞且有血流动力学异常时，在置入起搏器前，可从0.1 μg/min开始滴注，根据心率调整剂量，直至心室率能维持血压正常，大量可致明显外周血管舒张和心律失常，应尽快预置人工心脏起搏器。

（3）支气管哮喘：舌下含服常用剂量每次10～15 mg，每日3次；极量为一次20 mg，一日60 mg。0.25%气雾吸入剂吸入，常用量为0.1～0.4 mg；极量为每次0.4 mg，一日2.4 mg，重复使用间隔不应少于2 h。

【不良反应及注意事项】常见心悸、心动过速、头晕、头痛、恶心等。少见有多汗、面红、乏力等。过大剂量应用可致心律失常甚至心室颤动。舌下含服或吸入可使唾液或痰液变红。长期舌下含服，由于药物酸性可致牙齿损害。与卤类麻醉药合用可增加心脏反应性，致严重心律失常；与钾盐合用可导致血钾升高，易引起心律失常；与洋地黄类合用可加剧心动过速；与单胺氧化酶甲基苄肼合用可增加本药的不良反应；与茶碱合用，可降低茶碱的血药浓度；与甲硫丁脲合用，会影响本药在体内的代谢。

五、纳洛酮

【药理作用】①阻断内源性阿片肽与中枢和外周组织阿片受体的结合，抑制脑垂体释放前阿皮素和外周组织释放阿片肽。②拮抗内源性阿片肽与心脏阿片受体的直接接合，逆转内阿片肽对心脏的抑制作用，加强心肌收缩力、增加心排血量，提高动脉压及组织灌注，改善休克时的血流动力学。③明显改善休克时的细胞代谢，预防代谢性酸中毒，对休克伴发的电解质紊乱（如高血钾）有调节作用，纠正细胞缺血缺氧。④通过稳定组织细胞的溶酶体膜、抑制中性粒细胞释放超氧自由基的脂氧化损伤，从细胞水平发挥抗休克作用。⑤纠正微循环紊乱，降低血黏度，改善休克时细胞内低氧和膜电位，促进胞内cAMP增多，有利于心肌细胞的能量代谢。

纳洛酮通过上述机制逆转了β-内啡肽大量释放产生的低血压效应，并防治低血容量和休克所致的肾功能衰退，增加重要器官的血流量，缩短休克病程，迅速改善休克症状并降低死亡率。

【临床应用】纳洛酮对各种原因所致的休克均有效，尤其适用于感染中毒性休克，对经其他治疗措施无效的心源性、过敏性、低血容量性、创伤性及脊休克也有较好疗效。有研究认为早期、大剂量、重复使用，在休克出现3 h使用效果最好。用法及用量：首剂用0.4～0.8 mg稀释后静脉注射，继后可以4 mg加入5%葡萄糖液中持续维持滴注，滴速为每小时0.25～0.3 μg/kg。

【不良反应及注意事项】治疗剂量无明显的毒副作用，超大剂量应用时可阻断δ受体，对呼吸和循环系统产生轻微影响。偶见恶心、呕吐、血压升高、心动过速甚或肺水肿等。对于需要麻醉性镇痛药控制疼痛、缓解呼吸困难的病例，不宜使用本品，因为止痛效果可以为本品对抗。

第十节　镇静、止痛药

止痛药和镇静剂可以发挥镇静作用，缓解焦虑和其他不适症状而不影响患者的肺通气功能，但镇静药物的主要危险是呼吸抑制，尤其是对于年老体衰，患有慢性病，容易发生通气不足的慢性阻塞性肺疾病（COPD）患者，需要减少药物初始剂量并延长追加药物的间隔时间并且及时评价镇静程度。

一、地西泮

【药理作用】具有抗焦虑、镇静、催眠、抗惊厥、抗癫痫及中枢性肌肉松弛作用。临床用于治疗焦虑症及各种神经官能症、焦虑性失眠、癫痫、各种原因引起的惊厥等，导管室中常用于由于心理恐惧而引起的精神紧张、焦虑的患者。一般术前给予肌内注射 10 mg，或进入导管室中静脉缓慢注射 3～5 mg，必要时给予 10 mg 静脉注射。

【不良反应及注意事项】常见的有嗜睡、乏力、运动失调，偶见低血压、皮疹、忧郁等。长期应用可致耐受性和依赖性。青光眼、重症肌无力患者慎用。新生儿、哺乳期妇女、孕妇禁用，粒细胞减少、肾功能不良者慎用，老年人剂量减半。

二、咪达唑仑

【药理、临床应用】本药具有苯二氮䓬类药理活性，可产生抗焦虑、镇静、催眠、抗惊厥及肌肉松弛的作用，适用于治疗失眠症，也可用于外科手术或诊断检查时作诱导睡眠。导管室中常见于电复律以及植入式心脏复律除颤器（ICD）植入术中的诱导麻醉，一般给予咪达唑仑 3～5 mg 静脉注射，注射开始后 5 min，嘱患者倒数数（100、99、98……）直至患者数数顺序混乱，或进入睡眠状态，可以开始所要的治疗及相关操作。

【不良反应及注意事项】不良反应较为少见，静脉注射过快可对呼吸功能产生影响，所以在静脉注射的过程中建议把每支 1 ml 含 5 mg 的咪达唑仑按 1∶1 配制，即稀释到 1 mg/1 ml 或 1 mg/2 ml，3～5 min 缓慢注射，尤其对于老年患者更为注意。同时给予血氧饱和度监测，增加吸氧流量至 4～6 L/min，最好配合面罩吸氧，准备好气管插管、简易呼吸器等器械及耗材，必要时通知麻醉科予以支援。

深度嗜睡，在术毕患者仍然不能唤醒，可采用氟马西尼进行对抗，氟马西尼每支 0.5 mg，根据咪达唑仑的注射剂量按 1∶1 使用氟马西尼对抗，临床效果较为明显。

三、盐酸吗啡

【药理作用】

（1）对中枢神经系统的作用：吗啡具有明显的镇痛、镇静、抗焦虑、欣快感、诱导睡眠、抑制咳嗽中枢和呼吸中枢、兴奋延髓催吐化学感应区及兴奋缩瞳中枢的作用。

（2）对平滑肌的作用：使消化道平滑肌先短期兴奋，提高胃肠道的肌张力，继而出现持久的抑制，加上吗啡对中枢的抑制作用，对排便刺激的敏感性下降，易引起便秘。

（3）对心血管系统的作用：可促进内源性组胺的释放，抑制血管运动中枢，扩张血管，降低血压，引起心动过缓。还可以使脑血管扩张，增加脑脊液压力，升高颅内压。

【临床应用】

（1）用于镇痛：吗啡具有强大的镇痛作用，范围广泛，对于持续性钝痛比间断性锐痛及内脏绞痛效果好，对于肌痉挛性疼痛、疱疹后神经痛及对刀割、针刺等瞬时的疼痛止痛效果差。适用于严重的创伤、手术和烧伤等引起的剧痛；癌痛或其他临终患者的疼痛。

（2）治疗急性心肌梗死：吗啡为目前解除急性心肌梗死疼痛的首选药物，它不仅能达到止痛和镇静的作用，而且还能扩张周围血管、降低血压、减慢心率、减少心脏作功。用法：

在导管室中最常用的给药方法是静脉注射，一般将每支 10 mg 的吗啡稀释，按比例配制成 1 mg/ml 或 1 mg/2 ml 静脉注射，每次 3～5 mg。吗啡具有增强迷走神经张力的作用，易导致心动过缓、房室传导阻滞、恶心、呕吐等现象，可注射阿托品对抗。

【不良反应及注意事项】

（1）本品为国家特殊管理的麻醉药品，务必严格遵守国家对麻醉药品的管理条例，医院和病室的贮药处均需加锁，处方颜色应与其他药方相区别，各级保管人员均应遵守交接班制度，不得疏忽。

（2）对于未明确诊断的疼痛，尽可能不使用本品，以免掩盖病情，贻误诊治。

（3）吗啡在使用过程中患者可能会出现恶心、呕吐、呼吸抑制，急性中毒时可出现血压下降，瞳孔极度缩小、两侧对称或针尖样大，发绀，皮肤湿冷，严重者可出现休克，甚至死亡。当出现急性中毒时可采用人工呼吸、给氧、给予升压药物、补充液体维持有效循环等对症处理。

（4）本药禁用于颅脑损伤、颅内压增高、支气管哮喘、肺源性心脏病失代偿、前列腺肥大、排尿困难等患者，所以在用药之前必须详细询问患者病史或查看患者病程记录。

四、盐酸派替啶

【药理作用】

（1）中枢神经系统：哌替啶是阿片受体激动剂，药理作用与吗啡相似，具有镇痛、抑制呼吸的作用。但效力较吗啡弱。

（2）平滑肌：能中度提高胃肠道平滑肌及括约肌张力，减少推动性蠕动，但因作用时间短，不引起便秘；能引起胆道括约肌痉挛。治疗量对支气管平滑肌无影响，大剂量引起收缩；对妊娠子宫，不改变其收缩节律，不延缓产程。

（3）心血管系统：可引起直立性低血压，机制与吗啡相似。也可间接使脑血管扩张而致脑脊液压力升高。

【临床应用】

（1）镇痛：哌替啶对各种剧痛如创伤性疼痛、手术后疼痛、内脏绞痛、晚期癌痛都有止痛效果，但对慢性钝痛不宜使用。其镇痛作用相当于吗啡的 1/10～1/8。皮下注射或肌内注射后 10 min 可产生镇痛镇静作用，持续 2～4 h。胆、肾绞痛需与阿托品合用。

（2）麻醉前、麻醉时给药：哌替啶的镇静作用可消除患者手术前紧张、恐惧情绪。麻醉前和麻醉时可减少麻醉用药量。

（3）心源性哮喘：哌替啶可取代吗啡，用于治疗心源性哮喘。

（4）人工冬眠：哌替啶与氯丙嗪、异丙嗪合用，用于人工冬眠。

【药物相互作用】

（1）人工冬眠时，氯丙嗪可显著增强哌替啶的镇静作用，但其抑制呼吸和降低血压作用也同时被增强。合用时应注意剂量。

（2）能使吗啡的呼吸抑制作用增强或使吗啡更易成瘾的药物也尽量避免与哌替啶同时使用。

【不良反应及注意事项】

（1）哌替啶的副作用有头晕、头痛、出汗、口干、恶心、呕吐、心悸、直立性低血压等。

（2）哌替啶过量可致瞳孔散大、心动过速、幻觉、血压下降、呼吸抑制、昏迷。偶可出现震颤、肌肉挛缩、反射亢进甚至惊厥。其解救同吗啡中毒的解救，但需配合巴比妥类以抗惊厥。

（3）哌替啶成瘾性比吗啡小，但持续应用亦可成瘾。其脱瘾治疗同吗啡成瘾者。

（4）新生儿对哌替啶的抑制呼吸作用极为敏感，因此儿童慎用，一岁以内小儿一般不应静注本品或进行人工冬眠治疗。

五、氟马西尼

【药理作用】本药为苯二氮䓬类受体拮抗药，氟马西尼因为特殊的构效关系，竞争性地和苯二氮䓬类受体结合，使受体复合蛋白活性降低，氨基丁酸释放量下降，氯离子通道关闭，解除抑制性突触后电位，从而拮抗苯二氮䓬类药的中枢镇静作用，术毕使患者尽快清醒，提高术后的安全性。

【临床应用】术后早期静注氟马西尼 0.2～1 mg，可以迅速安全地解除咪达唑仑引起的镇静作用，且循环、呼吸波动小，药物副作用发生率低，对肝、肾功能影响小。

【注意事项及不良反应】孕妇、哺乳妇女慎用。偶有心悸、恶心、呕吐。

六、枸橼酸芬太尼注射液

【临床应用】本品为强效镇痛药，适用于麻醉前、中、后的镇静与镇痛，是目前复合全麻中常用的药物。①用于麻醉前给药及诱导麻醉，并作为辅助用药与全麻及局麻药用于各种手术。氟哌利多（Droperidol）25 mg 和本品 0.05 mg 的混合液，麻醉前给药，能使患者安静，对外界环境不关注，但仍能合作。②用于手术前、后及术中等各种剧烈疼痛。

【不良反应】①一般不良反应为眩晕、视物模糊、恶心、呕吐、低血压、胆道括约肌痉挛、喉痉挛及出汗等。偶有肌肉抽搐。②严重不良反应为呼吸抑制、窒息、肌肉僵直及心动过缓，如不及时治疗，可发生呼吸停止、循环抑制及心脏停搏等。③本品有成瘾性，但较哌替啶轻。

【注意事项】

（1）本品为国家特殊管理的麻醉药品，务必严格遵守国家对麻醉药品的管理条例，医院和病室的贮药处均应加锁，处方颜色应与其他处方药区别开。各级负责保管人员均应遵守交接班制度，不可疏忽。

（2）本品务必在单胺氧化酶抑制药（如呋喃唑酮、丙卡巴肼）停用 14 天以上方可给药，且应先试用小剂量（1/4 常用量），否则会发生难以预料的、严重的并发症，临床表现为多汗、肌肉僵直、血压先升高后剧降、呼吸抑制、发绀、昏迷、高热、惊厥，终致循环虚脱而死亡。

（3）心律失常，肝、肾功能不良，慢性梗阻性肺疾病，呼吸储备力降低及脑外伤昏迷、颅内压增高、脑肿瘤等易陷入呼吸抑制的患者慎用。

（4）本品药液有一定的刺激性，不得误入气管、支气管，也不得涂敷于皮肤和黏膜。

（5）硬膜外注入本品镇痛时，一般 4～10 min 起效，20 min 脑脊液的药浓度达到峰值，同时可有全身瘙痒，作用时效 3.3～6.7 h，而且仍有呼吸频率减慢和潮气量减小的可能，处理应及时。

（6）本品决非静脉全麻药，虽然大量快速静脉注射能使神志消失，但患者的应激反应依然存在，常伴有术中知晓。

（7）快速推注本品可引起胸壁、腹壁肌肉僵硬而影响通气。

（8）运动员慎用。

第十一节　局部麻醉药

局部麻醉药能阻断各种神经冲动的传导，可以抑制触觉、压觉和痛觉，在浓度增加时也能抑制运动神经的功能。导管室中常用的局部麻醉方法是浸润麻醉，是将药物溶液注射于皮下组织，以阻断用药部位的神经传导。

一、利多卡因

【临床应用】局部麻醉作用较普鲁卡因强，维持时间长，是普鲁卡因的1倍，毒性也相应加大，同时具有穿透性、扩散性强的特点，也应用于阻滞麻醉及硬膜外麻醉。表面麻醉常用2%～4%溶液，喷雾或蘸药贴敷，常应用于桡动脉穿刺；浸润麻醉用0.25%～0.5%溶液，临床上把每支0.1%（5 ml）的注射液用0.9%氯化钠1∶1进行稀释使用。

【不良反应及注意事项】　详见“抗心律失常药物”部分。

二、普鲁卡因

【临床应用】主要用于浸润麻醉，溶液浓度多为0.25%～0.5%，每次用量0.05～0.25 g，每小时不超过1.5 g。由于其作用时间短，必要时可加入少量肾上腺素［1∶(100 000～200 000)］以延长作用时间。

【不良反应及注意事项】用量过大或用浓度较高的溶液误注入血管时，可能引起恶心、出汗、脉速、呼吸困难、颜面潮红、谵妄、兴奋甚至惊厥，对于惊厥可静脉注射巴比妥进行解救。有时会出现过敏性休克，用药前应询问患者过敏史，对过敏性体质患者应做皮内试验，阳性者可选用其他局部麻醉药物。不宜与葡萄糖液配伍，因可使其局部麻醉作用降低。

第十二节　抗过敏反应药

变态反应系指机体在初次接触抗原后，再次接触时产生的强烈超敏性反应。这是一种病理性的免疫反应，可造成组织损伤或生理功能紊乱，用于防治变态反应的药物则称为抗过敏药物。目前认为，变态反应的各种症状是由过敏递质引起的，特别是组胺，所以抗组胺类药物组成了抗过敏药物的大部分。此外，抗过敏药物还包括过敏递质阻释剂、钙盐、脱敏制剂、糖皮质激素等。组胺是变态反应中的一种重要化学递质，它通过激动H_1、H_2、H_3组胺受体产生效应。H_1受体的激动效应为支气管和胃肠平滑肌收缩、血管平滑肌舒张、心房肌收缩加强及房室传导减慢。H_2受体激动的效应为胃壁细胞胃酸分泌增加、血管平滑肌舒张、心室肌收缩力增加及窦性心律的频率增加。H_3受体主要分布在中枢神经和外周神经末梢，参与组胺合成和释放的负反馈调节过程。抗组胺药物主要是在受体部位上竞争性地拮抗组胺作用的药物。

一、盐酸苯海拉明

【临床应用】为H_1受体阻滞剂，能竞争性抑制H_1受体介导的反应，从而消除过敏症状，但不能阻断组胺的释放。其作用强度不如异丙嗪，维持时间也较短。有显著镇静作用，还有止吐、抗胆碱和局麻等作用。临床用于治疗一些变态反应，如花粉症（枯草热）、荨麻疹、变应性鼻炎、药疹、接触性皮炎；也有人利用其中枢抗胆碱作用，将其用于治疗帕金森症状；还可防止恶心、呕吐，预防晕动症时常与东莨菪碱合用。本品可用于止咳复方中，治疗迁延性咳嗽疗效显著。2%霜剂外用于皮肤过敏；滴眼剂可治疗眼睛的变态反应。

【不良反应及注意事项】嗜睡、口干、头晕、头痛、恶心等较为多见，大多数患者会对这些不良反应逐渐产生耐受。因有头晕、嗜睡等不良反应，故服用期间不宜驾驶车辆、操纵机器或从事高空作业。长期应用（6个月以上）可引起贫血，偶可引起皮疹、皮肤过敏、粒细胞减少等。新生儿、早产儿、哺乳妇女忌用。窄角型青光眼、症状性前列腺肥大、膀胱颈梗阻、肠梗阻和幽门十二指肠梗阻者忌用。过量急性中毒时，可致嗜睡、精神错乱和阿托品样自主神经症状。如中毒发生惊厥时，只能用短效或超短效巴比妥类药物对抗，禁用中枢兴奋药。

二、糖皮质激素

【药理作用】

（1）抗炎作用：本类药物可减轻充血，抑制炎症细胞，降低毛细血管通透性，抑制组织损伤的修复，减轻结缔组织的病理增生，从而减低炎症反应。

（2）抑制免疫反应：本类药物可缓解过敏反应及自身免疫性疾病的症状，大剂量能抑制抗体的产生，对抗异体器官移植的排异反应。

（3）抗休克作用：增强心脏收缩力，增加心血管对肾上腺素能反应，用于治疗中毒性休克、低血容量休克及心源性休克等。

【临床应用】

（1）严重感染并发毒血症时，以缓解炎症症状，减少后遗症如粘连瘢痕，例如结核性脑膜炎、心包炎、胸膜炎等。

（2）过敏性疾病，如过敏性休克、支气管哮喘、严重药物过敏、过敏性皮炎、输液、输血反应。

（3）各种原因引起的休克。大剂量冲击疗法，用于抢救危重病例，如感染中毒性休克、哮喘持续状态、器官移植后的急性排异现象、异型输血和药物严重过敏时，采用大剂量短期应用，将所需激素溶于100 ml液体中，15～20 min静脉滴入。

【不良反应】皮质醇增多症的表现：向心性肥胖、满月脸、多毛、痤疮、紫纹、月经紊乱或闭经、血压升高、糖耐量异常甚至发生糖尿病；骨质疏松；消化道溃疡及出血；容易发生感染及结核扩散；发生精神症状，尤其有精神病家族史或原有精神病者；低血钾、水肿。

三、钙剂

【药理作用】钙在机体内有广泛的生理作用，能降低毛细血管通透性，增加管壁致密度，使渗出液减少，故有消炎、消肿和抗过敏作用。临床用于荨麻疹、渗出性水肿、瘙痒性皮肤病等。可维持神经肌肉的正常兴奋性。低血钙时神经肌肉兴奋性增高，可发生感觉异常、手足搐搦、喉痉挛、肌肉痉挛、惊厥等现象，常应用静脉注射钙剂以缓解症状。

【临床应用】钙剂对心脏有增强心肌收缩力作用；与镁离子有拮抗作用，可用作镁中毒时的解毒剂。可促进骨骼和牙齿的钙化成形，故钙剂可用于孕妇补钙和儿童防治佝偻病等。

由于钙剂的胃肠道吸收需维生素D帮助，故口服钙剂往往应同时给予维生素D。钙离子还有缓解平滑肌痉挛、参与血液凝固过程等作用。

【不良反应】

（1）刺激性：口服对胃肠道有刺激性，胃肠外给药时必须静注，静注时若渗漏在血管外，可引起剧烈疼痛，甚至组织坏死。

（2）静注时可有全身发热感。必须缓慢注射，以免兴奋心脏引起心律失常，甚至心搏骤停于收缩期。

（3）钙剂与强心苷有协同作用，使强心苷的作用和毒性都明显增强，故在应用强心苷期间和停药2周内禁止静注钙剂。

第十三节　呼吸兴奋剂

一、二羟丙茶碱

【临床应用】适用于支气管哮喘、喘息型支气管炎、阻塞性肺气肿等以缓解喘息症状，也用于心源性肺水肿引起的哮喘。

【不良反应】类似茶碱，剂量过大时可出现恶心、呕吐、易激动、失眠、心动过速、心律失常，甚至可发生发热、脱水、惊厥等症状，严重者甚至呼吸、心搏骤停。

二、尼可刹米

【临床应用】用于中枢性呼吸抑制及各种原因引起的呼吸抑制。

【不良反应及注意事项】常见面部刺激症、烦躁不安、抽搐、恶心呕吐等。大剂量时可出现血压升高、心悸、出汗、面部潮红、呕吐、震颤、心律失常、惊厥，甚至昏迷。抽搐及惊厥患者禁用。作用时间短暂，应视病情间隔给药；运动员慎用。

（刘　洪）

第七章　心血管介入术中监护技术

随着介入治疗技术多领域、多层次的发展，导管室中建立完善的患者监护系统十分重要，很多时候能够监测到早期病情变化，是保证各项介入手术顺畅完成中必不可少的条件，要求护士不仅熟练地掌握仪器使用方法，还要具备良好的监护技术，才能通过仪器监护观察发现病情变化，及时处理，保障普通、急诊、复杂等各项介入手术的顺利开展和完成。

第一节　心电图术中监护

心电图是心脏电活动在人体表面的反映，并通过固定电极记录出的心脏电活动的表现。机体组织和体液都能导电，将心电描记器的记录电极放在体表的任何两个非等电部位，都可记录出心电变化的图像，这种测量方法叫作双极导联，所测的电位变化是体表被测两点的电位变化的代数和，分析波形较为复杂。如果设法使两个测量电极之一，通常是和描记器负端相连的极，其电位始终保持零电位，就成为所谓的“无关电极”，而另一个测量电极则放在体表某一测量点，作为“探查电极”，这种测量方法叫作单极导联。由于无关电极经常保持零电位不变，故所测得的电位变化就只表示探查电极所在部位的电位变化，目前在临床监护心电图时，单极和双极导联都在使用。常规使用的心电图导联有 12 导联。通过这些导联记录出的波形来分析反映心脏兴奋、传导和恢复过程的生物电变化，与心脏的机械收缩活动无直接关系。

心脏传导系统是由特殊分化的心肌细胞组成的，产生并维持心脏正常节律，保证心房、心室收缩和舒张协调。心脏的传导系统包括窦房结、结间束、房室结、希氏束、束支、浦肯野纤维。正常时是窦房结产生激动并通过以上传导系统将这一激动传导到心肌引发心脏机械跳动。心电图是反映心脏兴奋的电活动过程，它对心脏基本功能及其病理研究具有重要的参考价值。心电图可以分析与鉴别各种心律失常，也可以反映心肌受损的程度和演变过程以及心房、心室的功能结构情况。在指导心脏手术进行及指示必要的药物处理上有重要参考价值。然而，心电图并非检查心脏功能状态必不可少的指标。因为有时貌似正常的心电图不一定证明心功能正常；相反，心肌的损伤和功能的缺陷并不总能在心电图上显示出任何变化。所以心电图的检查必须结合多种指标和临床资料，进行全面综合分析，才能对心脏的功能结构做出正确的判断。术中监护就是通过心电图的实时变化提示介入手术对心脏产生的刺激，出现异常心律及心动过缓等不正常心律时，要及时提示暂时停止操作，必要时要使用药物控制不正常心律，才能继续手术。

一、介入术中常见心电图改变

（一）心动过缓

经大量研究证明，明显的窦性心动过缓、窦房传导阻滞均可引起血流动力学变化，患者会出现头晕、不适，严重者可出现晕厥、一过性黑矇等症状。所谓血管迷走性晕厥便是指由于迷走神经张力亢进或交感神经受抑制，出现心动过缓、血压降低及心脏指数降低，在窦性心律时呈持续的、严重的窦性心动过缓，频率一般低于50次/分，常伴有窦性停搏、窦房传导阻滞，在此基础上，常有逸搏、逸搏心律出现。本病由于窦房结的器质性病变，导致起搏或传导功能渐进性衰减，引起一系列心律失常和不同程度的血流动力学障碍综合征。本病病因大多为原因不明的窦房结及其邻近组织退行性变，其次可由冠心病、风湿性心脏病、结缔组织病、心肌炎、心肌病、手术创伤等引起。由于窦房结病变导致心脏起搏功能减退，心率减慢，心脏排血量减少，引起心、脑、肾等主要脏器血液灌注不足，如脑缺血可表现为记忆力丧失、失眠等改变，重者可出现晕厥发作。肾缺血可表现少尿、夜间多尿或肾功能损害。心脏缺血可有轻度心力衰竭甚至肺水肿。心脏介入治疗术中因为患者均有心脏疾患，出现心动过缓便容易引起明显的血流动力学障碍。

（二）房室传导阻滞

完全性房室传导阻滞：①P波与QRS波群相互无关；②心房速率比心室速率快，心房心律可能为窦性或起源于异位；③心室心律由交界区或心室自主起搏点维持。QRS波群的形态主要取决于阻滞的部位，如阻滞位于希氏束分支以上，则逸搏起搏点多源于房室交界区紧靠分支处，出现高位心室自主心律，QRS波群不增宽。如阻滞位于双束支，则逸搏心律为低位心室自主心律，QRS波群增宽或畸形。邻近房室交界区高位逸搏心律的频率常在40～60次/分，而低位心室自主心律的频率多在30～50次/分。导管室患者发生此情况多见于急性心肌梗死，尤其下壁心梗合并房室传导阻滞为紧急并发症之一，由于冠脉急性闭塞，血流动力学直接发生改变，严重者会出现完全性房室传导阻滞，必须快速救治。

（三）期前收缩（早搏）

早搏是指异位起搏点发出的过早冲动引起的心脏搏动，为最常见的心律失常。根据早搏起源部位的不同将其分为窦性、房性、室性和房室交界性四种。其中以室性早搏最常见，其次是房性，结性较少见。早搏可见于正常人，或见于器质性心脏病患者，常见于冠心病、风湿性心脏病、高血压性心脏病、心肌病等，心脏手术或心导管检查时对心脏的机械刺激等。早搏无论是房性、结性或室性均可引起暂时性的血流动力学障碍，使患者出现相应的症状。术中发生频发早搏时，要提示术者给予处理。

（四）房性心动过速

房性心动过速简称房速。根据发生机制与心电图表现的不同，可分为自律性房性心动过速、折返性房性心动过速与紊乱性房性心动过速三种。自律性与折返性房性心动过速常可伴有房室传导阻滞，被称为伴有房室传导阻滞的阵发性房性心动过速。大多数伴有房室传导阻滞的阵发性房性心动过速因自律性增高引起。心肌梗死、慢性肺部疾病、大量饮酒以及各种代谢障碍均为致病原因。洋地黄中毒特别在低血钾时易发生这种心律失常。房性心动过速对血流动力学的影响，可因引起心动过速的病因及心脏疾病的有无、心室率和持续时间的不同而有很大的差异。如果心动过速持续时间延长，即使没有器质性心脏病，亦可引起充血性心力衰竭。房性心动过速可使心排血量降低30%～60%，中心静脉压可增高，当心室率过快时，也可引起休克。

（五）结性心动过速

急性心肌梗死并发房内折返性心动过速者甚少，文献报道2%～7%结性心动过速非心肌梗死所致，但应考虑到心肌梗死可使原有的异常电活动增加。若心率＞160次/分持续时间长者，可使血流动力学明显变化，增加急性期的病死率。结性心动过速可合并2∶1、3∶1房室传导阻滞等，多见于洋地黄中毒。约30%的患者未发现有器质性心脏病。心房内传导速度和不应期的不均一性为房内折返性心动过速的产生提供了必要的条件，折返环路局限于心房，冲动自房内折返环路传出，心房除极的途径逐搏改变，P 波形态有别于窦性且多变。心室除极顺序未变，经房室结-希浦系统除极，因此 QRS 波形态与时限均正常。房内折返性心动过速是由于激动在房内折返而引起的一种期前收缩型心动过速，常表现为突发突止，故又称为阵发性房性心动过速。结性心动过速对血流动力学的影响取决于病因及房室收缩的关系。阵发性结性心动过速，虽然心率较快，但常不会引起明显的血流动力学阻碍。反之非阵发性结性心动过速，虽然心率相对较慢，但往往发生在急性心肌梗死时，常常引起明显的血流动力学障碍，出现血压下降而不稳定。

（六）室性心动过速

发生于各类器质性心脏病，最常见为急性缺血性心脏病（急性心肌梗死、不稳定型心绞痛），其次为心肌病、急性重症心肌炎、心脏瓣膜疾病、二尖瓣脱垂、心力衰竭、药物中毒、QT 间期延长综合征等，偶发于无器质性心脏病患者。临床表现因室性心动过速发作持续的时间、心室率、基础心脏病不同而异。发作时间＜30 s 可无症状或有头晕、心悸、胸闷等症状；发作时间≥30 s 可出现低血压、心绞痛甚至晕厥等症状。其特点为：3 个以上室性期前收缩连续出现，QRS 波宽大畸形，时限＞0.12 s，心律大致规则，心室率在 100～250 次/分。P 波常埋入 QRS 波群内，若能发现 P 波，则有时可见房室分离现象（即 P 波与 QRS 波无关，P 波的频率慢于 QRS 波的频率）、心室夺获现象（即 P 波之后有一个略为提前的形态正常的 QRS 波群）。有时还可见形态介于正常与异位心室搏动之间的 QRS 波群，称为室性融合波。室性心动过速的心电图需与预激综合征伴室上性心动过速、束支传导阻滞伴室上性心动过速、室上性心动过速伴室内差异性传导、快速心房颤动伴束支传导阻滞等鉴别。

室性快速性心律失常时，心室收缩不同步。心脏排血效果差，常有血压降低。术中发生心室扑动，会引起致命的晕厥。分析认为室性心动过速与结性心动过速相同，存在房室分离，其血流动力学改变也是随每次心动而改变的。总体来说，室性快速性心律失常患者绝大多数有较严重的心脏疾病，这类心律失常引起的血流动力学障碍会很明显。心室颤动更是十分危急的情况，此时心室完全失去有效的收缩能力，循环处于停顿状态，如果不能及时抢救，将迅速致命，因此导管室要有良好的除颤设备，每台手术都要调整在快速使用的状态中，备有各种抢救药品，术中一旦发生心室颤动必须迅速救治。

（七）心房颤动

心房颤动（房颤）是成人最常见的心律失常之一，心房发生 350～600 次/分的不规则冲动，引起不协调的心房乱颤，心室仅接受部分通过房室交界区下传的冲动，故心室率 120～180 次/分，节律不规则。房颤分阵发性和持续性，绝大多数房颤见于器质性心脏病患者，其中以风湿性二尖瓣病变、冠心病和高血压心脏病最常见，部分长时间阵发或持久性房颤患者，并无器质性心脏病的证据，称为特发性房颤。房颤时，心房失去有效的收缩功能，心室率如加快，必然对血流动力学带来影响，患者会出现相应的症状。房颤转为窦性心律后，血流动力学便可得到明显改善，其中心房有效收缩力的恢复起着重要作用。

二、术中心律失常的影响

（一）冠状动脉循环

室上性或室性心动过速时，冠脉血流量降低。房性心动过速时，冠脉血流量平均降低约 35%。未经治疗的房颤可使冠脉血流量降低 40%。心房扑动时，如心室率甚快，冠脉血流量可降低；如心室率较慢，冠脉血流量可接近正常。室性心动过速时，冠脉血流量平均降低60%。心室颤动时，冠脉血流量可能为零。偶发的室性或房性早搏，可分别使冠脉血流量降低12%和5%。但如室性早搏较频繁，则冠脉血流量也可降低25%。对冠心病患者，各种快速性心律失常往往可诱发或加重心绞痛，在心电图上紧接早搏后的窦性心律的T波常可发生暂时性的倒置，此现象称为“异位搏动后的T波改变”；又如，在快速性心律失常时，常可见到ST段的压低和（或）T波倒置。在冠脉介入治疗中并发心律失常时均可见到上述情况，这些均与冠状动脉血流一过性减少有关。

（二）脑循环

偶发的各类早搏对脑循环常无明显影响，频繁的房性或室性早搏可分别使脑循环血流量降低8%和12%。极频繁的室性早搏可使脑血流量降低25%。房性心动过速可使脑血流量减少14%，伴随快速心室率的心房扑动或颤动，可使脑血流量降低23%；如此时心室率较快，则可使脑血流量减少40%。室性心动过速时，脑血流量可降低40%～75%。我们体会，脑血管正常者对此种脑血流量降低有较好的耐受性，患者可能不会有头晕等症状；而遇到高龄合并有较重的脑血管病患者，则可能出现由心律失常而引发的脑血流量降低进而出现血管功能不全的并发症和体征。心脏介入术中合并脑缺血最常见的症状有头晕、乏力、视物模糊、半盲或一过性全盲、晕厥、局限性轻瘫痪或瘫痪和一过性精神失常。严重心律失常中的完全性房室传导阻滞使脑血流量明显降低还可引发阿-斯综合征。

（三）肾循环

频繁的房性或室性早搏可使肾血流量降低8%～10%。在房性心动过速、伴有快速心室率的心房颤动和室性心动过速时，肾血流量分别降低18%、20%和60%。文献报道心律失常终止后的几小时，肾血管仍保持收缩状态。肾缺血最常见的症状有少尿、蛋白尿，偶尔也可发生多尿症。

（四）消化系统

心律失常时，机体为了维持重要器官的灌注压，肠系膜血管常发生代偿性收缩。但它与肾血管不同，在心律失常终止后，其血管收缩现象即消失。在快速的室上性心动过速时，肠系膜的血流量降低34%。肠系膜动脉痉挛可产生肠道缺血，患者会出现腹胀、腹痛、腹泻，甚至出现应急性胃出血、溃疡或肠麻痹等症状。

（五）其他

在发生心律失常时，由于心排血量和血压降低，皮肤肌肉内的血管常可反射性地收缩，以维持接近正常的循环血容量，皮肤可显现苍白、湿冷、四肢冰凉，所以从护理上还要注意患者的全身保温。

三、监护方法及重点

（一）导线连接

心脏各项介入手术均需多角度X线投照显影，冠脉造影及PCI时要在影像中观察分析冠脉血管病变，因此心电图监护连接导联时导联线必须避开心脏投照影像区域，并保证不妨碍术者操作。监护时多选用四肢电极，导联线摆放在患者左侧床边，右侧上下肢导联线从患者平卧身下引到右侧。监护时用纽扣电极片分别粘贴在右侧上下肢体的内侧位置并连接导联线，左侧也将电极分别粘贴于左侧上下肢的内侧位置，连接导联线即可。调整监护导联排除干扰，如果射频消融需12导联心电图监护时，再将胸导联V_1～V_6分别粘贴于胸标准位置并连接导联线。调整 12 导联体表心电图并排除干扰。

（二）导联选择

导管室术中监护一定选择 R 波为主导联，以便于监护心电图在手术中实时动态变化；准确发现各种心律失常的发生。常用为Ⅰ、Ⅱ、Ⅲ、aVL、aVF 导联。因 PCI 术中球囊、支架要堵塞病变相应的血管，引发一过性冠脉缺血，监护可选择相应心电图导联观察一过性心肌缺血和缓解后的心电图 ST-T 的变化过程。

（三）扫描速度

监护屏中显示的心电监护扫描常规选 50 mm/s，以利于分析各波之间的关系。如心率过慢，RR 间期拉得过远，可将扫描速度调整为 25 mm/s。在电生理射频消融时为便于分析电位波形可调整为 100 mm/s 或 200 mm/s。

（四）初始记录

患者进入导管室准备接受检查治疗时首先连接好心电图监护，记录下术前心电图，作为此次手术进程中的对照心电图，便于提示术中监护重点。

（五）术中心律失常相关因素见表 7－1。

表 7－1 术中心律失常相关因素

心律失常	相关因素
窦性心动过缓	迷走神经反应、晕针、急性冠脉血管闭塞、压迫止血
频发室性早搏	心绞痛、急性心肌梗死、心肌再灌注心律失常
加速性心动过速	急性心肌梗死、急诊 PCI 术中血管开通后再灌注心律失常
室性心动过速	急性心肌梗死、急诊 PCI 术中血管开通后再灌注心律失常、其他并发症

第二节 动脉压力术中监护

现今更多的临床资料显示在有创的外科手术、麻醉科重症患者抢救及导管室的介入治疗过程中动脉血压监测十分重要。不仅可以通过数字显示动脉血压，同时可以通过波形来分析血流动力学的变化，为诊断治疗提供科学可靠的依据。介入护士在监护中要不断地认识血流动力学改变的趋势，即波形变化比绝对值变化可能更重要。心脏介入术中是经导管直接连接监测系统来进行动脉压的检测，可实时反映每一心动周期的收缩压、舒张压和平均压，并能初步判断心功能，评估心室收缩能力。

一、常用监测方法

（一）传统血压计袖带人工测量法

适用于任何情况（紧急、非紧急）。在没有动脉穿刺时，根据患者情况可随时测量，如发生血压不正常可及时调整用药。缓解病情，顺利完成介入治疗。

（二）便携式体外监护仪

该仪器使用同时可以进行无创血压、氧饱和度、呼吸、心电图监测，既方便又实用，为各项手术安全提供着有效帮助。导管室多用于无动脉穿刺手术时监测生命体征，亦可用于永久起搏器植入术、各种射频消融术、先心病封堵术、儿科介入麻醉监测等，以及重症患者转运途中各项监护。

（三）有创动脉压监测

术前调整生理监护仪，选择动脉压力监测界面，调整相关手术所要测量压力的量程，常用动脉的量程为150～200 mmHg（屏幕显示即为每格15～20 mmHg/计算单位），其他如右心导管测压时量程可使用20～50 mmHg（屏幕显示每格即为2～5 mmHg/计算单位）。

做好术中台上动脉压力监测传出连线与换能器的连接。目前导管室使用多为一次性换能器，操作方法简单，一次性换能器打开递予台上后，将插口端与监护仪测量线插接即可使用；同时与台上配合用肝素盐水将测量系统全程冲洗，并使换能器充盈以排出气体（包括连接管、三通开关、换能器）。测量系统排气时，先将换能器前端三通开关关向大气一侧，便可使输液袋中盐水沿输液管道流向换能器中，充盈盐水排出气体。而后再将已排空气体的换能器前端三通开关关向压力测量系统，此时换能器应通过三通开关调整为与大气相通。校对监护仪测量零点，校准时机器显示扫描线在基线上水平移动，提示数字为零，即收缩压/舒张压/平均压(0/0/0)。之后将三通开关关向大气，通向压力测量系统，即：通大气关压力，通压力关大气。

换能器要摆放平稳，固定位置，并要求以患者腋中线为水平，需随患者胖瘦调整水平，这样可以减少术中动脉压力监测误差。如换能器放置水平高出腋中线时，血压会低于自身血压，如果换能器放置低于腋中线，血压会高于自身血压，产生误差，所以护士工作时也要随时检查换能器的位置，防止换能器位置偏移而影响术中血压变化，要求放置在可以随血管造影机器一起移动的固定架上。

二、正常压力波形

动脉压监护中，了解正常的图像很重要。就像分析心电图，只有知道正常心电图中P波代表心房激动，R波代表心室激动，固定的PR间期为房室传导关系后，才可以从记录的心电图中发现早搏的出现或其他心律失常，并测量分析。动脉压力图形也是这样可以根据记录图形值来测量分析的。

在正常压力波形中，正常动脉压力波分为升支、降支和重搏波。升支表示心室快速射血进入主动脉，至顶峰为收缩压，正常值为100～140 mmHg；降支表示血液经大动脉流向外周，当心室内压力低于主动脉时，主动脉瓣关闭与大动脉弹性回缩同时形成重搏波。之后动脉内压力继续下降至最低点，为舒张压，其正常值为60～90 mmHg。从主动脉到周围动脉，随着动脉管径和血管弹性的降低，动脉压力波形也随之变化，表现为升支逐渐陡峭，波幅逐渐增加。因此股动脉的收缩压比主动脉高，下肢动脉收缩压比上肢高，舒张压所受的影响较小，监测中观察到不同部位的动脉平均压应该是比较接近。

三、动脉压监测意义

（1）收缩压（SBP）：克服各脏器的临界关闭压，保证血液供应。

（2）舒张压（DBP）：维持心脏冠状动脉灌注压。

（3）平均动脉压：是心动周期的平均血压；与心排血量和体循环血管阻力有关系，是反映人体各脏器组织灌注是否良好的重要指标之一。

四、心脏各腔室正常压力参数（表 7－2）

表 7－2 心脏各腔室正常压力参数

部位	压力
右心房	0～8 mmHg
右心室	收缩压 15～30 mmHg 舒张压 0～8 mmHg
肺动脉	收缩压 15～25 mmHg 舒张压 8～14 mmHg
肺毛细管嵌顿	6～12 mmHg
动脉内	收缩压 100～140 mmHg 舒张压 60～90 mmHg
左心室	收缩压 100～140 mmHg 舒张压 5～10 mmHg

五、监测连接方法

导管室介入治疗中动脉压监测连接应当尽可能使导管、连接管、传感器系统简单化，将连接管长度和连接开关数目降低到最小程度，使传出的动脉压为最佳动态图形。目前使用的系统多为手术台上三连三通直接连接导管尾部，其后顺序排列为第一通连接测压连接管，第二通连接测压系统加压冲洗液，第三通连接造影剂。手术开始前由护士把一次性压力传感器无菌包装拆开，同三连三通等材料递予无菌手术台上。由台上术者或者助手将连接管及输液管的另一端分别递予台下护士，接过后保持无菌，分别将其连接在传感器带有三通的前端，再将输液器插入加压冲洗液中，即可连续冲洗测量系统，使整个系统中无气泡存留，以免波形传导时衰减（见图 7－1）。

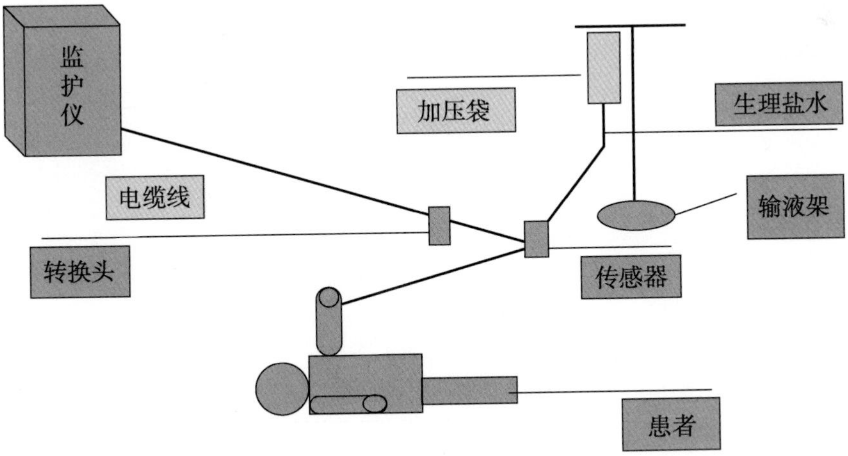

图 7－1 压力监测连接示意图

六、调整机器

首先把生理记录仪调至动脉压监测界面，监视屏显示中有两至三导标准导联心电图和单导联动脉压力显示。根据监测压力的部位调整测量压力数值的量程，动脉压力测量通常选择120～140 mmHg，显示屏中每条线距离之间为 12～14 mmHg。如动脉血压升高，波形已观察不到时，可将量程加大至200 mmHg，每格为20 mmHg，随之波形便会压缩变小，相当于等倍压缩。可根据量程加大波形变小、量程缩小波形放大的测量原理来调整显示心脏各腔室不同的波形。导管室在做右心导管术时量程调整变化使用比较频繁，因为要精确测量各部位压力图形以协助临床进一步诊断。

七、调准测量零点

在开始测量患者的动脉血压之前，必须对监测系统进行排出空气及对传感器进行调零点，定标和定位到水平位置。这一过程的开始步骤是将传感器邻近的开关与大气相通，使压力传感器暴露于大气压，然后按监视器上的“零压力”钮。待压力参考值调至零，此时传感器已具备了周围大气压参考值，借此可以精确测量血管内压力情况。

如果监测中血管传出压力出现异常变化与手术无关时，开始治疗前应当再次检查零点参考值。完成此过程应该很快将传感器与大气相通（即将传感器上的连接开关打开，暴露于空气）。然后观察监视器中压力监测光扫描线是否已在定标的屏幕上显示为与零压力线完全重合的直线，此时需要等待压力数字恢复到零。测量不同部位压力调换测量量程后也需要重新使用上述方法，调整零点后再进行不同部位的压力测量监测。

更重要的是，准确直接测量血压需要掌握调整零压力的同时，注意将传感器定位于患者身体的适当水平，即以患者平卧进行监测时通常以腋中线为水平。术中应当经常检查零点位置和传感器水平，尤其是在患者体位或者传感器位置发生变化时。如在动脉压监测中出现与术中情况不相符的急骤变化，例如突然升高或下降，最常见的主要错误是没有调整零点及传感器漂移后没有重新调零点值，或者体位发生变化后没有将传感器重新放置于腋中线水平。为了避免动脉监护中非正常改变而造成工作状态紧张，要随时检查监测系统的正常工作状态中的每一个环节。

八、压力改变与相关因素

动脉压力降低 < 90/60 mmHg	1. 迷走神经张力过高，情绪紧张 2. 晕针 3. 操作导管时深插冠脉血管 4. 主干病变，开口狭窄 5. 急性心梗，冠脉急性血栓 6. 冠脉穿针 7. 急性过敏性休克 8. 心脏压塞
动脉压力升高 > 160/100 mmHg	1. 长期持续高血压 2. 术前未能及时服用降压药物 3. 紧张 4. 合并原发肾动脉狭窄 5. 术中憋尿 6. 急性左心衰竭

第三节 血氧饱和度监测

一、血氧饱和度的定义

人体血液是通过红细胞与氧结合来携带氧气的，动脉血氧饱和度俗称血氧饱和度，是指红细胞与氧结合达到饱和程度（全部结合）的百分数。

血氧饱和度是反映呼吸循环功能的一个重要生理参数，血氧饱和度监测在临床应用中日趋普遍。在急性心肌梗死、急诊 PCI 术中，导管室各项重症患者抢救中，心肺危重患者、麻醉手术患者、早产儿和新生儿中都有大量应用，以便及时评价血氧饱和度的状态，尽早地发现低氧血症的患者，从而更有效地预防或减少缺氧所致的意外死亡。

二、监测原理

根据光电比色的原理，利用不同组织吸收光线的波长不同而设计。HbO_2 可吸收可见红光（波长 660nm），Hb 可吸收红外线（波长 940nm），一定量的光线传到分光光度计探头，随着动脉搏动吸收不同的光量。光线通过组织后转变为电信号，经微机放大处理后，将光强度数据换算成氧饱和度百分比。

三、使用脉搏血氧仪的注意问题

如果在测量过程中患者肢体的被测部位出现剧烈运动时，将会影响到这种规则脉动信号的提取，从而使测量无法进行。当患者的末梢循环严重不畅时，如休克患者，将会导致被测部位动脉血流减少，使测量不准或无法测量。当外界有强光照射到血氧探头上时，可能会使光电接收器件的工作偏离正常范围，导致测量不准确，因此血氧探头应尽量避免光照射。涂指甲油或同侧手臂测量血压时，会导致血氧饱和度测量困难。

四、影响血氧饱和度监测的因素

传感器位置安置不到位；指甲过长，涂指甲油影响信号测量；强光环境对信号的干扰；休克患者，皮肤温度过低；在同侧手臂测量血压时，影响末梢血管搏动，导致测量困难。

第四节 临时起搏术应用

一、治疗性起搏

1. 缓慢心律，各种原因引起的房室传导阻滞、严重窦性心动过缓、窦性停搏伴心源性脑缺氧综合征（阿-斯综合征）发作或近乎晕厥者。

2. 急性心肌梗死

（1）新发生的室内双支或三支传导阻滞，做预防性起搏。

（2）急性前壁心肌梗死出现二度Ⅱ型或三度房室传导阻滞。

（3）急性下壁心肌梗死伴高度或完全性房室传导阻滞，经药物治疗无效或伴有血流动力学改变者。

（4）严重心动过缓，窦性停搏伴低血压、晕厥、心绞痛、末梢循环不良而阿托品不能纠正者。

3. 各种原因引起QT间期延长，并发尖端扭转型室性心动过速。

4. 原发性室性心动过速、心室颤动、心搏骤停。

5. 阵发性室上性心动过速、心房颤动、心房扑动需行超速抑制治疗。

二、保护性起搏

1. 有慢性心脏传导系统功能障碍者进行大手术、妊娠分娩、心血管造影时。

2. 冠心病者行冠状动脉造影术、左心室造影术、经皮腔内冠状动脉成形术（PTCA）或瓣膜病患者行球囊扩张瓣膜成形术时。

3. 心肌病或疑有窦房结功能不全的心脏病患者行心房颤动、心房扑动或室上性心动过速电复律时。

4. 已用大量抑制心肌的抗心律失常药物又需电击除颤时，可预先安装临时起搏器，以预防电击后心脏静止。

三、起搏方式及安装方法

在X线的电视监视器下，将导管电极送达右心室。若导管电极不易进入右心室，可将导管电极在右心室形成一弧度，或退至下腔静脉，使导管前段进入肝静脉形成弧度后再送至右心房，继而进入右心室心尖部肌小梁处。

四、并发症

有关临时起搏的并发症可以与多种因素相关，包括静脉穿刺损伤、心脏内导联的机械刺激作用、起搏器导联的电活动、血肿、感染或血栓形成、起搏失败。并发症发生率大约在14%～36%，其中大部分是形成穿孔、由电极机械刺激或感染引起的室性心律失常。

第五节　电-机械分离处理

电-机械分离是指心脏有电活动而无有效的机械（泵）作用，常为一种临终的表现，亦为猝死的一种形式。

大体上说，有电-机械分离存在，就意味着心脏及大血管在解剖学方面发生了急剧的变化。在心电图上仍能显示有规律的代表心肌除极和复极过程，但心脏却无有效的收缩，即未完成足够的机械功。这一结果也被称为“泵能力的衰竭”。所以临床上一旦出现电-机械分离者，预后极差，几乎是终末性结局。

电-机械分离的机制可分为三类：

（1）前负荷不足：内出血及急性心脏压塞等。

（2）后负荷不足：如急性流出道阻塞、肺动脉栓塞。

（3）心脏受抑制或泵功能衰竭：急性心肌梗死及心肌病等。

上述因素导致心脏无效收缩，从而不能完成足够的机械功。其电-机械分离常表现为起搏点向下移位，即窦房结的起搏功能逐渐被心房所代替，以后又为房室交界区所代替，接着出现室性心律，最终发生心室停搏。应急措施应为：立即电除颤，心肺复苏。

（侯桂华　辜小芳）

第八章　介入术中紧急情况及处理

由于国内介入治疗领域的整体快速发展，心脏病介入治疗的适应证不断扩大，愈来愈多的高危、高龄、急诊、重症、复杂及一些多器官衰竭的患者进入导管室，接受心脏介入治疗。由于临床病情复杂，又必须进行心脏介入治疗，有时会出现不可预知的紧急情况及并发症、急症。因而会发生平诊转为急诊，经过医护人员的及时救治，又将急诊转为平诊，最终使患者得到理想的治疗。因而导管室护理配合及急诊抢救也愈加重要。

导管室是一个充满了紧张节奏的工作平台，不仅涵盖着临床基础护理技术的应用，同时要娴熟地操作使用多项仪器。做好介入治疗手术中患者的各项监护，需及时观察病情变化，配合进行各项急救措施的实施。心脏介入治疗全过程都是具有高风险的工作，其间随时可能出现预知和不可预知的紧急事件，如血压突然下降、心律突然变慢、恶性心律失常发生、心室颤动、老年人的一过性脑缺血等，重要的是通过仪器监护在最早时间发现，准确判断，备好急救用药和抢救物品，快速准确配合术者在第一时间正确用药和实施处理，就能减少紧张慌乱，使很多急症尽快平缓，之后继续完成治疗，达到预期治疗效果，将患者安全转入病房或 CCU 或带有监护设备的病房。

总之，导管室急、重症护理需要的是精良的护理技术，高度的工作责任心，准确的观察。工作中要经常提示：我看什么？我寻找什么？我能够综合所有观察信息后想到什么？预警什么？提示什么？及时发现病情变化，快速准确配合施救，就能在生死线上挽救一个个生命。导管室时时体现着速度＝效率、时间＝生命的准则。

第一节　术中常见紧急情况及相关因素

表 8-1　术中常见紧急情况及相关因素

紧急情况	相关因素
血压降低＜90/60 mmHg	紧张、晕针、冠脉主干病变、冠脉急性血栓、闭塞、过敏性休克
血压升高＞160/100 mmHg	紧张、长期高血压、肾动脉狭窄、术中憋尿
心动过缓，窦性频率＜40 次/分	迷走神经反射、急性下壁心肌梗死、血管再灌注损伤
心动过速，窦性频率＞120 次/分	紧张、血压高、术中憋尿
心律失常	急性心肌梗死、血管开通再灌注损伤
恶性心律失常——心室颤动	急性心肌梗死、主干病变
心源性休克	急性心肌梗死、左心衰竭
急性心脏压塞	冠脉急性穿孔、房间隔穿刺损伤

第二节　动脉压力术中改变与处理

动脉压力监测是心脏介入手术时必需和首选的。在急诊冠脉介入治疗中尤为重要。介入治疗中无论是操作导管时机械刺激，还是病变本身的严重性，都可以使相关的血管受到严重的血流灌注影响，导致血流动力学发生改变，使监测到的动脉压随之变化。术中动脉压力监测，就是观察当导管进入该血管后，该部位血管内实时血流动力学的动态变化。当某支冠脉血管发生狭窄或堵塞，影响血流速度，血流灌注必然降低，动脉压力会快速降低，会使进行的抢救治疗更加紧急，术者也将暂时停止手术，而采取用药和其他更有效的抢救措施，迅速改善心肌灌注，缓解症状，护士也要准确配合使用药物和器械，完成急救提升和稳定血压。需要提示的是，心脏介入术中动脉压力出现不正常改变会早于体表心电图心肌缺血和患者临床症状。

一、正确连接，避免误差

每一次手术开始时，首先要保证正确连接测压系统，因为术中直接测量动脉血压需要精确地传导和复制导管插入动脉的原始压力信号。监测系统（包括导管、连接管、接头、冲洗装置和传感器）不稳定都会使压力曲线变形，这样不仅会改变动脉压力波形，而且还会改变收缩压和舒张压，造成压力改变的假象。所以应用于导管室的动脉压监测系统要是无衰减的动态系统。编者在日常护理监测工作中的体会是要尽可能地使导管、连接管、传感系统简单化；并将应用于患者监护的连接管长度和连接开关数目降低到最低程度。使动脉压监测达到最佳动态反映。校准机器零点，在开始监测之前，必须对传感器进行调整零点，定标和定位到水平位置。这一过程开始步骤是将传感器邻近的三通开关打开，与大气相通，使此时压力传感器暴露于大气压，然后按监视器上的“零压力”键，待压力参考值调至零，以保证准确传出动脉压力。以上均是导管室重要的专业护理技能，同时可以防止监护中的误差而造成紧急状况发生。

二、动脉压力曲线识别

导管室的护技人员识别动脉监测压力曲线是一项非常重要的基本技能，除掌握正确仪器使用连接、监测数字变化以外，还要掌握压力曲线图形分析。如同心电图一样，一旦出现改变，不但有数字变化，相应部位传出的压力图形亦会出现改变。可以想象，如果监视屏上没有波形显示，只有数字显示，那么压力与心率就会损失很多重要的诊断信息，因为数字显示是要经过机器内部处理识别 3～5 组波形才读出，远远慢于我们的第一直观的反应，只靠机器报数有时容易造成术中危险及紧急事件。因此认识血流动力学改变的趋势、波形变化比绝对值变化（即数值）可能更重要。

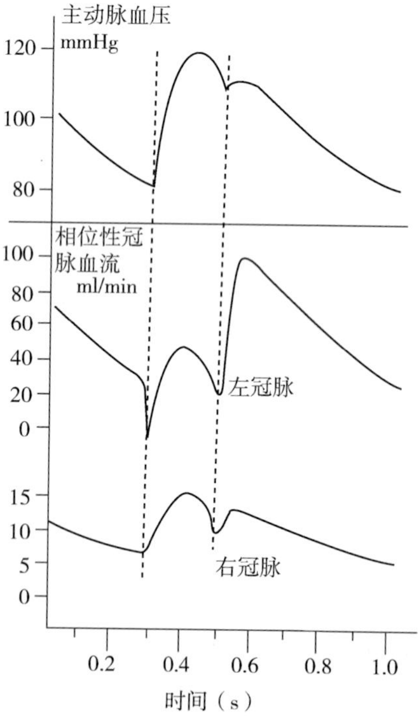

图 8－1　不同动脉压力图形

动脉压波形是由于收缩期左心室血液排入主动脉，然后在舒张期周围动脉将搏出的血排出所致。动脉压波形也可以分为收缩期成分和舒张期成分。收缩期成分在心电图 R 波之后，包括一个陡峭的压力上升支、压力峰和下降支，并且与左心室收缩期射血相应。动脉压波形的下降支受重搏波切迹的影响，反映为收缩期末达到其最低点。

从不同动脉部位同时记录压力波，其形态不同。通常随着动脉压波从中央动脉传到周围动脉，可以出现几个特征性的变化。冠脉压力图形即为上升支陡峭，重搏切迹滞后，舒张末压降低，下降支为斜形向下。而周围血管的动脉压力图形收缩期上升平缓，重搏波切迹较浅，图形略显圆钝（图 8-1）。

三、术中动脉压力图形变化

1. 导管到达冠脉开口前动脉图形如为圆钝，重搏波消失，动脉压数值明显低于正常水平，多为压力监测系统有未排除气泡（图 8-2）。重新调整充水排气，调整零点，再做监测。动脉压图形和数值都会迅速恢复正常。

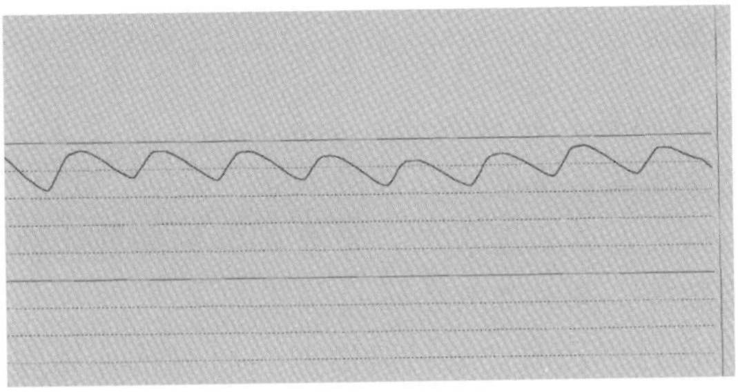

图 8-2　气泡影响压力图

2. 患者伴有周围动脉血管弯曲，术中在调整导管时极度扭曲，受损折曲时传出压力图形振幅锐减，形成尖端锯齿样图形（图 8-3），动脉压力低于正常水平，需及时提示术者要在影像下调整扭曲导管后，更换导管，重新进入体内完成手术。

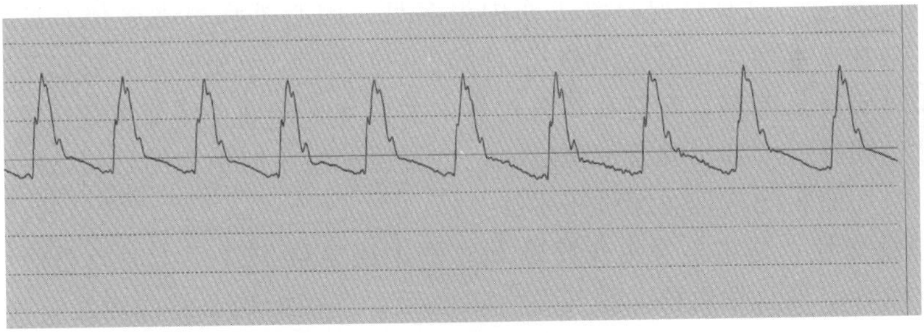

图 8-3　导管扭曲压力图形

3. 动脉压力心室化。冠脉介入术中动脉压图形为单峰，收缩压与舒张压同等、重搏波消失时为动脉压力心室化（图 8-4），极为危险，多为导管深插或开口病变，提示要及时调整导管，防止时间延长，出现术中不良事件发生。

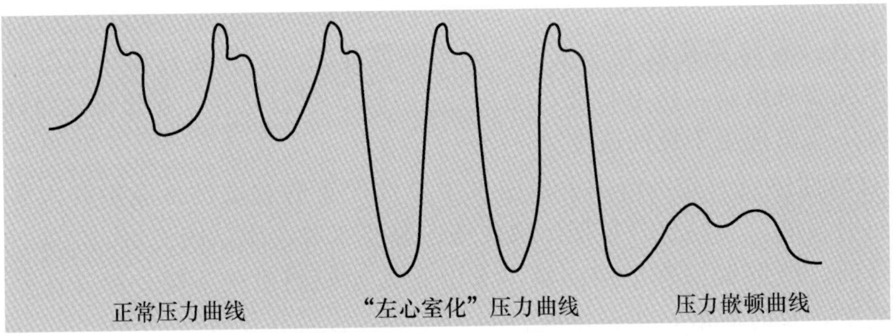

图 8-4　动脉压力心室化

第三节 术中低血压及处理

冠状动脉的介入手术是治疗冠心病的主要方法之一。作为一种有创的诊疗手段，存在一定的手术风险，术中一些严重并发症可以威胁患者的生命，如不及时发现和处理将导致严重的后果。血压急骤降低，连续检测＜90/60 mmHg 或以下水平手术时，无论是术前、术中、术后均为急症。

一、发生血压降低的情况

1. 迷走神经反射性血压降低　精神紧张、局部疼痛、导管刺激、饥饿等均可引起血管迷走反射。临床表现为迅速出现心率减慢、血压下降、胸闷、恶心、呕吐、全身大汗。大多数发作短暂。由于过度紧张，血管极度收缩，使血压突然降低。多发生于女性、老年患者、术前及射频消融中放电刺激等，同时伴有心动过缓出现。

2. 晕针　这部分患者在打麻药时，进针刺激即会出现精神高度紧张，脸色苍白，大汗，心率减缓，血压降低。多发生于年轻人和体质弱、女性患者。

3. 冠脉开口处病变　左主干病变、右冠状动脉近端或前降支近端病变、多支血管病变行球囊扩张和支架置入时容易出现低血压。患者的主干开口处有较严重狭窄的病变，使用正常的造影或指引导管直径偏大，插入时阻塞了相关血管，直接影响血流灌注，也会造成血压急骤降低。压力曲线呈单峰或心室化。

4. 血管开口异常　这种情况日常工作中很多见，因心脏病患者多伴有长期高血压、动脉硬化，使主动脉根部增宽，冠状动脉开口随之移位变形，使用常规导管已不能与其开口同轴，术者操作时要反复调整，有时在调整过程中会使导管深插，堵塞血管，影响瞬间血流灌注，动脉压力急骤降低，抽出导管便可恢复。这种情况发生时不需给药物治疗，配合术者更换合适导管材料，避免超选即可继续手术。

5. 冠脉急性血栓　通常是发生在普通 PCI 手术或急诊 PCI 手术时，靶病变血管或邻近靶病变部位的血管出现急性血栓，使其发生闭塞后，直接影响血管的灌注，血压急骤降低。情况发生后应快速及时配合使用动脉溶栓、盐酸替罗非班氯化钠注射液（欣维宁）、升压药物及血栓抽吸导管。

6. 冠脉慢血流、无血流　国际上已将 TIMI 0 级称为无血流，TIMI 1 级称为慢血流；也有将 TIMI 0～1 级称为无血流，而将 TIMI 2 级称为慢血流。简单来说，只要冠脉 PCI 术中无血流或慢血流直接影响血流动力学改变，即会引发血压急骤降低、心动过缓等急症发生。

7. 冠脉穿孔　冠脉穿孔是 PCI 术中少见的并发症之一，发生后由于部分血液和造影剂流入心包，形成心脏压塞，压迫心脏，使其充盈受限，射血减少，血压随之急骤降低。随着病情加重，血压会出现更不良的改变。

8. 急性过敏性休克　介入治疗手术中发生急性严重的过敏性休克患者大多数是使用造影剂碘过敏而引发的。一些患者早期出现皮疹、黏膜水肿、眼结膜充血、流鼻涕、流泪，随之血压开始降低。严重者没有早期症状，术中无其他原因血压下降，用升压药物作用不明显，应准确判定，及时脱敏，纠正血压。

9. 血容量不足　术前禁食时间过长，术中出汗过多，又未及时补充液体引起血容量不足而出现低血压。

二、低血压处理

相信目前在每一个心脏介入中心工作时，对于每个患者手术中都要严密监测血压、心律、心率、心电图的变化，如果心率>100 次/分或<50 次/分，预示患者血容量不足或微循环失调，容易发生低血压。当导管到位、球囊扩张及梗死相关血管开通时，最容易出现血压下降和心律失常，尤其需要严密注视心电监护和患者反应，如发现异常迅即报告术者，并配合医生进行抢救。在心脏介入手术中，以上任何一种血压降低发生时，护士都要遵医嘱配合台上给予及时快速、准确的处理，避免更严重的事件发生。此时应分秒必争，时间就是生命。

1. 血压降低首先排除导管操作深插和超选影响，及时提示术者快速把导管撤离血管开口，使血流灌注后血压即可回升，稳定后继续手术。

2. 术中急症并发症或血管急性闭塞导致血压降低时，护士要遵医嘱配合台上快速使用药物及导管材料。

3. 经静脉三通将 10～20 mg 多巴胺用 0.9%生理盐水稀释后静脉推注可以快速提升血压。效果不明显时可以加量使用。

4. 根据患者症状及血压恢复情况按千克体重配多巴胺维持量放入注射泵维持注入体内，遵医嘱调整使用剂量，使收缩压、舒张压分别维持在≥90/60 mmHg。可继续完成手术。

5. 快速开通另一较大静脉血管，接好三通，在急救中需要使用更多种药物快速进入体内。如只开通一条静脉血管，在使用多巴胺后，会使静脉血管出现痉挛，无法或很难再次入药，为防止影响抢救，要求护士必须在重症患者治疗时使用套管针，双向可以同时使用或开通双路静脉输液通道。保证抢救用药及时，减少人为混乱。

6. 准备配合使用 IABP 机器，接好电源，调整至使用状态。

7. 按患者身高选择 IABP 球囊导管，身高大于 165 cm 者，选择 40 ml 的 IABP 球囊，身高低于 165 cm 者则选择 34 ml 的 IABP 球囊。IABP 球囊到位后，连接机器。可用心电图 R 波或动脉压力波形触发，要依据患者当时情况，按需搏出。急诊时多为 1∶1。经临床证实，使用 IABP 正常运转后，通常能使患者心排血量增加 20%～39%。对高危患者，预防性植入 IABP 可使 PCI 成功率提高到 95%。

8. 血压降低是由于冠脉内急性血栓而致，护士及时准备血栓抽吸导管及远端保护装置导管材料。必要时递予台上使用。

9. 及时查询患者有无使用 GPⅡb/Ⅲa 受体拮抗剂替罗非班的禁忌证，以及全身情况，有无消化道及脑血管出血病史。

10. 使用 GPⅡb/Ⅲa 受体拮抗剂，按医嘱 3 min 内静脉注射负荷量 10 μg/(kg·min)，如需持续用药，按 0.15 μg/(kg·min) 接好微量注射泵，维持静脉注入。于冠脉内直接推注 GPⅡb/Ⅲa 受体拮抗药物时，遵医嘱准确核对剂量，递予台上。注射器内避免因推注时速度快产生气泡，影响使用。患者离开时，写好标签注明使用剂量及持续使用时间。

11. 必要时及时补充液体，查明患者无心功能不全及其他相关并发症时，情况允许时充分地补充液体可以增加体循环量，并且有助于改善低血容量所致的血压降低。

第四节 术中高血压及处理

一、术中高血压

导管室心脏介入手术开始前或术中患者出现血压增高的情况经常发生。观察表明，临床长期高血压患者、合并肾动脉狭窄患者、老年患者更容易出现血压增高，当患者症状明显时必须使用药物控制才能进行手术。多数患者由于对介入手术理解不够，顾虑较多，精神紧张，手术前一天晚上睡眠欠佳等心理原因引发血压增高。据调查统计，一部分患者进导管室前后收缩压会明显增高 20～30 mmHg。还有原发性高血压患者，误认为手术当日禁食水，没有服用当日降压药物者，会使血压不能控制在理想水平。在我们的观察中冠心病合并肾动脉狭窄的患者出现血压升高更为多见。

因手术时间延长或术中需补充液体、患者憋尿引发血压升高的情况也很多见。如术中血压快速增高＞160/100 mmHg 时，护士有必要提示术者给予处理，待血压恢复平稳后可继续治疗。近年来介入治疗适应证不断扩大使更多的高龄患者接受治疗，老年患者因多数合并其他动脉硬化，若血压快速增高就容易引发其他并发症，如一过性脑缺血引发一过性脑病等。

二、术中高血压处理

1. 快速吸氧。
2. 口服降压药物。舌下含服硝苯地平（心痛定）10 mg 或卡托普利 25～50 mg。
3. 口服药后观察 10～20 min 不缓解可静脉用药。常用乌拉地尔（亚宁定）静脉小壶入药 3～5 mg，根据血压下调情况逐渐加大使用剂量。
4. 协助患者排尿或及时导尿。
5. 必要时导尿，遇有患者不能平卧排尿时，要及时采取导尿措施，防止血压继续升高影响手术进程。
6. 排除心理紧张因素，做好术中心理护理。
7. 高血压引发呕吐时，静脉使用甲氧氯普胺（胃服安）及维生素 B_6。
8. 如有脑病发生，出现昏睡现象时要及时唤醒患者，并保持呼吸道通畅。

第五节 术中心率改变及处理

心电图监护可以通过心电图波形直接了解心跳起源点、频率快慢、传出途径、传导顺序及传导比例、何种心律不齐、严重心律失常和心肌缺血部位等。

为此患者在做任何介入手术前必须正确连接体表心电图，选择 R 波向上导联监护，一般为在Ⅰ、Ⅱ、Ⅲ或Ⅰ、Ⅱ、aVL 导联中选定，不选择胸部导联。心电图导联连线时应避开心脏区域，以防电极导联线影响心脏各部位或冠脉血管影像。监护扫描速度选择 50 mm/s。在接好电极后要记录患者初始心电图，以便作为术中监护改变的对照。随着手术进程，护士的实时监护就是台上术者的“另一双眼睛”。

一、心动过缓

心动过缓常伴有血压降低，据统计占ST段抬高型心肌梗死（STEMI）相关心律失常的30%～40%，特别是下壁STEMI前1 h内和右冠脉梗死后再灌注者。其他原因是副交感神经活性（即迷走神经张力）的增加，如紧张、晕针、术后拔管、止血等引起。上述因素于术中单独或者共同起着作用，有的是因合并使用药物导致窦性心动过缓。窦性心动过缓或其他起搏点发出节律的心动过缓在心脏介入手术中都是急症，一旦出现要配合及时救治。

二、心动过缓处理

心率的快慢与心律性质的变化要在第一时间提示处理，才能避免危险因素。

1. 遵医嘱静脉三通处直接推注阿托品（0.5～1 mg），最好术前将阿托品药用0.9%生理盐水稀释成一倍（可以避免阿托品使用中的副作用）。静脉推注药物，心率可快速提升。

2. 伴有低血压者，遵医嘱迅速于静脉三通处推注相关升压药物。

3. 若心率继续无法迅速提升，要及时配合台上使用临时起搏器，起搏导管及动脉鞘递予台上。

4. 调好临时起搏器的起搏频率，一般超出自身心率5～10次/分。调整起搏中的输出及感知。

5. 起搏导管完全放置稳定后，将输出尾线正负极准确与临时起搏器连接。

6. 开启临时起搏器后，触发信号应在每个心动搏出R波前触发。

7. 确定获得满意起搏心律后，将临时起搏导管台上部分用无菌钳夹在消毒巾上。台下延长部分随起搏器放在患者无操作一侧，防止滑落。

8. 心律恢复后准备其他导管材料，配合手术继续完成。

经过以上措施的救治，如不伴有更严重的并发症，血压、心率都能迅速提升，对预后没有不良影响。有些患者会在用药时有一过性阿托品副作用，如面部潮红、口干、心慌等，遵医嘱可加速补充液体，给患者饮适量水等处理，能够尽快使患者症状缓解，情绪平稳配合手术进行。

三、窦性心动过速处理

常见的术中窦性心动过速往往和血压升高同时出现，由手术前情绪不稳定、对介入治疗有心理负担造成休息不好以及手术时间延长、患者憋尿等原因引起。待耐心解释和正确心理护理，及时辅助排尿后，症状可自行缓解，心动过速便可减慢。合并血压升高的患者，配合用药血压平稳后，心率相对亦会平稳恢复。需要警惕的是发生在一些危重、急诊患者手术中的其他心动过速。

第六节 心律失常的处理

在危重、急性心肌梗死PCI介入治疗时，开通梗死血管后出现再灌注心律失常。多见阵发性室上性心动过速、加速性室性心动过速、非阵发交界性心动过速，严重的出现室性心动过速、心室颤动。研究表明，急性心肌梗死患者发生心律失常可以是预后不良的预测因素。心律失常在急性心肌梗死患者中很常见，尤其是在症状出现的早期，房性心律失常的原因有交感神经的过度激活、心力衰竭或房室瓣功能不全造成的心房牵张、心包炎导致的心律失常和心房梗死。室性心动过速的原因包括跨膜静息电位降低、梗死组织与非梗死组织间不应期差异造成的折返和局灶性自律性增高。自主节律可能只是一种再灌注心律失常，在再灌注治疗年代很常见，并不提示心室颤动发生的危险会增加。因此最佳处理应该是观察数分钟，待血流动力学稳定后心律可恢复正常，而不提倡为预防更恶化的心律失常，开始抗心律失常治疗。护士密切配合观察血管开通后再灌注的心律变化，做好各种抗心律失常药物使用的准备是十分重要的。

急性心肌梗死时室性心动过速的定义：非持续性心动过速持续时间＜30 s，持续性心动过速持续时间＞30 s，发作时如迅速引起血流动力学改变需立即处理。根据心电图表现，室性心动过速可分为单形性或多形性。虽然术中经常可见单形性或多形性非持续室性心动过速的短阵发作（＜5 次搏动），但现代流行病学资料并未显示其与持续性心动过速或心室颤动相关，因此没有证据进行预防性治疗。

加速性室性自主心律的心电图特点是增宽 QRS 波，其前无 P 波，并无固定的 PR 间期，较心房率快的规整的节律，频率＜100 次/分。加速性室性自主心律没有治疗的指征，抑制这种心率可能导致血流动力学紊乱。

在这些理论指导下，护理人员应心中有数，减少紧张和慌乱。当急性心梗冠脉开通时，配合观察心率、心律、血压改变，同时随时准备使用以下相关药物和实施治疗措施：

1. 抽吸利多卡因，必要时遵医嘱使用。

2. 抽吸阿托品、多巴胺，必要时遵医嘱使用。

3. 静脉加速补充液体，增加灌注改善循环。

4. 准备好除颤器，必要时使用临时起搏导管。

第七节　心室颤动的处理

心室颤动在心脏介入的任何一项手术中发生都是最为严重的恶性心律失常。急性心梗和危重患者的 PCI 术中发生率更高。所以护士配合监护和抢救是十分重要的。

在手术进程中如心电图监护出现连续室早应立即提示术者处理，否则一旦出现短阵或持续室性心动过速、QRS 波形宽大而不规则，几秒钟即会转为心室颤动，即介入术中最严重的心律失常。当然每一位医护人员都不希望噩梦出现，在能够预防的情况下一定做到不发生，但治疗和并发症是一对永恒的矛盾。一旦发生，每一位参加者首先应具备的是头脑清楚、抢救技术娴熟，台上台下医护人员紧密配合，便可以让一场噩梦尽快醒来，使患者转危为安，并得到预期治疗效果。

1. 心电图出现异常立即提示台上术者，迅速将体内引起刺激的导管材料撤离血管，尽快改善心肌血流灌注或防止机械再刺激。

2. 患者有意识时，嘱其用力咳嗽，起振动胸廓作用，帮助心脏规律运动。

3. 患者意识不清时，协助术者叩击胸部，胸外按压可以帮助转复。

4. 护士把抽吸好的抢救药品（阿托品、多巴胺、利多卡因等）摆好置于静脉入口最近处，遵医嘱即时使用。

5. 迅速准备快速除颤，暴露患者胸部，涂好导电糊，并预防除颤时皮肤灼伤。

6. 遵医嘱进行心外除颤，观察转复情况反复除颤，一般 1～2 次除颤后即可转复窦性心律。

7. 准备临时起搏器及导管材料，必要时递予台上，配合起搏。

8. 及时使用各种急救用药。随时调整进入体内剂量。防止代谢性酸中毒，必要时术中要遵医嘱给予碳酸氢钠快速静脉注入。

9. 配合继续手术治疗的各项准备工作，铺设无菌台，及时补充导管材料、支架。当心室颤动是由冠脉急性闭塞所致，一旦冠脉开通血运重建后，心室颤动即会恢复。

10. 准备 IABP 机器及 IABP 导管材料，必要时使用。

第八节　心源性休克的处理

心源性休克也是急性心肌梗死的严重并发症之一，其死亡率高，因此无论平时临床工作时还是在导管室都应及早发现和及时处理，可以挽救生命。一部分急诊 PCI 患者往往由于病情危重会在导管室发生急性左心衰竭致心源性休克。因此，了解这方面的治疗措施是对护理工作的延伸和提高。

目前在充血性心力衰竭或低血压患者进行 PCI 手术治疗时，及早插入肺动脉导管，测量血流动力学参数，可以早期诊断休克前状态，同时护士配合给予治疗中的护理，可以避免术中心源性休克的发生。据报道，急性心肌梗死伴血流动力学不稳定情况下，包括低心搏、低血压、持续性心动过速、肺水肿和严重心源性休克，肺动脉导管可以区分以下不同临床情况，指导治疗：第一种情况，血管容量不足，导致左侧心脏充盈压力降低；第二种情况，由于广泛的左心室功能不全，血管内容量和左侧心腔充盈压力增高；第三种情况，由于右心室梗死，右心房压力升高，导致左侧心腔充盈下降。

1. 配合治疗以上第一种情况，静脉输入适量生理盐水迅速扩容，可缓解病情。

2. 配合治疗第二种情况，静脉使用利尿剂静脉注射呋塞米（速尿）20～40 mg，可快速缓解患者的容量负荷。

3. 伴血压增高患者遵医嘱给予血管扩张药物，如硝普钠 50 mg，加入生理盐水 50 ml，配注射泵静脉持续滴入，初始量 0.5 μg/(min·kg)，根据血压及心力衰竭症状调节药物使用剂量。血压高者可使用乌拉地尔（亚宁定）小壶滴入 5～10 mg。

4. 高浓度吸氧或酒精湿化吸氧。

5. 遵医嘱毛花苷 C（西地兰）0.2～0.4 mg 加生理盐水 20 ml 静脉输入，呋塞米 60 mg 静注。

6. 同时做好留置导尿。

7. 遵医嘱必要时给予吗啡 3 mg 加小壶静脉注入，或吗啡 5～7 mg 皮下注射。

8. 备好静脉用氨茶碱需要时静脉及时使用。

9. 严密观察呼吸及氧饱和度。随时准备使用呼吸机。

10. 严重者抢救时准备使用 IABP 机器，护士配合导管材料，根据患者身高选择 IABP 球囊。球囊放置好连接机器，按需调节反搏频率。

第九节　急性心脏压塞的处理

当今是介入治疗快速发展的时代，各种先进的介入技术已成为心脏病最有效的治疗方法，随着术者的经验积累，并发症发生率也大大降低。但由于一些治疗程序复杂，有些患者合并先天畸形和长期动脉硬化造成的血管扭曲变形，使得血管开口移位、投影影像变位等，使术者使用常规导管材料或按常规影像跟踪判断治疗时，受到以上各种异常因素的影响，可能出现相关并发症。并发症的出现增加了手术的紧急性，需要医护人员的大力合作，采取有效措施，冷静处理，使患者转危为安。

急性心脏压塞可以发生在电生理射频消融时电极导管误入并损伤冠状静脉窦、左心耳腔壁薄张力低的部位；临时起搏导管放置在右心室壁较薄部位；PCI中常见原因是冠状动脉穿孔，一般发生在选择使用硬度较高的指引导丝，做完全性血管闭塞时。偶尔发生扩张时球囊破裂以及球囊型号选择超过参考血管直径（球囊直径/参考血管直径≥1.3，穿孔发生率较高）、高压释放支架、支架后高压扩张、旋切、旋磨、激光成形术等时。这些原因造成冠脉穿孔后，使部分造影剂和血液渗入心包，引发了术中急性心脏压塞发生。如不能及时发现、救治，则会造成严重后果，甚至危及生命。

急性心脏压塞发生时患者症状是血压降低、心慌憋气、烦躁等，超声心动图发现心包积液阴影区，X线透视心脏收缩运动减弱。

一旦确定诊断立即处理：

1. 遵医嘱迅速静脉注入抢救药物，阿托品、多巴胺维持正常心率、血压，同时补充液体。

2. 立即心包穿刺，为台上提供6 F动脉鞘，猪尾导管或双腔、三腔静脉引流管，穿刺针及50 ml注射器。

3. 配合X线透视指引，造影剂指示下进行剑突下心包穿刺迅速可靠，成功后可在补充胶体或晶体液体的基础上，将部分从心包引流出的血液直接经股静脉补入体内。

4. 备好临时起搏器和起搏导管，必要时使用。

5. 若冠脉穿孔封堵处理时，准备相应球囊递予台上，在确保指引导丝稳定的基础上，台上可采用灌注或普通球囊延时加压封闭损伤处，使其局部形成血栓，可防止更严重的压塞。

6. 准备鱼精蛋白，必要时冠脉内使用10～30 mg。同时观察凝血时间，ACT＜200 s，是对抗肝素逆转抗凝减少出血的辅助治疗。

7. 准备带膜支架冠脉血管局部封堵，一般适用于冠脉血管直径大、弯曲小、无大分支处。

8. 及时与心脏外科联系，经紧急处理后观察，如继续出血，血压降低难以维持正常水平、症状恶化时，立即协助转入外科手术。

9. 经过以上措施症状缓解，血压稳定后转入CCU继续治疗、监护至拔出引流管。

（侯桂华）

第九章　冠状动脉造影术的护理

冠状动脉粥样硬化性心脏病（冠心病）是最常见的心血管疾病。冠状动脉造影术作为冠心病诊疗的最主要方法已在临床应用多年。尤其自 1977 年 Gruentzig 在世界上进行了第一例经皮腔内冠状动脉成形术（PTCA）后，冠脉造影术被赋予了更强的生命力，使冠脉造影术不只用于冠心病的诊断，其最终目的是使冠心病患者康复。

第一节　冠状动脉解剖学

一、冠状动脉常用缩写

左冠状动脉（left coronary artery，LCA）
左主干（left main，LM）
左前降支（left anterior descending，LAD）
对角支（diagonal，D）
间隔支（septal，S）
左回旋支（left circumflex，LCX）
钝缘支（obtuse marginal，OM）
右冠状动脉（right coronary artery，RCA ）
后降支（posterior descending，PD）
左室后支（left posterior ventricular，PL ）

二、正常冠状动脉的解剖

冠状动脉分为左、右冠状动脉，分别起源于升主动脉的左冠窦和右冠窦。左冠状动脉开口于左冠窦内者占 92%，8%开口于窦外。左冠状动脉发出至主分支前的血管段称为左主干（left main，LM），其长度变异较大，可在数毫米至数厘米之间（0.2～4 cm），多在 0.6～1.0 cm 之间，超过 1.6 cm 和无左主干者均少见。左主干正常走行于左心耳与肺动脉主干起始部之间，行至前室间沟时分为前降支和左回旋支，有时在两分支中间发出第三条分支叫作中间支（图 9－1，图 9－2）。

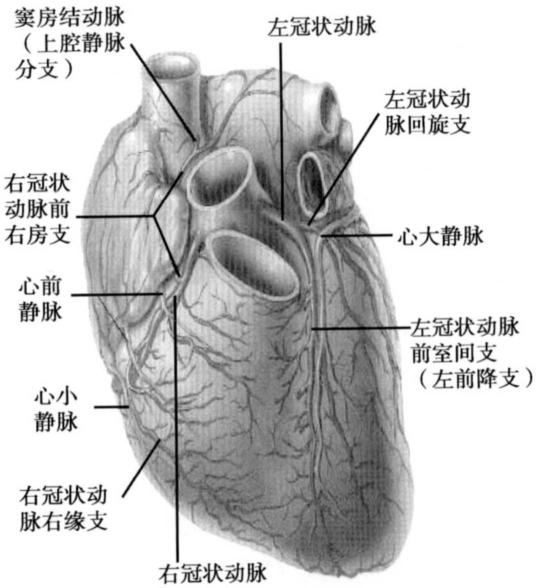

图 9－1　冠状动脉和心脏静脉正面观

前降支为左主干的直接延续，从左主干发出后弯向肺动脉圆锥的左缘，随即进入前室间沟，绕过心尖，终止于膈面。前降支通常供应左心室、右心室前壁及室间隔前 2/3 的血液。其分支分别向三个方向发出，即对角支（左室前支）、右室前支和前间隔支。

回旋支与前降支延续于左主干，不同的是，回旋支几乎呈直角起自左主干，并沿左房室沟走行，先向左，然后从前向后，终止于心脏的膈面。左回旋支主要供应左心房壁、左心室外侧壁、左心室后壁的一部分。主要分支血管有钝缘支、左室前支、左室后支、左房支或窦房结支。

右冠状动脉开口于右冠窦者约 94%，约有 6%开口于窦外。右冠状动脉发出后走行于右房室沟内，供应窦房结、右心房、右心室前后壁及左心室膈面。右冠状动脉依次分出窦房结动脉、右圆锥支、锐缘支、右室前支、右房动脉、左室后侧支及后降支。

人类心脏中约 85%是右冠状动脉优势型，8%是左冠状动脉优势型，7%是冠状动脉均衡型。根据哪一侧冠状动脉供应室间隔和左心室的膈面部分来判断冠状动脉的优势。

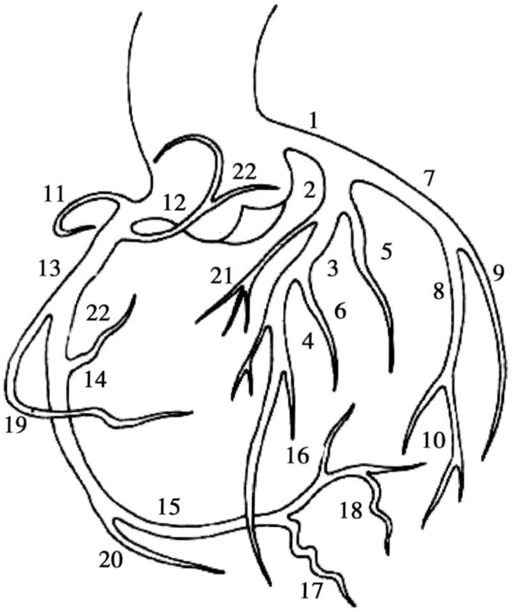

图 9-2　冠状动脉血管树解剖示意图

1. 左主干	2. 前降支近段	3. 前降支中段	4. 前降支远段
5. 第一对角支	6. 第二对角支	7. 回旋支近段	8. 回旋支远段
9. 钝缘支	10. 后降支	11. 窦房结动脉	12. 圆锥支
13. 右冠状动脉近段	14. 右冠状动脉中段	15. 右冠状动脉远段	16. 房室结动脉
17. 后降支	18. 左心室支	19. 右心室支	20. 锐缘支
21. 室间隔穿支	22. 左心房支		

（一）左主干（LM）

起源于主动脉根部左冠窦上部的中央，向左或后伸展，长 0.2～4 cm，行至前室间沟分为左前降支和左回旋支，有时发出中间支。

（二）左前降支（LAD）（图 9-3）

沿前室间沟走行，下行至心尖或绕过心尖，止于膈面。供应大部分左心室、心尖部、右心室前壁及室间隔前 2/3 的血液。

间隔支（S）：12～17 支，几乎成直角发出，第一室间隔穿支较粗大，越接近心尖部越细小。

对角支（D）：成锐角发出，位于左心室表面，一般有 2～6 支，相互平行，自近端至心尖，逐渐变细小。偶然一支粗大的对角支可以与前降支相似或更粗大。

（三）左回旋支（LCX）

几乎成直角起自 LM，向后下至左房室沟，止于膈面。

钝缘支（OM）：1～4 支。第一钝缘支较粗大，其后的 LCX 明显变细。供应左心房、左室外侧壁及前上壁的血液。

左室前支：1～3 支。在左心室前壁分布。

左室后支：最多达 6 支。根据冠状动脉的优势情况而定。

左心房支：提供大多数心房血供。

（四）右冠状动脉（RCA）（图 9－4）

起源于右冠窦中部，行于右房室沟内。供应右心房、右心室前壁与左心室后下壁的血液。

圆锥支（CA）：为第一分支，约半数发自 RCA 开口前方 1～2 cm 处，沿右心室圆锥部到达肺动脉瓣。

窦房结动脉：约 50％的窦房结动脉起源于 RCA 近端右上方，与圆锥支径路相反。

锐缘支（AM）：较粗大，行向心尖，供应室间隔。

RCA 远端分为 2 支：①后降支（PD）：于室间沟内下行至心尖；②左室后支（PL）：进入心肌呈 U 形，然后下行至心尖时发出 1～2 分支供应左心室后部。

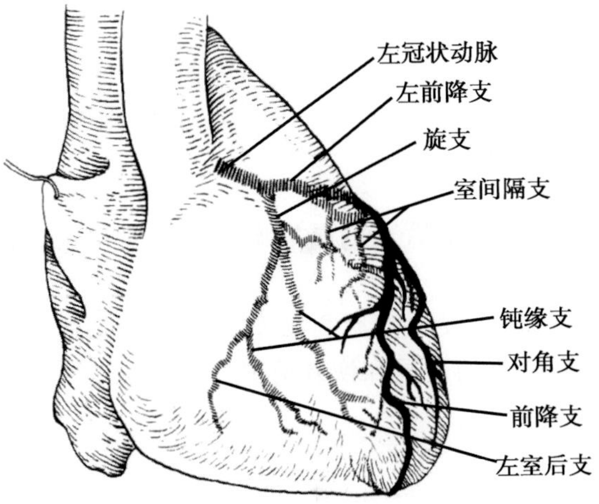

图 9－3　左冠状动脉解剖

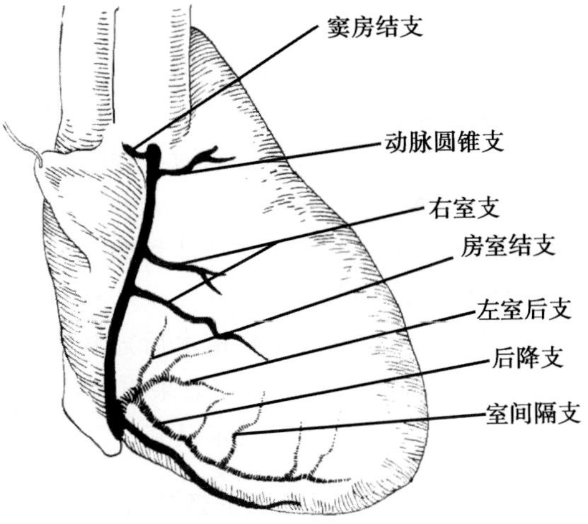

图 9－4　右冠状动脉解剖

第二节　冠状动脉造影的适应证和禁忌证

一、选择性冠状动脉造影的适应证

- 对冠状动脉疾病的确诊和左心室功能损害的确诊。
- 各种血管重建术前了解冠脉病变情况和左心室功能情况。
- 评价血管重建术的疗效。

（一）用于诊断目的为主

1. 临床上难以确定诊断的不典型胸痛，无创性检查不能确诊者。
2. 有典型的缺血性心绞痛症状。
3. 心电图有异常改变。
4. 原发性心搏骤停经心肺复苏成功。
5. 不明原因的心功能不全及心律失常。
6. 介入或旁路移植术后反复发作的心绞痛。
7. 怀疑有冠心病但无症状，对于特殊职业者需要做出准确诊断。

（二）用于治疗目的为主

1. 已明确诊断冠心病，欲行介入治疗或外科旁路移植术。
2. 急性心肌梗死。
3. 无创性检查显示心肌缺血伴有明显的危险因素。
4. 陈旧性心肌梗死。
5. 各种血管重建术后持续心绞痛发作。
6. 心脏瓣膜疾病患者欲行换瓣术前，年龄大于45岁，以了解冠脉血运情况。
7. 先天性心脏病可能合并的冠脉异常。
8. 欲行化学消融术或胸外科手术前梗阻性肥厚型心肌病。
9. 其他大手术前需要排除冠心病。

（三）用于评价目的为主

1. 预后　评价冠状动脉功能性改变、各种血管重建术后冠脉循环血流的恢复情况、心脏功能及侧支循环建立情况。

2. 随访　介入或旁路移植术后冠脉血流情况及是否发生冠脉再狭窄，急性心肌梗死溶栓后冠脉再通情况，评价治疗效果与冠状动脉粥样硬化的进展和恢复情况。

3. 科研　评价各种新技术及新产品的临床效果。

二、急诊冠状动脉造影的适应证

1. 反复发作的不稳定型心绞痛。
2. 急性心肌梗死需立即行介入术或旁路移植术。
3. 急性心肌梗死后反复发作胸痛，心律失常，药物难以控制，需立即行介入或旁路移植术。
4. 各种血管重建术后疑有冠状动脉内亚急性血栓形成。
5. 急性心肌梗死伴有心源性休克等并发症，应尽早行血管再灌注治疗，术前了解冠脉情况。

6. 剧烈胸痛与急性心肌梗死鉴别。

三、禁忌证

冠状动脉造影应用非常广泛，一般无绝对禁忌证。在临床上根据情况的相对禁忌证有：

1. 未能控制的心功能不全。
2. 严重肝、肾功能障碍。
3. 发热性疾病及重度感染性疾病。
4. 造影剂过敏。
5. 急性心肌炎。
6. 出血性疾病。
7. 未纠正的低钾血症。
8. 预后不好的心理疾病。

第三节　冠状动脉造影围术期护理

一、冠状动脉造影手术的基本流程

1. 冠状动脉造影手术申请单经主治医师填写后送至导管室，申请单上要注明一般情况（申请手术日期、姓名、年龄、性别、住院号、患者及家属是否签字、做过何种相关检查等等）。

2. 心导管室接到申请单后，安排手术日期。术者在手术之前探访患者，了解患者病情及患者一般情况。

3. 手术前通知病房再次确认手术日期、患者姓名、病房、床号等。

4. 心导管室确认机器运转情况，当班护士确认各种仪器、供氧装置等是否正常，手术用品、一次性导管、抢救药品是否齐全等。

5. 接患者入室，再次确认患者及了解患者病情（详见巡台、辅助、监测护士的工作要求）。

6. 手术开始，巡台、辅助、监测护士按照工作要求各司其职，严密观察患者情况，并及时向手术者报告心率、心律、血压等生命体征变化。

7. 冠状动脉造影手术后，患者返回病房之前，在导管室观察及压迫止血期间，严密观察患者情况（意识、病情、手术伤口情况等）。

8. 患者由专人护送返回病房，并向主管医生及护士交代手术情况及术后注意事项。

9. 各班护士按照不同职责要求完成工作。

二、冠状动脉造影术前准备

有些患者对此项检查存在一定的思想顾虑和紧张情绪，所以在术前给患者讲解冠状动脉造影可能解决的问题，术中主要操作过程、方法是很重要的，这对患者充分理解该项检查的必要性、危险性和对于术中配合都大有益处。因冠状动脉造影对患者会造成一定的不适，除在术前给患者讲清主要操作步骤外，还应给患者讲清这些不适的原因和克服的方法，并指导患者做必要的练习，使患者在术中密切配合。术后患者需要平卧，需要在床上排尿，故在术前可嘱患者做平卧位排尿训练。这些都可以帮助患者树立信心，消除顾虑和恐惧心理，顺利地完成手术。

1. 患者准备

（1）完善各项术前有关检查，如心电图、超声心动图等。

（2）向患者及家属交代手术风险、术前的准备、术中配合事项，签写手术知情同意书。

（3）手术穿刺部位局部备皮（双侧）。

（4）完成常规化验。

（5）术前适当进食、水，不宜过饱。

（6）术前当晚尽量保证充足睡眠。

2. 医生准备

（1）术前病例讨论，了解患者一般情况，提出诊断意见和检查目的。

（2）核实患者检查结果和有无手术禁忌证。

（3）术前访视患者，回答患者、家属的疑问。

3. 护士准备

（1）术前了解患者病情。

（2）术前探视患者，解除患者思想顾虑。

（3）准备术中所用造影剂、器械、敷料等。

（4）准备好术中所用一切用物以备用。

（5）准备术中抢救药物、除颤器、心电血压监测仪。

4. 操作治疗车上准备的药物

（1）肝素盐水：500 ml 生理盐水加入肝素 1 000 U。

（2）1%或 2%利多卡因：5 ml 或 10 ml。

（3）肝素：2 000 U（0.32 ml）。

（4）硝酸甘油：150～200 μg。

5. 操作治疗车上准备的器械

（1）JL 造影导管。

（2）JR 造影导管。

（3）造影导丝。

（4）动脉鞘。

（5）穿刺针。

（6）造影手柄或三联三通、环柄注射器、一次性输液器 2 个、压力套装。

（7）压力延长管。

（8）20 ml 注射器 1 个。

（9）10 ml 注射器 1 个。

（10）5 ml 注射器 1 个。

（11）2 ml 注射器 1 个。

（12）无菌包内：

大包皮 1 个

大腹洞单 1 个

中单1个/治疗巾5个
手术衣3件
手术刀片及刀柄
蚊式血管钳1把
大卵圆钳2把，用于皮肤消毒
大治疗盘1个，用于放置导管及器械
大换药碗1个，用于冲洗导管
中换药碗2个，用于盛装盐水和肝素盐水
小治疗碗1个，用于盛装麻药
中弯盘2个，用于盛装手术器械和消毒纱布
无菌防护罩3个（用于机头、铅屏、机器操作盘）
纱布若干

（13）无菌手套。

6. 抢救物品准备

除颤器、心脏起搏器、主动脉内球囊反搏泵、吸痰器、抢救车（气管插管、喉镜、面罩、简易呼吸器、开口器、舌钳、牙垫、血压计、听诊器、吸痰管）。

7. 抢救药品准备

（1）升压药：多巴胺、间羟胺（阿拉明）、去甲肾上腺素、肾上腺素、异丙肾上腺素、酚妥拉明等。

（2）呼吸兴奋药：尼可刹米（可拉明）、洛贝林。

（3）心血管系统药：阿托品、维拉帕米、利多卡因、肝素、普罗帕酮、毛花苷C（西地兰）、硝酸甘油、硝苯地平（心痛定）、硝普钠、罂粟碱、尿激酶、鱼精蛋白、血小板糖蛋白Ⅱb/Ⅲa受体拮抗剂、氯吡格雷（波力维）、拜阿司匹林等。

（4）镇静药：安定、哌替啶、盐酸吗啡、氯丙嗪等。

（5）抗过敏药：异丙嗪、地塞米松等。

（6）利尿药：呋塞米（速尿）等。

三、冠状动脉造影术中配合

1. 巡台护士的工作要求

（1）术前了解病情，准备造影时所需的器材、敷料、一次性导管以及设备、仪器、药品。

（2）接患者入室，核对确认患者一般情况（姓名、床号、住院号、造影剂过敏情况等）。

（3）嘱患者不要紧张，安慰好患者，解除患者紧张情绪。

（4）协助患者摆好体位，暴露术区，建立通畅的静脉通路，必要时给予吸氧。

（5）为术者做好皮肤消毒的准备，打开手术包，与辅助护士一起准备术中所用的无菌物品、一次性导管材料、所需药物等。

（6）监督手术人员正确执行无菌技术要求。

（7）及时准确执行术中医嘱，做好记录，随时为术者提供需要的物品，留存并严格登记所使用的一次性耗材。

（8）严密观察病情，经常检查输液是否通畅并及时纠正，需要抢救时做到迅速、快捷、准确。

（9）冠状动脉造影结束后，整理、清洗术中所用的器械，包好手术器械包待消毒。如遇传染病例，按照感染隔离要求特殊处理。

（10）补充术中所用药品，清理术中使用的一次性耗材，做好一次性耗材毁型工作并做好登记。

（11）核对术中用物及核对一次性耗材记账。

（12）与辅助护士负责室内卫生。

2. 辅助护士的工作要求

（1）术前为术者及助手做好更衣、刷手准备。

（2）患者入室后，协助患者上手术台，连接心电图，摆好体位，适当遮挡患者。

（3）协助术者穿好手术衣，配合术者铺单，连接压力监测等。

（4）术中严密观察病情变化，随时做好配合抢救的准备。

（5）术后协助包扎伤口，搬移患者到平车上，在患者等待观察期间，严密监护患者的情况。

（6）整理术中所用物品，配合一次性耗材毁型工作，补充术中所用药品。

（7）负责清扫、消毒房间等。

3. 监测护士（放射、心电技术员）的工作要求

（1）术前了解病情，准备术中所需要的光盘，确保资料的完整。

（2）打开机器，检查机器运转情况，做好机器运行的登记。

（3）（机器、登记本上）准确输入患者各项资料。

（4）术中随时观察并记录心电图及压力曲线，一旦有变化及时通知术者并做好记录，随时配合，投入抢救。

（5）术中随时记录造影过程，根据术者要求正确回放，对造影资料进行编号、刻录、存档，对造影资料妥善保管。

（6）负责术中用物、一次性耗材记账并负责领取患者术中用药。

（7）术后整理仪器，清洁保养机器。

（8）负责放射防护用品的使用，术中监督手术人员是否严格执行放射防护要求。

（9）负责机房内卫生。

四、冠状动脉造影术后护理

冠状动脉造影手术后观察患者穿刺部位、血压、心电，无异常后可安返病房。返回病房后仍应严密观察患者意识、神志、情绪、表情、血压、心率、心律等多项指标并观察伤口敷料有无渗血、渗液及双足背动脉搏动情况。叮嘱患者多饮水以促进造影剂排出。如病情有变化迅速通知医生随时做好应急处理及配合抢救的准备。

第四节　冠状动脉造影手术操作

一、股动脉穿刺方法

1. 消毒　常规消毒双侧腹股沟区皮肤。消毒范围上至腹部脐水平，下至膝关节上，向

外、向内均达下肢前后中线。双腿略分开并稍外旋，便于暴露股动脉穿刺区，双腿中间便于摆放导管及术中所用器械。全身铺无菌大单，上至患者颈部，下至导管床全部覆盖。

2. 方法 以左手示指、中指、无名指沿腹横纹中点偏内侧触查股动脉搏动。手法由轻至重，逐渐向深部加压，感知动脉搏动，抬起手向内或外稍移动换一个点再按下触摸股动脉，根据患者的胖瘦及指压的深度，大致判断股动脉的深浅，以便估计入针的深度。

3. 穿刺点 位于股总动脉，选择在股横纹下 2～3 cm，股动脉搏动的正下方。

4. 麻药 1%利多卡因 10 ml 左右。

5. 注意点

(1) 穿刺点位置太高易引起后腹膜血肿，太低易引起局部血肿，也不可左右推动皮肤查找股动脉。

(2) 局麻后，切口不宜过小，小心误伤股动脉。

(3) 缓慢进针穿刺，感到动脉搏动后再刺入血管内动脉，尽量做到不穿透动脉后壁。

(4) 穿刺成功后，导丝要缓慢无阻力送入。

(5) 一次穿刺未成功，要完全退出皮肤再刺入，不可在皮下组织内改变进针方向。

(6) 根据患者不同情况（消瘦、正常、肥胖），入针与皮肤呈 30°～60°角，针头斜面向上。

(7) 操作时动作要轻柔。

二、桡动脉穿刺方法

1. 体位消毒 平卧位，右上肢外展，用托架将患者右上肢托住，与身体成 45°夹角，手臂固定在托架上。消毒范围为肘关节和整个手掌，同时消毒双腹股沟区备用。

2. 方法 轻划开皮肤约 1 cm，穿刺针与皮肤呈 30°～45°角入针。

3. 穿刺点 腕横纹近端 2～3 cm 处。

4. 麻药 1%利多卡因浅表麻醉。

5. 注意点

(1) 穿刺前常规行 Allen 试验。

(2) 局部麻醉时，可以改用 TB 针刺入以减少患者疼痛感。

(3) 为防止局部肿胀摸不清桡动脉搏动，局部麻醉时，麻药不可过多。

(4) 为避免伤及桡动脉，针尖基本与皮肤平行，手术刀切口时应刀尖向上挑切。

(5) 为减少桡动脉血栓形成，要加强抗凝治疗。

(6) 为防止桡动脉痉挛，嘱患者放松，消除紧张心理。

三、左冠状动脉造影手术操作步骤

1. 常选用 JL4.0 造影导管，J 形造影导丝。

2. J 形造影导丝穿入 JL4.0 造影导管，齐头插入动脉鞘管内。

3. 造影导丝、造影导管在送出动脉鞘管前，将造影导丝先行送出造影导管 4～5 cm 左右处，并使造影导管头端的弯度撑开，继续送入。

4. 造影导丝将近达到主动脉弓时，造影导丝与造影导管的距离可缩短 1～2 cm。

5. 在造影导丝越过主动脉到达主动脉弓 3～4 cm 时，固定造影导丝。

6. 术者继续将造影导管缓慢推送，如果适合升主动脉长度和宽度，造影导管在失去造影导丝的支撑后，就会按照头部的弯度自然弹向左冠状动脉开口，此时拔出造影导丝，连接压力监测。

7. 注意事项

（1）严格遵循J形造影导丝引路的原则：导丝在前、导管在后，无阻力送管，不能盲目前行，也可以在X线下推进导管。

（2）造影导管尽量在左主干开口，如果插入过深，易造成误诊，导管顶端与左主干开口尽量同轴。

（3）要正确使造影导管反弹至左冠状动脉开口，造影导丝不能过早拔出，拔出时机和固定位置很重要。

（4）如果左主干有严重狭窄病变，术者操作时一定要小心、快速，动作要轻缓，少用造影剂，并注意压力的变化。

（5）JL4.0造影导管可以满足大多数患者的需要，如果女性患者较瘦小，可选用JL3.5造影导管，可根据主动脉的宽度、长度选择不同大小的造影导管如JL3.5、JL4.5、JL5.0造影导管。

（6）如果在推送造影导管过程中有阻力，股动脉、髂动脉、腹主动脉等通常有狭窄、扭曲，此时不能盲目粗暴推送造影导管，应更换亲水涂层导丝。

（7）如果左冠状动脉开口异常，应更换特殊造影导管或造影导丝完成操作。

四、右冠状动脉造影手术操作步骤

1. 常选用JR4.0造影导管，J形造影导丝。
2. J形造影导丝穿入JR4.0造影导管，齐头插入动脉鞘管内。
3. 造影导丝突出造影导管外4～5 cm左右处，通过调整造影导丝带动造影导管前行。
4. 造影导丝到达升主动脉后，固定造影导丝。
5. 术者经造影导丝引导继续轻缓推送造影导管至升主动脉根部，拔出造影导丝。
6. 造影导管到达升主动脉根部后，术者将造影导管拉直，稍向上提拉，一边后撤、一边螺旋形旋转造影导管。
7. 造影导管经顺时针180°旋转至顶端开口时，轻撤造影导管可弹入右冠状动脉开口。
8. 注意事项

（1）旋转造影导管时，动作要轻柔缓慢，避免盲目操作。

（2）避免造影导管进入右冠状动脉时插入过深，引起嵌顿，此时要严密监测压力曲线。

（3）不要在升主动脉内旋转造影导管，要送至升主动脉根部。

（4）JR4.0造影导管与主动脉内径的宽度可以满足大多数患者的需要，如果造影时发现右冠状动脉开口在造影导管尖端上方，可选用JR3.5造影导管，若在尖端下方可更换JR4.5、JR5.0造影导管。

（5）如果右冠状动脉开口异常，应更换特殊造影导管或造影导丝来完成操作。

五、左心室造影手术操作步骤

左心室造影可以了解左心功能及心室壁的运动。

1. 选用猪尾造影导管，J形造影导丝。
2. J形造影导丝穿入猪尾造影导管，齐头插入动脉鞘管内。

3. 造影导丝引导猪尾导管送入升主动脉根部，为加强造影导管内的张力，后撤造影导丝在导管内，距头端5 cm左右。

4. 调整猪尾造影导管顶端的位置，避免导管刺激引起室性心律失常。

5. 通过打弯旋转、反复推送猪尾造影导管，跨过主动脉瓣进入左心室。

6. 注意事项

（1）如主动脉狭窄时，可根据升主动脉扩张的程度，更换特殊造影导丝、造影导管完成操作。

（2）左心室造影时，术者须固定猪尾造影导管。

（3）升主动脉异常时，先将造影导丝送入左心室，再将猪尾导管送入。

（4）主动脉瓣严重关闭不全的患者，先通过主动脉造影，显示左心室。

（5）危重患者进行左心室造影时，操作要小心、轻柔、规范。

六、特殊的冠状动脉造影检查

由于手术器械的不断改进，治疗技术的不断发展，手术者操作经验的不断积累，有些较特殊的患者，如病情已得到控制的心力衰竭患者，病变位置特殊的左主干血管病变又合并其他冠状动脉病变的患者，冠状动脉旁路移植的患者，都可以进行冠状动脉造影检查。在手术操作时除了严格掌握适应证之外，要特别注意以下几个方面：

1. 手术人员应经验丰富、技术熟练、配合默契。

2. 控制造影剂用量。

3. 操作时要小心谨慎、轻缓、规范。

4. 左主干病变行造影检查时避免导管插入过深，并要减少投照体位。

5. 左心室舒张末压大于30 mmHg时，严禁进行心室造影检查。

6. 旁路移植的患者行冠状动脉造影检查前，应详细了解之前手术的详细情况，以便术中寻找血管的旁路及部位。

7. 术中、术后严密观察病情变化。

第五节　冠状动脉造影并发症及其防治

冠状动脉造影是冠心病诊断中的一项有创性检查，不可避免地会发生各种并发症。虽然诊断性冠状动脉造影并发症的发生率较低、较轻，但与冠状动脉介入治疗并发症的性质相似，严重者甚至死亡。所以应高度重视。积极预防、正确识别和紧急处理会使冠状动脉造影并发症发生率降至最低。

一、死亡

死亡是冠状动脉造影最严重的并发症，发生率小于0.1%。

1. 原因

（1）高龄。

（2）心功能差，LVEF＜35%。

（3）左主干病变、严重的三支血管病变，造成大面积急性心肌梗死或心室颤动，严重的造影导管损伤左主干或前降支开口，造成动脉夹层或急性闭塞而引起死亡。

2. 预防

（1）术前应对患者的临床情况进行评价，必要时采取相应的措施。

（2）在进行冠状动脉造影操作过程中，动作应轻柔，避免粗暴。

（3）对高危患者应备用主动脉内球囊反搏仪和临时起搏器。

（4）对高度怀疑左主干病变者，时刻监测压力和心电图，减少投照体位，尽量少用造影剂。

（5）左心衰竭的患者进行冠状动脉造影检查，应在心力衰竭症状控制、血流动力学改善并稳定的基础上进行，术中为防止急性左心衰竭发生，应缩短检查时间，使用低渗造影剂并严格控制造影剂用量，减少投照体位。

二、心肌梗死

心肌梗死是冠状动脉造影中另一个严重的并发症，发生率为0.05%～0.07%。

1. 原因

（1）冠脉病变严重而弥漫，临床情况不稳定（如不稳定型心绞痛、血流动力学不稳定的心力衰竭等）。

（2）造影导管或导引钢丝尖端形成的微血栓脱落或病变部位斑块脱落，引起冠脉阻塞。

（3）冠脉痉挛或大量气泡注入冠脉内，造成冠脉内血流不畅甚至无血流。

（4）操作不当，导管直接损伤冠脉内膜，引起冠脉夹层，导致急性冠脉闭塞。

2. 预防

（1）消除临床不稳定因素。

（2）避免将气泡注入冠脉内。

（3）操作导管动作轻柔，谨慎操作，防止血栓脱落，减少导管过度的局部刺激，导管尖端切忌插入过深。

（4）应给予硝酸甘油持续静脉滴注或口服钙通道阻滞剂治疗。造影过程中出现冠脉痉挛，应立即于冠脉内注射100～200 μg硝酸甘油，重复此剂量直至痉挛解除。

（5）血流动力学不稳定者可用IABP。

三、心律失常

冠状动脉造影过程中出现心律失常很常见，发生率0～12%，多为一过性（如室性期前收缩、房性期前收缩、室性心动过速等），一般不产生严重临床后果。但有些心律失常会产生血流动力学异常，需要积极处理。

（一）心室颤动

心室颤动是冠状动脉造影最严重的并发症之一，临床并不少见。随着造影器械及技术的不断进步，其发生率已明显降低。绝大多数心室颤动发生于右冠状动脉造影时。

1. 原因

（1）压力嵌顿或右冠状动脉起始部痉挛，导管插入过深，阻塞圆锥支血供，阻塞冠脉。

（2）注入造影剂时间过长、剂量过大。

（3）造影剂排空不畅，长时间淤滞于右冠脉内。

2. 预防

（1）导管到位严密监测血压。

（2）避免在冠脉开口反复操作导管或过深插入导管。若冠脉开口痉挛或嵌顿应立即撤出导管并于冠脉内注入硝酸甘油 100～200 μg，多可以缓解。

（3）切忌在动脉压异常时推注造影剂。

（4）切忌长时间、大剂量注入造影剂，若出现造影剂排空缓慢，应立即嘱患者用力咳嗽，以提升胸腔负压，加速造影剂排空，同时严密观察心电图变化。

3. 处理

如出现心室颤动，立即撤出导管，给予 200～300 瓦秒电转复。

（二）室性期前收缩、室性心动过速

1. 原因　冠状动脉造影过程中出现室性期前收缩、室性心动过速多为一过性，与导管的机械刺激有关。

2. 预防　轻柔、规范操作。一旦发生，立即撤出导管多可以消失，不产生严重后果。

（三）心房扑动、颤动

1. 原因　与基础心脏病有关。

2. 处理　心房扑动、心房颤动一旦发生，若无血流动力学异常，可静脉给予毛花苷 C（西地兰）、β 受体阻滞剂或普罗帕酮以控制心室率。若血流动力学异常，应立即处理，常以同步直流 50～100 瓦秒电转复。

（四）心室停搏、房室传导阻滞

1. 原因　多与患者对造影剂过度敏感及推注造影剂过多、时间过长，造影剂在冠脉内排空延迟及导管插入过深，阻塞窦房结动脉有关，多见于右冠状动脉造影时或左冠状动脉优势型的左冠状动脉造影。

2. 处理　出现心动过缓立即撤出导管，嘱患者用力反复咳嗽，以加速造影剂的排空，常可以恢复窦性心律。必要时静脉推注阿托品 0.5～1 mg 或安置临时人工心脏起搏器。对临床情况不稳定或术前常规检查高度提示冠脉病变严重的患者，可于造影前预先安置临时心脏起搏器，以防止术中出现缓慢性心律失常。值得注意的是，应排除与冠状动脉造影无关的窦性心动过缓。

四、栓塞

（一）脑栓塞

发生率为 0.07%。

1. 原因　因肝素盐水冲洗不充分、导管操作不当致使动脉粥样斑块脱落或气泡进入颈动脉导致栓塞。进行左心室造影时，猪尾导管进入过深或高压注射造影剂，使心腔内原有附壁血栓脱落而发生栓塞。

2. 预防　轻柔操作与规范操作。充分肝素化。导管推进时用“J”形导丝引路。桡动脉途径时，应避免导丝反复进入颈动脉。

3. 处理　积极使用扩血管药或溶栓药。

（二）肺栓塞

急性肺栓塞常发生于冠状动脉造影术后 24～48 h，解除加压包扎后首次下床活动患者。常表现为心电图有明显变化，有突发的胸闷、心悸、气短、头晕甚至晕厥死亡，临床体检可有血压降低、心率增快、发绀等。

1. 原因　是在原有深静脉血栓基础上卧床，局部加压包扎过重影响静脉回流，有新鲜血栓形成，在解除包扎下地活动后，静脉内血栓脱落导致肺栓塞。

2. 预防　穿刺部位加压包扎不能过紧，应避免直接压迫静脉，对有下肢深静脉炎或血栓栓塞病史患者，可经桡动脉途径进行冠状动脉造影及PCI治疗。严密观察病情变化，尽早确诊，对症治疗。

3. 处理　溶栓治疗。

五、血管并发症

冠状动脉造影常规采用穿刺股动脉途径，其并发症常表现为穿刺部位出血、血肿、假性动脉瘤和动静脉瘘，严重时可出现腹膜后血肿。冠状动脉造影后血肿发生率为7%～8.5%，近年来，由于动脉血管缝合器的应用，使出血、血肿及假性动脉瘤的发生率明显降低。

（一）出血、血肿

局部出血和血肿是最常见的并发症。

1. 原因

（1）穿刺不当，在股动脉局部反复多次穿刺或刺入周围小动脉分支和毛细血管丛，引起局部渗血。

（2）穿刺部位过高，穿透动脉后壁，血液沿后壁破口渗出形成血肿。严重时血肿可上延至腹膜后，引起腹膜后出血或血肿。

（3）压迫止血不当或压迫止血时间过短。

（4）抗凝过度，血液易从动脉鞘周围渗出。

（5）术后过早活动下肢。

2. 预防

（1）准确穿刺股动脉，避免反复、多次穿刺股动脉。

（2）使用正确的压迫止血方法，压迫要确实、适度、时间足够长。

（3）术后严密观察患者情况（心律、血压等）和术区情况，一旦发现异常及时处理。

（二）假性动脉瘤

血肿在动脉穿刺处与动脉相通，形成假性动脉瘤。常于冠状动脉造影后一至数天内形成。体检在穿刺部位有搏动性肿块，听诊在股动脉穿刺部位有明显的血管杂音，血管超声多普勒可以明确诊断。

1. 原因

（1）穿刺部位偏低。

（2）压迫止血不当。

（3）抗凝过度。

2. 预防　准确的股动脉穿刺和正确的压迫止血方法。

3. 处理

（1）注意局部血管杂音，术后新出现杂音时注意触摸搏动、在超声下及时发现假性动脉瘤，徒手压迫1 h以上，其后加压包扎。

（2）经压迫处理无效，过大的假性动脉瘤可进行外科手术修补。

（三）动、静脉瘘

与假性动脉瘤一样，动、静脉瘘多在数天内出现，有不断增大和破裂的危险。

1. 原因

(1) 穿刺部位过低。

(2) 压迫止血不当。

(3) 处理与假性动脉瘤一样，可作压迫处理，无效时可考虑外科手术治疗。

2. 预防　准确的股动脉穿刺和正确的压迫止血方法。

(四) 夹层动脉瘤

多见于股动脉、髂动脉及腹主动脉。

1. 原因

(1) 患者原有严重的主动脉硬化狭窄病变。

(2) 患者血管严重扭曲。

(3) 造影过程中操作不当。

(4) 导引钢丝损伤血管内膜。

2. 预防

(1) 准确、规范的股动脉穿刺。

(2) 术前检查患者双侧股动脉搏动情况。

(3) 操作过程中，切忌盲目、粗暴。

(4) 更换导管时，应先将交换导丝送入并留在体内，然后撤出导管，送入新导管，以减少对病变血管的刺激，减少并发症的出现。

3. 处理　髂动脉夹层一般无需处理，如引起大的严重夹层，应严密观察，必要时外科手术治疗。

六、其他并发症

(一) 过敏反应

1. 原因　主要为造影剂引起的过敏反应，约占1%。临床表现常有轻度的感觉异常、皮疹、红斑、荨麻疹、瘙痒等。严重者可出现过敏性休克。目前，由于非离子型造影剂的广泛应用，过敏反应的发生率已明显降低，但是仍可发生轻、中、重度过敏反应。

2. 预防

(1) 认真了解病情，排除危险因素，询问有无过敏史，必要时行碘过敏试验。

(2) 过敏体质者术前给予地塞米松等。

(3) 尽量减少造影剂用量。

(4) 加强心电图及压力监测。

(5) 做好各种抢救药品和抢救设备的准备。

3. 处理

(1) 保持呼吸道通畅、给予吸氧。

(2) 皮肤过敏者用地塞米松。

(3) 哮喘或喉头水肿者静脉应用地塞米松、肾上腺素、氨茶碱，甚至气管切开。

(4) 过敏性休克者抗休克治疗。

(二) 低血压

1. 原因

(1) 低血容量：术前入量少，造影剂扩张外周血管及渗透性利尿和失血。

（2）与基础病变有关。

（3）与大量出血、心脏压塞、急性肺栓塞等并发症有关。

（4）导管刺激引起血管迷走反射。

（5）术中、术后应用血管扩张剂。

2. 预防　纠正术前水、电解质紊乱，及时发现原因和处理血管迷走反射、大量出血、心脏压塞和急性肺栓塞等并发症。

3. 处理　对症处理及给予升压药物。

（三）血管迷走神经反射

冠状动脉造影时，血管迷走神经反射很常见，经过积极处理多可迅速恢复。若不积极处理，血压、心率过低可能会出现严重后果，甚至死亡。

1. 原因　多发生于术前股动脉穿刺及术后拔除动脉鞘管时，常表现为血压降低（≤90 mmHg）、心率缓慢、面色苍白、大汗、恶心、呕吐等。发生于股动脉穿刺时多与精神紧张有关，术后拔除鞘管时发生者常与疼痛、低血容量有关。

2. 预防

（1）术前消除患者紧张、焦虑情绪，必要时可给予安定 5 mg 口服或 10 mg 肌内注射。

（2）穿刺及拔除鞘管前应麻醉充分，减轻疼痛。

（3）拔除鞘管前充分扩容以补充血容量，加强心电图、血压监测。

（4）压迫准确、适度；操作轻柔、细致。

（5）拔除鞘管时准备抢救物品、药品备用。

（6）拔除鞘管后要密切观察患者及心率、血压变化。

3. 处理　一经出现应积极处理，对心率缓慢者，可静脉推注阿托品 0.5～1 mg；对血压低者，可先给予多巴胺 3～5 mg 静脉推注，1～2 min 后可重复使用；若血压仍持续偏低，可给予多巴胺 5～10 μg / kg 体重持续静脉点滴，以维持血压＞90/60 mmHg；同时应积极快速补液以补充血容量。

（四）造影剂肾损害

是冠状动脉造影后较为常见的潜在的严重并发症。

1. 原因　冠状动脉造影后约 5％的患者出现可逆性肾损害，而在原有中度至重度肾功能障碍者，约 75％可加重肾功能损害，使用造影剂后部分患者可表现为一过性尿检异常及尿酶升高、尿渗透压下降。真正发展到明显肾功能损害需要肾透析者不到 1％。这主要是造影剂的肾毒性作用所致，其机制尚不清楚，可能与血管收缩功能紊乱、肾小球对蛋白的通透性增加和肾小管损害或堵塞有关。

2. 预防

（1）少量应用造影剂，总量不应超过 3 ml/kg。

（2）选用非离子型低渗性造影剂。

（3）手术期的水化疗法是目前公认的较为有效的防治方法。

（4）避免造影时患者存在血容量不足及脱水状态。

（5）避免应用肾损害药物。

3. 处理

（1）重视危险因素，去除诱发因素。

（2）严格掌握肾毒性药物使用的适应证及禁忌证。

(3) 已存在肾功能障碍，又必须行冠状动脉造影检查后，可选择一次透析治疗，以帮助造影剂尽快清除，也可防止心力衰竭及肺水肿的发生。

(五) 动脉鞘及导管的意外

动脉鞘打折、折断；导管打折、打结。

1. 原因

(1) 动脉鞘、导管反复、多次使用，操作粗暴。

(2) 血管严重扭曲。

(3) 穿刺针经两条途径刺入动脉。

(4) 患者体形严重肥胖。

(5) 过快、过度旋转导管。

2. 预防

(1) 正确选择导管、器械。

(2) 操作规范、小心。

七、桡动脉手术操作并发症

目前桡动脉途径进行冠状动脉造影手术越来越普遍，桡动脉途径与股动脉途径相比较优点主要是局部血管并发症少，患者痛苦小，无须卧床，降低了住院费用，但经桡动脉途径行冠状动脉造影手术时仍存在以下并发症：无脉症、手部肿胀、局部疼痛、血管迷走反射、动静脉瘘、假性动脉瘤、上肢血管痉挛、上肢神经损伤、上肢胸壁和颈部血肿、鞘管拔出困难等，以上并发症通过准确、规范的操作通常可以减少或者避免。

第六节　冠状动脉造影投照位置与病变暴露

一、冠状动脉解剖的特点

1. 冠状动脉的走行是不一致的。

2. 冠状动脉的形态是各式各样的。

3. 冠状动脉的每支分支发出部位是不同的。

4. 冠状动脉的病变是复杂的。

二、冠状动脉造影影像基本要求

1. 充分展现暴露每一支冠状动脉。

2. 充分展现暴露每一个靶病变。

三、冠状动脉造影投照对术者的要求

1. 术者熟悉冠状动脉解剖。

2. 熟悉造影体位与冠脉走行的关系。

3. 每支血管或病变往往需要多个体位投照。

4. 特殊体位投照。

5. 了解患者心脏形态。

四、冠状动脉造影的常用投照体位

冠状动脉造影时，投照体位以图像增强器的位置而定，即从图像增强器位置来观察心脏，而不是根据 X 线束的方位来定位。

1. 正位（AP） 图像增强器直接面对胸骨。

2. 左、右侧位 图像增强器位于受检者左侧或右侧，其 X 线与正位垂直。

3. 左、右前斜位（LAO，RAO） 图像增强器位于受检者左侧或右侧且斜向观测心脏。

4. 头（CRA）、足位（CAU） 图像增强器分别位于受检者的头部或足部。

（1）右前斜＋头位（右肩位）：从受检者右肩观测心脏 RAO＋CRA。

（2）左前斜＋头位（左肩位）：从受检者左肩观测心脏 LAO＋CRA。

（3）右前斜＋足位（肝位）：从受检者肝区观测心脏 RAO＋CAU。

（4）左前斜＋足位（脾位、蜘蛛位）：从受检者脾区观测心脏 LAO＋CAU。

冠状动脉造影的常用投照体位：

左冠状动脉：

RAO＋CRA、CAU
AP＋CRA、CAU
LAO＋CRA、CAU

右冠状动脉：

LAO
LAO＋CRA、AP＋CRA
RAO

五、左冠状动脉造影体位（图 9－5）

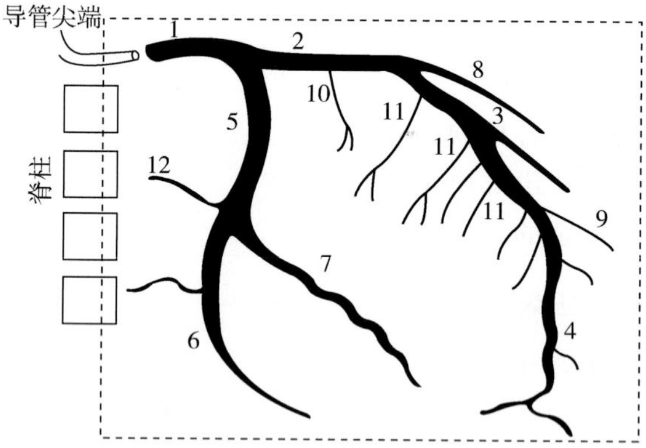

图 9－5 左冠状动脉

1. 右前斜（RAO）＋足位（CAU）（肝位）（图 9－6）

观察左主干体部、根部、前降支近段和回旋支。

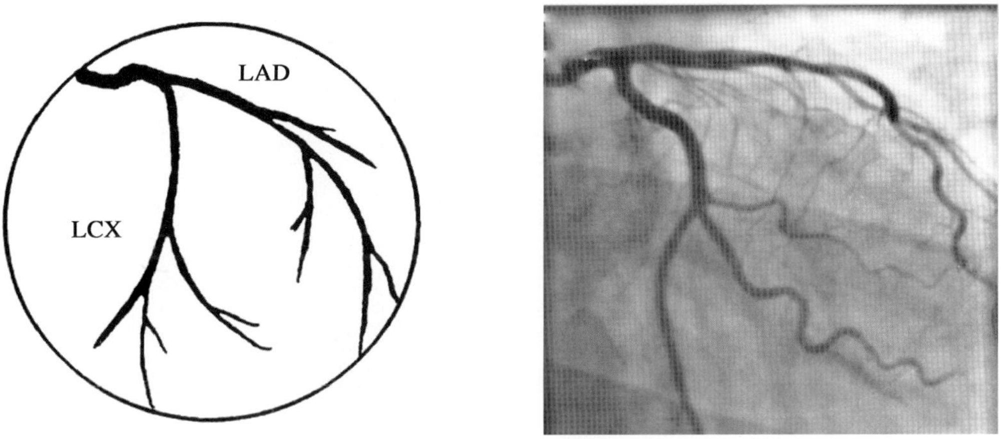

图 9－6 RAO＋CAU

2. 左前斜（LAO）＋足位（CAU）（脾位、蜘蛛位）（图 9－7）

观察左主干体部、根部、前降支开口和回旋支开口。

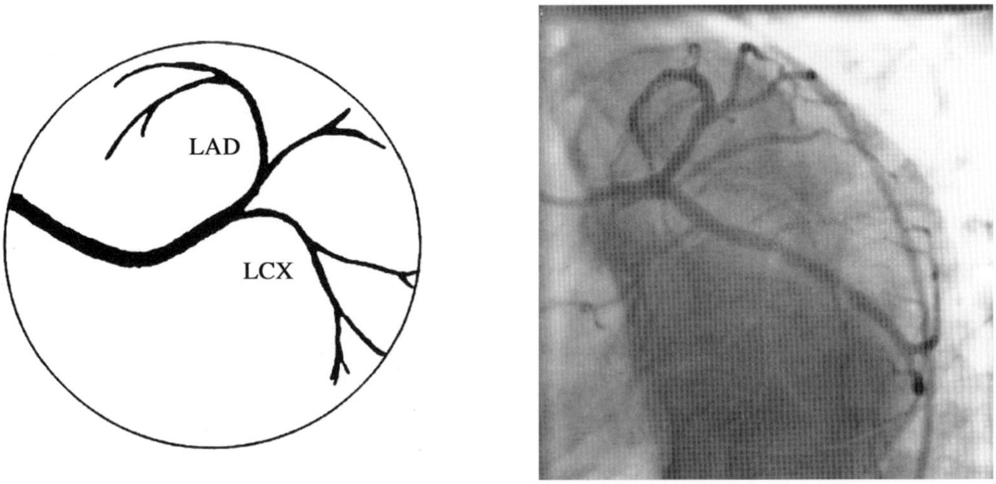

图 9－7 LAO＋CAU

3. 右前斜（RAO）＋头位（CRA）（右肩位）（见图 9－8）

观察左主干开口及前降支。

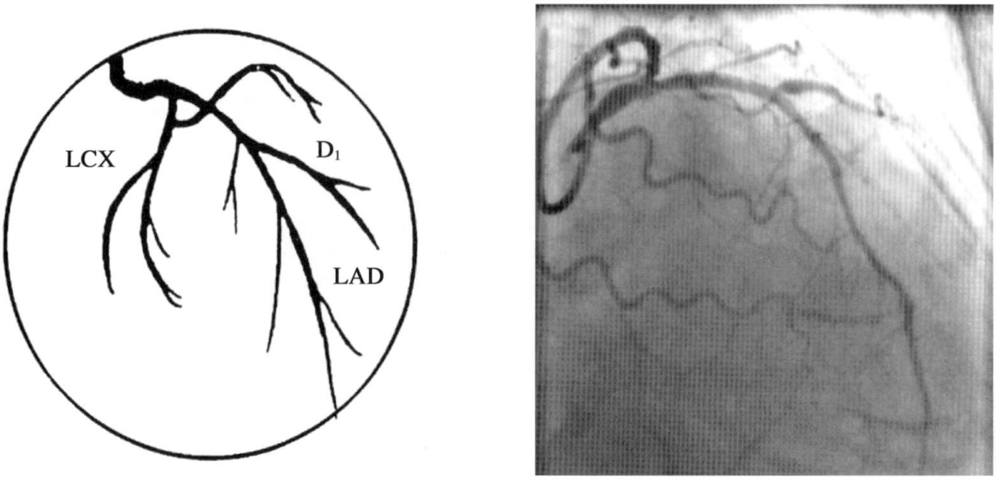

图 9－8　RAO＋CRA

4. 后前位（AP）＋足位（CAU）（图 9－9）

观察左主干体部、根部、前降支近段和回旋支。

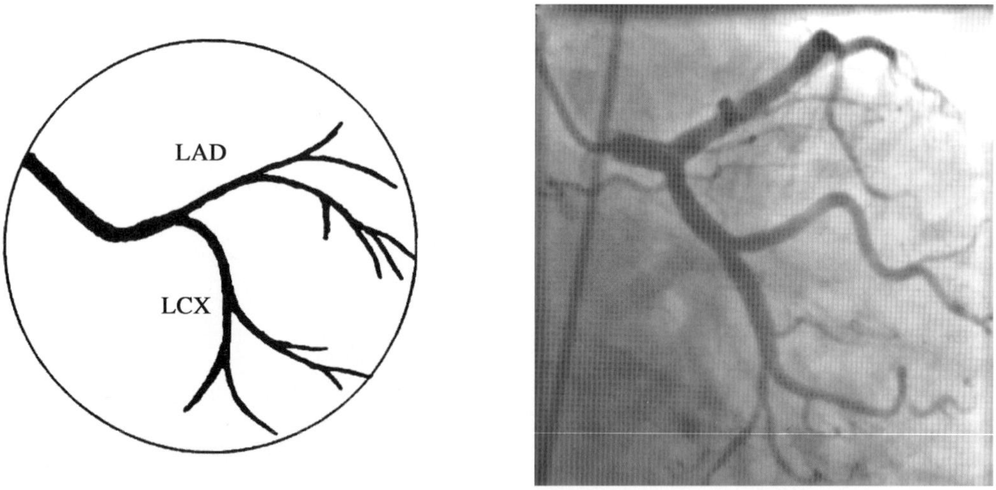

图 9－9　AP＋CAU

5. 左侧位（图 9 - 10）

观察前降支近、中段。

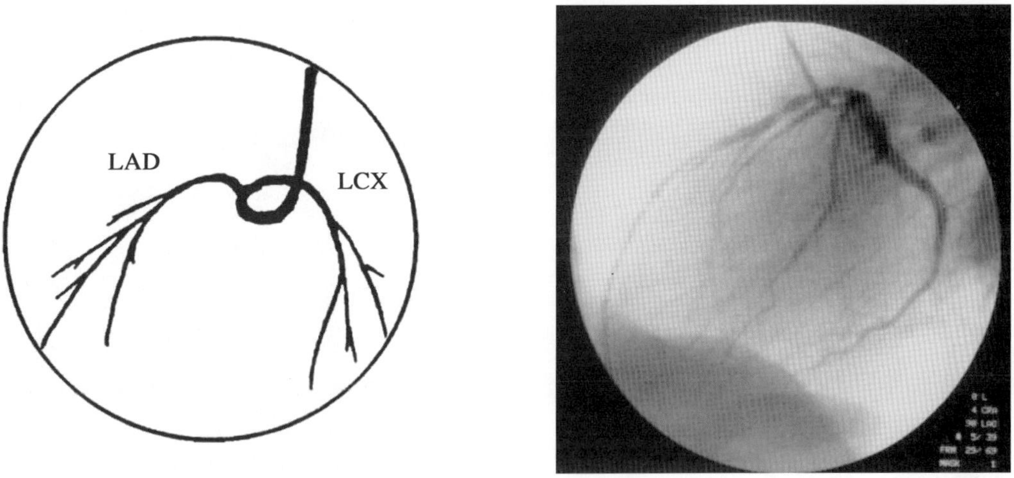

图 9 - 10　侧位

六、右冠状动脉造影体位（图 9 - 11）

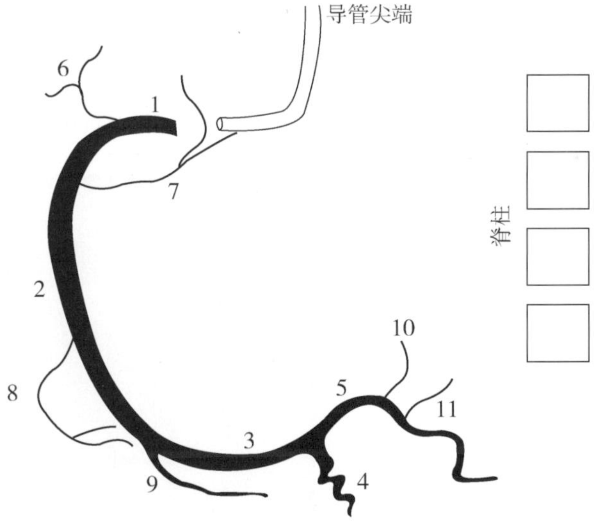

图 9 - 11　右冠状动脉

1. 左前斜位（LAO），右冠状动脉呈“C”形（图9－12）

观察右冠状动脉近、中、后段。

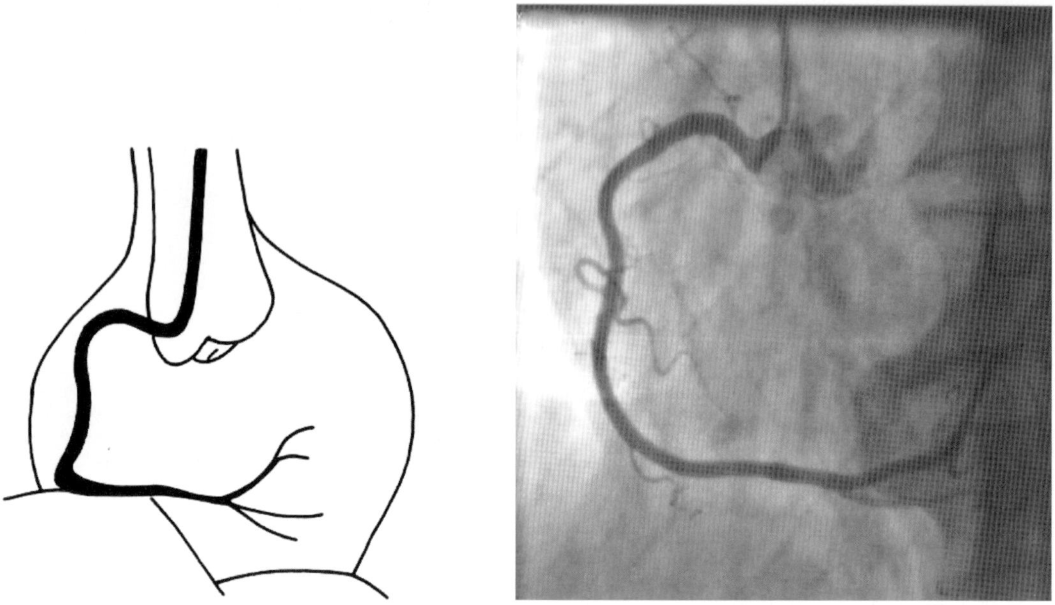

图9－12　LAO

2. 后前位（AP）＋头位（CRA），右冠状动脉呈“L”形（图9－13）

观察右冠状动脉远端、后降支及后侧支（后三叉）。

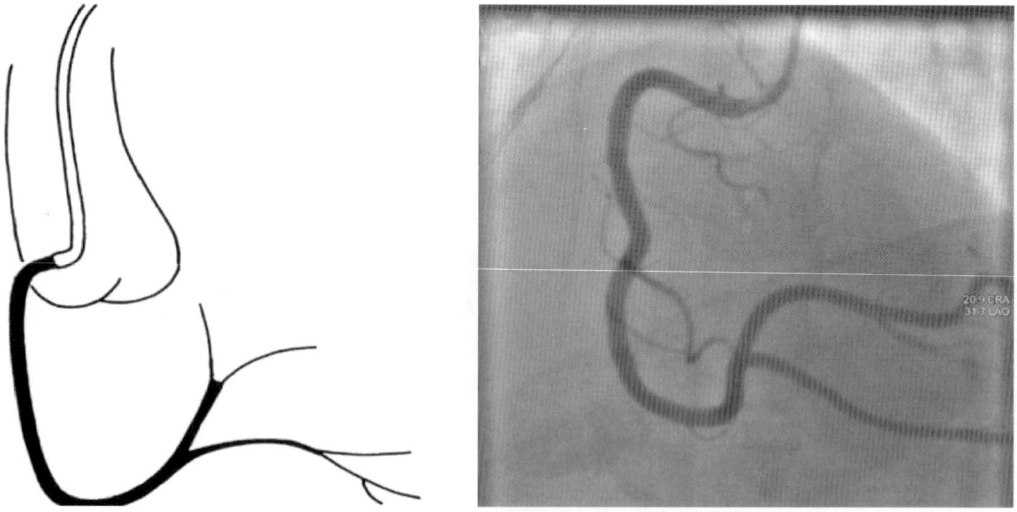

图9－13　AP＋CRA

3. 右前斜位（RAO）（图 9－14）

观察右冠状动脉中段。

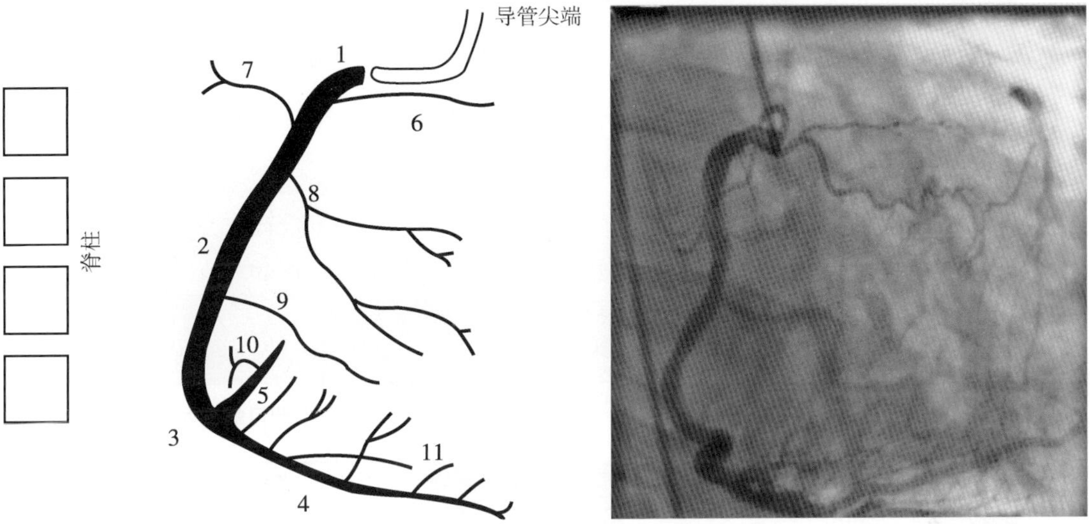

图 9－14　RAO

七、病变暴露病例

1. 左主干中段病变（图 9－15，图 9－16）

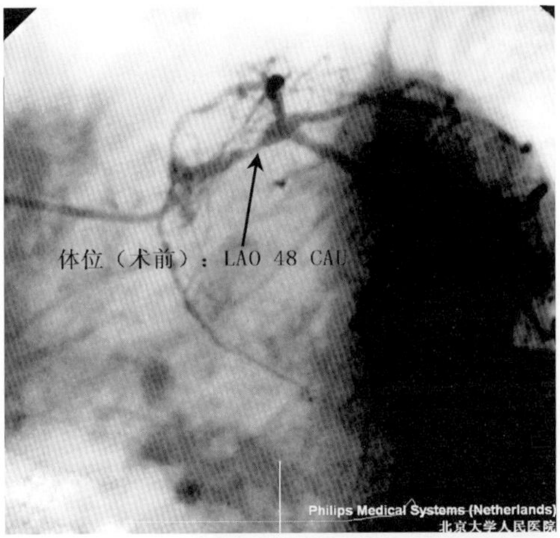

图 9－15　左主干中段病变示例 1

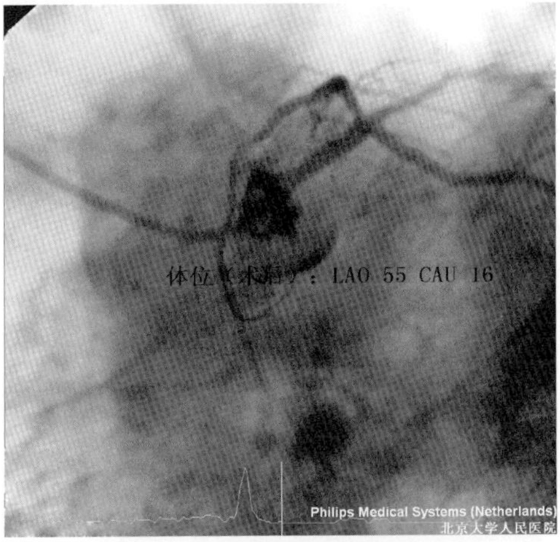

图 9－16　左主干中段病变示例 2

2. 左主干开口病变（图 9 - 17 至图 9 - 20）

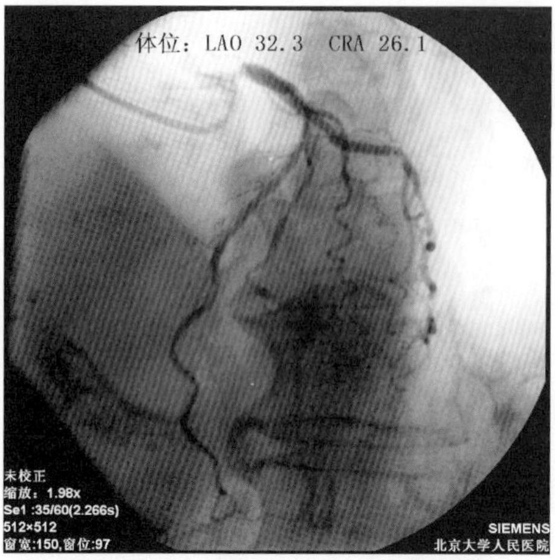

图 9 - 17　左主干开口病变示例 1

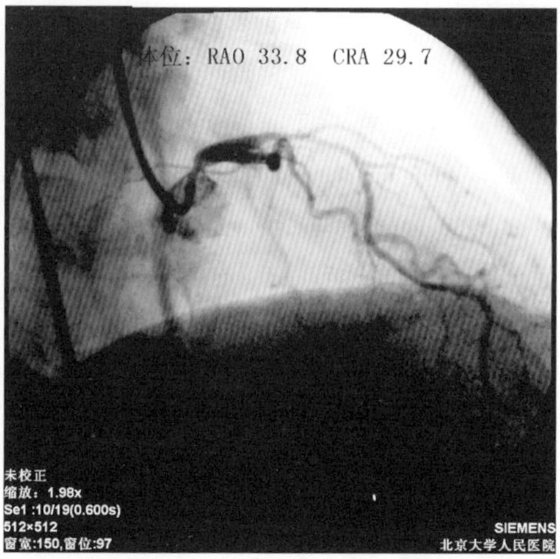

图 9 - 18　左主干开口病变示例 2

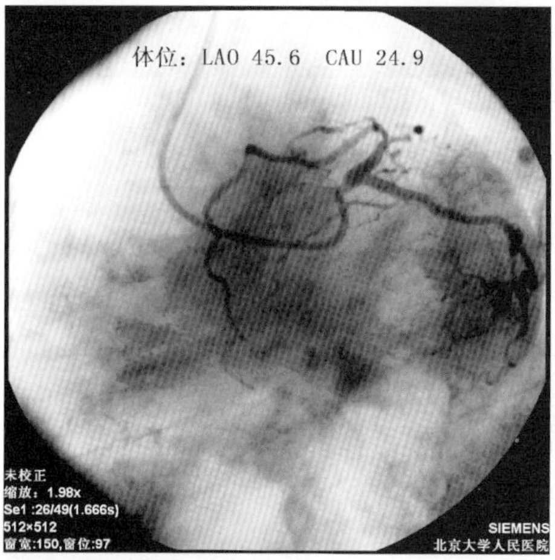

图 9 - 19　左主干开口病变示例 3

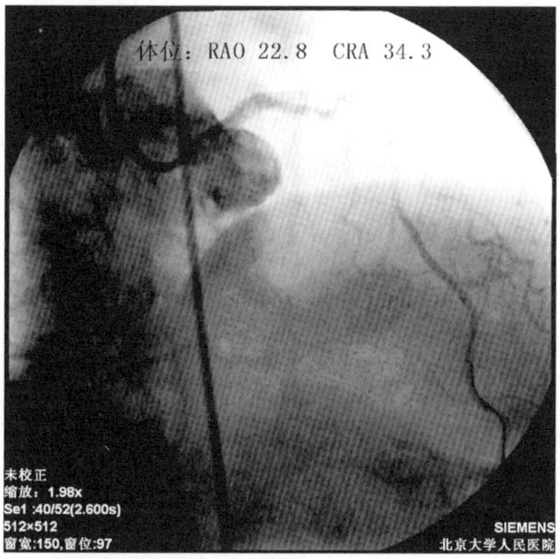

图 9 - 20　左主干开口病变示例 4

3. 左主干病变（图 9 - 21，图 9 - 22）

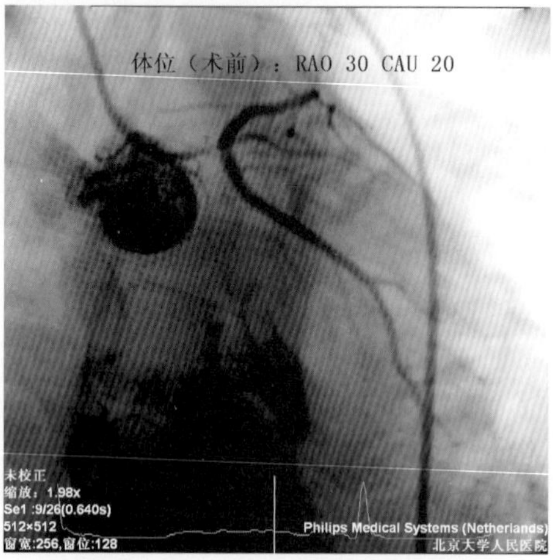

图 9 - 21　左主干病变示例 1

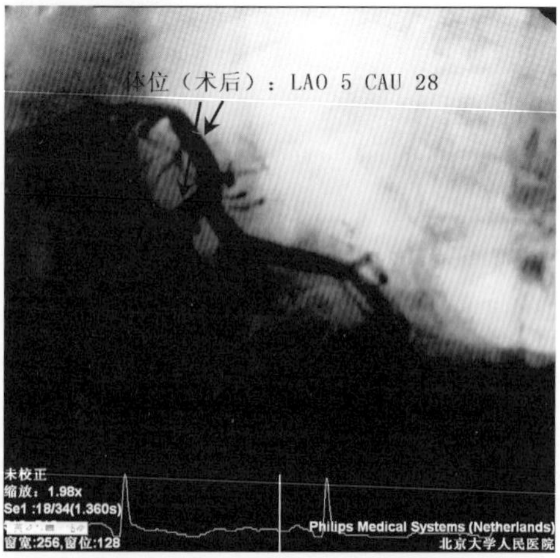

图 9 - 22　左主干病变示例 2

4. 左前降支开口病变（图 9－23，图 9－24）

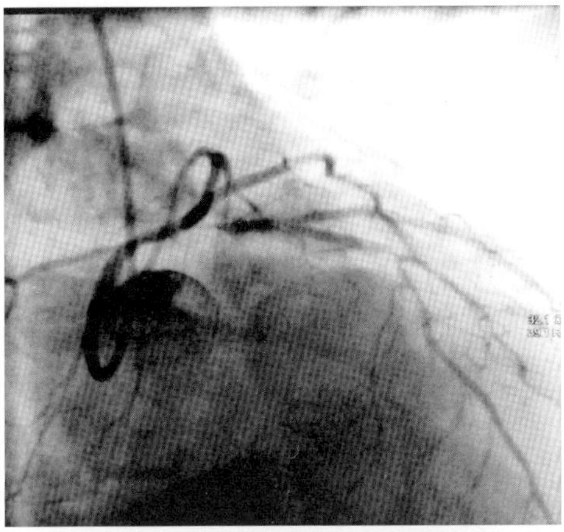

图 9－23 左前降支开口病变 1

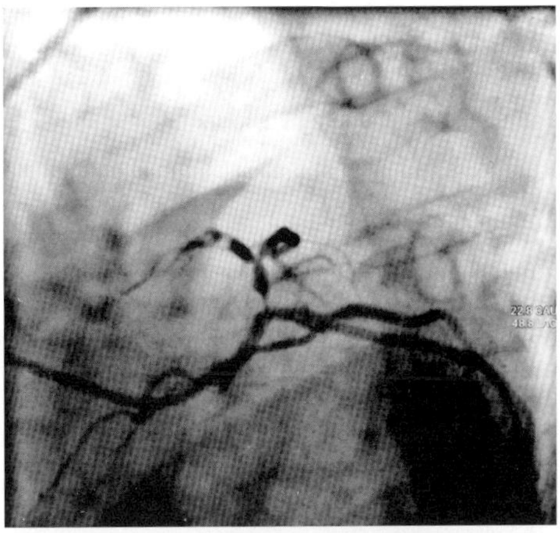

图 9－24 左前降支开口病变 2

5. 前降支对角支分叉病变（图 9－25，图 9－26）

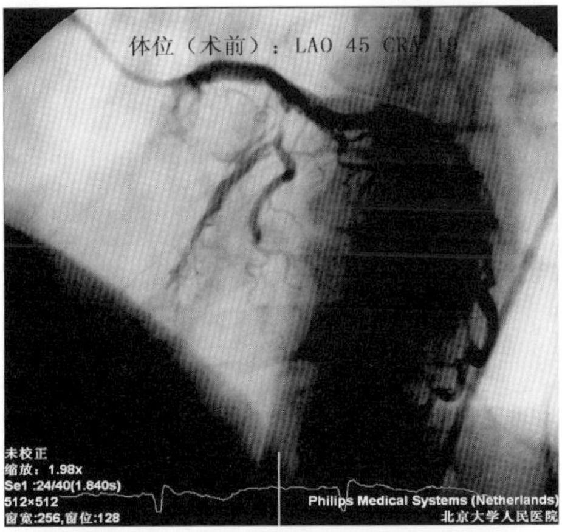

图 9－25 前降支对角支分叉病变 1

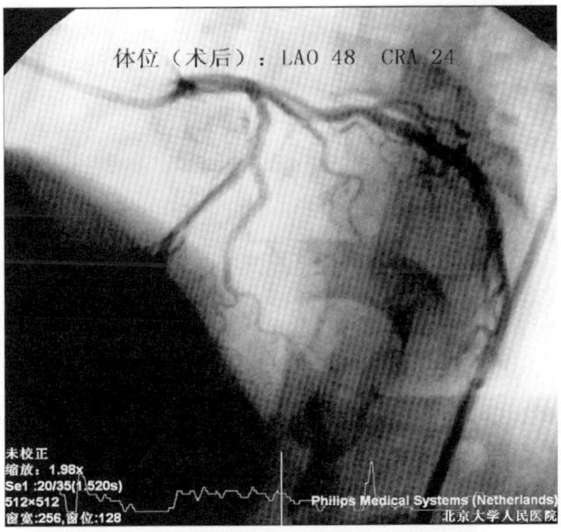

图 9－26 前降支对角支分叉病变 2

6. 回旋支开口病变（图 9－27，图 9－28）

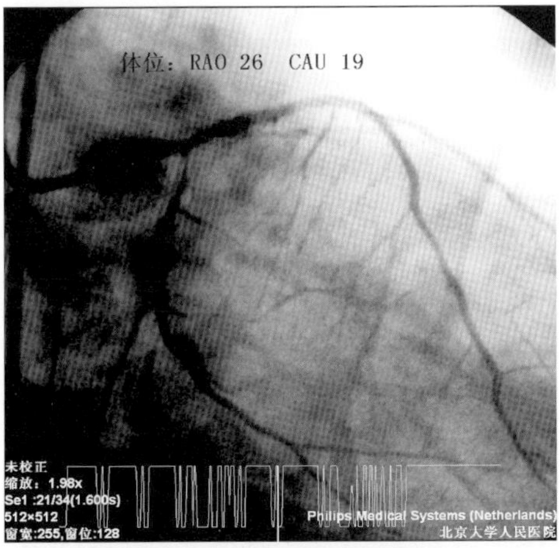

图 9－27 回旋支开口病变 1

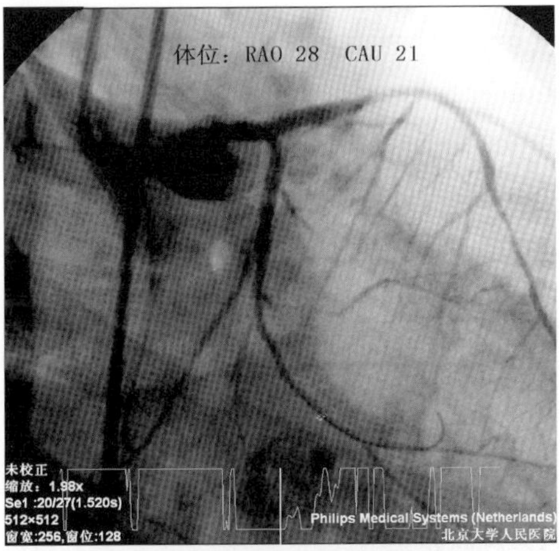

图 9－28 回旋支开口病变 2

7. 回旋支钝缘支分叉病变（图 9－29 至图 9－32）

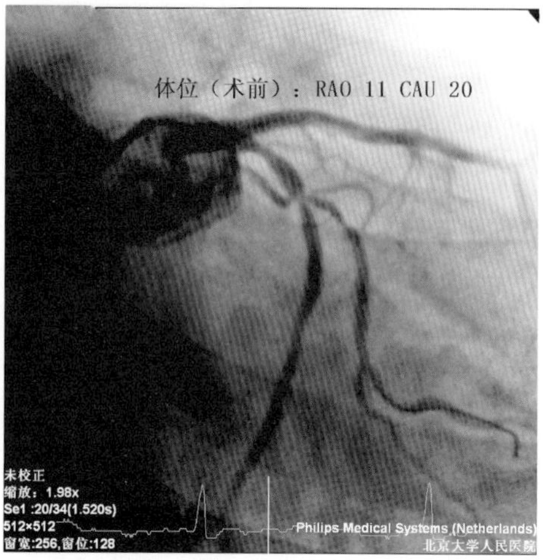

图 9－29　回旋支钝缘支分叉病变 1

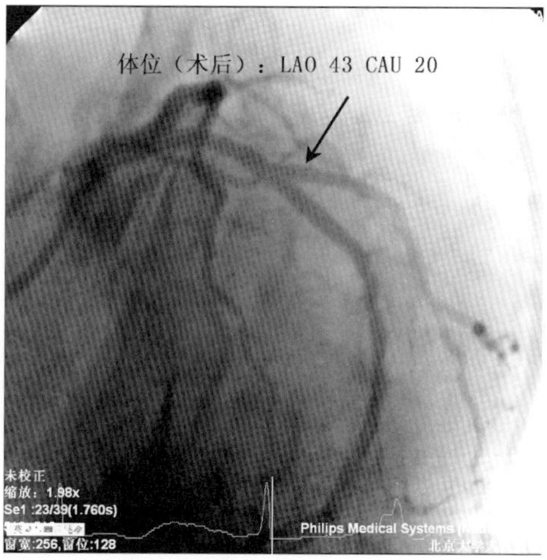

图 9－30　回旋支钝缘支分叉病变 2

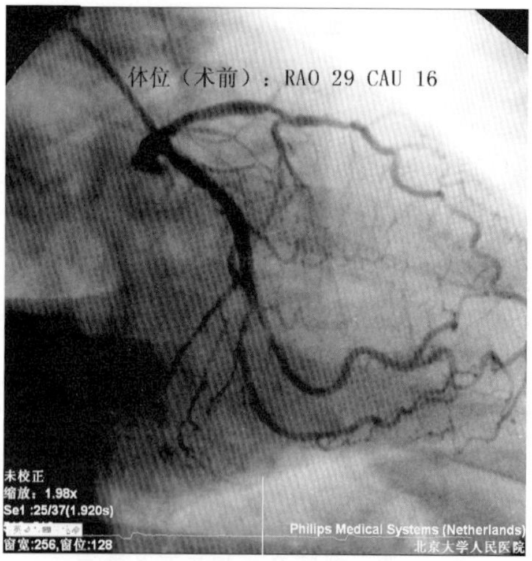

图 9－31　回旋支钝缘支分叉病变 3

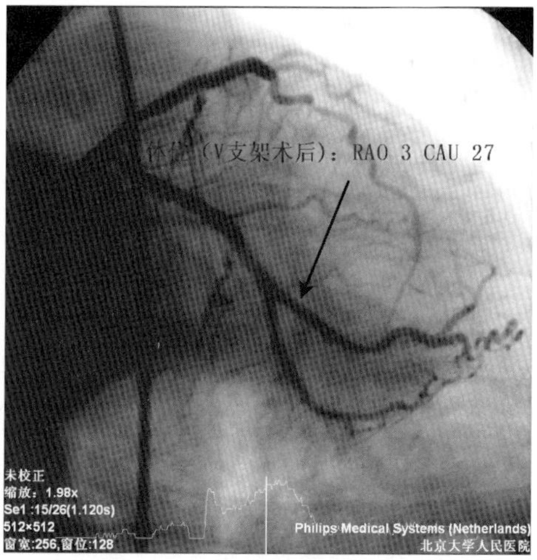

图 9－32　回旋支钝缘支分叉病变 4

8. 右冠状动脉中远段病变（图 9－33 至图 9－36）

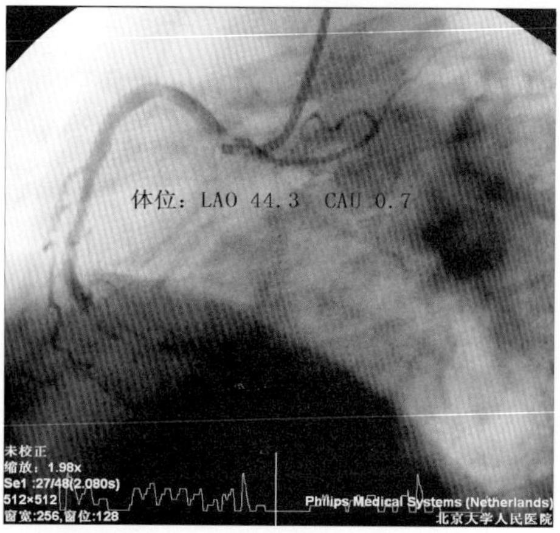

图 9－33　右冠状动脉中远段病变 1

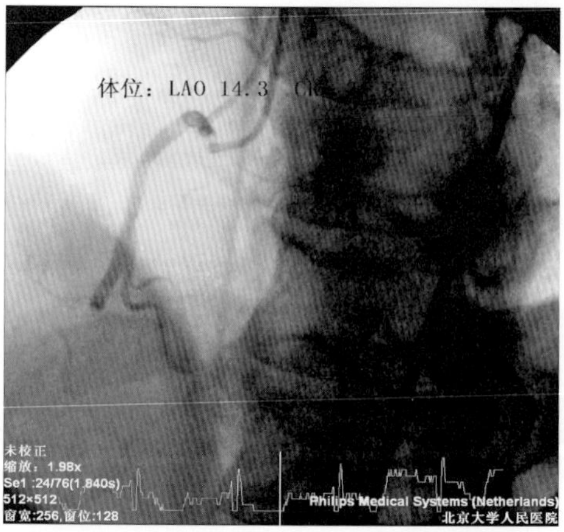

图 9－34　右冠状动脉中远段病变 2

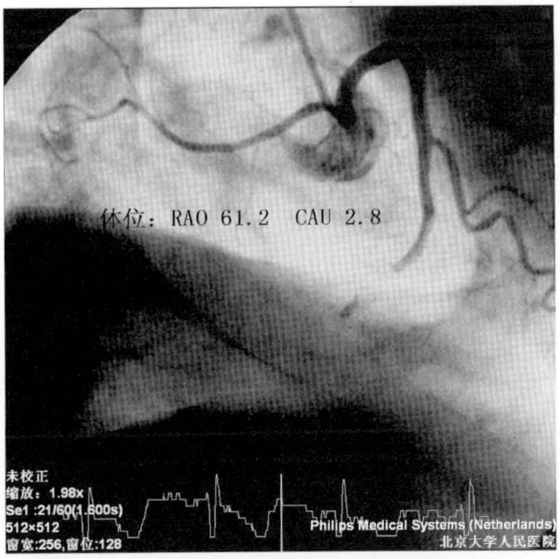

图 9－35　右冠状动脉中远段病变 3

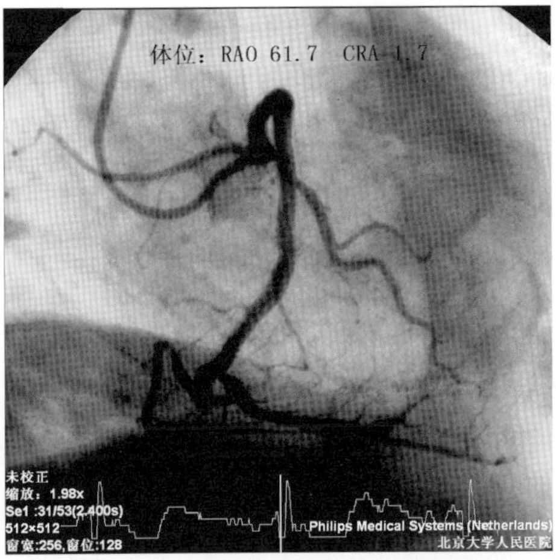

图 9－36　右冠状动脉中远段病变 4

9. 右冠状动脉中段及后三叉病变（图 9－37，图 9－38）

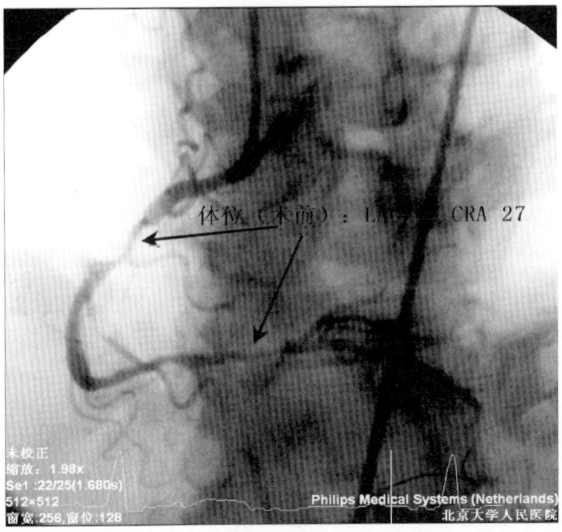

图 9－37　右冠状动脉中段及后三叉病变 1

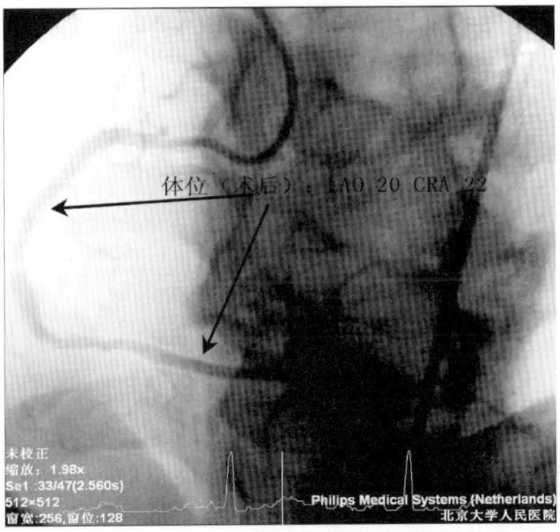

图 9－38　右冠状动脉中段及后三叉病变 2

第七节　冠状动脉造影结果分析

一、狭窄程度的测定

1. 计算机辅助的定量分析法（quantitative coronary analysis，QCA）　以造影导管为参考（通常选用 6 F 造影导管，1 F＝0.33 cm），通过电视密度法由计算机辅助测定参考血管直径、病变节段直径狭窄百分数和病变长度，推算面积狭窄百分数（图 9－39）。

2. 目测法　以造影导管为参考（通常选用 6 F 造影导管，1 F＝0.33 cm），估测参考血管直径和病变节段直径狭窄程度。

3. 血管内超声（intravascular ultrasound，IVUS）检查和光学相干断层成像（optical coherence tomography，OCT）检查　IVUS 和 OCT 需要特殊的设备和导管，在冠脉内进行检查可精确评价冠脉的直径、病变的范围和性质。

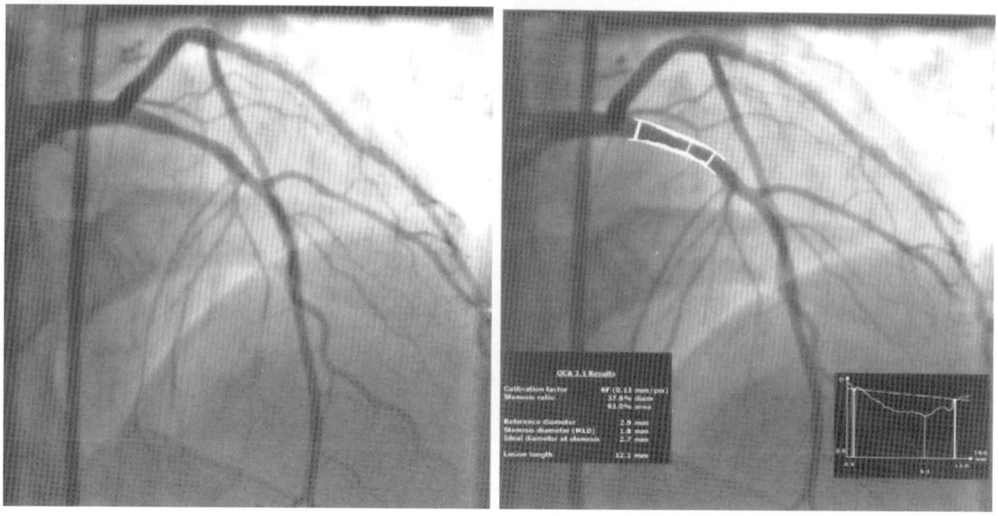

图 9-39　计算机辅助的定量分析法（QCA）——电视密度法

二、冠状动脉病变形态学分类（表 9-1）

表 9-1　冠脉病变形态学分类表

冠脉病变类型	A 型	B 型	C 型
病变范围	局限，长度小于 10 mm	管状，长度 10～20 mm	弥漫性，长度大于 20 mm
病变性质	同心性	偏心性	偏心＋钙化
球囊通过难易性	容易	较难，近段弯曲	困难，近段重度弯曲
病变节段弯曲程度	小于 45°	45°～90°	大于 90°
病变冠脉轮廓	光滑	不规则	完全闭塞或移植血管病变
钙化	无或轻度	中度	重度
冠脉阻塞程度	不完全	完全	完全
与开口/分支关系	远离开口或分叉处	位于开口或分叉处，需保护	位于开口或分叉处，需保护
有无血栓	无	有	有
介入治疗成功率	大于 85%	60%～85%	小于 60%

三、冠状动脉血流（TIMI 血流）分级法

TIMI 0 级：无灌注，即阻塞远端无血流。

TIMI 1 级：部分灌注，造影剂通过阻塞段，但不能使远端冠脉充分显影。

TIMI 2 级：经过 3～4 个心动周期后，前向造影剂才使冠脉完全显影。

TIMI 3 级：完全灌注，前向造影剂在 3 个心动周期内使冠脉完全显影。

第八节　冠状动脉特殊病变

一、心肌桥（图 9－40，图 9－41）

仅在收缩期出现某一节段冠脉狭窄，舒张期则恢复正常。提示该冠脉节段受心肌压迫。

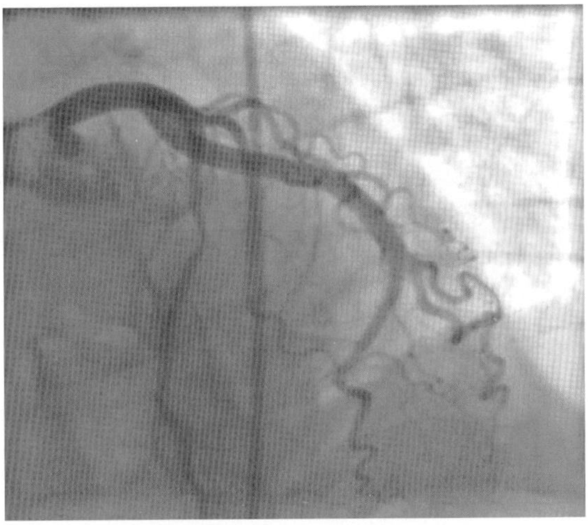

图 9－40　心肌桥收缩期

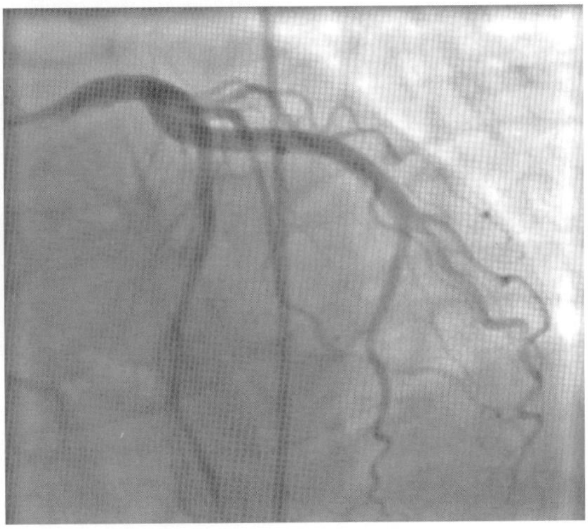

图 9－41　心肌桥舒张期

二、瘤样扩张（图 9－42）

指冠脉直径≥7 mm 或超过邻近冠脉直径 50％的局部或弥漫性扩张，发生原因为先天性或动脉粥样硬化。

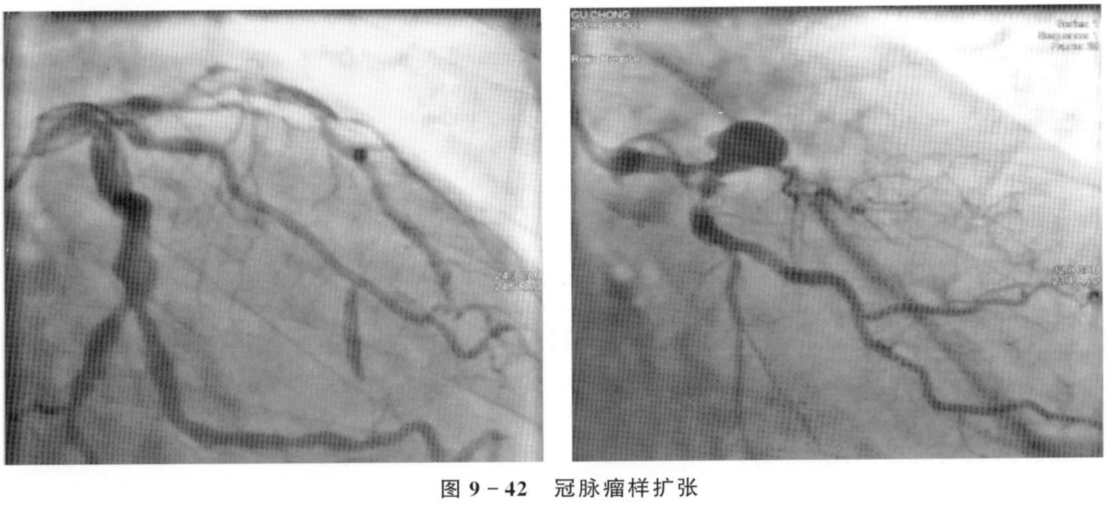

图 9－42　冠脉瘤样扩张

三、溃疡病变（图 9－43）

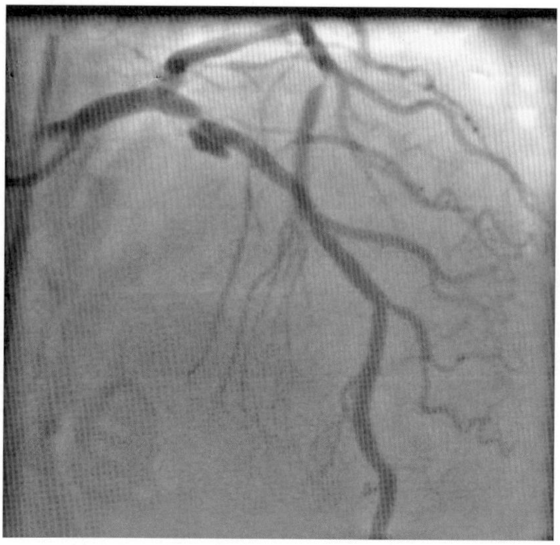

图 9－43　溃疡病变

四、冠状动脉痉挛

通常由导管诱发所致，表现为表面光滑的狭窄节段，且远段冠状动脉血管节段无病变（图 9－44，图 9－45）。

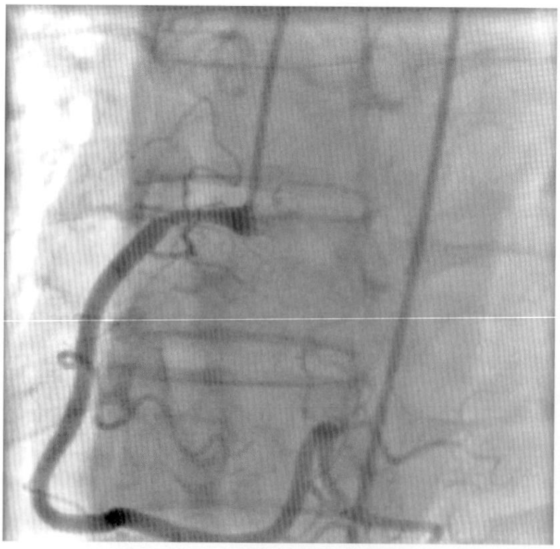

图 9－44　硝酸甘油注射前

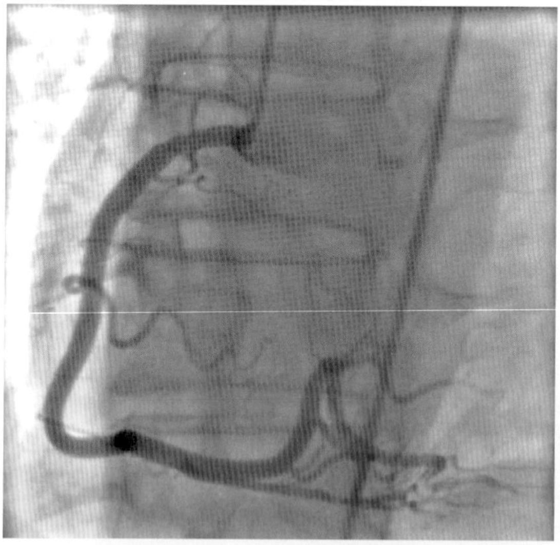

图 9－45　硝酸甘油注射后

五、冠状动脉瘘（图 9－46）

冠脉及其分支直接与右心房、右心室、肺动脉或冠状窦交通，形成冠状动静脉瘘，最常累及右冠脉及其分支。

绝大多数冠状动静脉瘘患者无临床症状，听诊可有杂音，少数患者也可发生心绞痛或心力衰竭。

六、冠状动脉内血栓（图 9－47）

表现为冠脉管腔内一个或数个充盈缺损，或交叉体位投照时均显示管腔模糊，通常为急性冠脉综合征的患者。

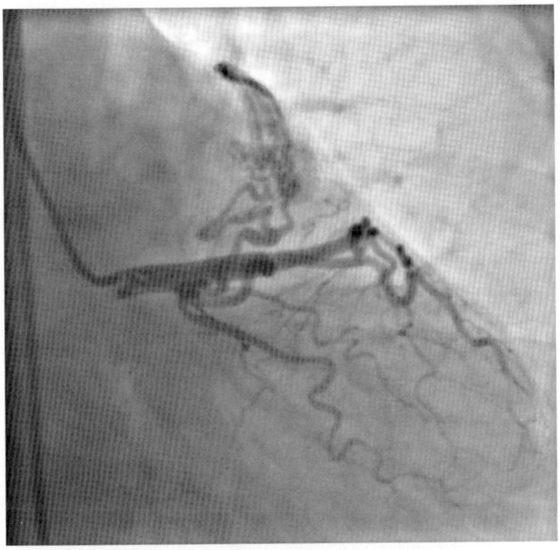

图 9－46　左前降支-肺动脉瘘

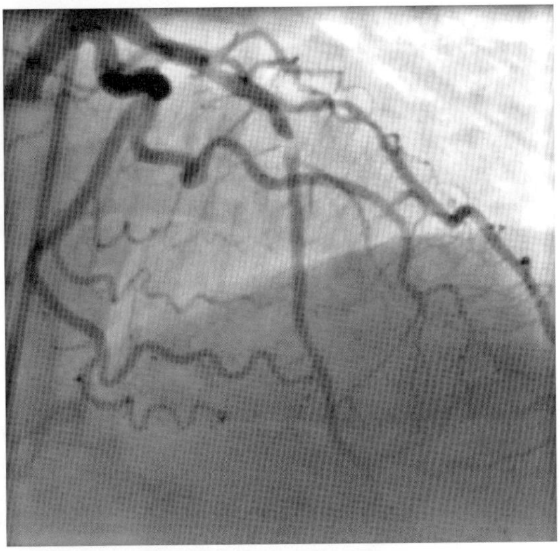

图 9－47　冠脉内血栓

七、侧支循环

当冠状动脉严重狭窄或阻塞时，近端灌注压明显下降，刺激侧支循环形成，血管远端被侧支循环逆向供血而显影（图 9－48，图 9－49，图 9－50）。

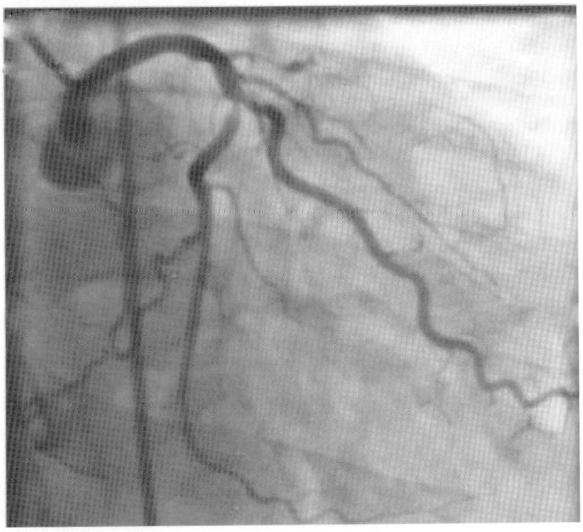

图 9－48　右冠脉-左前降支侧支形成

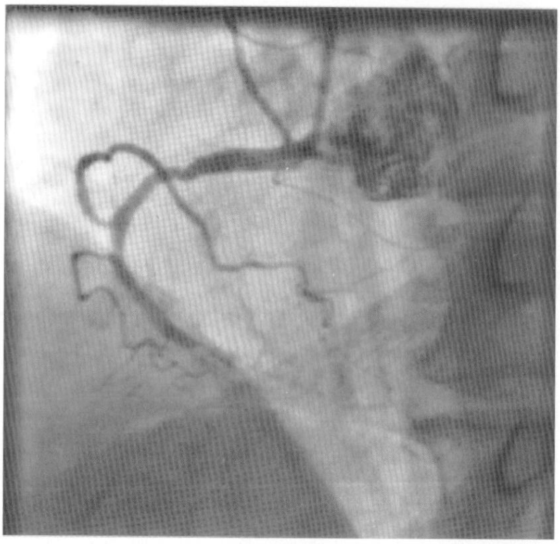

图9-49　右冠脉远端100%闭塞

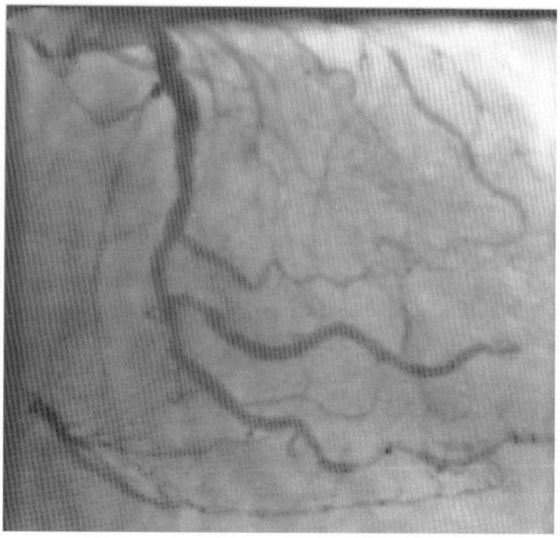

图9-50　左回旋支-右冠脉侧支形成

八、冠状动脉异常（图9-51，图9-52）

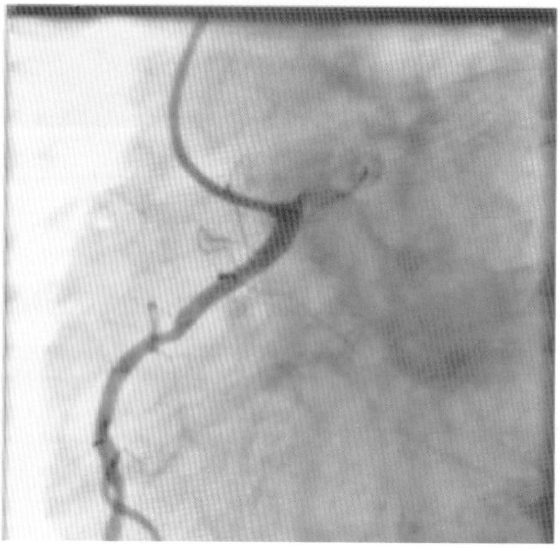

图9-51　开口向下

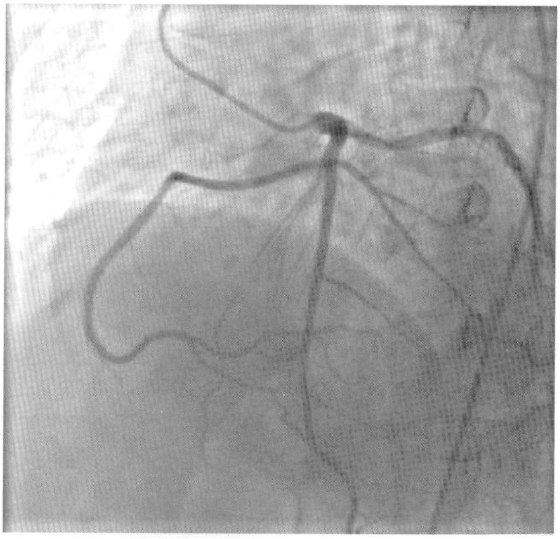

图9-52　单一冠脉畸形

（邱月红）

第十章　经皮冠状动脉介入治疗的护理

1977年经皮冠状动脉腔内成形术（percutaneous transluminal coronary angioplasty，PTCA）首次成功应用于临床，开辟了冠心病非外科治疗的新纪元，标志着冠心病介入治疗时代的开始。随着介入器械的不断改进和发展，目前经皮冠状动脉介入治疗（percutaneous coronary intervention，PCI）的概念也得到了相应的拓展，除了单纯的PTCA之外，主要是冠脉内支架置入，还包括了其他一些介入技术如斑块旋切术、斑块旋磨术和激光血管成形术（见图10-1）等。通过外周血管径路，PCI可有效地解除冠状动脉狭窄，从而缓解冠心病患者的临床症状，提高患者的生活质量。与传统的外科手术相比，PCI具有创伤小、恢复快、住院时间短等优势。正是由于PCI所具有的优势，使得PCI技术近年来得到了蓬勃的发展，目前已经与药物治疗、外科手术一样是冠心病治疗的重要手段之一。

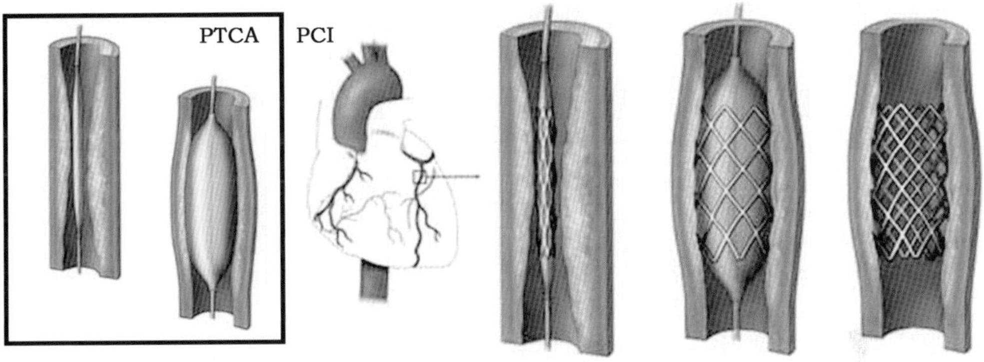

图10-1　PTCA与PCI的区别

然而，PCI仍然是一种侵入性治疗技术，具有一定的手术风险，甚至可导致严重并发症的发生。与外科手术一样，PCI的成功与否，除了与医生正确决策和操作技术有关外，事实上还与围术期护理工作密切相关。高效合理的医护配合和认真细致的护理工作将有助于保证患者的围术期安全，进一步增加PCI患者的临床获益。因此，做好PCI围术期护理工作具有重要的理论和现实意义。

第一节　经皮冠状动脉介入治疗的适应证

一、慢性稳定型心绞痛

对于慢性稳定型心绞痛患者，规范的药物治疗是缓解心绞痛症状、改善预后的基础。PCI主要适用于在有效药物治疗基础上仍有症状的患者以及有较大范围心肌缺血客观证据的患者（ⅠA类指征）；对于无或轻微症状的患者，PCI并不优于单纯的药物治疗。大量证据已表明，支架置入术在治疗安全性和有效性方面均优于PTCA。因此，对于自体冠状动脉或静脉旁路血管的原发初治病变，PCI 时应常规置入支架。

二、非 ST 段抬高型急性冠脉综合征

非 ST 段抬高型急性冠脉综合征包括不稳定型心绞痛和非 ST 段抬高型心肌梗死，根据患者的临床表现和辅助检查指标可将非 ST 段抬高型 ACS 进行危险分层，分为低危、中危和高危患者。对于低危的患者，其治疗应采取早期保守策略。而对于中、高危患者，治疗应积极给予早期介入干预。

三、急性 ST 段抬高型心肌梗死（STEMI）

PCI 作为 STEMI 再灌注治疗的重要手段，可有效降低 SEEMI 患者总体死亡率。STEMI 患者接受 PCI 治疗的临床获益一方面与患者病情（发病就诊时间、梗死部位及心功能状况、患者年龄及合并疾病情况、患者用药情况等）有关，另一方面则与医疗水平（PCI 时机、医生经验及导管室人员熟练配合程度、初始球囊扩张时间）有关。所以，对于患者的 PCI 治疗依靠正确的决策和干预时机。图 10－2 概括了 STEMI 的临床处理方案。

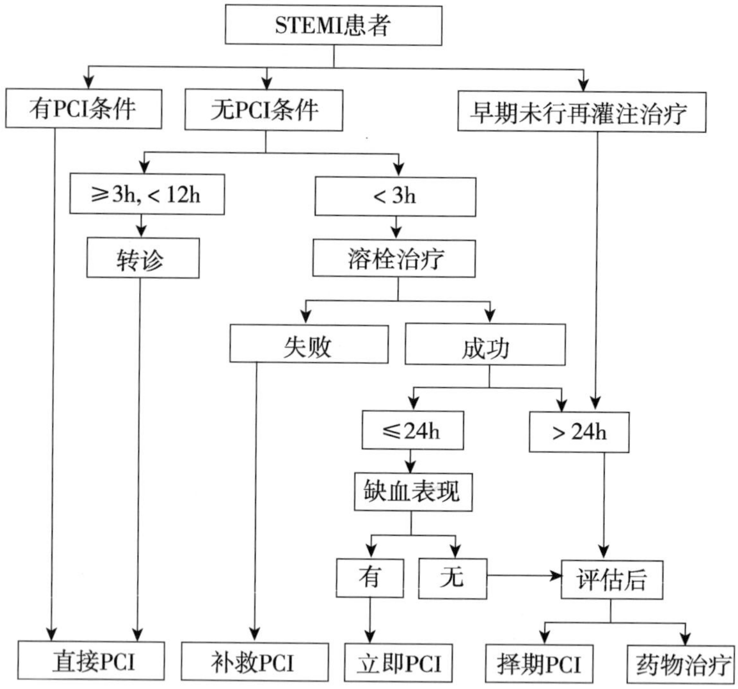

图 10－2 STEMI 患者临床处理流程

（一）直接 PCI

对于发病 12 h 以内的 STEMI 患者采用介入方法直接开通梗死相关血管称为直接 PCI。直接 PCI 的适应证：所有 STEMI 发病 12 h 内，D-to-B 时间 90 min 以内，能由有经验的术者和团队操作者；溶栓禁忌证患者；发病＞3 h 的患者更应该首选 PCI；心源性休克，年龄＜75 岁，发病时间＜36 h，休克＜18 h；心源性休克，年龄＞75 岁，发病时间＜36 h，休克＜18 h 权衡利弊后可考虑 PCI；发病 12～24 h，仍有缺血证据，或有心功能障碍或血流动力

学不稳定或严重心律失常。对于发病＞12 h、无症状、血流动力学和心电稳定的患者不推荐直接 PCI。对于血流动力学稳定的患者，不推荐直接 PCI 干预非梗死相关动脉。

（二）补救 PCI

补救 PCI 是指 STEMI 患者溶栓治疗后失败，对梗死相关动脉进行 PCI。适应证包括：溶栓治疗 45～60 min 后仍有持续性心肌缺血表现；合并心源性休克，年龄＜75 岁，发病时间＜36 h，休克＜ 18 h；发病时间＜12 h 合并心力衰竭或肺水肿；年龄＞75 岁，心源性休克，发病＜36 h，休克＜ 18 h，权衡利弊后可考虑补救 PCI；血流动力学或心电不稳定。

（三）易化 PCI

易化 PCI 是指发病 12 h 内拟行 PCI 的患者在 PCI 前有计划地给予全量或半量溶栓治疗、血小板 GPⅡb/Ⅲa 受体拮抗剂或者两者联合治疗。循证医学证据已证实，全量溶栓剂治疗后立即行易化 PCI 结果劣于直接 PCI，但非全量溶栓剂和其他抗栓药物的易化 PCI 疗效目前正处于临床研究阶段。

（四）早期溶栓成功或未溶栓患者择期（＞24 h）PCI

适应证包括：病变适宜 PCI 且有再发心肌梗死或自发/诱发心肌缺血的表现；病变适宜 PCI 且有心源性休克或血流动力学不稳定者；左心室射血分数≤40％，严重室性心律失常者常规行 PCI。对于罪犯血管完全闭塞，无症状的 1～2 支血管病变，无严重缺血表现，血流动力学和心电学稳定的患者，不推荐发病 24 h 后常规行 PCI。

第二节　经皮冠状动脉介入治疗的临床护理

一、术前护理

1. 配合医师完善术前常规检查　血尿便常规、肝肾功能及电解质、出凝血时间、感染疾病筛查、乙型肝炎表面抗原、X 线胸片、心电图、心脏彩超等。

2. 了解患者病情　询问患者有无脑出血病史、消化性溃疡史及近期的手术外伤史；并询问患者的药物过敏史，重点了解患者有无抗血小板药物过敏史和造影剂过敏史，并记录药物名称及过敏表现；同时评价患者心、肾功能情况。

3. 血管径路的皮肤准备　股动脉穿刺者应双侧腹股沟备皮，经桡动脉穿刺者如汗毛较重者也需要备皮，备皮时应注意防止损伤局部皮肤。

4. 术前饮食　对于择期手术患者，手术前 1 天勿食油腻性或刺激性饮食，应指导患者饮食以易消化、清淡饮食为宜。尽管 PCI 术不需要全身麻醉，患者术中清醒，但仍建议术前禁食、禁水 4～6 h（可以服用药物）。这一点对于极度虚弱患者和卒中后患者尤为关键，可避免术中患者呕吐、误吸的发生。同时，护理工作中也应避免患者及其家属人为地延长禁食和禁水时间。过长时间的禁食易造成机体内环境的紊乱，从而导致术中低血压、低血糖反应的发生。

5. 建立静脉通道　术前 1 h 在病房给予 0.9％生理盐水静脉滴注。

二、药物治疗

对于择期手术患者，护士应与医生积极配合将患者的血压、血糖控制到合适水平。在手术当日，应停用降糖药物治疗以避免术中出现低血糖反应；其他药物则应正常服用。术前三天按医嘱正确服用抗血小板药，常规用氯吡格雷 75 mg＋肠溶阿司匹林 300 mg 以抑制血小板聚集和黏附。对于急诊患者，可给予氯吡格雷 600 mg 联合肠溶阿司匹林 300 mg 以快速达到高水平的血小板抑制。

对于有明确的造影剂过敏史患者，应遵医嘱术前给予糖皮质激素和（或）抗组胺药物以减少过敏反应的发生。同时，应与导管室做好交接班，尽量使用非离子型造影剂。

三、行为指导

1. 深吸气-屏气-咳嗽练习　其要领是用胸腔用力咳嗽，其目的是便于术中配合术者，促进造影剂从冠脉排出。

2. 卧位排便练习和卧位躯体平移练习　对于经股动脉径路 PCI 的患者，术前进行排便练习和躯体平移练习有助于减少 PCI 术后尿潴留和出血并发症的发生。

四、术前宣教和心理护理

所有患者在术前必须签署手术知情同意书，向患者及家属介绍冠脉扩张术及支架术的必要性和注意事项，冠心病患者精神压力较大，加之对手术有恐惧、担心心理，易导致冠脉痉挛，给手术带来困难，要对患者的心理状态进行全面的了解，针对不同情况给予关心安慰和解释开导，告知冠脉介入手术的优越性，并介绍成功病例，解除思想顾虑和恐惧心理，树立信心，确保手术的顺利进行。

五、导管室护理

（一）人员配备

心脏介入手术时，术中每台需要配备 2 名术中巡回和监测护士，1 名技术员。

（二）物品准备

1. 仪器的准备　熟练掌握各种监测仪器的使用。确保各种抢救仪器的正常运转，如心电监测仪、呼吸机、除颤器、临时起搏器、IABP、旋磨仪、吸引器、输液泵、给氧系统等。

2. 常规手术器械包的准备　手术器械包严格执行无菌操作，定期检查消毒日期。

3. PCI 器械的准备　术中导管材料要准备齐全，要求护士要熟悉各种导管、支架、导丝的型号、直径、长度、用途，及时检查导管的消毒日期。

4. 急救药品的准备　导管室常用的急救药品主要有：①血管活性药：多巴胺、多巴酚丁胺、肾上腺素；②抗心律失常：利多卡因、胺碘酮、阿托品、心律平等；③抗栓药物：肝素、氯吡格雷、替罗非班（血小板 GPⅡb/Ⅲa 受体拮抗剂）；④抗过敏药物：异丙嗪、地塞米松等；⑤降压药物和血管扩张剂：卡托普利（开搏通）片、硝苯地平（心痛定）片、合贝爽针剂、硝酸甘油针剂、硝普钠针剂等；⑥其他：甲氧氯普胺（胃复安）、维生素 B_6、毛花苷 C（西地兰）、呋塞米（速尿）、氨茶碱等。急救药品要天天交接，及时补充数量。

（三）术前护理配合

1. 认真查对病历，了解患者姓名、年龄及各种检查结果，如生化、凝血、感染五项、胸片、冠脉 CT 片等。

2. 向患者讲解术中注意事项，消除恐惧心理，减轻心理负担。指导患者进行呼吸、闭气、咳嗽的训练，使患者情绪稳定，配合手术顺利进行。帮助患者平卧于导管床上，连接心电监测，连接吸氧管，建立静脉通道。

3. 备好术中台上常规用药　硝酸甘油 10 mg 加入 0.9%生理盐水 100 ml 内（1 ml＝100 μg 硝酸甘油）、利多卡因 200 mg、肝素盐水（0.9%生理盐水 500 ml＋肝素 2000 U）。不锈钢无菌盘内放入配好的肝素盐水用于术中冲洗各种导管。

4. 准备无菌手术操作台　提供术中所用物品、手术器械、动脉鞘管、三连三通管、三环注射器、高压连接管、造影导管、造影导丝、空针、静脉输液管、无菌手套。

5. 协助术者穿好无菌手术衣，戴无菌手套。

6. 协助术者用消毒液给患者手术部位进行皮肤消毒，消毒范围在手术野及其外 10 cm 以上，部位由内向外擦拭两遍，铺无菌手术单时准确到位。从上到下一次铺好，切勿移动，以防污染手术野。

7. 血管床的影像增强器、操作手柄、铅屏风等可能与患者和术者在术中接触的一切物品需用特制的无菌塑料罩套好，严格执行无菌操作规程。

8. 为术者连接肝素盐水、造影剂、连接三连三通管、连接压力换能器并测零点。连接时要特别注意各输液管道的排气情况，防止在介入操作时出现冠脉内气栓，给患者带来不必要的危险。

（四）术中护理配合

术中要保持静脉输液、输注造影剂、输氧等各种管道的通畅。遵医嘱根据患者体重给予肝素化，手术超过 1 h 提醒医生追加肝素 1000～2000 U。造影剂超过 300 ml 时，提醒医生。

专职监测护士术中要密切监测患者的血压、心律、心率、动脉压波形的变化，准确记录压力数据，若压力曲线不好要及时提醒手术医生，必要时停止操作，待压力恢复后再进行。

巡回护士术中要密切观察患者术中的主诉、神志、生命体征的变化及皮肤有无过敏反应。巡回护士要准确记录介入手术部位，手术步骤，手术开始、结束时间，手术参与者术中消耗材料，详细准确记录患者的血压、心律、心率及球囊支架扩张的时间、压力。巡回护士要具有机敏的反应能力，敏锐的观察力，能熟记、熟递，做到及时、准确、有效为台上手术医生提供各种专用器械（各种导管、导丝、球囊、支架），熟练操作各种监测仪器，调节各种仪器的参数（心电监测仪、呼吸机、除颤器、临时起搏器、IABP、血管内超声仪、旋磨仪），医生下达医嘱后要迅速、准确完成各种处置，灵活自如地配合医生处理突发的临床事件，以保证手术的顺利进行。

第三节　病房患者术后护理

一、生命体征的监护

严密观察患者的血压、脉率、体温及小便情况。对于复杂病变或基础疾病危重的患者，可行 24 h 心电监护。

二、术侧肢体的护理

（一）经股动脉穿刺部位的护理

PCI 术后 4 h 左右复查凝血时间，如凝血时间在正常值高限的 1.5 倍以内，即可拔除动脉鞘管。如采用血管缝合装置封闭血管穿刺点，PCI 术后在导管检查床上可立即拔管缝合。鞘管拔除后患者需绝对卧床休息，术侧肢体弹力绷带“8”字加压包扎或胶布卷包扎 24 h，制动至少12 h（血管缝合者仅需6 h），局部砂袋（重量约1 kg）压迫6～8 h。护理时应注意术侧肢体的足背动脉搏动情况及肢端血供和皮温情况，防止动静脉血栓形成。患者卧床期间，应定时对患者下肢肢体进行被动活动和按摩挤压腓肠肌。

（二）经桡动脉穿刺部位的护理

经桡动脉PCI术后即可立即拔除动脉鞘，使用弹力绷带或专用止血装置局部加压止血。包扎后2 h可放松弹力带，术后6～8 h可拆除绷带或止血装置。加压包扎期间也应密切观察肢端的血供和皮温情况。

三、抗凝护理

为预防术后血栓形成，PCI术后应常规给予抗凝治疗，用药期间注意凝血酶原时间的监测，观察有无穿刺部位活动性血肿的形成、皮肤及输液部位瘀斑、牙龈出血等低凝状态的出现。

四、生活护理

设法满足患者的需要，为患者创造一个安静、舒适的医疗环境。饮食方面予以低盐、低脂饮食，进食不可过饱、少量多餐，以免加重心脏负担。因患者卧床致消化功能减退及不习惯床上排便等造成的排便困难，可反射影响心率和动脉血流量引起意外，因此排便困难者除应用缓泻剂，鼓励患者多吃水果、蔬菜外，排便时还应观察床旁心电图及血压变化，以确保患者安全。术后鼓励多饮水，一般约为6～8 h内饮水1000～2000 ml，以便使注入体内的造影剂通过肾排泄。观察患者尿量。

五、心理护理

由于冠心病患者心理压力大，存在焦虑与恐惧心理，应对患者多做安慰解释工作，讲解有关医疗知识，并根据患者的年龄、职业、文化水平等差异进行相应的心理护理，以帮助患者消除焦虑、恐惧心理，对精神过度紧张者可适量应用镇静剂。

六、出院指导

护士和医生应密切配合，主动地向患者及其家属进行健康宣教，使患者充分了解PCI术后冠心病二级预防的必要性，以增加患者药物治疗和门诊随访的依从性。护士应告知患者出院后药物治疗的用法、用量、服药时间及用药注意事项，并指导患者合理饮食，适当体力活动，定期进行门诊随诊。值得我们注意的是，支架置入后存在支架内血栓形成的风险，因此对于支架置入尤其是药物洗脱支架置入的患者，我们应强调双重抗血小板药物治疗的重要性。按照中华医学会心血管病学分会《经皮冠状动脉介入治疗指南（2009）》，对于药物洗脱支架置入患者，阿司匹林（75～300 mg/d）＋氯吡格雷（75 mg/d）双联抗血小板治疗至少12个月，支架血栓高危患者（如慢性肾功能不全、糖尿病、多支病变、左主干病变等）则可延长1年以上。

第四节　经皮冠状动脉介入治疗围术期并发症护理

一、血管穿刺并发症

（一）局部血肿

腹膜后血肿多是由于股动脉穿刺点过高或股动脉前、后壁同时穿透，出血或血肿上延至腹膜后并在腹膜后间隙积聚而形成。腹膜后出血早期常难以发现，往往等到出现血压下降、快速补液仍无法维持血压时才会怀疑。

处理与护理配合：

(1) 完善血常规、腹部超声等辅助检查。

(2) 快速补液、输血，必要时可给予血管活性药物。

(3) 保守治疗：在腹股沟韧带上方高位动脉穿刺点处局部压迫止血，多数患者可得到挽救而无需外科手术。压迫止血后，应避免继续使用肝素、GPⅡb/Ⅲa受体拮抗剂。

(4) 如保守治疗无效，则应及时外科手术治疗。

(二) 假性动脉瘤形成

假性动脉瘤是指动脉穿刺后血液通过血管壁裂口进入血管周围组织并为组织所包裹而形成的与动脉相通的瘤腔。在收缩期时，动脉血液可经异常通道（瘤颈部）进入瘤腔，舒张期瘤腔内血液可回流至动脉内。假性动脉瘤常发生于经股动脉穿刺后，而桡动脉径路也可发生，临床表现为局部疼痛、搏动性包块伴有震颤和血管杂音，可进行性增大压迫周围神经、出现感染甚至是瘤体破裂（图10-3）。

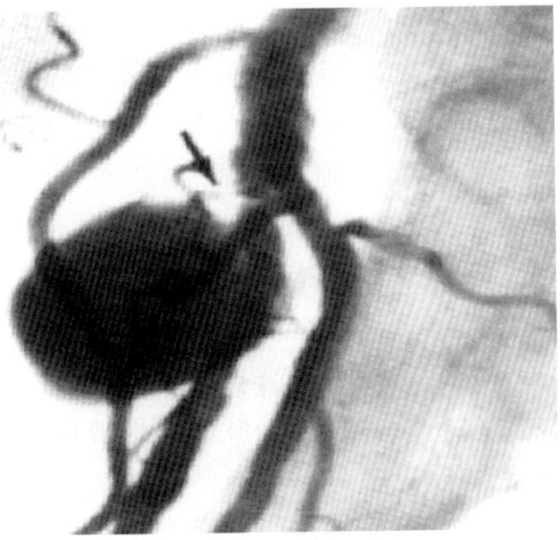

图10-3 假性动脉瘤

处理与护理配合：

(1) 完善彩色多普勒检查，必要时行血管造影以明确诊断和确定瘤颈部位置。彩色多普勒可显示局部包块内存在血流信号，并且瘤体的一端与动脉血管相通。

(2) 徒手或超声引导下加压包扎：直接用手或机械持续性压迫30分钟至数小时，也可利用血管超声明确瘤颈部位并加以压迫。如血管杂音消失或血管超声证实瘤体内血流消失，则表明按压部位正确。局部成功压迫后，还需加压包扎至少12 h。

(3) 超声引导下瘤腔内凝血酶注射法：在彩色多普勒引导下，将注射器针尖刺入假性动脉瘤内，并向瘤体内缓慢注入凝血酶100～400IU以促使动脉瘤内血栓形成。注射过程中应避免压迫瘤体，防止凝血酶进入动脉内造成严重后果。注射后护理应密切观察远端动脉搏动情况和肢体末梢供血情况，积极防治急性血栓形成。

(4) 外科动脉修复术：对于直径较大的动脉瘤和保守治疗效果不佳者，可考虑行外科手术治疗。

(三) 动静脉瘘形成

动静脉瘘是指动、静脉之间存在持续的异常通道，动脉血可分流至静脉。PCI时，如穿刺针同时穿透并行的股动脉和股静脉且使两者之间产生一个通道，则可在术后发生动静脉瘘。临床表现为：腹股沟穿刺部位疼痛、包块形成，听诊可闻及连续性吹风样血管杂音甚至是震颤。动静脉瘘形成可有不断增大和破裂的危险，需要积极处理。

处理与护理配合：

(1) 完善彩色多普勒检查，必要可行血管造影明确诊断。

(2) 直接徒手压迫或超声指导下压迫，多数动静脉瘘可自行闭合。压迫后，仍需给予

“8”字绷带或胶带包扎，但无需过分强调肢体制动。

（3）保守治疗无效，则可考虑外科治疗或介入治疗。

（四）血栓形成

1. 穿刺血管局部动脉血栓形成和栓塞

由于血管内膜损伤、夹层形成或局部压迫时间过长，穿刺血管可形成动脉血栓或栓塞。临床表现为肢体疼痛、苍白、脉搏减弱或消失、感觉异常和肢体瘫痪，即“5P”征。严重者可造成肢体坏疽和截肢。

预防与处理：

（1）术后严密监测穿刺肢体远端的动脉搏动情况。如果搏动明显减弱或消失，伴肢体发凉、疼痛和麻木感，应尽早通知医生进行血管多普勒检查。

（2）确定为动脉血栓形成者，应立即进行溶栓和抗凝治疗，并请血管外科会诊，必要时立即行外科手术治疗。

2. 深静脉血栓形成

对于经股动脉途径 PCI 的患者，由于卧床制动可发生下肢深静脉血栓形成，其临床表现为下肢肿胀、疼痛和浅静脉曲张或红斑。深静脉血栓的最大危害是肺栓塞，可导致患者发生猝死。

处理与护理配合：

（1）对怀疑深静脉血栓形成的患者，可完善彩色多普勒、放射性核素静脉造影、磁共振显像、经足背静脉顺行静脉造影及 D-二聚体测定。

（2）溶栓治疗：链激酶负荷量 25 万 U 静脉推注，随后以 10 万 U/h 持续 24～72 h。

（3）永久或临时下腔静脉滤器置入术：为预防静脉血栓脱落造成肺栓塞，可行下腔静脉滤器置入术。

（五）前臂骨筋膜室综合征

前臂骨筋膜室综合征是由于前臂出血（在桡动脉穿刺点局部或远离穿刺点部位）造成前臂骨筋膜间室压力增加，压迫桡动脉，从而导致前臂肌肉、正中神经发生进行性缺血、坏死的临床综合征，是经桡动脉冠脉介入治疗的严重并发症之一。临床表现为前臂掌侧肿胀、剧烈疼痛，继而手指感觉减退，屈指力量减弱，被动伸腕、伸指加剧疼痛，早期脉搏可以存在。如治疗不及时或处理不当，手腕部因神经受压、缺血可引起永久性功能障碍甚至是肢体坏疽。

处理与护理配合：

（1）压迫止血：对于远离穿刺点部位的前臂出血，主要是由于导丝或导管所致的血管损伤和穿孔，明确出血点并且有效地压迫止血至关重要。通常前臂血肿压痛最明显部位是血管损伤处，亦可行血管造影明确出血点，然后压迫止血、前臂制动。

（2）停用肝素等抗凝药物，避免出血进行性加剧。

（3）冷敷和高渗液脱水。

（4）密切观察肢端血运、感觉和运动情况，并测量骨筋膜间室压力。当筋膜间室压力超过 30 mmHg 时可考虑采取筋膜间室切开减压术，以免造成神经肌肉的不可逆性损伤。

二、心脏并发症护理

（一）冠脉穿孔和心脏压塞

冠脉穿孔是指造影剂或者血液经冠脉撕裂口流出血管外，可发生于靶血管的 PCI 处理部位，也可发生于血管分支及末梢血管处，是 PCI 术少见而严重的并发症。Ellis 等根据影像学特征将冠脉穿孔分为三型（图 10－4）：

Ⅰ型表现为造影剂呈蘑菇状向血管外腔突出，局限于血管外膜下而无外漏，多由指引导丝或旋切装置引起。

Ⅱ型表现为造影剂漏至心包或心肌，但无喷射状漏出。

Ⅲ型是造影剂喷射状漏入持续外流至心包、心腔或冠状静脉。冠脉穿孔可导致急性或迟发性心脏压塞。

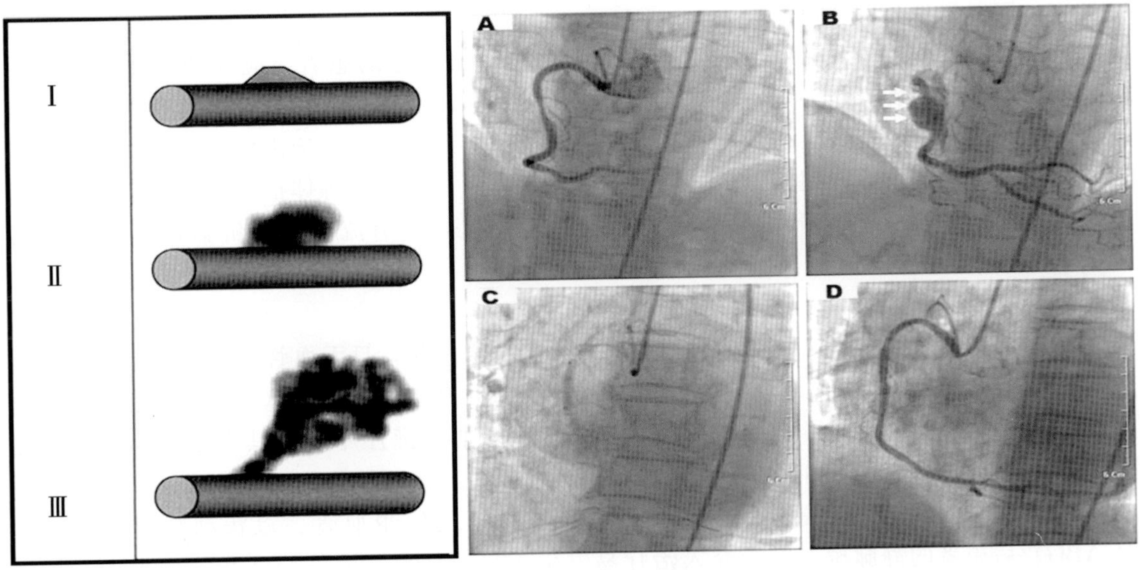

图 10－4　冠脉穿孔的分型

右侧 A：右冠脉中段一局限病变；B：支架置入（16atm 释放）后复查造影可见冠脉穿孔；C：迅速将支架囊放置于穿孔处并扩张；D：经球囊扩张及鱼精蛋白中和肝素抗凝作用后，冠脉穿孔消失

除冠脉穿孔外，急性心肌梗死或医源性损伤（如临时起搏导管置入过程中的粗暴操作）所引起的心脏游离壁穿孔是心脏压塞的另一个重要原因。心脏压塞临床常表现为胸闷、烦躁、心动过速或心动过缓、低血压状态、脉压减小，心脏听诊心音减弱。X 线透视显示心脏边界增大，心影搏动减弱或消失，在导管室中可见造影剂积聚于心包腔中。超声检查可提示心包存在液性暗区。

心脏压塞发生的时间取决于穿孔大小、出血速度和出血总量。大的穿孔，可迅速引起心脏压塞，在术中容易为术者所发现并得到及时处置。但小的穿孔尤其是导丝所致的血管末梢穿孔，有时难以为术者所发现，持续缓慢的血液外渗使得心脏压塞征象出现较晚，往往在患者返回病房后的数小时甚至是数天后才发生。对于这种迟发的心脏压塞，如未能及时加以诊断和处置，常可造成患者死亡的严重后果。因此，病房的医护人员主观上也应高度重视这一严重并发症，绝不能由于所谓的术中过程“顺利”而放松警惕。

处理与护理配合：

（1）特殊药械的准备：冠脉一旦发生穿孔，尤其是游离性穿孔，导管室护士应结合本单位实际情况迅速准备好相关特殊药品和器械，包括：鱼精蛋白、灌注球囊、覆膜支架、猪尾导管及引流袋。

（2）持续球囊充盈压迫：为冠脉穿孔处理的首要措施。将与血管直径相当的球囊置入冠脉穿孔处，以低压力（2～6 atm）充盈至少 10 min，必要时可延长充盈压迫时间。

（3）中和抗凝作用：如持续球囊扩张后仍有造影剂持续外溢，应遵医嘱迅速给予鱼精蛋白中和肝素的抗凝作用。

（4）覆膜支架置入：对于较大的游离冠脉穿孔，在球囊扩张、纠正抗凝无效的情况下，可置入覆膜支架以避免紧急开胸手术。

（5）外科手术：对于出血量较大、经内科保守治疗无法封堵穿孔的患者，可考虑自体血液回输，同时紧急行外科治疗。

（6）心脏压塞的处理和护理：对于明确诊断为心脏压塞的患者，应立即行心包穿刺引流。病房应常规准备心包穿刺包。导管室则可直接利用动脉穿刺器械进行穿刺并置入猪尾导管引流。病房或导管室护士在协助术者成功进行心包穿刺引流后，应准确记录引流量及患者的血压情况。引流管留置期间，护士应密切观察患者血压、心率等体征，并注意引流管是否有新鲜血液持续流出。对于紧急外科治疗的患者，其心包引流出的新鲜血液可考虑自体回输。

（二）无复流现象

冠脉无复流是指冠脉行球囊扩张或支架置入后狭窄解除，且无血管痉挛、夹层、血栓形成等机械性阻塞因素存在，但即刻造影却显示冠脉前向血流急性减少（TIMI 血流≤2 级）的现象。冠脉无复流现象直接反映了冠脉所支配的区域心肌灌注不足，其后果与受累心肌范围、基础左心室功能密切相关，患者可无任何症状，也可表现为胸闷、胸痛、心律失常、心肌梗死、心源性休克甚至是死亡。对急性冠脉综合征的罪犯血管、冠状动脉旁路移植术（CABG）后患者的静脉桥血管行介入治疗易发生无复流现象，另外旋磨和旋切术后无复流的发生率也较高。

处理与护理配合：

（1）高危患者无复流现象的器械预防：远段保护装置对静脉桥病变介入治疗和急性心肌梗死直接 PCI 的冠脉无复流具有预防作用。血栓抽吸导管对急性心肌梗死直接 PCI 出现无复流也具有预防和治疗作用。

（2）药物预防：硝酸甘油、肝素、维拉帕米、腺苷、血小板 GPⅡb/Ⅲa 受体拮抗剂可以预防冠脉无复流现象的发生。对于血栓负荷较重的 ACS 患者，我们的经验是冠脉内推注国内唯一的血小板 GPⅡb/Ⅲa 受体拮抗剂替罗非班（欣维宁）治疗。斑块旋磨术中持续地经旋磨导管滴注肝素盐水，也有助于减少无复流现象的发生。

（3）药物治疗：冠脉内注射钙通道阻滞剂是目前主要的治疗方法，如冠脉内给予地尔硫䓬（合心爽）（每次 0.5～2.5 mg，总量为 5～10 mg）。其他的血管扩张剂如腺苷、罂粟碱、硝普钠等也可解除微循环痉挛，对抗无复流。血小板 GPⅡb/Ⅲa 受体拮抗剂也可用来治疗 ACS 无复流现象。

（4）循环支持：对于低血压者，可立即静脉注射多巴胺 2～3 mg 以迅速升高血压，同时给予多巴胺持续静脉滴注。对于心电不稳定者，尤其是出现缓慢性心律失常患者，可静脉给予阿托品 1～2 mg 维持有效心率，必要时行临时心脏起搏。对于上述方法仍无法维持血压稳定者，推荐 IABP 辅助。

（三）冠脉气体栓塞

冠脉气体栓塞是指 PCI 过程中不慎将空气注入冠脉内而引起远端血管的血流阻断，是 PCI 严重并发症之一。如注入气体量较少，患者对缺血耐受性尚可，则多无临床症状。当注入 1 ml 以上气栓时，多可导致患者血压降低、胸痛、意识丧失甚至是死亡，心电图可表现为 ST-T 改变和心律失常。

处理与护理配合：

（1）冠脉气体栓塞的发生主要与导管-三联三通-注射器系统未充分回吸、排气有关，因此是可预防的。术前护士应协助术者将连接系统中气体完全排出；术中应及时更换造影剂，以避免将空气吸入注射器中。

（2）冠脉气体栓塞发生后，护士应协助观察患者的临床表现和心电图、检测压力的变化，可嘱患者连续做咳嗽动作加速气体和造影剂的排空。

（3）有临床症状的患者，给予氧气吸入，同时准备好急救药品和相应仪器。有低血压者和（或）心率减慢者，可遵医嘱给予血管活性药物（多巴胺、阿托品）静脉注射。有心搏骤停者，可进行心肺复苏和主动脉内球囊反搏以维持血流动力学稳定。

（四）支架脱载

支架脱载是指在 PCI 过程中，支架在尚未成功释放到靶病变部位之前从支架输送系统上脱落下来，随血流掉落在冠脉内或外周血管中，可能导致冠脉血栓形成和心肌梗死、脑栓塞甚至死亡。

处理与护理配合：

（1）特殊器械的准备：支架脱载后，术者及护士均不应惊慌。导管室护士可根据医院条件，快速准备好直径较小的球囊，我们多采用 1.5 mm 直径球囊，因其通过外径较小。导管室应常规准备 300 cm 的长冠脉交换导丝，有条件的单位也应准备诸如活检钳、胆道钳或 Cook 异物抓取器等抓取器械。

（2）协助术者回收脱载支架：可采用小球囊穿过支架后扩张，然后将扩张的球囊和支架回撤至鞘管内或撤出体外。如小球囊回收支架失败，而导管室也缺乏现成的抓取器械，则可利用长冠脉交换导丝和 5 F 多功能造影导管自制一个圈套器。

（3）如无法回收支架，则可将支架原位压扁并置入另一支架加以覆盖。

（4）在处理支架脱载的同时，护士应密切观察患者的血压和心电图变化，并适时追加肝素抗凝。

（五）早期支架血栓形成

支架置入血管后，作为异物可促发凝血级联反应的活化，引起血栓的形成。根据发生时间的不同，支架血栓可分为早期支架血栓形成（术后 30 天内）和晚期支架血栓形成（>术后 30 天）。PCI 住院期间所发生的支架血栓属于早期支架血栓，可造成患者心肌梗死和死亡的严重后果。

护理预防与处理：

（1）高危患者的识别和预防：存在糖尿病、左心功能不全、急性冠脉综合征的患者血栓形成风险较高。而长病变支架置入、分叉病变支架置入术以及支架扩张不全、贴壁不良也是造成支架血栓形成的危险因素。对于存在这些危险因素的患者，应强化抗栓治疗，并积极治疗基础疾病。

（2）造影复查及再次PCI：对于怀疑支架血栓形成的患者，应立即进入导管室复查冠状动脉造影，确诊后可再次行PCI治疗。

三、全身并发症的护理

（一）造影剂过敏

目前使用的血管造影剂，无论是离子型造影剂（如泛影葡胺）还是非离子型造影剂［如碘海醇（欧乃派克）、碘帕醇（碘必乐）、优维显、威视派克］，均为含碘造影剂，与血液混合后可释放出碘原子，从而引起变态反应。造影剂过敏反应可表现为皮肤荨麻疹或斑丘疹、眼睑水肿、胸部憋闷感、呼吸困难，严重的可出现喉头水肿、过敏性休克甚至是心搏骤停。造影剂过敏反应多表现为速发性过敏反应，发生于造影剂使用后的30 min内，特别是最初的5 min内，可引起严重不良后果；而少数患者表现为迟发性过敏反应，临床表现以皮疹为主。对于造影剂过敏的重点在于预防和早期发现。

预防与护理：

（1）高危患者的识别：术前应询问患者是否存在碘过敏的历史和反应程度，同时也应注意询问患者有无过敏性疾病史（如过敏性哮喘、花粉症、过敏性荨麻疹等）和海产品过敏史。

（2）碘过敏试验：碘过敏试验实际上难以预测是否会发生过敏反应，即试验阴性者并不能保证造影时不发生过敏反应，而试验阳性者也未必一定发生过敏反应。正是由于它的价值不确定性，国外已放弃对非离子型造影剂的过敏试验程序。但我国药典尚未就此做出明确规定。因此，对于使用非离子型造影剂患者是否需要碘过敏试验，应根据医院和患者实际情况而决定。

（3）明确造影剂过敏史患者的术前准备：术前可遵医嘱给予糖皮质激素和（或）抗组胺药物以减少过敏反应的发生。造影剂应选择非离子型造影剂，其中可能以威视派克为最佳。

（4）术中造影剂过敏的识别和处理：造影剂过敏的发生有时极其凶险，因此早期识别则显得至关重要。PCI过程中突然出现的低血压或高血压、头面部或躯干部皮肤瘙痒或皮疹是造影剂过敏的早期表现。一旦确定过敏反应，可给予地塞米松10～20 mg静脉注射，并可合并给予异丙嗪（非那根）等抗组胺治疗。发生过敏性休克者，应立即皮下注射肾上腺素1 mg，同时快速补充有效循环血量。

（二）造影剂肾病

造影剂肾病是指排除其他肾脏损害因素后，在使用造影剂后2～3天内发生的急性肾功能损害，通常以术后血清肌酐水平较使用造影剂前升高25%～50%或绝对值增加0.5～1 mg/dl作为诊断标准。目前，对已发生的造影剂肾病缺乏有效的对策。然而，造影剂肾病却是可以防患于未然的，其关键在于医护人员的重视。

预防与护理：

（1）对于高危患者（如慢性肾功能不全、糖尿病、高龄患者），围术期应避免使用肾毒性药物（如非甾体消炎药、二甲双胍、氨基苷类等）；建议使用非离子型等渗造影剂。

（2）PCI术中，护士注意提醒术者造影剂用量，对于造影剂肾病高危患者尤需注意。造影剂用量的计算公式：5 ml×体重（kg）/Cr（mg/dl），造影剂最大用量最好不超过300 ml

为宜。另外，应避免术后 48 h 内再次使用造影剂。

（3）水化疗法：该疗法是目前被广泛接受的有效减少造影剂肾病发生率的方法，其机制一方面是稀释了血液中的造影剂浓度，另一方面可利尿促进造影剂的排泄。目前临床上通常采用静脉补液水化治疗以预防造影剂肾病的发生，这主要是由于静脉途径水化效果较口服水化治疗更为可靠。根据输注液体渗透压的不同，静脉补液水化治疗可分为 0.9%等渗盐水水化和 0.45%低渗盐水水化。有证据显示，等渗盐水水化治疗较低渗盐水水化治疗更能有效预防造影剂肾病的发生。等渗盐水静脉水化治疗一般在 PCI 术前 3～12 h 开始，一直持续到术后 6～24 h，输注速度是 1 ml/(kg·h)。

（4）抗氧化剂治疗：乙酰半胱氨酸是目前研究最为广泛的预防造影剂肾病的抗氧化剂药物之一，其作用机制可能是通过清除氧自由基或加强内生一氧化氮的扩血管效应。

（5）血液净化治疗：血液净化治疗包括血液透析、血液滤过和血液透析滤过，对造影剂肾病具有防治作用。对易发生造影剂肾病患者，应注意电解质水平的维持和酸碱平衡紊乱的纠正。

（三）血管迷走反射

血管迷走反射主要发生于血管穿刺时和术后拔除鞘管时，患者表现为胸闷、头晕、恶心、呕吐、面色苍白、出汗等不适，严重者可表现为晕厥、休克。体检可发现患者血压下降、心率减慢。

处理与护理配合：

（1）发生血管迷走反射时，应保证患者处于平卧位，并将患者头偏向一侧，防止呕吐物引起患者窒息。

（2）静脉注射阿托品 1 mg，同时给予输液扩容。根据患者血压情况，可加用多巴胺、多巴酚丁胺等血管活性药物。

（3）严重的心动过缓，可植入临时起搏器起搏治疗，以尽快恢复冠脉的灌注压。

第五节　特殊患者经皮冠状动脉介入治疗围术期护理

一、合并慢性肾功能不全患者接受 PCI 的护理

慢性肾功能不全是各种原因引起的慢性肾脏疾病的晚期阶段，是心血管疾病的独立危险因素。与肾功能正常的冠心病患者相比，合并慢性肾功能不全的冠心病患者预后较差，且冠状动脉旁路移植术风险和围术期死亡率均较高。PCI 治疗由于具有创伤小、恢复快和手术成功率高的特点，目前已成为合并慢性肾功能不全的冠心病患者的一种较好的血运重建选择。

然而，此类患者的冠脉血管病变通常较为复杂，合并高血压和其他脏器功能受损等临床情况，因此 PCI 手术的风险仍然较大。有研究显示，合并慢性肾功能不全的冠心病患者 PCI 术后的心血管不良事件发生率较高，而且术后造影剂肾病的发生率也明显升高。另外，此类患者常存在血小板功能受损和数量减少，更容易在围术期出现严重的出血并发症。正因为上述原因，这部分患者需引起医护人员的重视。如何保证此类 PCI 高风险患者平稳地渡过围术期、防止并发症的发生至关重要。

（一）围术期的护理

1. 避免使用肾毒性药物。

2. 造影剂的选择和用量　应选用等渗造影剂，并协助术者减少造影剂的用量。

3. 术中避免使用血小板 GPⅡb/Ⅲa 受体拮抗剂，因此类患者易发生出血并发症。

4. 水化治疗　PCI 术前和术后水化治疗可减少此类患者的肾功能恶化和造影剂肾病的发生，一般在 PCI 术前 12 h 即开始水化治疗，一直持续到术后 12 h，等渗盐水水化治疗可直接使用生理盐水输注［速度是 1 ml/(kg·h)］。

5. 血液净化治疗　对于 PCI 前尿毒症患者，应加强血液透析。对于合并慢性肾功能不全的冠心病患者术后如发生急性肾衰竭，也应积极给予透析治疗。

（二）特殊情况的处理

高血压的控制：慢性肾功能不全患者多合并高血压，常造成出血并发症。对于高血压的处理，可给予口服给药或静脉给药的方式加以处理。

二、无保护左主干病变患者的围术期护理

无保护左主干病变是指冠状动脉造影左主干狭窄程度≥50%的病变，且无自身右向左的良好侧支循环或通畅移植血管桥。正由于缺乏侧支循环和移植血管桥，左主干病变一旦阻断，会引起整个左心系统的严重缺血，导致恶性心律失常或心源性休克的发生。因此，无保护左主干病变的 PCI 治疗风险远高于其他冠脉病变，术后心血管主要不良事件发生率也较高。对于此类病变患者，应加强术中和术后的护理管理。

1. 术中护理

(1) 密切监测患者的血压和心电图变化。

(2) 准备好相应的抢救器械，如除颤仪、临时起搏导管、IABP 等。

(3) IVUS 在无保护左主干病变 PCI 治疗中的价值：IVUS 可评价左主干病变的参考血管直径，有助于支架尺寸的选择；IVUS 可评价支架置入后的扩张情况和贴壁情况，有助于减少术后的不良事件尤其是减少支架血栓的发生。

2. 术后护理

(1) 监测患者血压，关注患者临床症状。

(2) 观察尿量变化，避免低血容量情况的发生。

(3) 抗栓治疗：术后常规给予低分子肝素皮下注射；氯吡格雷剂量宜加大，可给予 150 mg/d 持续 1 个月，然后改为 75 mg/d。加强术后宣教，告知患者双重抗血小板药物治疗时间最好延长超过 1 年，术后不可随意停用抗血小板药物。

三、慢性完全闭塞病变介入治疗的围术期护理

慢性闭塞病变指闭塞时间超过 1 个月的病变，是 PCI 治疗的难题之一。因为此类病变处理难度大，PCI 时间较长，且器械应用较多，故 PCI 并发症发生率相对较高。

（一）术中护理

1. 注意造影剂的用量，并注意记录 X 线照射时间。

2. 导管室应准备好各种器械，包括各种指引导丝和微导管。

（二）术后护理

1. 注意血压和心电图的监护，警惕迟发性心脏压塞的发生。

2. 对于造影剂用量过多的患者，术后可水化治疗，并动态观察血肌酐水平的变化，防止造影剂肾病的发生。

3. 穿刺肢体的护理　慢性完全闭塞病变 PCI 过程中常采用双动脉径路，以保证对侧冠状动脉造影和 PCI 治疗的同时进行。对于双侧股动脉穿刺的患者，应间断地挤压按摩肢体腓肠肌，减少深静脉血栓的发生。

四、急性 ST 段抬高型心肌梗死（STEMI）介入治疗的围术期护理

“时间就是心肌，时间就是生命”。STEMI 再灌注治疗的黄金时间窗是症状出现后的 60 min 内。大量循证医学证据已证实尽早恢复急性 ST 段抬高型心肌梗死患者的梗死相关动脉前向血流，有利于挽救濒死心肌，提高整体生存率。急诊 PCI 治疗作为再灌注治疗的方法之一，在降低死亡率、再梗死率、卒中率等方面明显优于溶栓治疗，已成为有条件地区治疗 STEMI 的首要手段。急性 STEMI 的 PCI 治疗并不等同于择期 PCI，前者的风险极高，术中和术后并发症发生率较高，尤其是在溶栓基础上进行的补救性 PCI 和易化 PCI。正由于急诊 PCI 治疗的特殊性，也就要求护士迅速做好充分的术前准备，术中与术者配合默契，同时也要求术后给患者提供合理的护理，以确保急诊 PCI 的成功。

（一）术前护理

1. 应争分夺秒做好术前准备。协助医生完成 18 导联心电图、心肌损伤标志物、生化全套、血常规、感染筛查等检查，并在左侧肢体建立留置针静脉通道。

2. 抗血小板药物负荷量治疗。对于术前未服用过抗血小板药物治疗的患者，直接 PCI 前给予阿司匹林 300 mg＋氯吡格雷 600 mg 嚼服；对于溶栓治疗 12～24 h 内行 PCI 者，可口服 300 mg 氯吡格雷联合阿司匹林治疗；可尽早应用血小板 GPⅡb/Ⅲa 受体拮抗剂。

3. 右心室梗死患者，应慎用硝酸酯类、利尿剂等降低心脏前负荷的药物，并加快补液速度。如伴有心源性休克，可预先行 IABP 辅助治疗。

（二）术中护理配合

1. 准备好各种抢救器械，如除颤仪、喉镜、临时起搏导管等。

2. 冠脉无复流的介入器械预防　远端保护装置可捕获随血流脱落至远端的斑块和血栓碎屑，防止远端血管的栓塞，如 Percu-Surge 球囊堵塞抽吸系统、Angioguard XP 和 Filter-wire EX 伞样滤网（图 10－5）。血栓抽吸装置则可移除冠脉内血栓而可能改善心肌灌注，如 AngioJet 导管。

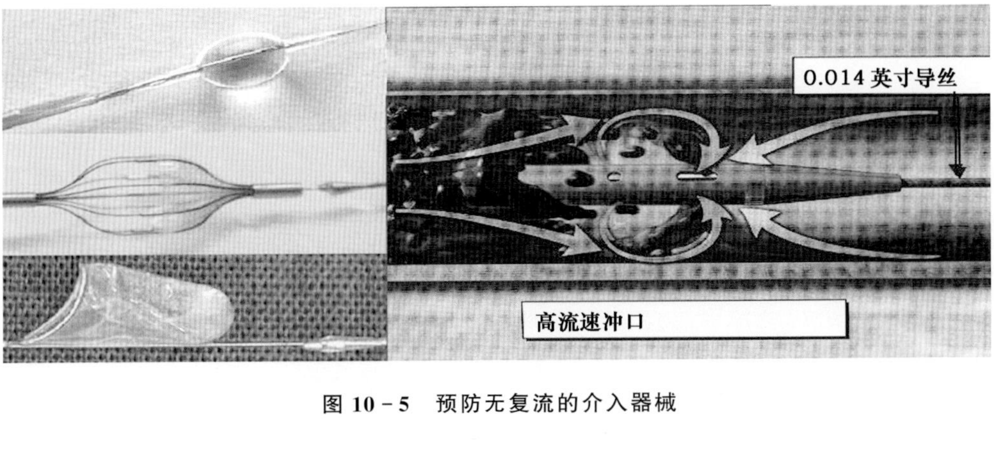

图 10－5　预防无复流的介入器械

术中特殊情况的护理

（1）再灌注心律失常的处理：再灌注心律失常属于心肌再灌注损伤，多发生于血管开通后5 min以内，以右冠脉罪犯血管较为多见。临床可表现为缓慢性心律失常，如窦性心动过缓、窦性停搏、房室传导阻滞，也可表现为快速性室性心律失常，如加速性室性自主心律、室性心动过速、心室颤动。对于缓慢性心律失常，可给予阿托品0.5～1 mg静脉推注，严重时可置入临时起搏导管。加速性室性自主心律一般不用处理，必要时可给予阿托品提高窦性心律治疗。有血流动力学紊乱的快速性室性心动过速，应立即给予电复律治疗，并给予抗心律失常药物治疗。

（2）再灌注低血压的处理：血管开通后，血压进行性下降。可遵医嘱给予多巴胺、多巴酚丁胺静脉推注。护士可将干净的生理盐水倒入无菌盘中，由术者直接抽取快速经血管鞘或指引导管注入体内，可有效补充血容量不足。一般经扩容和升压药物的使用，低血压状态可快速得到纠正。对于存在机械并发症和心功能不全的患者，可给予IABP辅助治疗以稳定病情。

（3）恶心、呕吐的处理：其发生主要与心肌坏死物对迷走神经的刺激、升压药（如多巴胺）和镇痛剂（如吗啡、哌替啶）有关。呕吐时，应将患者头部偏向一侧以防止误吸；治疗可给予甲氧氯普胺（胃复安）或Vit B_6 肌内注射。

总之，PCI术从造影成功到康复出院（即手术成功）是一个复杂的过程，这就对护理工作提出了更高的要求。PCI围术期的护理工作涉及病房护理和导管室护理两个方面，是由相互独立但又相互联系的术前护理、术中护理、术后护理三个阶段所组成的。合理有效的医护配合、快捷无缝的护理交接可使患者平稳地渡过围术期；而细致的护理观察和个体化的护理方案则是PCI成功的有力保障。

（杨玉珍　彭红玉）

第十一章　急诊心肌梗死治疗进展与护理

急性心肌梗死（acute myocardial infraction，AMI）是临床常见的一种危及生命的疾病，是指在冠状动脉粥样硬化的基础上，出现斑块破裂、血栓形成，或冠状动脉痉挛等原因，引起心肌血液供应急剧减少或中断而引发持续而严重的心肌缺血，最终导致心肌坏死。临床表现为持续剧烈胸痛，伴心电图 ST-T 动态演变和心肌酶升高。其基础病变大多数为冠状动脉粥样硬化伴急性血栓形成，少数为其他病变如急性冠脉痉挛等。重者可发生心律失常、心室颤动、心脏停搏、休克或心力衰竭等并发症，属于冠心病的严重类型。

临床以心电图有无 ST 段抬高分为 ST 段抬高和非 ST 段抬高型心肌梗死。急性心肌梗死的救治原则是尽快恢复心肌的血液灌注［在首次医疗接触至再灌注治疗、开通梗死相关动脉过程中，对发病 12 h 内的 ST 段抬高型心肌梗死（STEMI）患者优先采用直接经皮冠状动脉介入治疗］。发病 12 h 以内，预期首次医疗接触至再灌注治疗时间（FMC）至 PCI 时间延迟大于 120 min，无溶栓禁忌证的患者可采用溶栓治疗，以挽救濒死的心肌、防止心肌梗死范围扩大或缩小心肌缺血范围，保护和维持心脏功能，及时处理严重心律失常、泵衰竭和各种并发症，防止猝死，使患者不但能渡过急性期，且康复后还能保持尽可能多的有功能的心肌。因此，早期诊断、治疗对于疾病的转归有着至关重要的作用。

第一节　急性心肌梗死胸痛的临床特点

急性心肌梗死的疼痛部位多样，个体差异较大。有胸痛、胃部不适、牙痛、肩背部放射痛，疼痛也可放射至左前臂内侧，多在夜间发作。既往有冠心病或急性心肌梗死高危患者，突然发生或出现比以往剧烈而频繁的心绞痛，持续时间较以往长，含服硝酸甘油治疗、休息后不缓解。非典型心绞痛可表现为上臂、下颌部、肩背部、颈部，甚至上腹部疼痛为主，而无胸痛或胸痛不明显。主要临床表现有以下几方面：

（1）疼痛：位于胸骨体上段或中段之后，常为压榨性、闷胀性或紧缩性疼痛，患者有濒死感，常发生于安静或睡眠时。疼痛持续时间长，休息或含服硝酸甘油不缓解。

（2）全身症状：主要是发热，伴有心动过速、白细胞增高和红细胞沉降率增快等。

（3）胃肠道症状：约 1/3 有疼痛的患者在发病早期伴有恶心、呕吐和上腹胀痛，与迷走神经受坏死心肌刺激和心排血量降低、组织灌注不足等有关。

（4）心律失常：见于 75%～95%的患者，多发生于起病后 1～2 周内，尤其 24 h 内，可伴乏力、头晕、晕厥等症状，各种心律失常中以室性心律失常最多。

（5）心力衰竭：主要是急性左心衰竭，可在发病最初几天内发生，或在疼痛、休克好转阶段出现，为梗死后心脏收缩力显著减弱或不协调所致，发生率 32%～48%。患者出现呼吸困难、咳嗽、发绀、烦躁等症状。

第二节 心肌梗死分型与诊断标准

（一）AMI 主要分为 5 型

1 型：与缺血相关的自发性心肌梗死，由一次原发性冠脉事件（例如斑块糜烂、破裂、夹层）引起。

2 型：继发性于缺血的心肌梗死，由于心肌需氧增加或供氧减少引起，例如冠脉痉挛或栓塞、贫血、心律失常、高血压、低血压。

3 型：心脏性猝死。

4a 型：PCI 相关的心肌梗死。

4b 型：与支架内血栓形成相关的心肌梗死。

5 型：外科冠状动脉旁路移植术（coronary artery bypass grafting，CABG）相关的心肌梗死。

（二）相关诊断标准

（1）急性心肌梗死：心肌标志物［尤其是肌钙蛋白（cardiac troponin，cTn）］增高或增高后降低，至少有一次数值超过参考值正常上限，并至少有以下一项表现：①心肌缺血临床症状；②心电图出现新的 ST-T 改变或左右束支传导阻滞［按心电图是否有 ST 段抬高，分为急性 ST 段抬高型心肌梗死（STEMI）和非 ST 段抬高型心肌梗死（NSTEMI）］；③心电图出现病理性 Q 波；④影像学检查显示新的存活心肌丧失或局部室壁运动异常；⑤冠状动脉造影或尸检明确冠脉内血栓。

（2）PCI 相关心肌梗死：基线 cTn 正常患者，PCI 后 cTn 升高超过正常上限 5 倍，或基线 cTn 增高患者，PCI 后 cTn 升高≥20%，然后稳定下降。同时存在心肌缺血症状或心电图改变、操作并发症、新的存活心肌丧失或局部室壁运动异常的影像学表现。

（3）支架血栓形成：冠状动脉造影或尸检发现支架置入处血栓性阻塞，患者有心肌缺血症状和（或）至少 1 次心脏血清标志物高于正常上限。

（4）CABG 相关的心肌梗死：基线 cTn 正常患者，CABG 后 cTn 升高超过正常上限的 10 倍，同时有新的病理性 Q 波或左右束支传导阻滞、血管造影提示新的桥血管或自身冠脉阻塞、新的存活心肌丧失或局部室壁运动异常的影像学表现。

（5）心脏性猝死，有心肌缺血临床症状或心电图改变、新发 ST 段抬高或左右束支传导阻滞，但未及采集血样之前或心肌标志物升高之前就已经死亡者。

第三节 急性心肌梗死治疗进展

针对不稳定型心绞痛（unstable angina，UA）和非 ST 段抬高型心肌梗死（non-ST segment elevation myocardial infarction，STEMI）的患者应根据患者的危险分层决定是否行早期介入治疗。如果决定采取早期侵入治疗策略，临床上只要没有血运重建的禁忌证，常规做冠状动脉造影，根据光学相干断层成像（OCT）及冠状动脉造影结果选择进一步治疗方案。早期侵入性的策略分为急诊（＜2 h）、早期（＜24 h）及 72 h 内。对于有顽固性心绞痛、伴有心衰、威胁生命的室性心律失常以及血流动力学不稳定的患者，建议行急诊（＜2 h）冠状动脉造影及血运重建术，对于 GRACE 风险评分＞140 分或肌钙蛋白增高或 ST-T 动态改变的患者，建议早期（24 h 内）行冠状动脉造影及血运重建术。对于症状反复且合并至少一项危险因素（肌钙蛋白升高、ST-T 改变、糖尿病、肾功能不全、左心室功能减退、既往心肌梗死、既往 PCI 或冠状动脉旁路移植术、GRACE 风险评分＞109 分）的 UA/NESTEMI 患者建议于发病 72 h 内行冠状动脉造影。

急性 ST 段抬高型心肌梗死（ST segment elevation myocardial infarction）有适应证的患者在就诊后 30 min 内开始溶栓治疗或 90 min 内开始直接急诊经皮冠状动脉介入诊断及治疗。

（一）溶栓治疗

在再灌注治疗中，明确了优先溶栓治疗的指征有：AMI 来院早（发病≤3 h）；不能行 PCI；PCI 耽搁时间［如患者进入抢救室至第 1 次球囊扩张的时间（door-to-balloon time）＞90 min］而溶栓治疗相对更快［（D-to-B）－（D-to-N）＞1 h］（说明：D 代表 door；B 代表 balloon；N 代表 needle）。

（二）经皮冠状动脉介入治疗（percutaneous coronary intervention，PCI）

指南指出，优先急诊 PCI 的指征有：①PCI 条件好（如 D-to-B 时间＜90 min）而比溶栓治疗相对更快［（D-to-B）－（D-to-N）＜1 h］，有心脏外科支持；②高危 STEMI 患者，如心源性休克（发病＜36 h，休克＜18 h，年龄＜75 岁，无禁忌，适合并同意 PCI）或合并心力衰竭（Killip Ⅲ级以上，发病＜12 h，D-to-B 时间＜90 min）；③溶栓禁忌（有出血或颅内出血的风险）；④来院较晚（发病＞3 h）；⑤疑诊为 STEMI。

直接 PCI：开展急诊 PCI 的介入医护团队应全天候应诊，争取 STEMI 患者首诊至直接 PCI 时间≤90 min。经电话通知或网络联系平台获知患者信息，一旦明确诊断为 STEMI 患者，立即启动导管室，胸痛中心医生接诊患者后，评估患者是否符合急诊 PCI 适应证，若符合，即刻对患者和（或）家属进行急诊 PCI 的知情同意告知，签署手术同意书，直接进入导管室，准备行急诊 PCI 治疗。

直接 PCI 适应证

1. 绝对适应证 美国心脏病学院（ACC）和美国心脏协会（AHA）新近提出下述 3 种情况应施行直接 PCI。

（1）STEMI 或伴有新发左束支传导阻滞的心肌梗死患者并且症状发作 12 h 内。

（2）ST 段抬高或新发左束支传导阻滞的心肌梗死、发生心肌梗死心源性休克＜36 h 和休克发生＜18 h 以内可以完成并适合血管重建治疗，且患者年龄＜75 岁。

（3）严重充血性心力衰竭和（或）肺水肿（Killip Ⅲ级）并且症状发作 12 h 之内的患者。

2. 相对适应证

（1）患者年龄≥75 岁，ST 段抬高或左束支传导阻滞或心肌梗死后 36 h 内发生心源性休克并且在休克发生 18 h 以内适合施行血管重建治疗的患者。

（2）症状发作 12～24 h，同时有严重充血性心力衰竭和（或）血流动力学或心电活动不稳定和（或）持续性缺血证据者。

但是，对于上述绝对适应证和相对适应证有 3 个前提：①就诊 90 min 内能够完成球囊充盈；②有介入手术的熟练医师（每年手术例数＞75 例，同时每年完成 11 例直接 PCI）；③有具备一定条件的导管室（每年 PCI 手术例数＞200 例，其中直接 PCI 例数＞36 例，并且能够进行心脏外科手术）和有经验的辅助人员支持。

禁忌证

（1）适合静脉溶栓的患者，完成介入手术医师手术例数少。

（2）没有血流动力学障碍的患者的非梗死相关动脉。

（3）STEMI 发生后>12 h，血流动力学和心电活动稳定的无症状患者。

补救性 PCI 溶栓治疗后仍有明显胸痛，抬高的 ST 段无明显降低者，应尽快进行冠状动脉造影，如显示 TIMI 0～2 级血流，说明相关动脉未再通，宜立即施行补救性 PCI。

溶栓后再通的 PCI 溶栓治疗成功患者，如无缺血复发表现，可在 7～10 天后行冠状动脉造影，如残留的狭窄病变适宜 PCI，可行 PCI 治疗。

（三）血栓抽吸术

冠状动脉造影检查后，建议对闭塞罪犯血管进行血栓抽吸，使 TIMI 血流恢复 3 级；2016 年《STEMI 患者急诊 PCI 指南》更新的重点意见为直接 PCI 时，选择性应用血栓抽吸或将其作为应急措施使用。

（四）术中辅助诊断技术

OCT、IVUS、FFR 等技术的应用根据具体情况实施；一般急诊介入再灌注治疗成功后建议行急诊 OCT，根据 OCT 结果对冠状动脉斑块稳定性和管腔狭窄率进行判定，最终决定下一步治疗方案。

2017 年《光学相干断层成像技术在冠心病介入诊疗领域的应用的专家共识》中指出了 OCT 检测对 ACS 治疗策略及患者临床预后的影响：OCT 及病理学研究发现，STEMI 多由斑块破裂导致，罪犯病变管腔面积较小，且血栓负荷较大（以红色血栓为主），而非 ST 段抬高型 ACS 多由斑块侵蚀导致，罪犯病变处管腔面积较大，血栓负荷较小（以白色血栓为主）。基于这些不同的病理及影像学特点，在临床上由斑块侵蚀导致的 ACS，经溶栓或血栓抽吸后，造影显示无严重管腔狭窄（直径狭窄率<70%），且血流动力学稳定，血流达到 TIMI3 级的患者，强化抗凝和抗血小板治疗可能是此类患者优先考虑的治疗策略。

第四节　急诊经皮冠状动脉介入治疗流程及进展

一、常规处理

立即给予吸氧和心电、血压和血氧饱和度监测，建立静脉通路，合并左心衰竭（肺水肿）和（或）机械并发症的患者常伴严重低氧血症，需面罩加压给氧或气管插管并机械通气；伴剧烈胸痛 STEMI 患者如无用药禁忌应迅速给予有效镇痛剂，如静脉注射吗啡 3 mg，必要时间隔 5 min 重复 1 次，总量不宜超过 15 mg。入院治疗的患者需同时完善实验室检查（血常规、心肌标志物等）和辅助检查（胸片、超声心动图等）。

二、抗栓治疗

抗栓治疗是整个直接 PCI 治疗中非常重要的一环，包括抗血小板治疗（阿司匹林、氯吡格雷和糖蛋白Ⅱb/Ⅲa 受体拮抗剂）和抗凝治疗（普通肝素、低分子肝素和比伐卢定）。

1. 口服抗血小板治疗

（1）阿司匹林：主要通过抑制血小板中血栓烷 A_2（TXA_2）的生成，来抑制血小板聚集并起到抗血栓形成的作用。

（2）氯吡格雷：抑制血小板的二磷酸腺苷受体抑制血小板聚集，用药后 6 h 开始发挥其临床抗血栓作用。

2. 糖蛋白Ⅱb/Ⅲa 受体拮抗剂　可以有效地阻断纤维蛋白原和其他的黏附蛋白通过糖蛋白Ⅱb/Ⅲa 受体与毗邻的血小板结合。

3. 抗凝治疗

（1）普通肝素：对于直接 PCI 的患者，应给予普通肝素治疗。根据体重选择肝素冲击剂量（70～100 U/kg）。

（2）低分子肝素：低分子肝素可替代普通肝素作为辅助治疗用药。

（3）比伐卢定：是直接抗凝血酶抑制药。对于肝素诱发的血小板减少性紫癜的患者，可以考虑用比伐卢定替代肝素。

三、冠状动脉造影

迅速进行冠状动脉造影检查，目前经桡动脉路径或股动脉路径行 PCI 是最常用的入路途径。经桡动脉路径术后穿刺血管相关并发症少，恢复快，减轻术后患者痛苦，推荐经桡动脉路径进行冠状动脉造影和 PCI。股动脉路径是多种手术（包括主动脉内球囊反搏术、结构性心脏病介入手术等）必不可少的。经桡动脉路径穿刺或导管到位困难时应尽快选择股动脉路径，以确保梗死相关冠脉尽早开通。

四、血栓抽吸

迅速进行冠状动脉造影检查，建议急性闭塞罪犯血管内血栓存留时选择进行血栓抽吸，使 TIMI 血流恢复 3 级。

1. 器械选择　Metronic Export AP 抽吸导管

2. 器械准备

（1）肝素盐水冲洗抽吸导管管腔。

（2）连接阀门延长管并使其处于关闭状态。

（3）连接负压注射器并使其负压最大化。

3. 器械操作

（1）沿指引导丝送入抽吸导管。

注意事项：抽吸导管送入指引导管，此时指引导管压力曲线受到影响，可观察患者心律、心率、一般状态、袖带无创血压压力，必要时可待患者心律及心率稳定后进行血栓抽吸。

（2）抽吸导管前端 Mark 点送入超过血管闭塞段近端即可打开负压阀门。

注意事项：送入抽吸导管过程须匀速、缓慢，过快操作易使抽吸导管产生弯折，从而影响抽吸导管通过性和血栓抽吸效果；对于严重狭窄病变，抽吸导管无法通过冠脉血管闭塞处，仍可使抽吸导管前端尽可能接近闭塞段近端进行血栓抽吸，大多情况下可使闭塞血管开通，恢复再灌注，闭塞段近段存在严重狭窄或严重迂曲、钙化，可改变指引导管形态增加支撑力，使血栓抽吸导管顺利通过冠脉血管闭塞处，必要时可使用球囊辅助开通血管，恢复冠脉血流再灌注。

（3）抽吸导管通过冠脉血管闭塞段负压开通后，缓慢前行。

注意事项：前行过程须留短暂造影影像，抽吸导管前端通过冠脉血管闭塞段一般超过 10～20 mm 即可，首次抽吸目的为开通冠脉闭塞血管，通过闭塞段器械开通闭塞血管即可。

（4）撤出血栓抽吸导管。

注意事项：撤出血栓抽吸导管须相对快速，保持持续负压吸引状态，以免抽吸导管尖端附着较大体积血栓，失去吸引力而在回撤抽吸导管过程中脱落至指引导管中甚至冠脉中，尤其应注意避免血栓脱落入非罪犯血管。

（5）冠状动脉造影确认血栓抽吸即刻效果。

注意事项：撤出血栓抽吸导管后，充分对指引导管进行回吸操作，须可见持续不间断血流达 5 ml 以上，以免脱落至指引导管中血栓再次被推注至冠脉内，如果患者心率、血压允许，可先推注 100～200 μg 硝酸甘油等待 10 余秒（下壁心肌梗死患者再灌注心律失常发生时，常使患者心率血压下降，可适当给予升压药物，待血压稳定后给予硝酸甘油并酌情减量），使冠脉充分扩张后再进行冠状动脉造影，以免影响冠脉血管病变的判读。

（6）若首次血栓抽吸顺利，再次行血栓抽吸，送入血栓抽吸导管至罪犯病变近端打开负压阀门，缓慢前行推送抽吸导管，根据前次造影，抽吸导管前行至罪犯病变远段 10～15 mm，反复抽吸并时刻关注负压抽吸通畅情况。

注意事项：再次使用血栓抽吸导管时，须再次对血栓抽吸导管腔内进行肝素盐水冲洗，并用肝素盐水纱布对抽吸导管外侧进行擦拭，以免抽吸导管内外血栓或残留物质进入冠脉内；反复进行血栓抽吸，更换负压吸引器时，尽量在罪犯病变处，使更换后最大负压在罪犯病变处开始抽吸，回吸通畅情况常可指示抽吸效果，应从罪犯病变近端抽吸顺畅处至远端抽吸顺畅处反复抽吸；若病变在前降支或回旋支近端（根部开口处）或左主干或前降支及回旋支近端根部开口处为罪犯病变存在血栓，反复抽吸前行后应快速回撤至指引导管后，确认回吸血流通畅后再次进入冠脉进行抽吸；前进或后退均应缓慢，不可快速前进及后退而造成血栓脱落至远段或非罪犯冠脉血管；血栓抽吸时可旋转尾部，使前端血栓抽吸导管开口改变方向，使血栓抽吸效果更好，残余血栓更少。

（7）对于反复进行血栓抽吸仍有血栓残留或无法开通闭塞冠脉血管，可应用 5 in 6 指引导管或直接深插超选至冠脉内进行血栓抽吸。

注意事项：仅可在较平直的前降支或右冠脉近中段罪犯病变使用 5 in 6 指引导管，若罪犯病变近段存在严重迂曲、钙化、狭窄等病变，不宜应用 5 in 6 指引导管进行血栓抽吸。

（8）6 F 指引导管一般情况下可容纳一根指引导丝及抽吸导管，除特殊情况下，可容纳两根指引导丝和抽吸导管，如前降支或回旋支近端开口病变，需要导丝保护另一分支等，大分支保护可进两根指引导丝，小分支保护如对角支、钝缘支等送入两根导丝，若稍有缠绕，会使抽吸导管送入极其困难，甚至无法通过；因此，血栓抽吸过程中，常规可单导丝操作，尽量保证无脱落血栓至非罪犯血管后进入双导丝保护操作；当使用 4 F 或 5 F 血栓抽吸导管时可顺利容纳两根导丝进行血栓抽吸。

（9）抽吸导管抽吸的液体，将其缓慢注入纱网中充分过滤血栓，待抽吸完成后，可用肝素盐水进行冲洗，留作病理标本等科学研究及临床检测。

（10）抽吸过程中，持续回吸不畅，可能抽吸导管前端吸住大体积血栓，此时不可解除负压吸引，应在持续负压吸引下从指引导管中缓慢撤出抽吸导管，仔细观察是否抽吸导管头端阻塞并持续回吸指引导管 5～10 mm 血液后方可进行下一步操作。

4. 支架置入

斑块不稳定，有斑块破裂、夹层等不稳定因素存在和（或）管腔狭窄率达到支架置入标准应进行冠脉内支架置入。

5. CABG

STEMI 患者出现持续或反复缺血、心源性休克、严重心力衰竭，而冠脉解剖特点不适合行 PCI 或出现心肌梗死机械并发症需外科手术修复时可选择急诊 CABG。

第五节 安全护理

患者病情急、危、重。围术期易发生各种并发症，要求心内科、心导管室护士专业技术熟练，具有较强的观察力和冷静处理事故的能力；配合急诊各项治疗时注意力要集中，反应要灵敏，做好术前准备，术中严密监测，准确识别各种心律失常，熟练掌握各种抢救仪器设备的使用等，熟悉手术步骤和流程，与医生配合默契，有效地降低和减少各类并发症发生以保证治疗措施的顺利完成和达到预期的效果。

一、术中护理要点

（一）心电、压力监测

术中持续心电监测可为早期发现室性心律失常而抢救争取时间。血管开通瞬间易出现室性期前收缩，甚至心室颤动。应持续进行心电、动脉压力、心率、血压及面色、神志等生命体征监测。

左冠脉闭塞易引起室性心律失常，如室性期前收缩、室性心动过速、心室扑动、心室颤动等。如发生加速性室性自主心律可自行转变为窦性心律，只需严密观察。室性期前收缩发生较早，频率较快和持续时间较长的加速性自主心律，应给予及时处理，以免转成恶性心律失常。一旦发生心室颤动，立即作同步直流电除颤。右冠脉或左回旋支闭塞易引起心率减慢、房室传导阻滞，遵医嘱及时注射阿托品 1～2 mg 或紧急配合安装临时起搏器。

因此，冠脉开通后，应严密注意心电图的变化，尤其是多源性、频发性，R on T 室性期前收缩是心室颤动的信号。

（二）仪器的使用

术中患者出现心室颤动，护士应迅速进行电除颤。电除颤的方法：充分暴露患者的前胸，将涂满导电胶的电极板分别置于胸骨右缘第二肋间和心尖部，两电极板之间的距离不应小于 10 cm，与皮肤紧密接触，根据心律转变决定再次除颤。电除颤后，心电示波呈缓慢逸搏心律或一直线，应立即给予胸外心脏按压或人工起搏，呼吸停止者，给予人工呼吸或紧急行气管插管呼吸机辅助呼吸。

（三）IABP 的护理

IABP 是机械辅助循环的重要手段之一，它通过在心室收缩期球囊放气减少后负荷，在舒张期充盈增加心排血量，改善冠脉和外周组织灌注。护理中注意保持管道通畅及压力稳定，注意局部穿刺部位皮肤颜色，有无渗血、渗液、血肿和足背动脉搏动情况。在每次冲洗导管或抽取血标本时应停止反搏，以防逆向栓塞的危险。

（四）并发症护理

（1）胸痛：给予吸氧、静滴硝酸甘油注射液，必要时应用镇静、止痛剂以缓解患者疼痛和紧张情绪。

（2）恶心、呕吐：迅速将患者头偏向一侧，及时清除口腔内呕吐物，静推地塞米松 5 mg，肌注甲氧氯普胺（胃复安）10 mg 或莫菲管滴注盐酸格拉司琼 3 mg。

（3）低血压：术中密切观察血压，发现血压下降立即告知术者，因导管嵌顿引起的低血压，提醒术者及时撤导管。出现血压下降及时应用多巴胺等升压药物，并注意补液。

（4）再灌注性心律失常：多为频发室性心动过速、短阵室性心动过速、房室传导阻滞等，备好临时起搏器、除颤仪，术中严密监护心电图的变化，及时报告心电监护情况，频发室性期前收缩、短阵室性心动过速时，可静脉注射利多卡因或胺碘酮，一旦发生心室颤动立即电复律，出现心率缓慢、房室传导阻滞，必要时静脉推注阿托品 0.5～1 mg，以提高心率。

（五）急性心脏压塞

急性心脏压塞是心脏介入治疗中少见而严重的并发症，一旦发生，病情凶险，若贻误抢救，后果严重，而早期诊断是抢救成功的关键。临床表现为：术中突然出现胸闷、气急、背部隐痛、恶心、大汗、烦躁、血压下降或脉压变小，心率加快或减慢，X 线透视见心影增大，心脏搏动减弱。

（1）立即准备用物，配合医生进行心包穿刺引流，严格无菌操作。

（2）密切观察患者的面色、意识、呼吸的变化，如出现心慌、气急、呼吸困难等情况，立即进行相应的处理。用多巴胺、阿托品维持正常心率、血压，同时补液。

（3）抽液完毕，应用盐水封管，妥善固定。

（4）记录心包引流量、颜色、性状，观察胸闷、胸痛症状有无改善。

（5）稳定患者的情绪，做好心理护理。

（6）暂停用抗凝药物，尽量减少可能再出血。

（7）及时与外科联系，必要时行外科手术。

（六）冠脉无复流

冠脉内注射替罗非班、钙通道阻滞剂等药物，应用血栓抽吸导管，避免支架置入后过度扩张，可能有助于预防或减轻无复流。在严重无复流患者中，主动脉内球囊反搏有助于稳定血流动力学。PCI 前给予替格瑞洛 180 mg 负荷剂量，与氯吡格雷 600 mg 相比，STEMI 急诊 PCI 术中无复流的发生有降低趋势。

（七）心力衰竭

常见于大面积心肌梗死如广泛前壁急性心肌梗死的患者，一般以急性左心衰竭为主，表现为突发的呼吸困难、发绀、不能平卧、气促、咳嗽、咳粉红色泡沫痰、脉搏细速、大汗、尿少、双肺底湿啰音等。

（1）吸氧：给予高流量鼻导管吸氧 6～8 L/min 或麻醉机面罩吸氧，以改善换气功能同时湿化瓶加用 50%酒精吸氧，降低肺泡表面张力，特别是咳大量粉红色泡沫痰时，应及时用吸引器吸引，保持呼吸道通畅，以免发生窒息。

（2）镇静：肌内注射派替啶（杜冷丁）50～100 mg 或静脉注射吗啡 3～5 mg，使患者安静，以减少心肌耗氧。

（3）利尿：静脉注射呋塞米（速尿）40～60 mg 注意观察尿量，准确记录出入量。

（4）应用血管活性药物：严格控制输液的速度和量，应用多巴胺及硝普钠等药物时，最好使用微量泵，并防止液体外渗。

（5）注意观察脉搏、心率、血压的变化：心率在某种程度上反映心功能，脉搏的强弱与心肌收缩力及心排血量有关。当我们扪及患者脉搏较原来更为细速、无力，要考虑到早期休克的发生，临床上脉搏的变化，往往早于血压变化。

二、优化护理经验

（一）前壁心肌梗死

（1）再灌注心律失常：多源室性期前收缩可观察，暂不给药。

（2）急性左心衰竭：督促术者尽快结束手术，遵医嘱给予强心、利尿、扩血管药物。

（3）前降支功能重要，必要时 IABP 支持。

（4）应用血小板 GPⅡb/Ⅲa 受体拮抗剂。

（5）必要时给予升压药物（如多巴胺），搭配镇吐药物，不可过快（否则心率增快、增加心肌耗氧）。

（二）下壁、侧壁心肌梗死

（1）预防性给药：再灌注 15 s 前预防性给予甲氧氯普胺（胃复安）、多巴胺，能减少再灌注心律失常的发生及程度。

（2）多数下壁心肌梗死缓慢性心律失常再灌注后可恢复，左侧冠脉病变不重，可免于植入临时起搏电极。

（3）再灌注心律失常：室性加速性自主心律、多源室性期前收缩可观察，暂不给药。

（4）急性心力衰竭：督促术者尽快结束手术，遵医嘱给予强心、利尿、扩血管药物。

（5）应用血小板 GPⅡb/Ⅲa 受体拮抗剂（监测出血情况：患者意识、牙龈、鼻衄等）。

（6）必要时给予升压药物（如多巴胺），搭配镇吐药物，不可过快（否则心率增快、增加心肌耗氧）。

（7）如果收缩压稳定在 90 mmHg 以上，可少量应用硝酸酯类药物（以往为禁忌使用）。

（8）如果可能，静脉保持快速补液。

（三）左主干闭塞、多支病变死亡率高

（1）再灌注心律失常：多源室性期前收缩可观察，暂不给药。

（2）急性左心衰竭：发生率高！督促术者尽快结束手术，遵医嘱给予强心、利尿、扩血管药物。

（3）IABP 支持。

（4）应用血小板 GPⅡb/Ⅲa 受体拮抗剂。

（5）必要时给予升压药物（如多巴胺），搭配镇吐药物，不可过快（否则心率增快，增加心肌耗氧）。

三、特殊治疗护理经验

（一）IABP 即主动脉内球囊反搏（intra-aortic balloon pump 或 introartic balloon counter pulsation）

（1）专用心电监测连接。

（2）打开氦气阀门，检查氦气容量。

（3）连接压力传感器，需外接加压袋。

（4）连接机器气囊软管。

（5）身高＜165 cm 者建议应用 34 ml 规格，身高≥165 cm 者建议应用 40 ml 规格（气囊容量，并非长度）。

（6）安置时需留影像，安置位置至主动脉弓，避开肾动脉，防止肾灌注不足。

（7）肝素抗凝，防治血栓形成。

（8）设置自动心电触发及正常工作报警值，心电不能触发则更改至压力触发。

（9）监测 IABP 工作状况。

（10）IABP 的适应证：

1）急性心肌梗死（AMI）合并心源性休克（CS）；

2）难治性不稳定型心绞痛；

3）血流动力学不稳定的高危 PCI 患者（左主干病变、严重多支病变、重度左心功能不全患者）；

4）PCI 失败需过渡到外科手术。

（11）IABP 的禁忌证

1）主动脉夹层；

2）重度主动脉瓣关闭不全；

3）主动脉窦瘤破裂；

4）严重周围血管病变；

5）凝血功能障碍；

6）其他：如严重贫血、脑出血急性期等。

（二）临时起搏器

（1）多选择股静脉（或锁骨下静脉）穿刺（防止误伤动脉）。

（2）观察术区，及时发现术区血肿。

（3）安置临时起搏电极后，可经股静脉通路继续给予静脉药物及补液。

（4）调整起搏输出电压、感知及起搏心率（一般设置为 50 次/分起搏保护，80～90 次/分起搏）。

（5）起搏器保护阶段可暂时关闭，减少刺激引起室性心动过速、心室颤动，必要时开启。

四、急诊术中紧急情况

（一）低血压

1. 原因

（1）迷走神经反射性低血压：精神紧张、导管刺激、饥饿。

（2）冠脉开口处病变或多支病变：左主干严重狭窄，压力曲线嵌顿。

（3）导管同轴性不佳或导管深插：不需要给药，调整导管即可。

（4）急性心肌梗死：下壁心肌梗死、广泛前壁心肌梗死、左主干血栓。

（5）冠脉慢血流、无血流。

（6）冠脉穿孔：形成心脏压塞。

（7）急性过敏休克：造影剂过敏引发。

（8）血容量不足：手术时间过长、术中出汗未及时补液。

2. 处理

（1）血压低首先排除导管因素。

（2）急性闭塞导致血压低：遵医嘱配合台上快速使用药物和导管材料。

（3）快速及时补液，再开通另一条较大的通路，保证抢救用药及时。

(4) 准备 IABP，调整使用状态。

(5) 及时观察患者全身情况，有无消化道及脑出血，术区有无血肿。

(二) 高血压

(1) 排除心理紧张因素，做好心理护理。

(2) 给予吸氧。

(3) 口服降压药，舌下含服硝苯地平（心痛定）10 mg 或硝酸甘油。

(4) 口服效果不明显，静脉给予降压药，随时监测血压。

(5) 协助患者排尿，必要时导尿。

(6) 如有脑病发生，出现昏睡现象时要及时唤醒患者，保持呼吸道通畅。

(三) 心律失常

见于 75%～95%的患者，是急性心肌梗死患者死亡的主要原因，常见频发室性期前收缩 R on T 现象，后出现室性心动过速、心室颤动。

遵医嘱给予利多卡因，准备好除颤器；缓慢性心律失常，立即给予阿托品静注，药物无效有血流动力学障碍和（或）伴有房室传导阻滞患者要随时准备安装临时起搏器。

(四) 心室颤动

出现异常心电时提示台上术者迅速将体内的导管撤离，防止机械性刺激。

患者有意识时，嘱用力咳嗽，帮助心脏规律运动。患者意识不清时，进行胸外按压，及时提醒术者降床，暴露胸部，快速除颤，严密观察患者的意识、呼吸、血压等生命体征。

准备好抢救药品，遵医嘱使用，准备临时起搏及 IABP 仪，若心室颤动由冠脉急性闭塞所致，开通冠脉，一旦血运重建后，室颤即会恢复。

(五) 急性左心衰竭

重度呼吸困难，烦躁不安，大汗，频繁咳嗽，咳大量粉红色泡沫痰。

护理要点：

(1) 取坐位，高流量吸氧 4～6 L/min，酒精湿化吸氧。

(2) 给予吗啡 3～5 mg。

(3) 伴有血压增高者给予血管扩张剂：如硝普钠，在监测血压及心力衰竭症状下进行调整，保证用药安全。

(4) 遵医嘱给予强心、利尿、扩血管药物；快速利尿用呋塞米。

(5) 严密观察呼吸及血氧饱和度，随时准备呼吸机。

(6) 随时准备 IABP。

(7) 尽快结束手术。

(六) 心脏压塞

(1) PCI 中急性心脏压塞常见原因：冠脉穿孔。见于应用硬度较高的指引导丝，高压释放支架，支架后高压扩张，旋磨，及血管畸形。

(2) 临床表现：血压下降，胸闷、心慌憋气、面色苍白、皮肤湿冷、呼吸困难，甚至意识丧失。

(3) 治疗：心包穿刺术——可即刻缓解心脏压塞症状，改善血流动力学。穿刺部位常取剑突下或心前区第 4 肋间入路。

(4) 用物准备：心包引流穿刺包，猪尾导管，50 ml 注射器。

（七）手术结束后工作

（1）整理手术信息，记录关键病情变化。

（2）撤除手术监护设施，检查并连接移动监护设施（不可长时间使患者脱离监护）。

（3）手术信息登记。

（4）核对手术、器械信息。

（5）核对收费。

第六节　胸痛中心建立及工作流程

“胸痛中心”最初是为降低急性心肌梗死发病率和死亡率提出的概念，目前其概念已延伸，通过多学科（包括急诊科、心血管内科、心血管外科、影像学科、胸外学科、消化内科、呼吸内科等相关科室）合作，依据快速准确的诊断、危险评估和恰当的治疗手段，对胸痛患者进行有效的分类治疗，不仅提高早期诊断和治疗急性冠脉综合征（ACS）的能力，降低急性心肌梗死发生危险或者避免心肌梗死发生，并准确筛查出肺栓塞、主动脉夹层以及ACS低危患者，以减少误诊、漏诊及过度治疗，改善患者临床预后。

胸痛中心的建设目标是要建立“在最短的时间内将急性胸痛患者送至具有救治能力的医院接受最佳治疗”的机制，通过对我国急性心肌梗死救治现状的分析，中国胸痛中心认证工作委员会所确立的我国胸痛中心建设的基本理念是：以具备直接经皮冠状动脉介入治疗（PPCI）能力的医院为核心，通过对医疗资源的整合建立起区域协同快速救治体系，以提高急性胸痛患者的整体救治水平。为实现此目标，中国胸痛中心的建立共包含三大要素，分别是：基本条件与资质、培训与教育、持续改进。

一、基本条件与资质

（一）胸痛中心的组织机构

由于胸痛中心是通过整合院内外相关优势技术和力量为急性胸痛患者提供快速诊疗通道的机构，既可以是在不改变现有结构基础之上实体运作的虚拟机构，也可以是重新组建的实体机构。但不论何种方式，胸痛中心的建设均要涉及医院内外许多部门，必须有一套相应的组织机构进行协调和管理。组织机构的形式可以因不同医院的实际情况而定，但基本要求和任务是相同的。

（1）医院发布正式文件成立胸痛中心及胸痛中心委员会，要求：①由医院院长或分管医疗的副院长担任胸痛中心委员会主任委员，主持胸痛中心委员会的建设和重大决策；②书面文件明确胸痛中心委员会的工作职责；③明确胸痛中心委员会具有调动医院所有资源为胸痛中心建设和运行提供保障的权力；④胸痛中心成立并实际运作至少6个月以上才能申请认证。

（2）任命胸痛中心医疗总监，要求：医院正式任命一名具有心血管内科专业背景的高级职称医师担任胸痛中心医疗总监，且该医师应具备较强的组织协调能力，专业技能必须具备对急性冠状动脉综合征（ACS）、急性主动脉夹层、肺动脉栓塞等急性胸痛患者进行诊断、鉴别诊断及紧急救治的能力。

（3）任命胸痛中心协调员，要求：指定一名具有急诊或心血管内科专业背景的医师担任胸痛中心协调员，协调员必须具备正确处理ACS及其他急性胸痛的能力。

（二）院内协作支持

胸痛中心建设需要医院的大力支持，医院在成立胸痛中心时应发布正式文件做出全力支持胸痛中心建设的承诺，该文件必须包括以下内容：

（1）全力支持胸痛中心的建设与认证，承诺分配相应人力、设备和财政资源，并做好监察、考核、质量控制等工作，确保胸痛中心规范化运行。

（2）对胸痛中心在优化诊疗流程过程中所涉及的院内外标识与指引、急诊及抢救区域的布局等进行改造，对医院各部门的工作流程、管理制度进行相应的调整以适应胸痛中心流程优化需求，承诺在分诊、就诊、检验、收费、发药等环节实行急性胸痛优先原则，在急性胸痛患者就诊时首份心电图，肌钙蛋白等辅助检查，ACS的抗血小板药物，STEMI患者的抗凝、溶栓、介入治疗环节等实行先救治后收费的原则，以适应优化诊疗流程、最大限度缩短救治时间的需要。

（3）承诺与院前急救系统签署联合救治协议，以实现院前救治与院内救治的无缝连接。

（4）承诺与基层转诊医院、社区医疗机构等签署联合救治ACS患者的协议。

（5）承诺支持并协助胸痛中心实施各类培训计划。

（6）承诺不能因无床位、人力紧张、患者无力支付医疗费用等原因将ACS患者转诊到其他医院，以防延误救治。

（7）若救护车归属医院管理，承诺对救护车救治能力进行改造，包括人员培训及设备更新，以满足转运急性胸痛患者的需求。

（三）与“120”紧密合作机制

（1）医院应与本地区“120”签署正式的合作协议，共同为提高急性胸痛患者的救治效率提供服务。

（2）胸痛中心与“120”共同制订从胸痛呼救到从发病现场将急性胸痛患者转送至胸痛中心的急救预案、流程图以及联络机制，并进行联合演练。

（3）转运急性胸痛患者的院前救护车应具备基本的监护和抢救条件，必备设备包括心电图机、多功能（心电、血压、血氧饱和度等）监护仪、便携式除颤器、移动式供氧装置、人工气道建立设备和各类急救药品等，有条件时尽可能配备便携式呼吸机、吸引器、具有远程实时传输功能的监护设备、心脏临时起搏器、心肺复苏机。

（四）明确急救设置及标识

（1）急诊科、胸痛中心的标识与指引：①在医院周边地区的主要交通要道、医院门诊、急诊的入口处设置醒目的胸痛中心或急诊的指引和标志；②在门诊大厅、医院内流动人群集中的地方均应有指引通往急诊科、胸痛中心的醒目标识；③急诊科分诊台、挂号处、诊室、收费处、抽血室、检验科、药房等均应有急性胸痛优先标识。

（2）胸痛急救的功能分区：胸痛中心的大部分初步诊疗工作在急诊科完成，急诊科应建立如下功能区。①急诊分诊台：急诊分诊台应易于识别且靠近抢救区，方便步行患者进入时发现，并有醒目的标识指引急性胸痛患者得到优先分诊；②急诊分诊台或功能替代区应配置电话及急救相关的联络系统，以便进行院内、外的沟通协调；③急诊分诊台应常备急性胸痛患者时间管理节点记录表，以便在首次医疗接触时开始进行前瞻性时间节点记录，或者能在分诊台开始启动填报胸痛数据库；④分诊区有标准的胸痛分诊流程图，指引分诊护士在初步评估后将患者分流到胸痛诊室、急诊抢救室、胸痛留观室或直接送入导管室；⑤急诊科入口处应根据急诊流量配备足够的轮椅和担架车，方便多个患者同时就诊时使用；⑥急诊科应具备床旁心电图检查条件，确保在首次医疗接触后10 min内完成首份12或18导联（怀疑下壁和正后壁心肌梗死）心电图检查，并不受是否为正班时间的限制，对于急性胸痛患者首份心电图应实行先救治后收费原则；⑦急诊科应具备床旁快速检测肌钙蛋白、D-二聚体的设备，确保抽血后20 min获取检测结果；⑧应建立胸痛诊室（专用或兼用）、急诊抢救室（或急诊监护室）、胸痛留观室（供暂时诊断不明确、需要留观的中、低危胸痛患者使用）等功能区域，上述功能区应配备急性胸痛诊疗和抢救所需要的相应设施（例如心电图机、供氧系统、监护仪、除颤器、呼吸机等急救器材和急救药品），上述抢救设备、面积、床位等配置应以能满足医院所承担的急诊任务为原则。

（五）人员资质及救治条件

（1）人员资质：①至少有2名接受过规范培训、具备急诊PCI能力的副高级职称的心血管专科医师，且每人年PCI手术量不低于75例；②至少具有3名经过专门介入辅助技术培训、熟悉导管室工作流程的导管室专职护士，且每年至少接受一次4学时以上的介入诊疗和ACS的新知识培训，并获得证书；③具有经过专门培训且获得大型放射设备上岗证书的放射技术人员。

（2）心血管专科条件：①心血管内科在当地具有相对的区域优势，能为本地区其他医疗机构提供心血管急危重症抢救、复杂疑难病例诊治以及继续教育等服务和支持；②配备不少于6张病床的冠心病监护室；③具备急诊PCI能力，导管室基本设备（状态良好的数字血管影像设备、监护设备——含无创和有创性血流动力学监护设备、呼吸机、除颤器、心脏临时起搏器、主动脉内球囊反搏仪等生命支持系统）能满足急诊PCI的需要，并常备急诊PCI所需的各类耗材；④导管室过去1年PCI手术量不少于200台，急诊PCI（包括PPCI及补救性PCI）数量不低于50例；⑤导管室365天/24小时全天候开放能力；⑥导管室从启动到开放（最后一名介入人员到达导管室）时间≤30 min，如果当前不能达到上述要求，应有切实可行的改进措施，确保在通过认证后半年内达到；⑦如果心导管室暂时不可用，应启动相应方案和程序。有时心导管室会出现设备故障、进行维护或有占台现象，此时需要制定相应备用计划，确保高危患者能立即得到治疗；⑧有指引针对STEMI患者实施先救治、后收费（先手术、后补办住院手续）的专用流程图。

（六）胸痛诊断条件

（1）建立包括以远程实时传输心电图、微信群、手机短信、传真等形式的信息共享平台，以及基于此平台的急性胸痛诊疗应急响应机制，以确保具有确诊能力的上级医师能及时为急诊一线医生提供全天候支持。

（2）急诊科医师应具备对急性胸痛的鉴别诊断能力，能够独立阅读心电图、诊断ACS，若当前不具备，应建立基于传输心电图的远程会诊或现场会诊机制，确保心血管内科医师能在10 min内参与会诊、协助诊断。

（3）在对急性胸痛进行鉴别诊断时，能得到其他相关学科的支持，例如呼吸科、胸外科、消化科、皮肤科等。

（4）具备随时进行超声诊断的能力，包括心脏超声及主动脉超声，从启动超声到实施检查的时间在30 min以内，如果目前无法达到，则应有具体的改进措施确保在通过认证后1年内达到。

（5）具备多排螺旋CT增强扫描的条件，并能开展急诊主动脉、肺动脉CTA检查，从启动CT室到接受患者进行检查的时间在30 min以内，如果目前无法达到，则应有具体的改进措施确保在通过认证后1年内达到。

(6) 运动心电图应在正常工作时间内随时可用于对低危胸痛患者的评估。

(七) 时钟统一管理

建立时钟统一方案，以确保各关键诊疗环节的时间节点记录的准确性。制订时钟统一管理制度，确保关键时间节点所涉及的各类时钟、诊疗设备内能提供落实时钟统一管理制度的客观记录。

(八) 数据库填报管理

(1) 启用中国胸痛中心认证云平台数据库，制定数据库的管理规范、使用细则及监督管理制度，并有数据的审核制度，确保数据库的真实、客观、准确。

(2) 急性胸痛患者的首次医疗接触的人员应及时在数据库中建档，若不能及时进行在线填报，应有纸质版的时间记录表格，从首次医疗接触时开始伴随急性胸痛患者诊疗的全过程，以进行时间节点的前瞻性记录，尽可能避免回顾性记录，以提高记录的准确性。

(3) 所有进入医院的急性胸痛（明确的创伤性胸痛除外）患者的登记比例应不低于75%，应包括各类因急性胸痛就诊于门诊、急诊或入院患者的基本信息和最后诊断。ACS患者的登记比例应达到100%，STEMI患者的录入率必须达到100%，且各项关键时间节点的填报应齐全，关键时间节点的缺失率不能高于10%，其中院内时间节点记录的有效率应达到100%。

(4) 确保STEMI患者的上述关键时间节点可以溯源，其中发病时间、呼叫“120”、到达医院等时间应能从急诊病历（电子病历或复印件）、入院病历、首次病程记录、心电图纸、检验报告、病情告知或知情同意书等原始记录中溯源，并要求尽可能精确到分钟。

二、培训与教育

培训与教育工作是胸痛中心建设的重要工作内容和职责，因为胸痛中心的最终目标是建立“在最短的时间内将急性胸痛患者送至具有救治能力的医院接受最佳治疗”的机制，可以简单地理解为，胸痛中心的终极目标就是要建立针对急性心肌梗死等急性胸痛患者的区域协同快速救治体系，以提高急性胸痛患者的整体救治水平。由于胸痛中心建设所涉及的部门较多，例如在医院内部，除了以心血管内科和急诊科为核心外，心脏外科、胸外科、呼吸科、皮肤科等相关临床学科、放射科（含CT室）、超声科、检验科等辅助检查科室以及医务管理等部门均与胸痛中心的规范化建设与日常运作具有密切的关系。此外，胸痛中心必须与当地的院前急救系统和周边的基层医院或社区医疗机构等进行紧密的合作才能充分发挥其技术和社会效益。因此，规范化胸痛中心建设是一个系统工程，必须建立整体的救治原则、快速反应体系、协同和管理机制以及制订相应的实施细则，但上述原则通常是由心血管内科和急诊科负责制订，其他相关部门对胸痛中心的运作机制、要求、体系和各项流程并不了解，必须经过反复的教育、培训和演练，使胸痛中心所涉及的各有关部门、人员在全面了解胸痛中心的主要目标和运作机制的基础上，明确自身的职责和任务，才能使整个胸痛中心系统正常运行，并发挥各部门和人员的主观能动性，推动胸痛中心工作质量的持续改进，最终达到提高区域协同救治水平的目的。同时，在医院外部，还要针对各级基层医疗机构及普通民众进行培训，普及胸痛相关知识，提高急救及自救意识，缩短从发病到呼救的时间。胸痛中心的培训和教育包括以下几个方面。

（一）胸痛中心全院培训

（1）医院领导、医疗管理、行政管理人员的培训：该类人员培训应在胸痛中心成立之前或最晚成立之后1个月以内至少进行一次。培训内容应包括：区域协同救治体系、胸痛中心的基本概念、在胸痛中心建设和流程优化过程中需要医院解决的主要问题等。

（2）胸痛中心核心科室专业医师和护士的培训：制订针对急诊科、心血管内科、ICU等直接参与急性心肌梗死等急性胸痛救治工作的各专科医师和护士的培训计划，且应在正式成立胸痛中心后1个月内完成全面培训，以后每年进行一轮以确保新增人员得到及时培训。该计划必须包括以下内容：①培训ACS发病机制、临床表现、最新的STEMI、NSTEMI/UA诊治指南，急性主动脉夹层、肺动脉栓塞的诊断及治疗指南；②培训本院胸痛中心的救治流程，包括分诊流程，急性胸痛的诊断与鉴别诊断流程，STEMI从首次医疗接触至球囊扩张/溶栓流程，NSTEMI/UA的危险分层及治疗流程等；③若本院的再灌注流程中包括了溶栓治疗，则培训计划中必须包括溶栓治疗的标准操作规程及转运至PCI医院的联络机制；④急性心肌梗死、常见心律失常的心电图诊断；⑤心肺复苏技能，此项培训应包括讲课、演示及模拟操作；⑥胸痛诊疗过程中的数据采集及胸痛中心认证云平台数据库填报。

（3）全院（除外上述胸痛中心核心科室）医师、护士、药师和技术人员的培训：该类培训应在成立胸痛中心后1个月内完成培训，以后每年进行一轮以确保新增人员得到及时培训。培训内容应包括：①基于区域协同救治体系胸痛中心的基本概念；②胸痛中心的时间节点管理要求；③院内发生ACS或心搏骤停的处理流程；⑤心肺复苏技能。

（4）医疗辅助人员和后勤管理人员的培训：该类培训应在成立胸痛中心后1个月内完成，以后每年进行一轮以确保新增人员得到及时培训。培训内容应包括：胸痛中心的基本概念、院内紧急呼救电话、心肺复苏的基本要领等。

（二）基层医疗机构培训

对本地区其他基层医疗机构的培训是胸痛中心的重要职责之一，应在成立胸痛中心后2个月内完成培训计划，以后每年进行一轮。该计划必须包括以下内容：①基于区域协同救治体系胸痛中心的基本概念；②急性胸痛快速转诊机制及联络方式；③高危急性胸痛及ACS早期症状识别；④急性心肌梗死和常见心律失常的心电图诊断；⑤心肺复苏技能。

（三）社区教育

社区人群教育是指胸痛中心积极参与对社区人群进行有关早期心脏病发作的症状和体征的识别以及紧急自救的培训，这是胸痛中心的重要职责之一。胸痛中心必须承担公众健康教育义务并积极致力于通过对公众教育来降低心脏病发作及死亡率，提高公众对急性胸痛危险性的认识以及在胸痛发作时呼叫“120”的比例，这是缩短从发病到就诊时间的最有效手段。胸痛中心应定期举办讲座或健康咨询活动，为社区人群提供有关心脏病症状、体征、早期诊断以及急救处理方法的培训。向社区发放有关心脏病症状和体征以及早期诊断的科普性书面材料，向公众宣传拨打“120”急救电话的重要性，对社区人群进行心肺复苏技能的基本培训和教育。

三、持续改进

持续改进是胸痛中心建设的核心价值，要求胸痛中心制订各类督促流程改进的措施和方法，并通过数据显示持续改进的效果。

1. 医院应制订促进流程改进和质量改进的计划和措施。胸痛中心应根据当前的实际情况确定本中心关键监控指标及质量改进计划，例如：首次医疗接触至首份心电图时间、首份心电图至确诊时间、首次医疗接触-球囊扩张时间、进门-球囊扩张时间、入门-出门（door-in and door-out）时间、ACS院内死亡率等，并确立关键性效率指标和预后指标的近期奋斗目标值，原则上应每年修改一次奋斗目标值以体现持续改进的效果。

2. 质量分析会制度 质量分析会的主要内容是通过对胸痛中心运行过程中的阶段性宏观数据分析，肯定工作成绩、发现存在问题并制订改进措施。除了胸痛中心的核心科室人员参加外，医院管理层及院前急救人员也应参加。该制度必须为质量分析会制定出标准的规则，包括主持及参加人员、频度、时间、主要分析内容等，原则上质量分析会的时间间隔不得超过3个月。

3. 典型病例讨论会制度 典型病例讨论会是改进胸痛中心工作质量最有效的工作形式之一，可与质量分析会同时举行，但主要是针对急诊科、心内科等胸痛中心的实际工作人员。一般是从质量分析会中发现宏观问题，再将存在救治延误或决策错误的典型病例挑选出来作为剖析的对象，将所有与执行流程相关的人员集中进行讨论和分析。典型病例讨论会制度主要包括会议主持人、参与讨论的人员范围、举行会议的频度、时间、会议流程等，原则上典型病例讨论会的时间间隔不得超过3个月。

四、胸痛中心工作流程

为了优化、简化、规范我国胸痛救治流程，提高我国胸痛诊断、鉴别诊断与治疗水平，改善患者预后，减少漏诊和误诊，节约医疗资源，编者根据我国胸痛中心认证标准，结合我国实际情况，制订“胸痛中心”工作流程。该流程针对的人群是急性非创伤性胸痛患者，目的是及时诊断和治疗ACS、主动脉夹层、肺栓塞等致命性疾病，并筛查出ACS低危人群及其他导致胸痛的病因，避免过度检查和治疗。

（一）提高院前救治能力

1. “120”调度人员应熟练掌握胸痛急救常识，能优先调度急性胸痛救护并指导呼救者进行正确的现场自救。

2. 从接受“120”指令到出车时间不超过3 min。

3. 院前急救人员在首次医疗接触后10 min内完成12导联（怀疑右心室、后壁心肌梗死患者18导联）心电图记录。

4. 院前急救人员熟悉胸痛中心院内绿色通道及一键启动电话，在完成首份心电图后10 min内将心电图传输到胸痛中心信息共享平台（远程实施传输系统或微信平台），并通知具有决策能力的值班医生；对于从首次医疗接触到进入医院大门时间大于15 min的急性胸痛患者，传输院前心电图的比例不低于50%。

5. 对于急性胸痛的救治，“120”与胸痛中心采用相同的时间节点定义，院前急救人员熟悉各个时间节点定义。

6. 对于急性胸痛患者，从救护车首次医疗接触时开始记录时间管理表或开始填报云平台数据库。

7. 对于首份心电图诊断为STEMI的患者，院前急救系统实施绕行急诊将患者直接送到导管室（图11-1）。

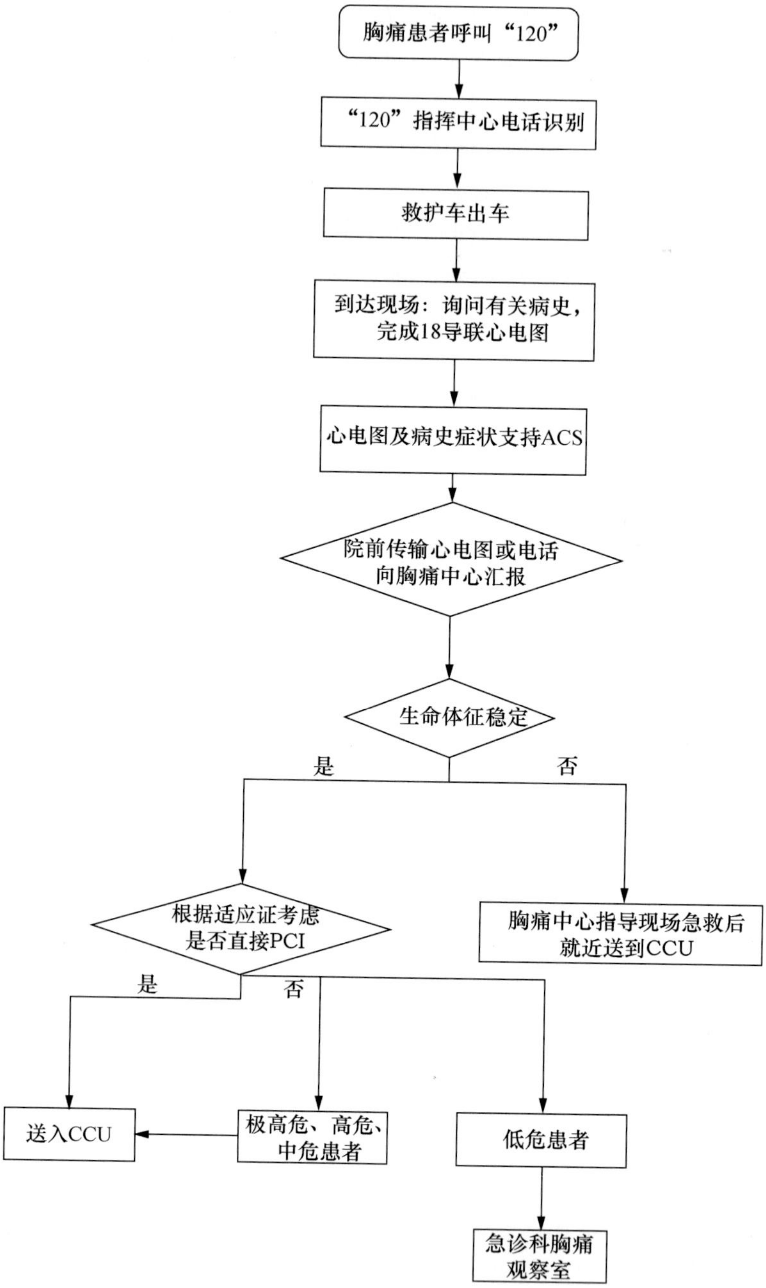

图11-1　胸痛患者接诊流程图1

（二）早期快速甄别

急性胸痛患者就诊后应早期进行病因的初步判断以及对生命体征不稳定的高危胸痛患者的识别。

1. 患者到达医院后由护士或承担类似分诊任务的首次医疗接触医护人员进行分诊和初步评估，将生命体征不稳定的患者快速识别出来并尽快送进急诊抢救室，生命体征稳定的急性胸痛患者尽快完成首份心电图并由接诊医师进行初步评估。

2. 首诊医师对胸痛的原因做出快速甄别，与 ACS、急性主动脉夹层、肺动脉栓塞、急性心包炎、气胸等以急性胸痛为主要表现的常见疾病进行鉴别，一线医师应选择最有价值且本院具备的辅助检查方法以快速完成上述疾病的诊断和鉴别诊断。

3. 首次医疗接触人员在接诊急性胸痛患者后 10 min 内完成 12/18 导联心电图检查。

4. 确保在首份心电图完成后 10 min 内由具备诊断能力的医师解读，若急诊医师不具备心电图诊断能力，心血管内科医师或心电图专职人员应在 10 min 内到达现场进行确认，或通过远程 12 导联心电图监护系统或微信传输等方式远程确认心电图诊断。

5. 急诊科护士或医师或其他急诊检验人员应熟练掌握床旁快速检测肌钙蛋白的方法，确保能在 20 min 内获得检测结果。

6. 当心电图提示为 ACS 时，由心血管内科一线医师对患者进行后续的诊疗。

7. 所有急性胸痛患者均应录入认证云平台数据库（图 11－2）。

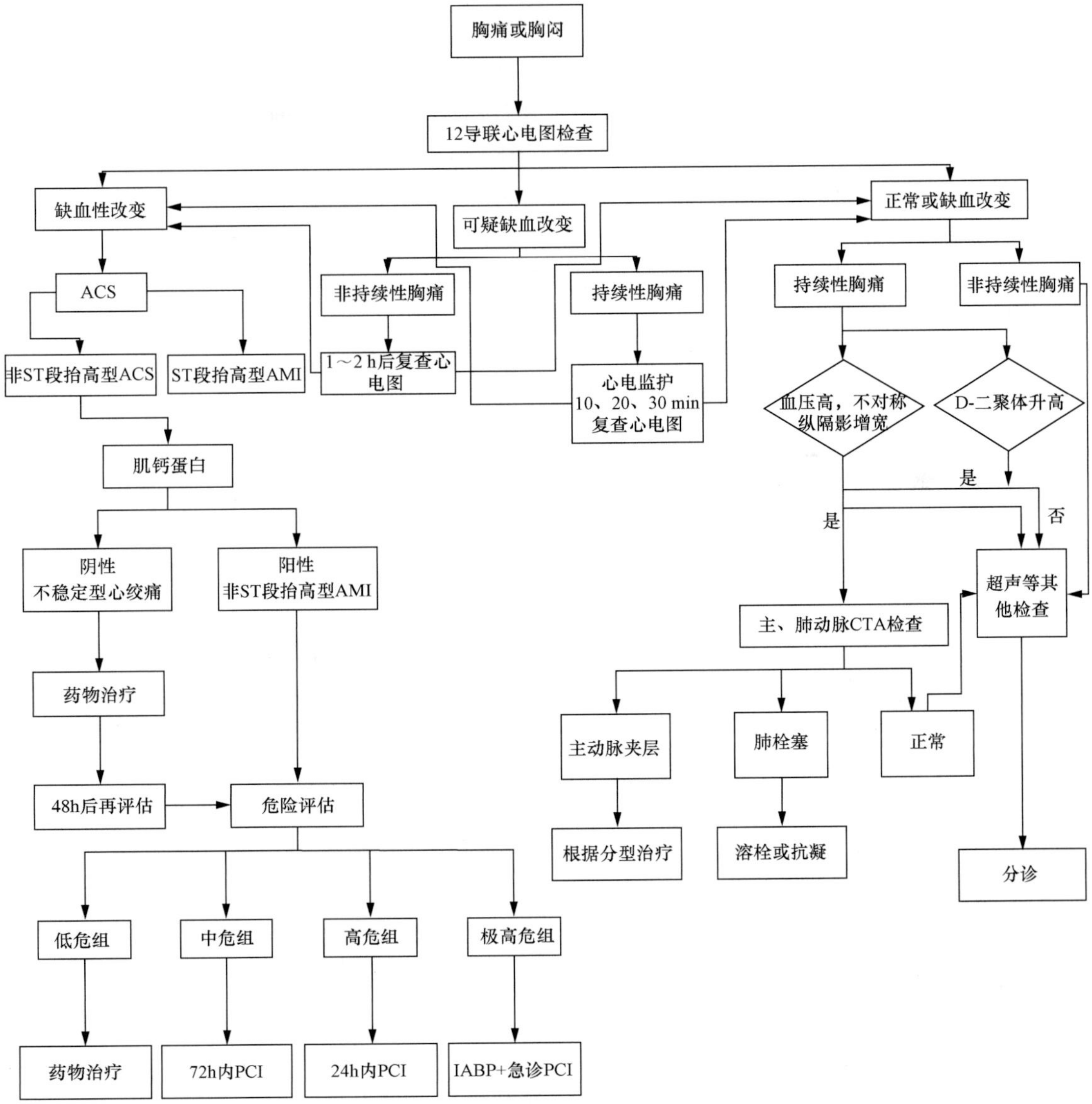

图 11－2 胸痛患者接诊流程图 2

（三）STEMI患者的再灌注流程

1. 要求具有PPCI能力的医院应遵循以PPCI为主要的再灌注策略。以最新的STEMI诊治指南为依据，结合本院实际情况制订STEMI再灌注治疗策略，对于各种不同来院途径（自行来院、经救护车入院、转院及院内发生）的STEMI患者，应以PPCI为首选治疗策略，并且要有明确的实施再灌注的目标时间（比如首次医疗接触到再灌注时间等）。

（1）制订明确的PPCI治疗的适应证和禁忌证。

（2）经本地“120”救护车入院的STEMI患者绕行急诊和CCU直达导管室。

（3）自行来院STEMI患者绕行CCU从急诊科直达导管室，急诊科及心内科相关人员必须熟悉流程和联络机制。

（4）从非PCI医院首诊、实施转运PCI（包括直接转运PPCI和补救性PCI）的STEMI患者能在到达医院前确认诊断、启动导管室，并实施绕行急诊和CCU方案直达导管室。

（5）对于从急诊科转移到导管室的STEMI患者，在确保患者安全的前提下尽快到达导管室，转诊中应明确负责转运的人员、设备、联络机制、途中安全措施、交接对象及内容等。

（6）签订急诊PCI知情同意书，尽量缩短签订时间，其中签字时间应精确到分钟。

（7）落实PPCI手术的先救治后收费机制（图11-3）。

2. 在特殊情况（比如导管室不可用等）导致不能在90 min内完成PPCI，或者患者拒绝接受PPCI治疗时方可选择溶栓治疗。

（1）对于溶栓的患者，有规范的溶栓筛查表，其中包括STEMI的确诊条件、溶栓适应证、禁忌证。

（2）签订溶栓治疗知情同意书，医患双方签字时间应精确到分钟。

（3）制订溶栓治疗方案，包括溶栓前准备、溶栓药物选择及剂量、用法、监测指标及时机、结果判断、并发症处理预案、溶栓后抗凝治疗方案等。

（4）建立流程优化机制，确保自行来院或经“120”入院的STEMI患者能在首次医疗接触到开始溶栓时间≤30 min（图11-4）。

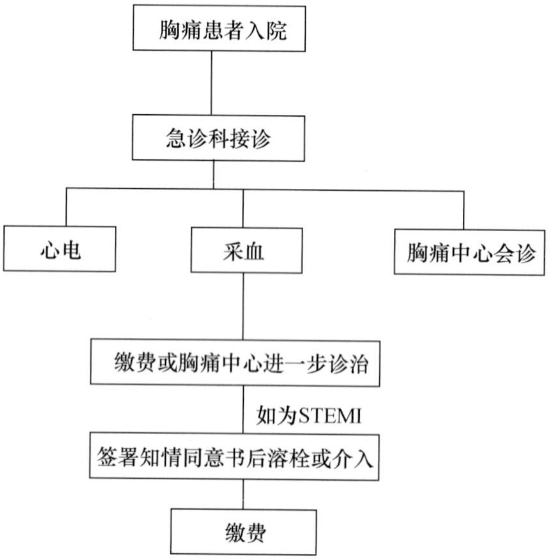

图11-3　胸痛患者接诊流程图3

（四）NSTEMI/UA患者的危险分层及治疗

由于NSTEMI/UA患者的病情严重程度差异很大，需要根据危险程度分层施治，因此，胸痛中心应根据专业指南要求建立基于危险分层的治疗策略。

1. 对NSTEMI/UA患者进行初步评估及再次评估，其中必须明确评估内容、危险分层工具及再次评估时间。

（1）NSTEMI/UA初始评估和再次评估必须符合当前指南精神。

（2）明确首次、再次评估的具体内容。

（3）应有公认的危险分层工具，包括缺血和出血评分工具。

（4）明确心电图和肌钙蛋白复查的时间

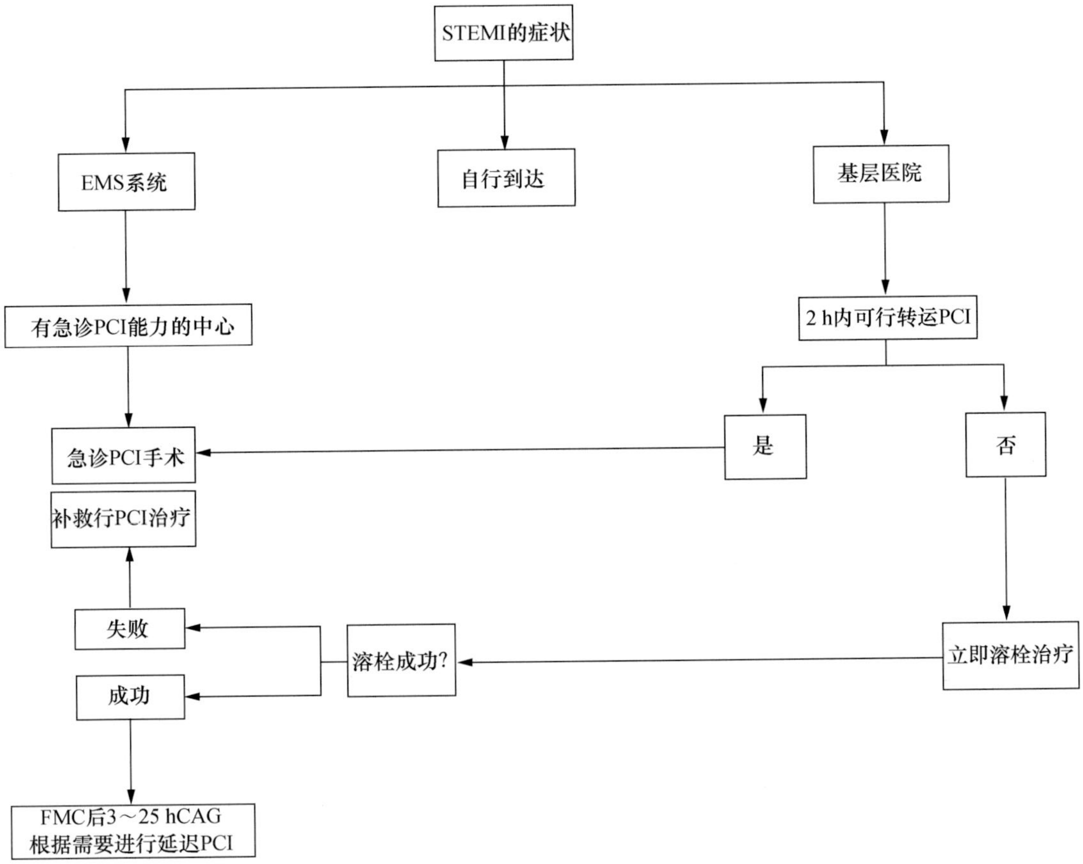

图 11-4 胸痛患者接诊流程图 4

和再次评估的间隔时间，以便根据临床情况的变化调整相应的再灌注治疗策略，必须满足以下三项：①初始心电图和（或）持续 ST 段监护结果为阴性时，按规定的时间定期复查心电图，确保症状复发或恶化时，在 15～30 min 的间隔内重新采集心电图。无持续或复发性症状且临床情况稳定的患者应在不超过 4 h 内复查心电图。②确定心肌生化标志物诊断 NSTEMI 的标准界值，生化标志物中必须包含肌钙蛋白，有条件时应开展超敏肌钙蛋白检测，以满足快速评估和早期诊断的需要，应确保能在抽血后 20 min 获得肌钙蛋白检测结果。③若首次检测肌钙蛋白为阴性，则应在入院后 6 h 内复查，若采用高敏肌钙蛋白，则应根据当前指南确定复查时间。

（5）首次或再次评估为极高危、高危和中危的患者能在指南规定的时间内实施 PCI 治疗，低危患者应进行运动负荷试验等进一步评估后确定后续治疗策略。

2. 制订各种不同来院途径的 NSTEMI/UA 患者从确诊到完成关键诊疗过程的关系流程图，以明确参与救治过程的各环节的具体工作内容和时间限定。

3. 上述评估过程和临床实际工作中应尽可能避免医疗资源的浪费，防止过度检查和治疗。

4. 依据指南对 NSTEMI/UA 患者进行药物治疗，包括早期药物治疗及长期二级预防方案。

5. 对 ACS 患者进行详细的出院指导。出院指导中应明确说明诊断、预后、随访检查时间和注意事项等，并向患者说明ACS体征和症状以及一旦发生紧急情况时呼叫急救系统或到急诊科就诊的重要性。

6. 为患者提供冠心病急救、预防的知识性宣教小册（图11－5）。

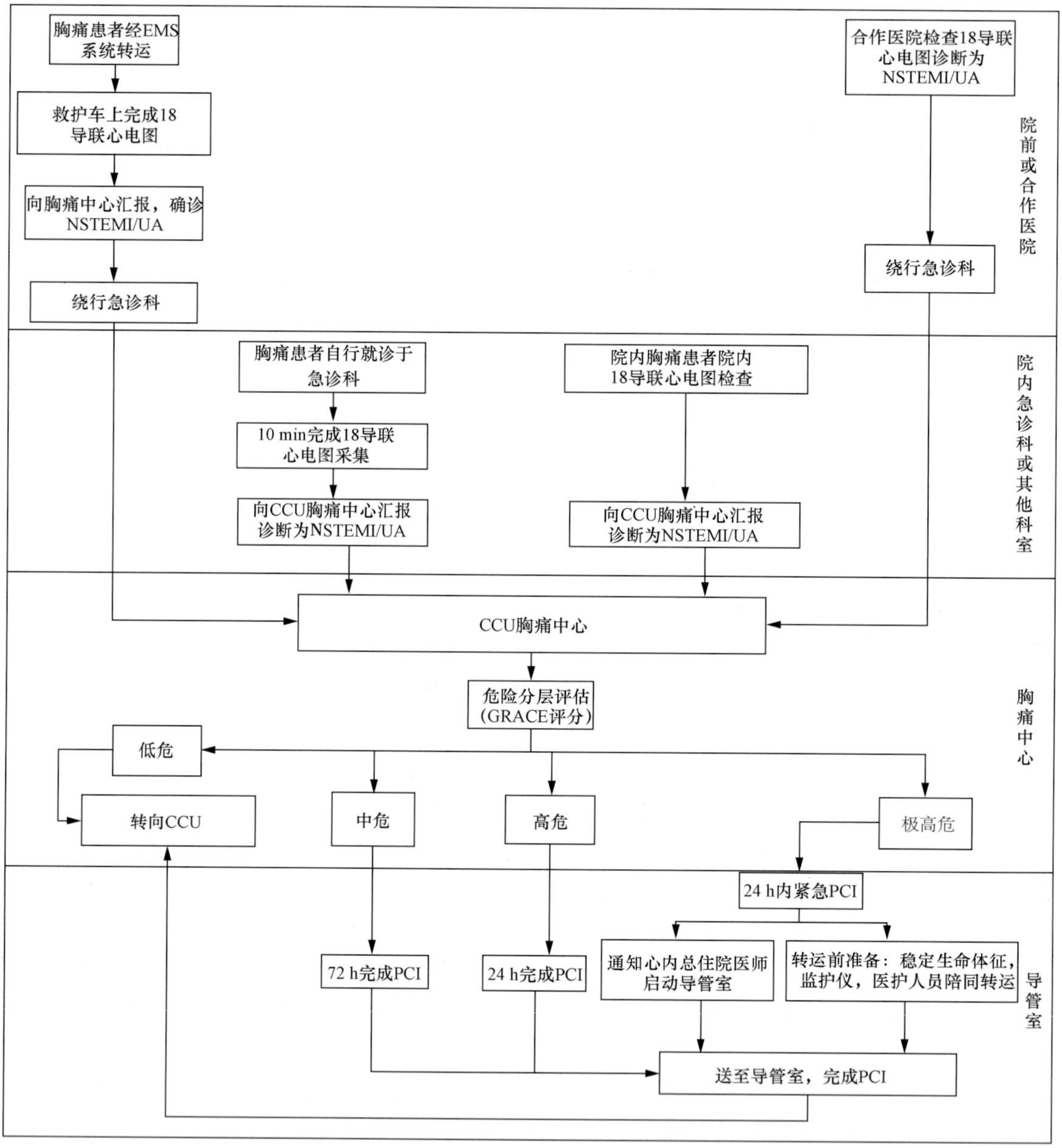

图11－5 胸痛患者接诊流程图5

（五）低危胸痛患者评估处理

对于基本排除急性心肌梗死、主动脉夹层、肺动脉栓塞、气胸、急性心包炎等中高危急性胸痛且诊断不明确的患者，应归入低危胸痛范畴，应对此类患者给出具体的评估方法，确保既不浪费医疗资源又不漏诊。

1. 在胸痛的鉴别诊断中应尽可能全面考虑其他非心源性疾病。

2. 低危胸痛的评估应以心电图运动试验作为首选的心脏负荷试验，并满足以下要求：

（1）制订运动心电图的适应证、禁忌证、标准操作规程、结果判断标准、并发症的处理措施。

（2）规范运动负荷试验，包括检查时间、人员配备、设备要求，必须配备除颤仪以及常用急救药品。

（3）建立运动试验中突发紧急事件的应急处理流程，确保在运动心电图试验中发生急性心肌梗死或心搏骤停等急性事件时能得到及时正确的处理。

（4）建立对负荷试验异常患者进行后续评估和处理的流程。

（5）确保正班时间能够随时接受胸痛患者进行心电图运动试验。

3. 除开展运动心电图外，尚应开展至少一项其他心脏负荷试验，以便对不能进行运动试验的患者作为次选心脏负荷试验。应明确该项心脏负荷试验的基本条件，包括但不限于适应证、禁忌证、试验方法和流程、结果判断标准、发生紧急事件或不良反应的处理流程等。

4. 对于初步诊断考虑 ACS 但诊断不明确、暂时无急性心肌缺血证据的急性胸痛患者，应根据不同临床症状定时复查心电图、肌钙蛋白，确保病情变化或加重时能被及时评估，又避免医疗资源的浪费。

5. 对于症状提示为非心源性胸痛可能性大的患者，一线医师应能根据临床判断进行相应的辅助检查，以便尽快明确或排除可能的诊断，同时尽可能避免医疗资源浪费。

6. 对于完成基本评估从急诊直接出院的低危胸痛患者，医师应根据病情为患者制订后续诊疗和随访计划，并进行冠心病的知识宣传教育。

7. 对于未完成全部评估流程而提前离院的急性胸痛患者，急诊医师应告知潜在的风险、再次症状复发时的紧急处理、预防措施等注意事项，签署并保存相关的知情文件。

（六）急性主动脉夹层及急性肺动脉栓塞诊断处理（图 11－6，图 11－7）

1. 经临床初步评估高度怀疑主动脉夹层或急性肺动脉栓塞的患者，在 30 min 内（从通知到患者开始扫描）进行“增强 CT 扫描”。

2. 怀疑 A 型夹层、急性心包炎者在 30 min 内完成心脏超声检查。

3. 制订主动脉夹层的早期紧急治疗方案，若无禁忌证，在明确诊断后尽快实施以 β 受体阻滞剂和静脉药物为主的降压和镇痛治疗方案，以降低主动脉夹层破裂的风险，为后续治疗赢得时间。

4. 制订针对不同类型主动脉夹层的诊治流程，如果本院具备急诊主动脉腔内隔绝术和外科手术能力，应进行多学科合作机制，使不同类型主动脉夹层患者能在专业指南规定的时间内得到合理的治疗；若本院不具备急诊主动脉腔内隔绝术及外科手术条件，应与具备诊疗能力的医院建立转诊关系，并制定明确的转诊适应证和转运途中病情变化时的应急措施，以尽快将不稳定的患者及时转运至具备救治能力的医院接受最佳治疗。

5. 制订急性肺动脉栓塞标准治疗方案，对于诊断明确的患者根据危险分层及时开始相应的治疗措施，对于排除了禁忌证的患者，在诊断明确后尽快开始抗凝治疗，对于具备溶栓适应证且排除了禁忌证的患者在诊断明确后及时开始溶栓治疗。

（七）胸痛中心流程图

胸痛中心的建立，使心脏科医生、影像科医生、急诊科医生、检验科及相关科室医生一起为实现急性胸痛的早期干预而共同努力。如果患者在不稳定型心绞痛前驱期就能得到治疗，STEMI 死亡率可以下降 50%。甄别 ACS 低危患者、早期诊断其他致命性胸痛疾病，是胸痛中心降低胸痛患者死亡率的一个关键策略，但为避免过度诊断和治疗，胸痛中心的医务人员必须采用标准的胸痛救治流程。总之，胸痛中心的建立，注重管理式医疗的理念，开启了为缺血性和非缺血性胸痛患者设立不同临床路径的大门，从而提高了心肌梗死早期救治的能力，提高临床医生对胸痛诊断和鉴别诊断的能力，促进多学科优势整合，合理利用医疗资源，对未来有深远意义。

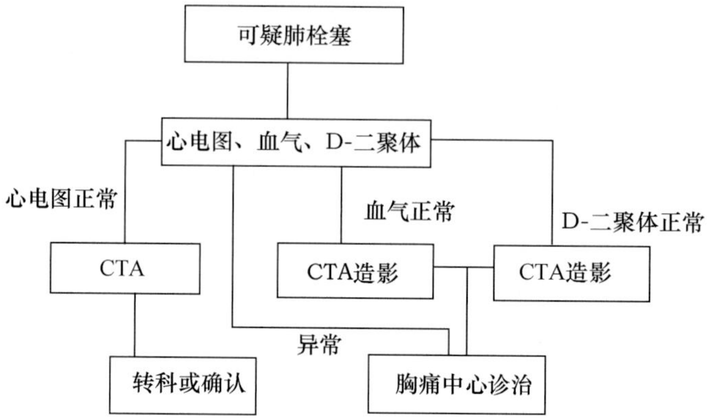

图 11-6　可疑肺栓塞的胸痛患者的接诊流程图

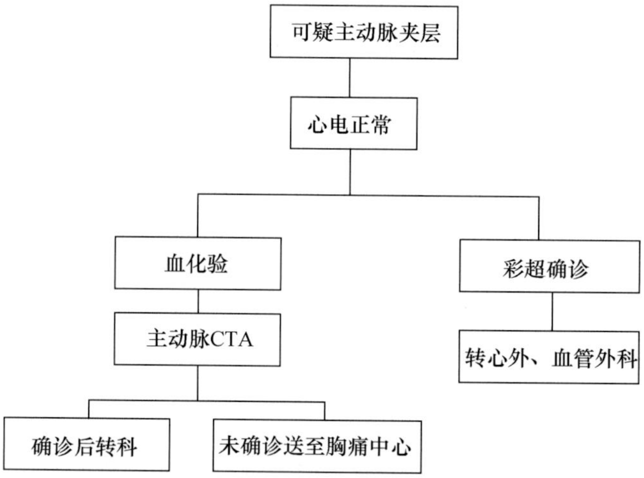

图 11-7　可疑主动脉夹层的胸痛患者的接诊流程图

第十二章　电生理射频消融术的护理

第一节　射频消融术的临床意义

正常的心脏能保持有节奏的跳动，除心肌组织外，还有赖于特殊传导系统，正常窦房结起搏，兴奋传导至房室结、结间束、左右束支至浦肯野纤维兴奋后引起正常心脏激动。心脏跳动的次数是以窦房结发出的激动为依据，激动次数多，心跳就快；反之心跳就慢。如房室结周围房室环内多了一条心肌传导纤维，即所谓“房室旁路”，使心房的电激动在尚未经房室结传到心室之前就通过它走了捷径，提早兴奋部分心室肌，这种现象称为预激综合征；或因房室结传导纤维解剖上的变异纵行分离为两条传导速度不同的纤维，即快反应纤维（快径）和慢反应纤维（慢径），称为“房室结双径路”，由此构成了房室结折返性心动过速的电生理基础。

以预激综合征引起的房室折返性室上性心动过速为例，发作时激动由心房经房室结下传心室，并又从旁路逆传至心房，构成了一个激动不断循环的环路。同理，房室结双径路室上性心动过速发作时，冲动由慢径路下传至下端，再由快径路折返至慢径路上端，形成一个折返环路。

正常窦性心律时心率为60～100次/分；情绪激动或活动时心率可以增加到160次/分，节律匀齐。异常性心动过速表现为：①忽然发作；忽然终止。②患者感到忽然出现心慌、胸闷、气短、乏力，有时出现大汗淋漓，低血压，引起头晕甚至晕倒。③心率往往大于160次/分。④反复频繁地发作且病史较长者可以出现心脏扩大、心功能不全的表现，称为心动过速性心肌病，但这种心肌病变是可逆的，即心动过速治愈后心脏的大小能恢复正常。⑤有些患者出现心律不齐，脉率不均匀。所有这些都严重影响患者的生活和工作。通过心电图等检查确诊后，即实施射频消融治疗快速性心律失常。

第二节　射频消融术的基本原理

射频消融术治疗快速性心律失常是心律失常治疗学上的一场革命。目前临床上应用于心脏射频消融的是500 kHz的高频电磁波。经心导管引入到心脏特定的部位，利用高频电流在心肌局部产生的阻抗性热效应，造成局部不可逆损伤即凝固性坏死使折返环路的局部心肌组织坏死，这种小范围心肌坏死不会影响心功能，却能消除心肌局部导致心动过速的异常通路，阻断折返环，消除病灶，达到治疗心律失常的目的。由于射频电流一般不电解细胞膜，也不明显激惹心肌，故患者术中无明显不适，亦无须麻醉。行射频消融术时先行心电生理检查，以明确诊断，确定病灶所在部位。通过X线透视、心电图、精确标定引起心律失常旁路后，使用射频消融大头导管到达病灶所在位置，导管电极到位后，调整射频仪温度，即行放电，旁路消融后心电图恢复正常，经反复刺激诱发不再出现心动过速。

这种治疗创伤小、恢复快，从而根治心律失常。避免长期服用抗心律失常药物的不便及外科手术治疗的痛苦，达到良好的治疗效果。

第三节　射频消融术的适应证

心动过速的射频消融手术始于20世纪90年代初，经近二十年的实践及完善，现已成为治愈快速性心律失常的首选方法，其优点是：①创伤轻微、痛苦小，手术过程只需局部麻醉，患者术后4～8 h即可下床活动，第3天即可出院，一周内可恢复正常工作。②成功率高达80%～95%；某些类型的快速性心律失常在有经验的介入中心成功率更高；复发率约为1%～2%；且复发病例可以通过再次手术达到根治目的。大多数患者一次手术即可终身根治，避免长期服用抗心律失常药物的不便及外科手术治疗的痛苦。③费用不高，一般家庭都能承受。目前射频消融已经广泛用于各种心动过速的治疗，手术安全、成功率高，可以起到根治的作用。

射频消融术适应证：症状明显的室上性心动过速（包括房室折返性心动过速、房室结折返性心动过速、房性心动过速、心房扑动、心房颤动等），室性期前收缩及特发性室性心动过速等心律不齐、药物治疗无效、不能耐受或不愿长期服药的患者。

第四节　射频消融术的禁忌证、并发症

一、禁忌证

①急性心肌梗死；②不稳定型心绞痛；③严重感染；④严重心衰；⑤重度主动脉瓣狭窄。

二、并发症

出血、血栓栓塞、静脉炎、动静脉瘘、心律失常（诱发血流动力学不稳定的室性心动过速或心室颤动）、心脏压塞、血气胸、三度房室传导阻滞等。

第五节　电生理检查

心脏电生理检查包括经食管电生理及心内电生理检查两种方法。

经食管电生理检查是将一根特殊食管导管电极（为一特制的2极电极导管），经鼻腔送入食管，在距鼻孔35 cm左右（32～37 cm）即达左心房水平，即进行心房调搏的位置。食管和心脏解剖关系密切，都位于纵隔内，心脏在前、食管在后，食管的前壁与左心房后壁紧贴在一起。利用这种解剖关系，应用食管调搏仪，经放置在食管的电极导管，间接刺激心房后壁而获取相关电生理数据。经食管腔对心房进行调搏检查，是一种无损伤的常见的电生理检查方法，它操作方法简便，检查结果可靠，无需昂贵的费用，能检查出许多心率过快、过慢的真正原因。

心脏电生理检查是一种有创性检查方法，以整体心脏或心脏的一部分为对象，记录心内心电活动、标测心内电图和应用各种特定的电脉冲刺激，经多导生理记录仪记录并获取临床数据，从而诊断和研究心律失常的一种方法。数据更加精准。对于窦房结、房室结功能评价，预激综合征旁路定位、室上性心动过速和室性心动过速的机制研究，以及筛选抗心律失

常药物和拟定最佳治疗方案，均有实际重要意义。其方法是经静脉（股静脉或锁骨下静脉等）穿刺，选取心腔内 2～3 个特定部位，如希氏束、冠状窦、右心房上部或右室心尖部，放置电极导管，在自身心律或起搏心律时，记录心内电活动，分析其表现和特征加以推理，做出综合判断，为临床医生提供关于心律失常的发病机制、治疗方法选择和预后合理用药等重要决定性依据。通过电生理检查中所得到的临床心电数据，可进一步证实或否定术前诊断的准确性和客观性，使治疗措施更为合理和有效。心脏电生理检查的主要适应证是各种心律失常，也是一种评价心脏电活动或功能的精确检查方法。该检查方法尤其对一些疑难疾病的诊断是非常必要的，通过心脏多导生理记录仪所获得的电生理数据，帮助医生确定在心脏内引起严重心律失常的异常部位，从而明确发生心动过速的机制，为进一步的射频消融术提供不可或缺的理论依据。

一、电生理检查导管材料（表 12－1）

表 12－1 电生理检查导管材料

名称	型号	数量
穿刺针	18 G	2 根
标测导管	2 极	1 根
标测导管	4 极	2 根
标测导管	10 极	1 根
导管连线	4 极	2 根
导管连线	10 极	1 根
动脉鞘（带锁）	6 F	3 根
动脉鞘（带锁）	7 F	1 根（备用）
动脉鞘（带锁）	8 F	1 根

二、电生理检查标测部位（图 12－1，图 12－2）

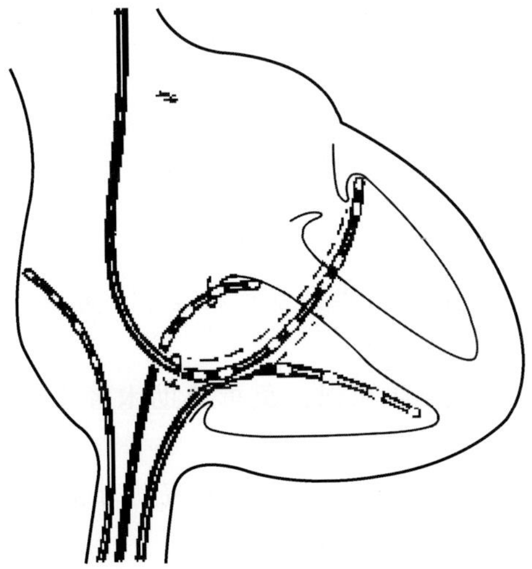

图 12－1 电生理标测示意图

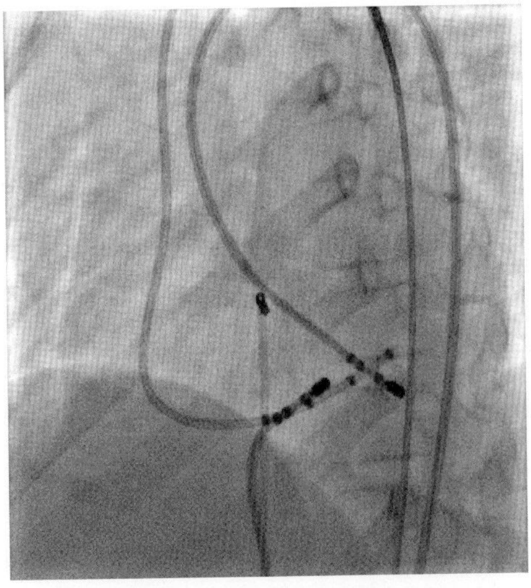

图 12－2 电生理标测影像图

1. 高右房标测电极：4极标测导管由股静脉经下腔静脉送入高位右房。
2. 希氏束标测电极：4极标测导管由股静脉经下腔静脉送入房室交界处。
3. 冠状窦标测电极：10极标测导管经锁骨下静脉送入冠状窦内。
4. 右心室标测电极：2极标测导管由股静脉经下腔静脉送入右心室。

第六节　射频消融术的护理准备

一、设备准备

1. 具备外科手术室的空气滤过消毒装置（层流消毒装置）的心导管室或电生理检查室。
2. 血管造影机　C-臂、U-臂或双翼等X线设备。
3. 多导电生理记录仪　兼具血流动力学监测，并能同时放大、显示、记录、储存多条体表及心内导联电图。
4. 程序刺激仪　输出恒定电流，能进行多个期前收缩程序刺激。
5. 射频仪　温控，并能同时监测电极阻抗、温度、电压等参数。
6. 除颤器　最好是双向波除颤仪。
7. 各种类型电极导管，标测电极（2极、4极、10极、20极、环状电极等），消融导管等。

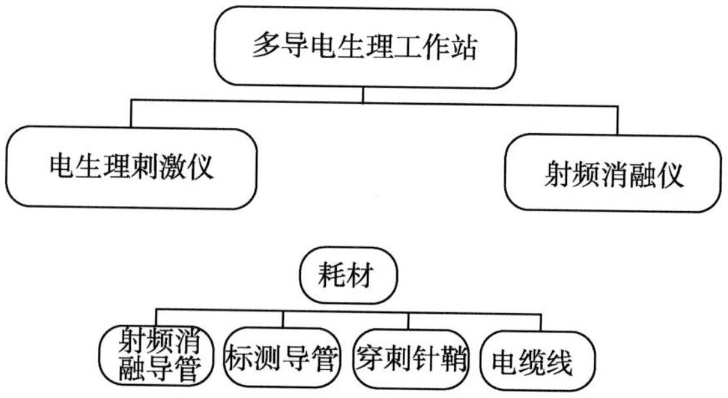

8. 高压注射器　自动、配备150 ml注射器、一体化机座。
9. 心肺复苏设备。

二、射频消融术人员配制

1. 术者　经过正规临床电生理业务培训，并专业从事心律失常诊疗工作；负责手术方案确定、组织、实施、检查及组织和指挥并发症的抢救等工作。
2. 助手　具有一定心导管介入诊疗经验及心电生理学知识，负责协助术者完成检查、治疗等各项工作。
3. 技师（1～2名）　经过正规临床电生理业务培训，术中负责监测血流动力学、心脏节律、采集与测量术中的各种电生理数据；维护各种设备仪器的正常运转。
4. 护士（1～2名）　具有应急处理能力，负责术中与患者的沟通、术中巡视、给予抗心律失常药物及镇静剂等药物，配合抢救及导管耗材准备。

5. 麻醉师（1名） 确保随叫随到，负责气管插管、机械通气，配合抢救。

6. 心外科医师（1～2名） 确保随叫随到，必要时行开胸术，提高抢救的成功率。

7. 维修设备的工程人员（1名） 负责维护导管室的设备，保证设备的正常运行和电气设施的安全。

三、射频消融术技术人员要求

射频消融术是一种有创的介入性治疗，存在一定的风险，需在电生理检查室或心导管室完成。工作人员要具备较高的职业素质，必须严格执行无菌操作规程及做好自我防护。为确保安全性及有价值，参加人员（医师、技师、护士）要具有较高的专业技术水平，应尽职尽责、通力合作、紧密配合、共同完成。

1. 术者 要具备扎实的心电生理专业理论知识及娴熟的心导管操作技能，对患者要具有高度负责的态度及责任心。术前要详细阅读患者的全部临床资料，并要与患者进行良好的沟通，讲解手术的过程及意义，征得患者及家属的接受与同意，并进行双方签字确认，还要对患者存在的心动过速机制有一个初步的判断，确保在检查与治疗开始时就对检查目的和可能发生的并发症有一个全面的了解，做到术前心中有数，术中思路清晰，并有条不紊、紧张有序、有效。

2. 助手 由具有一定介入操作经验的医师担当，协助术者完成各项操作。

3. 技师 要在术前对导管室的硬件设施（如血管造影机、多导生理记录仪、程序刺激仪、消融仪、除颤器、高压注射器等）进行详细检查，以保证术中采集到最大量的数据资料，并确保各种设备仪器在术中正常运行和电器设施的安全。在每台手术前，根据术种的不同，选择适当的X线投照剂量，减少不必要的辐射伤害；并要向患者进行简要的介绍，告知患者治疗中的X线剂量是在允许及正当量范围内。

4. 护士 具备高度的责任心及系统的专业护理知识，掌握一定的心理学、伦理学和社会学知识，掌握常规心电图的监测，能辨认与识别各种心律失常。熟悉各种抢救药品的药名及用法，熟悉消融术所使用的各种导管耗材。要具有较高的专业操作技能，术中严密监测患者生命体征变化，配合抢救时要争分夺秒，反应灵敏，动作迅速，严格执行“三查七对”制度，术中所用导管耗材要做到一次性使用，术后进行毁型处理，并做到各项记录准确无误。另外，具有高尚的医德及严肃认真的工作态度，对待患者热情周到、态度真诚、语言委婉、与患者建立良好医患关系是对导管室护士综合素质的基本要求。

四、射频消融术前准备

1. 操作间准备 对操作间进行空气消毒，有层流消毒条件的，术前房间密闭30 min，没有层流消毒条件的要进行紫外线照射2 h。

2. 仪器准备 确保各种仪器处于功能状态；如多导生理记录仪、除颤器、程序刺激仪、消融仪、临时起搏器、高压注射器、吸引器、吸氧器等。

3. 药品准备 确保各类药物的完整性及有效性。

（1）诱发试验类：异丙肾上腺素，腺苷或三磷酸腺苷（ATP），维拉帕米，阿托品。

（2）常规类：利多卡因（局麻药），肝素（抗凝药），安定（镇静药），鱼精蛋白（止血药），造影剂。

（3）急救类：抗快速及缓慢性心律失常药、升压药、强心药、抗休克药、抗心绞痛药、抗心衰药、抗过敏药、溶栓类药等。并将各类药品分类放置于易拿、易放位置。

4. 导管耗材准备

（1）消融导管类

1）温控消融导管（电阻/电偶）：为7 F 4极导管，长110 cm，分为小弯（30 cm）、中弯（40 cm）和大弯（60 cm）；

2）加硬温控消融导管：为8 F/80 cm加硬导管；

3）双温控8 mm消融导管；

4）双弯消融导管；

5）冷盐水灌注消融导管；

6）导航温控导管；

7）导航星导管；

8）导航星双温控导管；

9）导航星冷盐水导管。

（2）标测电极类

1）中弯4极标测电极、尾线各一条——右心室起搏；

2）希氏束电极、尾线各一条——标测希氏束电位；

3）冠状窦电极、尾线各一条——用于记录冠状窦电位。

（3）其他类

1）SWZ鞘管（常用SL1，SR0）；

2）房间隔穿刺针；

3）房间隔穿刺鞘；

4）20极Halo标测电极。

5. 患者的准备

（1）由于患者的性别、年龄、性格、文化程度、信仰及社会经历的不同，受家庭、经济等因素的影响，对疾病的认识及对手术的担心所引起的心理反应存在个体差异。对过于担心手术成败的患者，要遵从保护性医疗的原则，向患者介绍术者的专业水平和以往成功的例子，启发、鼓励患者，帮助其树立成功的信心。对处于中年并事业有成的患者，给予鼓励赞扬，使其摆脱忧虑、消极情绪，告知手术的必要性及手术成功后不久可重新返回工作岗位，与往常一样，再创佳绩。对于担心经济问题的患者首先给予安慰，陈述身体健康的重要性，使其放下思想包袱，愉快地接受治疗。久病、年老体弱的患者往往对手术的疑虑与恐惧感要比中青年低，但会表现出较严重的孤独、怪僻、固执、易怒、不易合作等特点，因此，要给予特殊的关照，用真诚、谦虚的态度倾听其顾虑与要求，用专业的语言讲解相关事宜，用娴熟的操作取得其信任。总之，良好的术前心理调适会增强信心，减轻焦虑、恐惧、抑郁、疼痛、痛苦程度，可以有效地减轻患者的应激反应，降低心率、血压，血或尿中儿茶酚胺含量亦会减少，也会有助于减少术后并发症的发生。

（2）术前72 h停用所有抗心律失常药物；教会患者在床上练习深吸气、屏气、咳嗽、排尿、排便；询问过敏史，检查碘过敏试验结果；询问患者既往心动过速的发作情况；如每次如何发作、如何终止、能耐受的时间、发作的频率及发作时是否伴有晕厥及意识丧失等现象；执行术前常规双侧腹股沟区及双侧锁骨上、下区备皮；检查手术当天晨起患者体温是否正常，如体温高于正常，应排除感染的可能，并及时报告术者，以决定手术是否安排。

第七节 围术期护理

一、术前护理

1. 术前认真核对患者姓名、性别、年龄、病案号、病区及床位号（三查七对）。

2. 术前认真核查“介入治疗患者知情协议单”有无医师及患者签字。

3. 术前认真核查各项化验检查单据，如血常规、尿常规、出凝血时间、肝功能、肾功能、乙型肝炎表面抗原、艾滋病、梅毒等化验结果是否正常，及心电图（包括心动过速发作时的心电图）、超声心动图、胸片等检查结果。

4. 接患者入导管室，嘱患者排大小便，协助患者脱掉全部衣服，摘掉饰品、义齿等，仰卧于检查床上，盖好检查被子，注意保暖。

5. 将导电糊均匀涂抹在射频仪背部电极板上，糊面紧贴于患者腰骶部位下方，并嘱其保持仰卧体位，以防电极板移位，造成接触不良，在消融时发生心室颤动等严重并发症。

6. 根据穿刺部位，确定建立静脉通路位置（1～2 条），以备术中用药。

7. 连接全导联心电图（12 导联），并将患者基础心电图记录、打印下来，这一点很重要，常因术者在向体内插送电极导管过程中，误将折返环的某一点碰断，使得术中在行电生理检查时很难将心动过速诱发出来，给手术带来难度，造成消融终点无法评价。

8. 认真检查多导电生理仪、射频仪接地线情况，确保牢靠、稳固。

9. 再次对患者进行简单耐心的讲解，态度要和蔼可亲、乐观、庄重、镇定，以消除患者恐惧心理，解除患者的种种疑虑，稳定其情绪，以取得最佳配合。

二、术中护理

1. 严格执行无菌操作规程，铺无菌台、打开无菌辅料包及器械包，并将注射器、无菌手套、输液器、相关导管耗材逐一递上手术台，协助抽吸相关药品（利多卡因、肝素等）。

2. 协助医师穿无菌手术衣，消毒皮肤，铺无菌单，罩无菌机套。

3. 无有创动脉血压监测情况下，采用袖袋式血压监测。

4. 指套式血氧饱和度监测（必要时）。

5. 因术中患者随时都会有不适感觉，如在给予试验性药物（异丙肾上腺素）及进行电生理检查电刺激时，会有心慌、心跳刺激感觉；在进行房间隔穿刺时有可能会诱发迷走反射，会表现为心率、血压下降；或在消融放电时，会有疼痛感觉等等，要告知患者这些属正常反应，以消除其紧张情绪，能给予最佳配合，故要加强术中巡视，重视患者主诉，时刻监测神志、心率、心律、呼吸、血压等生命指征，及耐心询问患者的耐受程度，如有变化及时报告术者。

6. 因手术时间较长，患者会在检查床上发生挪动，造成体表电极片接触不良，显示器心电图出现干扰波，难以鉴别，这时应立即去查看患者神志与实际情况，排除干扰。确保整个手术过程中外周静脉通路处于通畅状态，消融结束停止放电。为防止术后拔管时出现低血容量状态或严重的疼痛性迷走反射发生于重新进行电生理检查评价消融终点时，可加快生理盐水输液速度，适当补充血容量，为结束操作拔管时做准备。

7. 护士在操作时动作要轻、准、稳、快。

8. 建立术中护理记录，内容包括：患者基础状态描述、生命体征数据记录、用药记录、有效消融放电时所使用功率、温度、阻抗等记录。

9. 对术中所用导管耗材，将条形码保留下来，进行逐一粘贴，一式三份以备术后核查。

10. 对术中所用导管耗材，术后由巡台护士逐一进行毁型处理，并建立毁型记录本。

三、术中应急处理

在术中一经确定发生严重的并发症，如出现呼吸、循环及中枢神经系统意外，出现心跳、呼吸停止的严重事件，应立即报告术者并及时配合实施抢救；要反应迅速、敏捷。严格遵医嘱行事，用药剂量、途径、时间要准确无误，抢救处理记录要详细、准确。

1. 保持呼吸道通畅，吸出口腔异物，托起下颌；进行气管插管，呼吸器辅助呼吸（或立即通知麻醉医师到场协助完成）。

2. 人工循环　心前区叩击、胸外心脏按压。

3. 电除颤　采用非同步电除颤，成人 250～300 J。可多次使用，无效时可适当增加功率。

4. 临时心脏起搏　放置临时起搏电极。

5. 复苏药物　肾上腺素为首选，每次 0.5～1 mg，其为心脏正性肌力药物；胺碘酮可治疗快速性心律失常；阿托品可降低迷走神经张力；呼吸兴奋剂包括尼可刹米、洛贝林、二甲弗林（回苏灵）；升压药包括多巴胺、间羟胺（阿拉明）；纠正酸中毒药物为碳酸氢钠；低分子右旋糖苷可扩充血容量。

6. 做血气分析。

7. 及时向家属通报患者的病情及抢救情况，做好家属的安慰、解释工作，以取得家属的理解与配合。

四、术后护理

1. 患者常因术前禁食，加之手术时间过长、术中心动过速、精神紧张引起出汗，体力精力消耗过大，会在术后拔管时出现低血容量状态或严重的疼痛性迷走反射，因此，这时除保持输液速度外，还要严密监测心率、血压变化，多巴胺、阿托品抽吸好以备用。

2. 术后每天描记全导联心电图，观察有无各种心律失常及房室传导阻滞。必要时行 24 h 动态心电图检查。

3. 术后卧床 4～6 h。如果术中穿刺动脉，术后穿刺侧肢体保持伸直状，制动 12 h，卧床 24 h，卧床期避免咳嗽、大笑、抬头、收腹等增加腹压动作，以防止穿刺部位出血。观察足背动脉搏动、远端肢体颜色、温度和感觉。

4. 对电生理检查资料进行整理并保存完整。

第八节　妊娠期妇女心脏射频消融术

关于妊娠期妇女的导管射频消融术方面的研究匮乏，一般来讲，只有在合理用药无效的且必须治疗的情况下才考虑导管射频消融术，其对母胎的潜在威胁小于期望的益处。其术中存在的风险包括胎儿的放射暴露以及母亲血流动力学不稳定导致胎儿的血流动力学障碍。手术时机应选择在孕期满 20 周后为宜，患者采取子宫左侧位，腹部要进行防护用具保护，术中严格控制射线量照射，选择电生理 EP 模式及最低量照射。总之，由于导管消融术本身的复杂性，并有诱发致命性心律失常的风险，妊娠期患者实施心脏导管消融术只能用于有胎儿监护中心的医院进行。作用于房室结的药物（β受体阻滞剂、钙通道阻滞剂和地高辛）属二线用药，可用于 WPW 综合征中顺向型房室折返的患者。除此之外，房室结阻滞药物不能用于有心房扑动或心房颤动的 WPW 综合征患者。

（赵　霞）

第十三章　心房颤动介入治疗进展与护理

心房颤动（房颤）是临床实践中最常见的持续性快速性心律失常，其并发症多且严重，因此需要积极的合理治疗。目前随着对房颤认知的不断深入，房颤治疗方式逐渐增多，包括导管消融、微创外科手术、杂交手术、左心耳封堵等方面的进展比较突出，而且一些治疗方式已经获得临床指南的大力肯定及推荐，使房颤介入治疗取得快速进展。

第一节　导管消融术

维持窦性心律是房颤（尤其是阵发性房颤）的主要治疗目标之一。窦性心律是正常的心脏节律，如能够维持窦性心律则对患者更为有利。临床上节律控制的介入治疗方式进展较多，且为指南所推荐。

（一）压力监测导管消融

新型射频消融导管——压力监测导管，术中可实时监测导管远端与心肌组织间的贴靠；通过压力信息的反馈，可以使术者更好地操控导管，达到安全有效的消融。

（二）三维标测系统

1. CARTO 系统是世界上首个用于心脏电生理学的三维标测系统，其中，于 2009 年上市的 CARTO3 系统现已成为国内外各大电生理中心常用的三维标测系统。它有如下技术特点：CARTO3 系统已经成为将磁场定位技术和电场可视化数据结合的复合技术，既保证了定位的准确性，同时也在一定程度上实现了导管的可视化，使得放射线辐射的应用剂量显著降低。

2. Ensite 三维电解剖标测系统，作为临床上最常用的标测系统之一，由于其独特的安全性、准确性及高效性，现在国内外临床心脏电生理领域已广泛应用于各种复杂心律失常的标测及导管射频消融。

3. 随着心律失常导管消融治疗的发展，对用于心脏介入的心腔内影像技术要求也越来越高，其中心腔内超声（ICE），由于其卓越的实时显像功能以及对于解剖细节的展示功能使其在心律失常领域应用也越来越广泛。在房颤的导管消融中，ICE 技术可以将房间隔清晰展示，对于穿刺部位的选择，以及最大程度避免心脏穿孔等并发症方面还是大大优于 X-线透视技术。总之，在心脏电生理诊断治疗和研究中，ICE 已逐步实现了心脏的 koch 三角和房室结超声二维结构显像，能够发挥协助经导管射频消融心脏内膜损伤监控、解剖标志空间定位和电标测及消融导管导向和定位、心导管并发症实时监控的重要作用。

4. 近几年来，新一代磁导航系统在复杂心律失常射频消融术中应用已被业内专家关注。大量的临床试验和实践证明磁导航系统在起搏、电生理技术方面拥有明显的优势。它适应证广泛，无论是心力衰竭患者的三腔起搏器植入还是复杂心律失常，如房颤、室性心动过速等治疗中，磁导航系统都能轻松应对，并大大提高心律失常射频消融治疗的效率。与传统手工操作导管方法相比，磁导航标测系统由于其高效的标测和消融，导管操控定位精确和操作可重复性，手术相关并发症显著减少，术者学习曲线短，明显减少患者和电生理医生 X-线摄入量等优势，必将会在电生理领域得到更深入广泛的应用。

心脏三维标测系统、心脏内超声、磁导航等技术的应用，将心电生理带入三维时代，实现了“绿色电生理”，提高了我们对心律失常机制的深入认识，显著提高手术的成功率，同时有助于降低并发症发生率，减少X-线透视的危害。随着心脏电生理的发展及相关技术的进展，“绿色电生理”会向着更高效、安全、低损伤的方向发展，也必然会受到更广泛、更深入的应用。

（三）冷冻球囊消融

近年来，冷冻球囊消融作为一项重要的技术开始应用于房颤肺静脉隔离，与传统的射频消融相比，冷冻球囊消融安全性较高，理论上允许单一步骤完成肺静脉隔离，其设备要求较低，单次消融、学习曲线短等优势为冷冻球囊消融提供了一个有利的前景。

1. 冷冻消融的优势

（1）冷冻粘结使导管与组织紧密接触，稳定性好，将曝光量降至最低。

（2）保留细胞外基质和内皮细胞的完整性。

（3）降低血栓形成的风险。

（4）损伤组织界限清晰。

（5）无痛感。

2. 冷冻球囊特性

当冷冻消融使组织局部温度达到≤－32℃～－28℃时，局部组织的损伤是可逆的，而当温度达到≤－68℃时组织损伤则不可逆转。

3. 消融系统的工作流程（图13－1）

（1）液态的N_2O通过冷冻消融仪传输到冷冻消融导管内部。

（2）消融导管的头端，液态N_2O吸热气化，周围组织温度降低。

（3）气化的N_2O通过密闭的通道传输回冷冻消融仪。

（4）冷冻消融仪控制液态N_2O的传输和气化的N_2O的传回，诸多安全设施确保系统安全性，标准流程无需复杂的三维标测。

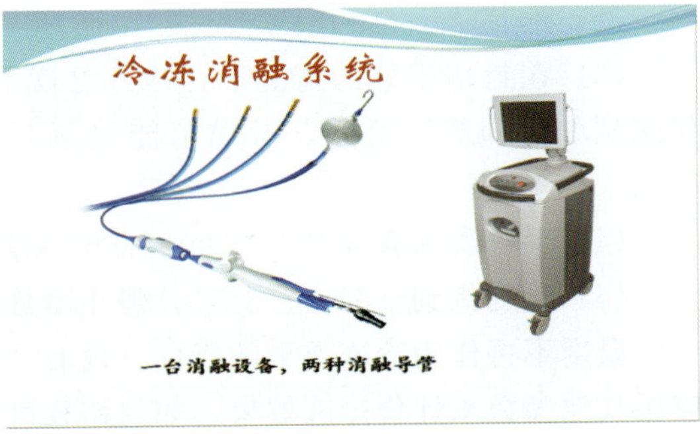

图13－1 冷冻消融系统

4. 患者筛选

（1）指南推荐Arctic Front冷冻球囊导管用于对药物治疗不敏感，反复发作的症状性阵发性房颤（ⅠA类）。

（2）亦推荐对药物不敏感的持续性房颤患者，也可以考虑导管（冷冻）消融治疗。

5. 术前准备

（1）术前检查

1）超声心动图（左心房大小、LVEF、其他合并的情况）。

2）术前24 h内经食管超声排查左心房血栓。

3）左心房及肺静脉增强CT，了解肺静脉走行、分支、共干等。

4）术前抗凝（策略同房颤射频消融手术）。

（2）术前耗材准备

1）Arctic Front（Advance）冷冻球囊导管（一代或二代）：23 mm 或 28 mm。

2）FlexCath（Advance）可调控导管鞘（一代或二代）。

3）Achieve 环形标测电极：15 mm 或 20 mm。

Achieve 环形标测电极尾线：专用 8 极尾线

4）气缆（203CX）：输送液态 N_2O；电缆（2035 U）：传输电信号。

5）穿间隔针和鞘（长钢丝）：建立左心房通路。

6）血管穿刺短鞘（7 F/8 F 摆放标测电极；11～16 F 作为置换 FlexCath 鞘管时，预扩股静脉穿刺部位）。

7）标测电极［冠状窦、右心室起搏电极（预防迷走反射）、膈神经起搏电极］。

8）Y 阀（至少 9 F）- 短延伸管-三联三通-环柄注射器（10 ml）：术中造影。

9）加压肝素生理盐水袋或泵。

10）造影剂。

6. 冷冻球囊手术步骤及注意事项，有条件的医院建议全麻手术。

（1）迷走反射：局麻更常见，约占 20%～30%。

（2）穿刺部位血肿、动静脉瘘、假性动脉瘤。

发生机制：①静脉穿刺鞘粗大；②穿刺时误穿动脉；③过度抗凝；④术后压迫止血不充分。

预防与处理：①避免误穿动脉、合理应用抗凝药、术后拔管前可根据 ACT 适当应用鱼精蛋白对抗；②凝血酶、外科手术等。

7. 二代冷冻球囊消融注意事项

（1）消融时间：240 s 或 180 s。

（2）推荐“freeze-thaw-freeze ”循环（即 2 次冷冻）。

（3）在封堵很好的情况下，冷冻 2 次 3 min 仍然没有隔离肺静脉，建议先将球囊导管移送到邻近肺静脉消融，考虑可能是远场信号（Cross-talk），不建议同一部位连续多次冷冻。

（4）手扶着球囊导管 60～90 s 直至球囊粘附在组织上，冷冻过程中不要牵拉球囊导管。

（5）温度低到－60～－55℃，停止冷冻消融。

温度不再作为冷冻效果的指标（没有“温度不低于多少度，效果不佳”的说法）。可以应用其他参数来评价冷冻效果，如封堵程度、达效时间（TTI）、复温时间。

（6）二代冷冻球囊的 Evencool 技术不再需要旋转球囊导管（通过旋转一代冷冻球囊导管，保证最冷的喷口位置有效贴靠肺静脉）。

（7）术中注意事项

1）全麻气管插管后不要再给肌松药，因为术中需要观察膈肌运动情况。

2）选择合适的球囊：根据肺静脉直径，10～21 mm 使用 23 mm 球囊；16～30 mm 使用 28 mm 球囊。

3）降低并发症的建议

尽可能选择 28 mm 球囊。

在心房中充气，前庭位置消融。不要在肺静脉内充气和消融。

在右侧肺静脉进行冷冻消融时，通过起搏时膈肌运动情况来密切监测膈神经有无损伤。

一旦出现膈神经损伤，立即停止消融并观察。

4）减少并发症风险（表 13-1）

表 13-1　并发症及预防

并发症	预防措施
膈神经损伤	● 始终位于右侧肺静脉外面 ● 消融右侧所有肺静脉时，严格监测膈神经功能 ● 一旦发现膈肌运动减弱或消失，立即停止冷冻消融
肺静脉狭窄	● 确保球囊位置在肺静脉前庭部 ● 不要在肺静脉内充气球囊 ● 不要在肺静脉内冷冻
食管损伤	● 应用恰当的策略最小化食管损伤风险
卒中和短暂性脑缺血发作	● 遵守标准的抗凝策略 ● 最小化空气栓塞的风险
心脏压塞	● 前推或操作球囊导管时，一定要保证 Achieve 环标的环形部分在球囊头端外面
咯血和肺出血	● 确保球囊位置在肺静脉前庭部

8. 冷冻球囊手术术后患者管理

（1）患者术后管理

1）ACT 达到可以接受的水平后，可以移除静脉穿刺鞘管，若静脉肝素使用过量，可以使用鱼精蛋白对抗其作用。

2）术后卧床 4～6 h。

3）如果急性恢复期无问题，第二天即可出院。

4）术后重新开始抗凝及抗心律失常药物治疗。

（2）术后随访

1）空白期（术后 3 个月）：期间再发 AF，不认为手术失败。

2）一般建议术后 12 个月，评估 AF 复发情况。

3）随访工作：12 导联 ECG（每次随访）、24 h 动态心电图、事件记录仪（每次随访）。

（四）介入治疗的护理配合

1. 手术前的一般护理配合

（1）准备各项仪器设备：如监护仪、除颤仪、中心供氧装置、负压吸引装置等。

（2）急救药品的准备：肝素 8000 U，多巴胺 20 mg，2% 利多卡因 10 ml，地塞米松 10 mg，阿托品 0.5 mg，造影剂 100 ml，血定安（琥珀明胶溶液）、肝素盐水

2. 按全麻患者配合护理

第二节　左心耳封堵术

房颤是老年人及心脏病患者最常见的持续性心律失常，与缺血性卒中的发生关系密切；因此，卒中的预防是房颤的核心治疗策略之一。既往研究发现，房颤并发卒中的主要原因是左心耳内血栓的形成和脱落，在非瓣膜病性房颤卒中患者中，高达 90% 的栓子来源于左心耳。因此，封堵左心耳，防止左心耳血栓形成与脱落，是预防房颤患者缺血性卒中发生的一

种有效的治疗方式，特别是为华法林治疗禁忌的患者提供了一种可选的治疗手段。

根据左心耳的长度、分叶情况、左心耳与左心房体的成角关系，将左心耳形态分类为四种类型，分别是："鸡翅形""仙人掌形""风向标形"和"菜花形"。

经皮封堵左心耳

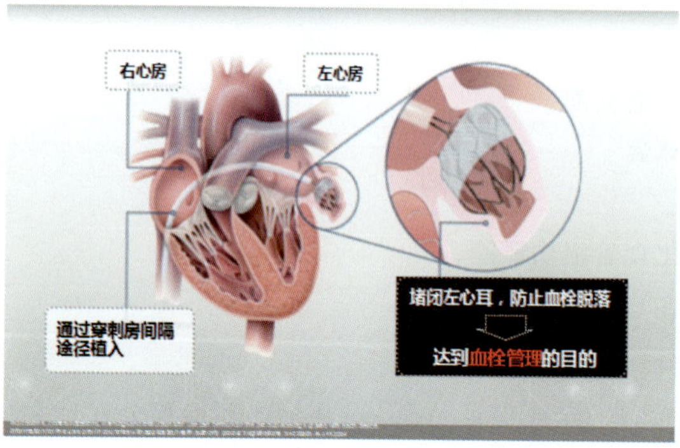

图 13－2 左心耳封堵术工作原理

术前应做相关影像学检查以明确心耳结构，应除外其结构不宜植入封堵器者。考虑到左心耳封堵器植入初期学习曲线及风险，建议应在心外科条件较好的医院开展此项技术（图13－2）。

经皮左心耳封堵治疗系指使用特制的封堵设备，造成左心耳闭塞，从而达到预防房颤血栓栓塞的目的，是近年来发展起来的一种创伤较小、操作简单、耗时较少的治疗方法。封堵左心耳的关键设备是封堵器，国内外研制的封堵装置有多种。基本结构是用自膨胀记忆合金制成的类球形或双盘状结构，外包可扩张的高分子聚合物膜，装置侧面支架杆上有倒钩，协助固定封堵器以免脱落，高分子聚合物膜可以封闭左心耳入口，隔绝左心耳与左心房的连通，封堵器通过特殊设计导管释放。

经皮左心耳封堵技术日趋成熟，现应用于临床的常用封堵器，一个是美国波士顿科学公司的 Watchman，一个是美国的 ACP（Amplatzer Cardiac Plug）封堵器，还有一个是中国自主研发的新一代左心耳封堵器 LAmbreTM。

（一）适应证

1. 临床适应证

目前较公认的左心耳封堵术临床适应证包括：

（1）非瓣膜病性房颤患者，房颤发生时间>3 个月，或长期持续性房颤及永久性房颤。

（2）年龄>18 岁。因左心耳封堵术对人体生理功能的远期影响尚不十分清楚。故作者建议应选择≥65 岁的老年人进行左心耳封堵，若为房间隔缺损合并房颤，或有明确房颤相关性卒中者，其年龄限制可适当放宽。

（3）$CHADS_2$-VAS 评分≥2 分，HAS-BLED 评分≥3 分，且可长期服用氯吡格雷和阿司匹林者。

（4）有华法林应用禁忌证、无法或不愿长期服用华法林者。

（5）有脑出血史或缺血性卒中史者，存在华法林应用禁忌证，其年龄也可适当放宽。

2. 经食管超声心动图适应证

（1）经食管超声心动图（TEE）多角度（0°、45°、90°、135°）检测，左心耳开口最大直径在 17～30 mm，左心耳有效深度≥开口直径。

（2）TEE 检测未发现可疑或明确左心耳血栓。

（二）禁忌证

（1）左心房内径>65 mm、经 TEE 发现心内血栓/左心耳浓密自发显影、严重二尖瓣病变及心包积液>3 mm 者。

（2）预计生存期<1 年的患者；低卒中风险（CHA_2DS_2-VASc 评分 0 或 1 分）或低出

血风险（HAS-BLED评分<3者）。

（3）需要华法林抗凝治疗的除房颤外其他疾病者。

（4）存在卵圆孔未闭合并房间隔瘤和右向左分流，升主动脉/主动脉弓处存在复杂可移动、破裂、厚度>4 mm的动脉粥样硬化斑块者。

（5）有胸膜粘连（包括曾经做过心脏手术，心外膜炎及胸部放疗）者，不建议应用LARIAT装置封堵左心耳。

（6）需要接受择期心外科手术者。

（7）目前虽无直接证据证实心功能低下为经皮左心耳封堵的不利因素，但对于左心室射血分数<35%或纽约心功能分级Ⅳ级且暂未纠正者，不建议左心耳封堵。

（三）患者准备

1．术前常规检查

（1）三大常规、肝肾功能、血糖、血脂、电解质、凝血、血型、D-二聚体、肌钙蛋白I、传染病筛查。

（2）心电图、经胸超声心动图（TTE）、X线胸片及动态心电图等。

（3）对于既往有卒中史的患者，应行基线状态下的头颅CT或MRI检查，以排除急性脑血管病变。

2．术前特殊检查

（1）心脏增强CT扫描：明确左心耳解剖特征，测量锚定区直径，有助于选择左心耳封堵器的型号。同时可排除左心房及左心耳血栓。

（2）TEE检查：术前进行多角度二维TEE或三维TEE对左心耳解剖结构进行评估，重点包括：①左心耳形态、深度、口径大小、颈部形状、“着陆区”（landing zone，心耳内植入封堵器的部位）面积。②左心耳是否存在分叶、分叶数目、形态及部位等。③评估左心耳与肺静脉之间的位置关系。④明确左心房及左心耳内有无血栓形成及自发性显影征象。如左心耳解剖结构复杂，术前还需进行心脏CT或MRI等检查，以明确左心耳的具体解剖结构特征。对于不能耐受TEE检查者，应在术前行心脏增强CT检查，明确左心房及左心耳内有无血栓。

（3）肺功能检查：进一步了解肺功能状况，便于术中麻醉管理。

3．病情管理

（1）术前抗凝治疗：对于合并卒中高危因素（高血压、糖尿病、TIA/脑卒中/血栓栓塞病史、高龄>65岁、充血性心力衰竭/左心室功能障碍、血管疾病、女性等）的房颤患者，术前建议用华法林抗凝治疗1个月（INR目标值2.0～3.0），一直维持到术前1日。

（2）控制心室率：根据患者具体情况适当给予控制心室率的药物，如美托洛尔、比索洛尔、地高辛等。

4．术前谈话及签字

应向患者家属特别强调以下几个问题：

（1）左心耳封堵术意义：左心耳封堵术可明显降低非瓣膜病房颤患者卒中发生的风险，但不能绝对避免。

（2）左心耳封堵术的大致过程与注意事项。

（3）术中可能发生的并发症，必要时需行紧急外科开胸手术等。

（4）左心耳封堵术的知情同意书。

5. 术前用药

（1）对于正在口服华法林的患者，术前应调整华法林剂量，使国际标准化比值（INR）<2.0。

（2）术前1 h可给予预防性抗生素治疗。

6. 麻醉准备

（1）术前1日请麻醉医师评估病情，并除外全麻禁忌证。

（2）术前禁食8 h，禁饮6 h。

（四）器械准备

1. 房间隔穿刺系统：包括Mullins鞘管，Swartz鞘管，0.032英寸（0.081 cm），0.035英寸（0.089 cm）145 cm长导丝，房间隔穿刺针等。

2. 0.035英寸（0.089 cm）、260 cm加硬交换导丝。

3. 5 F或6 F猪尾造影导管，6 F右心导管及普通导丝等。

4. Watchman左心耳封堵系统（型号备齐：21、24、27、30、33 mm）。

5. TEE诊断仪。

6. 全身麻醉相关仪器、设备。

7. 心包穿刺包及14～16 F长鞘，备用。

（五）护理要点

1. 术前按全麻患者准备。

2. 术中备好仪器设备及药品。

3. 术后做好健康宣教。

（王　英）

第十四章　起搏器植入术的护理

第一节　基本概念

心脏永久起搏系统是由脉冲发生器与起搏导线两部分组成的，是缓慢性心律失常（如病窦综合征、二度或三度房室传导阻滞）的根治性治疗方法；也可治疗与预防快速性心律失常（如阵发性房颤、长 QT 间期综合征），以及治疗与控制非心电疾病（如顽固性心衰、神经介导性晕厥、梗阻性肥厚型心肌病）等。自 1958 年第一例心脏起搏术完成，迄今近 60 年间，起搏器功能已发生巨大变化与改进，已从最初的治疗技术，逐步发展至心律失常的诊断技术。因此心脏起搏器又被称为“心律失常诊断与治疗的植入性装置”或“心脏病诊断与治疗的植入装置”。

心脏脉冲发生器是由电源及电子电路构成并可产生和输出电刺激，并能够储存相当大量的诊断数据的电子装置，极为精密复杂，具有高度可程控性，重量约为 25 g。从功能上讲，储存于电池中的能量通过连接通路刺激心脏后再回流至脉冲发生器，形成回路。能源已从锌汞电池发展为锂电池。

心脏起搏器的电极导线是能植入人体的相对脆弱的导电金属线，外有绝缘层包裹，其功能是把起搏器的能源及复杂的电子线路与心脏联系在一起。其在传输起搏器向心肌发放脉冲、把心脏的腔内电图传输到起搏器感知线路两个方面都起着关键作用。起搏电极导线分心房电极（长度一般为 53 cm）与心室电极（长度一般为 58 cm）。心房与心室电极又有被动固定（头端带翼状固定结构）电极与主动固定电极（螺旋电极）之分。起搏电极导线有单极和双极之分，单极电极导线的顶部（－）与脉冲发生器金属壳（＋）构成单极起搏与感知，双极电极导线的顶部电极（－）与体部环状电极（＋）构成双极起搏与感知。

心脏起搏器的植入部位已从单腔发展到双腔、三腔，甚至四腔，功能也从固律（率）型发展到按需型、生理型及自动化型。

第二节　心脏起搏器编码识别

一、北美心脏起搏和电生理学会/英国心脏起搏和电生理组织的起搏器编码

Ⅰ 起搏的心腔	Ⅱ 感知的心腔	Ⅲ 感知后的反应	Ⅳ 可程控性 频率适应性	Ⅴ 抗心动过速功能
O＝无	O＝无	O＝无	O＝无	O＝无
A＝心房	A＝心房	I＝抑制	P＝单参数可程控	P＝起搏
V＝心室	V＝心室	T＝触发	M＝多参数程控	S＝电击
D＝双腔	D＝双腔	D＝两种	C＝遥测功能	D＝起搏和电击
S＝单腔	S＝单腔		R＝频率适应	

二、识别

第一位字母表示起搏的心腔。

第二位字母表示感知的心腔。

第三位字母表示感知后的反应或起搏器感知自身电活动后的反应方式。

第四位字母表示起搏器的可程控性或频率适应性，目前该位字母常单独被用来标明是否具有频率适应性功能。

第五位字母表示抗心动过速功能。

三、经历的年代

1. 第一代　频率固定型起搏（VOO 方式）。
2. 第二代　按需型起搏（VVI 方式）。
3. 第三代　生理型起搏（DDD 方式或具有变时性功能的 DDDR 方式）。
4. 第四代　自动化起搏（其工作的各项参数自动调整，不经随访就能获得最佳的血流动力学治疗效果）。

第三节　起搏器电极导线植入途径

起搏电极导线植入有两种基本途径：一种是经心外膜途径，需要全麻和外科手术；另一种是经静脉途径送电极导线进入心内膜（临床上常选用此方法），只需局麻加镇静剂。

经静脉途径包括静脉切开、静脉穿刺或两种方法结合使用。临床上常用的是锁骨下静脉和头静脉，极少选用颈内静脉、颈外静脉、腋静脉等（图 14－1）。

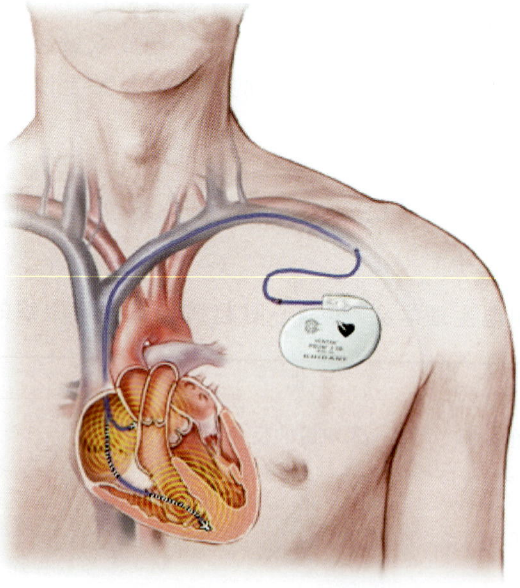

图 14－1　起搏器电极导线经静脉植入部位

心房电极放置于右心房心耳处，心室电极放置于右心室心尖部或流出道。起搏器囊袋位置应选择在患者优势手对侧，紧贴胸大肌表面，而不应在皮下组织内，否则会引起脂肪液化，造成皮肤出血、破溃、坏死和起搏器外露。囊袋大小应可容纳起搏器，太小表面组织张力过大，太大会引起起搏器移动和翻转。

第四节　永久起搏器植入术的适应证、禁忌证、并发症

一、适应证

1. 窦房结功能障碍　窦房结功能障碍是指窦房结和心房冲动形成和传导异常的综合征（sick sinus syndrome，SSS）包括不明原因的持续性窦性心动过缓和变时性功能不良，阵发性或持续性窦性停搏伴有房性、房室交接区或室性逸搏心律和快-慢综合征，后者表现为快速性心律失常与心动缓慢交替出现。

2. 成人获得性完全性房室传导阻滞　房室传导阻滞分为一度、二度和三度（高度或完全性）阻滞。按解剖学分类，阻滞位置可以在希氏束上、希氏束内、希氏束下。依阻滞的严重程度不同患者可以从没有症状到因过缓的心率而出现晕厥甚至继发于心动过缓的室性心动过速（室速）。患者是否需要心脏起搏治疗，在很大程度上取决于患者是否存在直接与心动过缓相关的症状。对于三度房室传导阻滞的患者，即使心室率大于40次/分也应该积极建议进行永久起搏治疗，尤其发生过晕厥的患者。

3. 慢性双分支和三分支阻滞　双分支阻滞系指房室结以下，右束支和左束支（左前分支及左后分支）传导障碍。三分支阻滞是指3个分支均有阻滞。这类患者出现症状或进展为三度房室传导阻滞时发生猝死机会较大。反复发作晕厥是双分支和三分支阻滞的常见表现。

4. 与急性心肌梗死相关的房室传导阻滞　对于急性心肌梗死患者，尽管溶栓治疗或直接的PCI术的应用降低了急性心肌梗死时房室传导阻滞的发生率，但如果房室传导阻滞发生，其死亡率仍很高。因此，该类患者心脏是否需要永久心脏起搏治疗，取决于是否存在室内传导阻滞，不管是前壁还是下壁心肌梗死，发生室内传导延迟反映心肌损害广泛，而不是单纯电学问题。因此，发生过急性心肌梗死后，出现不可恢复的严重房室传导阻滞患者，选择永久心脏起搏治疗是必要的。

5. 颈动脉过敏综合征及神经介导性晕厥　因颈动脉窦受刺激（如：按压）引起的心脏血管反应导致晕厥或先兆性晕厥者称为颈动脉过敏综合征。表现为三种类型：

（1）心脏抑制反射：系由于迷走神经张力过高导致的窦性心动过缓或房室传导阻滞，或两者兼有。

（2）血管抑制反射：系指继发于交感神经张力降低所导致的血管扩张和血压降低。

（3）混合型：同时合并有心脏和血管抑制两种反应。

神经介导性反应所致的晕厥，系指各种临床情况下触发神经反射而导致的自限性体循环低血压发作，其特征为心动过缓和血压下降。

6. 心脏再同步化治疗（CRT）　随着人口老龄化速度的加快以及心脑血管疾病患病人数逐年增加，心脏疾病尤其是心肌梗死已是威胁人类健康的头号杀手。虽然心肌梗死患者的救治方法已得到很大改进（如：直接PCI术的广泛开展），使得心肌梗死患者存活率大幅提高，但心肌梗死后部分患者往往伴有心功能受损，因此，心力衰竭患者日趋增多。20世纪

90年代发展起来的心脏再同步化治疗（cardiac resynchronization therapy，CRT）以其卓越的疗效逐渐成为治疗心力衰竭的新方法，且应用前景光明。

心力衰竭患者往往合并表现为心功能不良、左心室射血分数（LVEF）下降及QRS波时限延长。其病理机制为：心脏传导异常，导致房室、室间和（或）室内运动不同步。房室不同步表现为PR间期延长，左心房收缩结束与左心室收缩开始不匹配，使左心室充盈减少，进而导致二尖瓣功能障碍，导致二尖瓣反流，使心排血量下降。左右心室间不同步往往表现为左束支传导阻滞（LBBB），右心室收缩早于左心室，导致室间隔的矛盾运动，有效心排血量减少。

心脏再同步治疗（CRT）是在传统右心房、右心室双腔起搏基础上增加左心室起搏，以恢复房室、室间和室内运动的同步性。通过设定适当的重要参数——AV间期及VV间期，以实现房室同步，减少二尖瓣反流，延长左心室充盈时间，恢复心房收缩对左心室充盈的贡献；并纠正左、右心房收缩的时差，避免室间隔矛盾运动，增加心排血量。此外，通过刺激左心室较晚激动部位的心肌，使左心室的心肌同步收缩，协调向心运动以提高心脏的排血效率，同时改善左心室的舒张功能，长期应用还可改进神经激素环境，逆转心肌重构。

7. 梗阻性肥厚型心肌病　梗阻性肥厚型心肌病患者植入DDD双腔起搏器，通过将右心室起搏点位于右心室心尖部，调至使用短AV间期，改变左心室激动顺序，室间隔激动和收缩延迟，在收缩期可以增加左心室流出道内径，减少二尖瓣前向运动，左心室流出道梗阻随之减轻。但该类患者如果伴有高危猝死因素，尽早进行猝死危险分层，植入ICD进行一级预防更为必要。

8. 长QT综合征　长QT综合征患者往往合并室性快速心律失常，主要是尖端扭转型室速。某些患者还合并有窦房结功能不良，心率缓慢，选择起搏治疗是必要的。

植入永久心脏起搏系统的患者中，窦房结病变占53%，房室结病变占31%，非心动过缓相关因素，如房颤的预防、肥厚型和扩张型心肌病、神经心源性综合征、直立性低血压、长QT综合征和Brugada综合征等约占10%。术前通过24 h动态心电图、心电监护、普通心电图、运动试验、食管调搏、心内电生理检查等方法均可获得诊断数据。

二、禁忌证

全身感染、急性心肌梗死。

三、并发症

1. 电极移位　包括电极导线明显的移位和X线影像下不能识别的微脱位，继而出现心电图上起搏与感知功能障碍。这一现象可发生在植入早期，也可发生在植入晚期，其原因有：①植入部位测试参数不理想，电极没有真正精确到位；②电极导线预留过少，患者做深呼吸等运动时造成电极脱位。处理方法：认真仔细辨别体表心电图，可先通过体外程控的方法解决，如提高起搏电压，调节感知灵敏度。若无效，应重新进行电极复位。

2. 导线断裂　常发生在电极导线经常弯曲的部位，如锁骨下静脉转折处，或跨越三尖瓣环处。在X线透视下可较易明确诊断。处理方法：须立即重新植入新电极导线，以免给患者造成严重影响。

3. 囊袋血肿　这种情况常在术前应用抗凝药或抗血小板药的患者中出现。处理方法：应于术前3～5天停用抗凝药物，或坚持凝血酶原时间至接近正常（INR在1.5～1.7），再实施手术。如果血肿情况不严重或没有继续出血的现象，尽可能采取保守治疗，加压包扎，无菌换药，尽量避免抽吸或放置引流，以减少感染的危险。若必须清除血肿以缓解局部疼痛或阻止血肿扩大崩开切口，则应当严格无菌操作。

4. 囊袋感染 是起搏器植入术后严重的并发症，植入的早期与后期均可发生，表现为囊袋局部红肿、疼痛、有脓血样物质流出。原因有：①可能是术中无菌操作不严格；②囊袋内存有异物；③脂肪液化；④起搏器囊袋过小，造成皮肤张力过大，使局部血液循环差，导致皮肤坏死、破溃，而造成囊袋感染。处理方法：一旦发生应立即进行抗生素治疗，以避免导致全身感染。对于由于伤口感染而导致起搏器及导线外露患者，应立即进行外科彻底清创治疗，对于起搏器依赖患者，术前应安置临时心脏起搏器进行保护治疗。切开原囊袋，取出起搏器，将起搏器与电极导线分离，用容器将起搏器用碘附溶液浸泡 30 min 以上，将囊袋内血脓性物质彻底清除，并用碘附纱布填充囊袋 30 min 以上，将电极尾端与起搏器连接部位用同样方法处理之后，手术台进行重新布置，更换所有手术辅料及器械，将起搏器重新放置于原囊袋中，进行伤口缝合，术后加压包扎。必要时在对侧重新切皮制作囊袋。

5. 起搏器综合征 植入 VVI 型起搏器患者会出现此现象，表现为疲乏、气短、眩晕、晕厥、颈部与腹部搏动、肺淤血、咳嗽等症状，其原因是心室起搏出现室房逆传，心房对着关闭的二尖瓣收缩，使心房血向肺静脉反流并激活心房压力感受器，反射性地引起血压降低。处理方法：通过体外程控的方法降低起搏频率，必要时更换成双腔起搏器。

6. 起搏器介导性心动过速（PMT） 这是双腔起搏器植入患者术后重要并发症，是一种由起搏器参与的心律失常，对患者的血流动力学有显著的影响，因心率过快影响心脏的充盈及心排血量，影响心功能，严重者会危及患者生命。需尽早识别与诊断，及时处理。其原因是由于植入双腔起搏器的患者因各种原因导致心室起搏逆传心房，逆传的心房激动启动房室间期产生一个起搏的心室激动，该心室激动再次经房室结逆传回心房，而再次激动心室，如此反复，形成心动过速。处理方法：①延长心室后心房不应期（PVARP），通常情况下将 PVARP 调至 300 ms 以上；②改变起搏模式，如转换成心房不感知模式（DVI/DOO/VVI）或不进行跟踪模式（DDI）。

7. 心脏穿孔 这是一种较紧急的并发症，表现为术中出现急性心脏压塞的表现。X 线影像及心脏超声检查可获得诊断依据。原因是手术操作方法不当，导致起搏电极刺破右心室、右心房或冠状静脉窦，个别病例穿透室间隔或房间隔进入左心系统。极少部分患者没有临床症状，只表现起搏阈值增高，或缓慢的心包渗液。如果患者出现明显的心脏压塞症状，如心率、血压下降，心搏减弱，心影扩大，应立即进行心包穿刺，通常留置猪尾导管以防止再次发生血流动力学障碍，并准确测量引流液。如果没有引流液继续渗出，超声影像也未见心包积液再积聚，可以在 48～72 h 拔出猪尾导管，并行动态观察。必要时行外科开胸处理，多数病例可避免开胸手术。

8. 血气胸 常在进行锁骨下静脉穿刺时发生，表现为胸痛，不敢深呼吸以及无法解释的低血压现象，X 线影像显示肺压缩。处理方法：若压缩不超过 30%，症状不严重，可不做特殊处理，但应动态观察，如不继续发展，气体可在术后 1～2 周内逐渐吸收。如肺压缩大于 30%，患者出现气促、呼吸窘迫等症状，或症状进行性加重，应立即进行穿刺抽气，或放置闭式引流。

四、担保期

一般7～8年，ICD一般平均为3～5年。

第五节　关于心脏性猝死与植入式心脏复律除颤器

一、SCD

心脏性猝死（sudden cardiac death，SCD）作为心血管疾病的主要死亡原因，近年发病率呈上升趋势，是威胁人类健康的大问题。SCD发病突然，心搏骤停，死亡率高。快速且有效的心肺复苏是成功获救的唯一手段，但受困于医疗条件的限制，发生这种情况，在中国救治率仅为1%。

引起猝死的原因很多，其中最主要的是心脏原因，占80%。其主要机制为恶性心律失常，其中80%以上为室性心动过速或心室颤动。其余为严重的缓慢性心律失常、心脏停搏及无脉性电活动（心电-机械分离）。引起SCD极少数为非心律失常类，包括心脏泵衰竭、心脏破裂、心脏压塞及主动脉夹层破裂。

（一）SCD临床表现

（1）前驱症状：80% SCD患者在事发前会有“先兆”，如表现为在发病前数天或数周，甚至数月有诸如心绞痛、心悸、头晕胸闷、极度疲乏感及其他非特异性的不适症状，但这些症状非SCD特有，很容易与其他疾病相混淆，因而不易引起重视。

（2）终末事件的发作：SCD发作时特异性的症状包括剧烈胸痛、心悸伴头晕、乏力、呼吸困难。但也有患者在晕厥前无任何不适。

（3）心搏骤停：变现为意识突然丧失、呼吸停止、脉搏与心音消失并伴随惊厥、抽搐、皮肤发绀、瞳孔散大、对光反射消失。

（4）生物学死亡：SCD一旦发作，在没有任何干预措施情况下，从心搏骤停到大脑不可逆损伤往往只需要4～6 min，这时即使经抢救患者得以生存，脑损害也不能恢复。停搏8～10 min缺乏生命支持，复苏的概率几乎为零，临床进入生物学死亡阶段。

（二）SCD的急救

（1）基本生命支持（BLS）：心肺复苏（CPR）是能够徒手进行的抢救心搏骤停的唯一方法。BLS是挽救心搏骤停患者生命基础，包括快速识别突发的心搏骤停和激活急救反应系统，早期完成高质量的CPR，尽早电除颤。

（2）高级生命支持（ACLS）：继续进行高效的BLS，给氧，通气及气道通气的辅助装置、循环辅助装置以及药物治疗，以尽快恢复自主循环。此阶段仍然坚持高质量的CPR是不可或缺的手段。

（3）后续“集束化”治疗：包括自主循环恢复后心肺功能及其他重要脏器的灌注最优化；识别与治疗急性冠脉综合征（ACS）；采用降低体温治疗方法使神经功能恢复最优化；预测、治疗和防止多器官功能不全。

（三）SCD的预防

针对导致SCD的最主要原因——恶性心律失常，应用植入式心脏复律除颤器（ICD）为预防SCD带来革命性的影响。

二、ICD

植入式心脏复律除颤器（implantable cardioverter defibrillator，ICD）为恶性心律失常的治疗提供了确实有效的治疗方法，它可以在心律失常发生 10～20 s 内释放电击除颤，在这段时间内除颤成功率几乎 100%，因其对自发性心室颤动做出有效反应，感知危及生命的恶性心律失常事件，并进行放电除颤治疗防止了心脏性猝死的发生。

ICD 是一种特殊类型的兼具起搏、转复、除颤功能的永久心脏起搏植入装置，基本功能包括对快速室性心律失常的感知、识别功能和对快速室性心律失常的分层治疗以及抗心动过缓起搏功能。

ICD 款式分别有单腔与双腔两种。较单腔 ICD 而言，双腔 ICD 具有如下优势：

（1）植入 ICD 部分患者中需要心动过缓起搏治疗。

（2）房室顺序起搏对于心功能不全者可改善和保持心功能。

（3）基于心房起搏的双腔起搏可防止一些快速房性心律失常的发生。

（4）双腔 ICD 可以准确识别室上性快速心律失常，减少误放电。

第六节　永久起搏器植入术的人员要求和条件

一、植入永久心脏起搏器人员要求

1. 术者（1 名）　接受过专业训练的心内科、电生理、心外科或胸外科医师。

2. 助手（1 名）　接受过专业训练的心内科、电生理、心外科或胸外科医师。

3. 影像技师（1 名）　能熟练操作 X 线影像设备。

4. 电生理技师（1 名）　接受过心脏电生理知识专业培训，负责术中各项阈值参数测试。

5. 巡台护士（1 名）　接受过心脏急救专业训练，具备识别正常及异常起搏心电图能力。负责术中巡视及配合紧急抢救。

6. 麻醉师（1 名）　备用。

二、手术室条件

1. 环境要求　植入心脏永久起搏器必须严格遵守无菌操作规程，具备 X 线影像设备的外科手术室及心导管室是理想场所。

2. 器械要求　X 线影像设备、心电监护仪、除颤器、起搏器分析仪、临时起搏器、吸氧器、吸引器、双凝刀（备用）、氧饱和度监测仪、敷料包、起搏器器械包。

3. 抢救药品、相关的导管耗材等。

第七节　永久起搏器植入术前准备

一、患者的准备

对于初次安装起搏器患者，术前注意观察其“症状性心动过缓”导致的晕厥、头晕、黑矇等，长期的心动过缓也可导致疲乏、运动耐量下降以及充血性心力衰竭等，有上述症状的患者，应尽早安排手术，并进行心电监护。向患者介绍手术的过程，治疗的目的、预期的效果及风险。取得患者及其家属的知情同意。术区备皮：范围上及下颌，下及肋缘；内至胸部正中线，外至腋中线。现在护理理论提出：于术前1 h进行术前备皮及静脉输入抗生素，对预防感染效果显著。术前停用血小板抑制剂3～5天。

二、心理护理

许多患者对于安置永久起搏器心存顾虑，甚至恐惧，因此，应向患者详细讲解治疗的必要性及安全性。告诉患者安装后，可以消除或减轻症状，提高生活质量，可像普通人一样生活和工作，也可进行运动强度不大的体育运动等，消除患者的紧张情绪，以取得最佳手术配合，严格掌握适应证，根据患者的实际需要，选择最适合的起搏器种类。

三、药品的准备

负责检查各类药物的完整性及有效性。

1. 常规类　利多卡因（局麻药），安定（镇静药），鱼精蛋白（止血药），造影剂。

2. 急救类　抗快速及缓慢性心律失常药、升压药、强心药、抗休克药、抗心绞痛药、抗心力衰竭药、抗过敏药、溶栓类等。并将各类药品分类放置于易拿、易放位置。

心导管技师于术前负责检查各种仪器设备，确保处于功能状态，巡台护士于术前负责操作间无菌消毒、准备及核对所要植入的起搏器品牌及型号，核对患者姓名、性别、病案号、术前诊断，查看实验室检查结果，包括血常规、电解质、出凝血时间、肝肾功能、胸片、梅毒/艾滋病病毒、心电图报告及术前患者知情同意书签字是否齐全等。

第八节　永久起搏器植入术中护理

1. 协助患者平卧于检查床上，裸露上半身，连接肢导联心电图，将血压计袖带束缚于起搏器植入侧的对侧上肢，监测血氧饱和度（指套式），建立静脉通路，对于有胸闷气短患者，给予鼻导管低流量持续吸氧。

2. 严格执行无菌操作规程，铺无菌台、打开无菌辅料包及起搏器专用器械包，并将注射器、无菌手套、输液器、相关导管耗材（需要时）（如18 G动脉穿刺针、6 F普通动脉鞘、临时起搏电极等）的包装袋充分打开，无菌面对向操作台，逐一递予手术操作人员。

3. 在插入电极跨过三尖瓣环时，会发生频发的室性早搏或短阵室性心动过速，甚至诱发心室颤动，应严密监测心电图变化，除颤器处于备用状态，功率设置在250～300 J。

4. 待电极送到心室或心房满意位置后，用一条无菌测试导线（长约80～100 cm，两端带鳄鱼夹）与台下起搏器测试分析仪进行连接，台上一端与起搏电极尾端连接，另一端与起搏器分析仪正负极连接。进行各项参数测试，这是一项非常重要及必不可少的手术程序，是确保术后起搏器正常工作的先决条件。在测试时注意不要污染无菌操作区。测试参数包括：①起搏频率：一般设定为超过基础心率20%，保证完全夺获（一般设定为70～80次/分），视实际情况增或减。②起搏电压（阈值）：先从5 V起降，逐步降低幅度直至不能夺获为止，这一临界数值即为起搏阈值，为确定稳定性，可重复测试2～3次（正常值：在脉宽0.5 ms条件下，心房≤1.0 V，心室≤0.5 V）。③阻抗：是指起搏系统中电流流动的阻力大小，单位：欧姆（Ω）。包括导线的导体电阻、电极的电阻以及电极极化所产生的电阻。在完全起搏（完全夺获），并将起搏电压调至 5 V 的条件下进行测试（正常值：心房或心室 500～1200 Ω）。④感知灵敏度（P 波、R 波高度）：测试该项数值时，对于因窦房结病变需植入起搏器的患者要格外小心，因在测试该数值时，起搏器测试仪是不起搏的，因此为避免在测试起搏阈值时对窦房结产生抑制现象，突然停止起搏时导致阿-斯综合征发作，在测试 P 波、R 波高度时，要先逐渐降低起搏频率，直至恢复自身心律后，再逐渐升高感知灵敏度数值，待仪器上感知显示灯熄灭，起搏显示灯亮起一刻的感知灵敏度数值即为所要测到的数值（即 P 波、R 波高度）（正常值：P 波≥2.5 mV，R 波≥5.0 mV）。目前，临床常使用临时起搏器（兼具起搏分析功能）作为起搏分析测试仪。

5. 检查电极稳定性，嘱患者深呼吸或咳嗽，严密监测心电图，检查是否有无效起搏及膈肌刺激现象。必要时重新调整电极位置，直到各项所测参数符合要求为止。

6. 加强术中巡视，确保整个手术过程中外周静脉通路处于通畅状态，重视患者主诉，时刻监测生命体征变化，如神志、心率、心律、呼吸、血压、面色等，如有变化及时报告术者。

7. 用 3.0 不可吸收线将电极固定于血管切开处及静脉穿刺处，松紧度要适宜，太松会造成电极滑脱，太紧会损伤电极表面的绝缘层。之后再进行三层的皮肤缝合。最后在缝合处上面覆盖无菌纱布，再用弹力绷带适当加压固定、捆绑。术后沙袋加压伤口 6 h，防止血肿形成。

8. 建立术中护理记录，内容包括：患者基础状态描述，记录术前及术后心率、心律、呼吸、血压，记录术中所测各项参数，包括起搏器型号、电极型号、起搏频率、起搏阈值、阻抗、感知灵敏度等数值，描记术后有效起搏心电图，并将起搏器及电极条形码粘贴于记录单上。

第九节　永久起搏器植入术中急症护理

该手术常是将电极导管经静脉送入心内膜，在插管过程中，会划破心肌，造成心脏穿孔、心脏压塞，或将插管路径中生长的血栓划掉，随血流阻塞肺及脑等器官，引发急性肺栓塞及脑栓塞，而导致突发呼吸、循环及中枢神经系统意外，出现意识丧失，血压下降，心跳、呼吸停止等严重紧急事件，因此，巡台护士要有高度的责任心，严密观察患者生命体征变化，加强巡视，工作要有预见性，一旦出现危急情况，应立即配合实施抢救，要反应迅速、敏捷。严格遵医嘱行事，用药剂量、途径、时间要准确无误，抢救护理记录要详细、准确。

1. 若发生心脏穿孔、心脏压塞等危急重症，并出现严重的血流动力学障碍，患者表现烦躁，心率、血压下降，意识丧失，甚至呼吸、心跳停止，立即通知麻醉科、心脏外科做好急救准备，同时立即配合进行现场紧急抢救，将升压药、抗心律失常药配好备用，需行心包穿刺时，立即将心包穿刺针、6 F 导管鞘、导引钢丝、猪尾造影管等备齐备用。

2. 若出现呼吸障碍，应保持呼吸道通畅，吸出口腔异物，必要时立即托起下颌行气管插管。

3. 准备好临时起搏器。

4. 电除颤　采用非同步电除颤，首次除颤电量为 200 J，如失败，可将电量升至 300～360 J。可多次使用，同时胺碘酮 150 mg 稀释液静脉缓慢推注，或静脉注射利多卡因 1 mg/kg，间隔3～5 min重复一次；总负荷量达3 mg/kg。

5. 配血、输血、输液、强心治疗。

6. 复苏药物　肾上腺素为首选，每次0.5～1 mg，其为心脏正性肌力药物。胺碘酮可治疗快速性心律失常，阿托品可降低迷走神经张力，呼吸兴奋剂包括尼可刹米、洛贝林、二甲弗林（回苏灵），升压药包括多巴胺、间羟胺（阿拉明），纠正酸中毒药物包括碳酸氢钠，扩充血容量药物有低分子右旋糖苷等。

7. 做血气分析。

8. 由于各种操作、每种药物都有可能产生并发症和不良反应，因此配合紧急抢救时，要临危不乱，有条不紊，必须操作规范，用药及时准确，同时注意严密观察患者病情变化，加强生命体征监测，对可能发生的并发症，做到心中有数，尽早、尽快发现、解决及处理危及患者生命的不良事件。

9. 及时向家属通报患者的病情及抢救情况，做好家属的安慰、解释工作，以取得家属的理解与配合。

第十节　永久起搏器植入术后护理

1. 护送患者返回病房，并告知患者术侧肢体不宜过度活动，不宜做外展运动，术后3天内需卧床休息，饮食易消化、清淡，着宽松、舒适衣服，勿用力咳嗽，以防止电极脱位，卧床期间做好生活护理。3天后可下地活动，一般情况术后7天拆线，一周左右即可出院。

2. 术后严密监测心电图，包括心率、心律，检查起搏器工作状况，如起搏感知功能是否正常，如发现感知失灵或无效起搏，应立即调整感知灵敏度及调整输出电压幅度，必要时进行电极重新放置。

3. 预防感染，穿刺部位应保持清洁，每日监测体温变化，按无菌原则每日进行外科换药，同时观察伤口愈合情况，包括局部皮肤温度、颜色，切口处有无红肿、渗出、囊袋积液等，之后用无菌纱布覆盖，弹力绷带固定。如有异常，及时报告医师。

第十一节　健康教育及随访

一、出院的健康教育

应全面了解患者伤口的愈合情况，了解患者及其家属对起搏器知识掌握的程度，有针对性地给予正确指导，内容包括：

1. 每位植入心脏永久起搏器的患者，都会得到一张由生产厂商出具的“心脏起搏器身份识别卡”，上面详细记录有植入起搏器型号、电极型号、患者姓名、植入地点及日期、术者姓名及担保期限等重要信息，告知患者这张卡外出时要携带于身边并妥善保管，以便在需要紧急救助的情况下，出具此卡以兹证明。将“植入式心脏起搏器患者指南”发放给患者，告知其详细阅读。

2. 提示患者起搏器设定的基础频率，教会患者自己数脉搏，并记录下来，如出现明显高于或低于起搏器所设定的频率（一般情况下60次/分）或不齐，甚至出现术前的症状，如头晕、黑矇、乏力、晕厥等症状，及时与医生联系就诊。

3. 提示患者在术后早期靠近心脏起搏器的手臂只能进行轻微活动，应避免进行伸展、提举和突然的提拉活动，逐渐增加手臂的活动，6 周后可进行正常的运动。不要抚摸、玩弄、移动植入皮下的心脏起搏器，尽量避免打击与撞击。在洗澡时，不要用力揉搓伤口处，不要将重物压在起搏器上，因部分机型会对压力有反应，以免给患者带来不适。

4. 告知患者，某些类型的电能或磁能会干扰起搏器正常工作，要远离这些设施，如大型电器设备、工业发动机、无线电发射塔、磁铁、商场或机场的安检设施，以及医疗机构的核磁共振、放疗机、手术电凝刀等。家用电器正常使用一般不会干扰起搏器。

5. 告知患者，植入起搏器后，要定期到医院复查，进行起搏器随访。一般情况下起搏器植入术后 1、3、6 个月到医院随访一次，以后每半年随访一次。预计接近起搏器电能耗竭时，缩短随访时间，改为每月一次，必要时及时进行起搏器更换手术。

二、起搏器随访

起搏器植入患者术后随访是起搏器治疗的重要环节，是起搏器植入后治疗的延续，目的是评价起搏器植入后患者的临床症状是否得到改善，改善效果如何，了解并处理起搏器的不良反应，了解起搏系统存在的故障、功能异常及各种并发症，以便及时发现并予以预防和纠正、调整、优化起搏器各项工作参数，发挥起搏器最佳工作效能，满足患者生理功能需要。术后随访是一项长期而细致的工作。随访内容包括：

1. 建立起搏器患者随访档案，详细记录并专人保管，如患者姓名、性别、出生年月、通讯地址、联系电话、邮政编码、“心脏起搏器身份识别卡”交接时间、身份证号码、起搏器及起搏导线生产公司、型号、序列号、植入时间、术者姓名及术前心律失常类型等。

2. 最早期的几次随访，除常规检查起搏器的工作状况外，应重点观察伤口愈合情况，皮肤切口处有无红肿、变色、渗出、疼痛。检查起搏器囊袋部位皮肤颜色、温度、张力变化等情况。

3. 中后期的随访，应全面检查起搏器所设定各项参数是否安全、合理、有效，包括频率、输出电压、脉宽、阻抗感知灵敏度、房室间期、心室心房不应期、模式转换功能、电池电量及预期使用期限等。确保起搏器处于最佳工作状态。

第十二节　安置心脏临时起搏器术中护理配合

一、基本概念

安置心脏临时起搏器是现代临床急救中抢救和治疗严重心动过缓心脏停搏和某些心动过速的应急、可靠的治疗方法。临时起搏器是心导管室必备的生命支持仪器，具有调控频率、感知和发放脉冲强度三项功能。由一根双极起搏电极导管和一只体外脉冲发生器组成，用于需要立即进行起搏治疗的患者。

二、方法

1. 经静脉　临床普遍采用。路径分别有经左锁骨下静脉、经右锁骨下静脉、经右侧股静脉三种。可在床旁“盲插”（带气囊的漂浮起搏电极）或在导管室 X 线透视下进行。

2. 经皮　临床少采用。路径分别有经肘正中静脉、肘静脉。缺点是电极易移位、断裂。

3. 经食管　临床少采用，三度房室传导阻滞者禁用。

4. 经胸　某些紧急情况下应用。

5. 经气管心室起搏　临床少采用。

三、适应证

1. 严重病态窦房结综合征、房室传导阻滞伴明显血流动力学障碍及出现严重脑缺血临床症状者。

2. 具备永久心脏起搏器植入指征，而需行心脏临时起搏器过渡者。

3. 在急性下壁心肌梗死患者行急诊 PCI 治疗时，因血管打通后，心肌氧自由基爆发、钙离子负荷超载、微电流折返及房室结动脉损伤等而发生心肌再灌注损伤，表现为心率下降或严重的房室传导阻滞及血压下降者。

4. 快慢综合征或慢快综合征患者出现应用抗心律失常药物矛盾时。

5. 原因不明突发严重房室传导阻滞患者（如服用安眠药过量）。

6. 长 QT 间期合并多形性室性心动过速者。

7. 需要应用超速起搏终止的室性心动过速。

8. 心肺复苏抢救治疗中。

四、禁忌证及并发症

应用临时心脏起搏治疗，往往是在较紧急的情况下使用，如无极其严重的感染症状，一般无绝对的禁忌证。

并发症主要包括：心律失常、心肌穿孔、心脏压塞、血栓栓塞（因电极导管一般质地较硬，插管路径中静脉血栓脱落，随血流阻塞于脑或肺）等。

五、临时电极留置心腔时间

一般不超过 2 周，最多 1 个月。

六、经静脉法电极插入深度

经左锁骨下静脉、右锁骨下静脉、右侧股静脉到达三尖瓣口的距离大约分别为 30 cm、20 cm、40 cm。

七、设备要求

X 线透视设备、心电图机或心电监护仪、临时起搏器、双极起搏电极导管、除颤器。

八、术中人员要求

1. 术者　熟练掌握常规心导管介入诊疗操作技术。

2. 技师　具有一定心脏电生理检查知识及数据采集、测量等操作技能，具备维护相关仪器设备功能和能及时排除小故障的能力。

3. 护士　具有心脏介入护理及急救能力，有较高专业操作技能。

九、术前准备

1. 术者　负责全面了解患者病情，与患者进行沟通，征得同意并签字。决定手术方案的确定、安排、实施。

2. 技师　负责检查相关仪器设备，确保处于功能状态。

3. 护士　负责准备无菌敷料器械包，检查导管电极包装盒及失效期，检查急救药品的完整性及有效性，将抗心律失常药、升压药、局麻药、造影剂、抗休克药、抗心绞痛药、抗过敏药等分类放置于易取易放位置。检查吸氧、吸引器功能状态。

十、术前护理

1. 术前认真核对患者姓名、性别、年龄、病案号（三查七对）。

2. 术前认真核查“介入治疗患者知情协议单”有无医师及患者签字。

3. 嘱患者平卧于检查床或病床上（选择床旁“盲插”法），执行术前常规双侧腹股沟区及双侧锁骨上、下区备皮，根据插管路径，暴露术野，建立静脉通路，接诊时如带有液体应问清液体里是否加有抗心律失常药物（如异丙肾上腺素等）。

4. 连接体表心电图（一般只需肢体导联心电图）。

5. 准备好临时起搏器，确保电量充足，确保连接导线安全、牢靠。

6. 同时在短时间内对患者进行简单心理安慰，消除紧张恐惧心理，以取得手术最佳配合。

7. 因情况危急需紧急实施治疗，往往术前不能得到相关化验结果，故建议使用一次性敷料器械包，操作人员做好自我防护。

十一、术中护理

1. 严格执行无菌操作规程，铺无菌台、打开无菌辅料包及器械包，并将注射器、无菌手套、输液器、相关导管耗材（18 G 穿刺针、6 F 普通动脉鞘、临时起搏电极）逐一递上手术台。

2. 协助医师穿无菌手术衣，消毒皮肤，铺无菌单，罩无菌机套。

3. 无有创动脉血压监测情况下，采用袖袋式血压监测。

4. 指套式血氧饱和度监测（必要时）。

5. 在插入电极跨过三尖瓣环时，会发生频发的室性期前收缩或短阵室性心动过速，甚至诱发心室颤动，应严密监测心电图变化，除颤器处于备用状态，功率设置在 250～300 J。

6. 待电极送到右心室满意位置后，将电极尾端与台下起搏器脉冲发生器进行连接，并确保连接部位紧密、牢靠。注意不要污染无菌操作区。开始配合技师进行起搏阈值测试，起搏频率一般设定为 70～80 次/分，视实际情况增或减。电压先从 5 V 起，逐步降低幅度直至不能夺获为止，这一临界数值即为起搏阈值（正常值≤1.0 V），为确定稳定性，可重复测试 2～3次，最后选择的起搏电压应为起搏阈值的 2～3 倍。必要时测试感知灵敏度，一般选择 2.0～2.5 mV。为取得抢救的较高安全性及有效性，除电压、感知灵敏度数值设置在较宽安全范围内外，临时起搏器脉宽设置较高，一般为 1.0 ms。起搏输出电压一般设定在4～5 V。

7. 检查电极稳定性，嘱患者深呼吸或咳嗽，严密监测心电图，看有无无效起搏及膈肌刺激现象。

8. 加强术中巡视，确保整个手术过程中外周静脉通路处于通畅状态，重视患者主诉，时刻监测生命体征变化，如神志、心率、心律、呼吸、血压，如有变化及时报告术者。

9. 用 3.0 不可吸收线将电极固定于穿刺部位的皮肤上，固定 3～4 个点，在上面覆盖无菌纱布，再用弹力绷带适当加压固定、捆绑。

10. 建立术中护理记录，内容包括：患者基础状态描述，术前及术后心率、心律描述，生命体征数据记录，起搏设定频率，起搏阈值，感知灵敏度数值记录。

11. 将有效起搏心电图打印一份，连同电极导管条形码粘贴单一同存放于患者病历中，以备核查。

十二、术中急救护理

该手术常是紧急状况下实施，电极导管质地较硬，在插管过程中，因操作不当会刺破心肌，造成心脏穿孔，出现心脏压塞症状，或将插管路径中生长的血栓划掉，随血流阻塞肺及脑等器官，引发急性肺栓塞及脑栓塞，而导致突发呼吸、循环及中枢神经系统意外，出现意识丧失，血压下降，心跳、呼吸停止的严重事件，应立即配合实施抢救；要反应迅速、敏捷。严格遵医嘱行事，用药剂量、途径、时间要准确无误，抢救护理记录要详细、准确。

1. 若发生心脏穿孔、心脏压塞等危急重症，并出现严重的血流动力学障碍，患者表现烦躁，心率、血压下降，意识丧失，甚至呼吸、心跳停止，立即通知麻醉科、心脏外科做好急救准备，同时立即配合进行现场紧急抢救，将升压药、抗心律失常药配好备用，需行心包穿刺时，立即将心包穿刺针、6 F 导管鞘、导引钢丝、猪尾造影管等备齐备用。

2. 若出现呼吸障碍，应保持呼吸道通畅，吸出口腔异物，必要时立即托起下颌行气管插管。

3. 电除颤。采用非同步电除颤，首次除颤电量为 200 J，如失败，可将电量升至 300～360 J。可多次使用，同时胺碘酮 150 mg 稀释液静脉缓慢推注，或静脉注射利多卡因 1 mg/kg，间隔 3～5 min 重复一次；总负荷量达 3 mg/kg。

4. 配血、输血、输液、强心治疗。

5. 复苏药物。肾上腺素为首选，每次 0.5～1 mg，其为心脏正性肌力药物。胺碘酮可治疗快速性心律失常，阿托品可降低迷走神经张力，呼吸兴奋剂包括尼可刹米、洛贝林、回苏灵，升压药包括多巴胺、阿拉明，纠正酸中毒药物包括碳酸氢钠，扩充血容量药物包括低分子右旋糖苷等。

6. 做血气分析。

7. 由于各种操作、每种药物都有可能产生并发症和不良反应，因此配合紧急抢救时，要临危不乱，有条不紊，必须操作规范，用药及时准确，同时严密观察患者病情变化，加强生命体征监测，对可能发生的并发症做到心中有数，做到尽早尽快发现、解决及处理危及患者生命的不良事件。

8. 及时向家属通报患者的病情及抢救情况，做好家属的安慰、解释工作，以取得家属的理解与配合。

十三、术后护理

1. 穿刺侧肢体保持制动，并告知患者不要弯曲肢体，否则会造成电极打折、断裂，造成无效起搏而危及生命的严重后果。

2. 术后严密监测心电图，包括心率、心律。

3. 预防感染。穿刺部位应保持清洁，每日用碘附消毒穿刺部位及皮肤固定位置，必要时涂抹抗菌药膏，之后用无菌纱布覆盖，弹力绷带固定。

4. 如发现感知失灵或无效起搏，应立即调整感知灵敏度及电压幅度，必要时进行电极重新放置。

5. 由于临时起搏器终端暴露在外，故必须予以保护，存放于患者周围安全位置以防漏电。每日查看电池耗电情况，留备用电池以备随时更换。

（赵　霞）

第十五章　心脏起搏治疗进展与护理

自1958年世界上第一台起搏器诞生起，无数的心律失常患者从起搏治疗中获益。起搏治疗从其最早以简单的维持生命为目的逐渐发展为最大限度地模拟人类自身心脏传导系统功能，从而达到接近正常人生活的理想状态。随着科学技术的持续发展与医学研究的积极探索，起搏治疗技术在材料、体积、能源、功能、传送系统、无线传输等方面获得了不断的突破，近年来，起搏器治疗领域的发展主要集中于以下几个方面：

第一节　起搏器的进展

起搏器功能向更生理性、自动化及作为心脏疾病的管理装置进展。在起搏治疗理念上，生理性起搏的认识越来越深入，特别是最小化右心室心尖部起搏的理念得到了广泛的认同。目前，许多起搏器都拥有AV间期搜索、阈值管理、导线阻抗监测等生理性、自动化功能。针对一些特定患者，房性心律失常干预、心脏指南针、肺水肿监测等更可以使临床医生及早了解患者心脏疾病状况，从器械程控和药物调整等多方面对患者疾病进行干预和控制。

1. 主动固定导线不论在心室还是心房中应用越来越普及。传统的右心耳和右心尖起搏会带来一些危害，为避免传统起搏部位带来的不良影响，寻找更加生理的起搏位点，目前认为右心房间隔部、右心室间隔部（包括希氏束）是较为理想的起搏位点。随着选择性部位固定理念的普及应用，主动固定导线的应用率还将继续提升。同时，部分创新型导线近两年也陆续进入临床应用。新型主动固定导线SelectSecure 3830，该导线是目前全球最细的主动固定双极导线，通过可调弯鞘管操作，不用塑型钢丝，可以实现更精确的定位；同时，实心设计的导线在拔除时也相对容易。

2. 伴随着起搏患者数量的不断增长，越来越多的患者在完成起搏器治疗后需要接受磁共振检查。对于传统脉冲发生器，若暴露在MRI环境下将会面临以下风险：①MR扫描时，心室过感知将抑制起搏脉冲发放，导致起搏依赖患者死亡。②竞争性节律可能诱发室性心动过速甚至心室颤动。③感知不良造成脉冲发生器的非同步性。④电重置。⑤导线头端温度升高，可能导致失夺获或心肌穿孔。⑥机械故障及损毁。目前，能够在MRI扫描下正常工作的起搏器装置开始应用于临床。兼容MRI的起搏器的创新之处在于使用传感器取代簧片开关，可在磁场下有效调控开关；它改变了内部电源供电系统，防止电磁干扰导致电重置；减少了电极导线因射频场而导致的升温。研究显示，在1.5 T MRI扫描强度下，该系统安全性令人满意。对于存在起搏器植入适应证的患者，考虑到患者在植入起搏器之后需接受MRI扫描的可能性较高时，可推荐其植入兼容MRI的起搏系统。

目前国外研究开发了SureScan起搏系统（起搏器+导线）。通过有效控制簧片开关、防止电磁干扰导致电重置、减少电极导线因射频场（交变频场）而导致的升温等创新技术，有效地避开了MRI的危害。

应该注意以下两点：①SureScan起搏系统必须同时包括SureScan脉冲发生器和SureScan电极导线。②植入SureScan起搏系统的患者进行MRI检查前必须程控并同时满足以下条件：已植入超过6周；植入在胸部；起搏阈值<2.0 V、0.4 ms；导线阻抗200～1500 Ω；体内没有其他导线、设备、适配器等；程控为MRI SureScan模式；MRI机器应处于1.5 T、正常工作模式、全身特殊吸收比率<2 W/kg状态。

3. 心脏再同步治疗（CRT），治疗中左心室电极植入的失败率高达10%，即使植入成功，也可能受到冠状静脉窦存在的各种变异、电极起搏参数和电极稳定性等许多因素的影响。近期对胸腔镜下行左心室心外膜心大静脉分支左心室起搏，或者心内经室间隔的左心室起搏的可行性及安全性进行评估结果表明这些技术可以有效提高CRT的反应性。另外，随着左心室四极导线的推广应用，也在提高CRT反应性的同时最大限度地降低了膈神经刺激的不良反应。

现代再同步治疗的三种实现方式：①双室同步起搏；②左/右心室感知触发左心室起搏；③单左心室起搏。不必要的右心室心尖部起搏已被证明增加心房颤动发生和心力衰竭住院风险。因此，我们有了生理性起搏的临床需求。

4. 无导线起搏技术，目前尽管经静脉植入导线仍然是心脏起搏治疗的主要模式，但不可否认导线相关的并发症发生率高，给永久起搏器植入患者的生命健康带来不利影响。而创新的无导线起搏技术避免了导线的静脉植入，也无需外科手术制作囊袋，减少了相关并发症的发生，具有良好临床应用前景。2012年底Nanostim公司的微型化无导线心脏起搏器开始临床试验。此外，有关应用无导线超声心脏起搏技术实现心力衰竭患者的左心室起搏的可行性及安全性评价也正在进行。随着无导线起搏技术的迅猛发展，我们相信在不远的将来，起搏治疗将进入“无线”时代。

此外，全皮下植入式心脏复律除颤器（S-ICD）开创了心脏性猝死预防的新领域。传统的经静脉植入式心脏复律除颤器需要将电极导线直接植入心脏，而S-ICD系统则完全置于皮下，无需将电极导线安置到心脏上，因而不会接触心脏或血管。

5. 植入式心电事件监测器用于捕捉心脏事件导致的晕厥，晕厥指全脑组织供血不足导致的突然意识丧失和身体失控，继而在短时间内自行恢复的一组临床表现；由于其突发突止，不可预见，给患者带来很大的困扰和影响。每年晕厥的发生率大概在1.3‰～2.7‰之间。

植入式心电事件监测器（ICM）适应证：植入式心电事件监测器（图15－1）是一种用于记录皮下心电图，可自动激活和由患者激活的植入系统，适应证如下：①有临床症状或状况，处于心律失常风险增加状态的患者；②经历过短暂症状，可能提示有心律失常的患者。

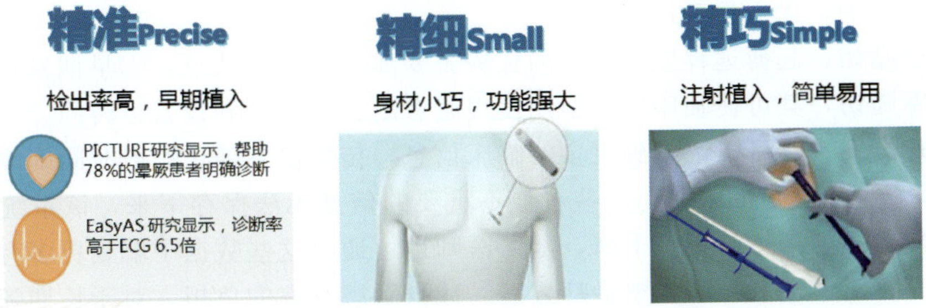

图15－1　植入式心电事件监测器

植入式心电事件监测器（ICM）特点：①检出率高，早期植入，由患者助手主动激活，可追溯储存；可记录心房颤动、室性心动过速、心动过缓、停搏等多种事件；2009 欧洲心脏病学会/美国心律学会（ESC/HRS）晕厥指南推荐早期植入。②身材小巧，功能强大，2.5 g，3 年电量，59 min 心电图储存，氮化钛涂层电极，高保真信号，可耐受 1.5 和 3.0 T 条件性 MRI。③注射植入，简单易用，开创无囊袋皮下注射术，其精巧的工具，得到大多数医生的认可，创伤微小，无需标测。

第二节　远程随访监测系统

随着技术进步和适应证的拓宽，植入式心脏电子装置（CIED）的数量在逐年增加。据估计全世界有超过 1000 万 CIED，如果每例每年随访 2 次，就有 2000 万例次的门诊随访，造成了巨大的医疗和经济负担。CIED 的远程监测是利用相应的设施获取或读取这些信息，发送至监测中心进行诊断和处理。它不仅可以确定器械的功能状态，亦可解读患者的其他生理参数，为疾病的诊断、干预和随访提供了不可多得的新方法。

远程监测系统（Medtronic 的 CareLink NetworkTM、Biotronic 的 Home MoniteringTM、St. Jude 的 Merlin. netTM，以及 Boston Scientific 的 Latitude Patient Managenment systemTM）作为一种新型监测技术可以及时发现起搏器工作异常以及心房颤动、快速室性心律失常、心力衰竭加重、CRT 双心室起搏比例降低等异常事件并尽早进行干预，从而提升患者安全性及医生处置效率。

针对植入器械患者管理中所面临的随访患者数量不断增加、医院资源有限、患者随访时间不受控、除颤/起搏器械功能日益复杂及自动化程度越来越高、患者及其家属对起搏治疗安全性要求的提高等诸多问题，美敦力公司建立起了 CareLink 远程监测网络。目前，该网络服务全球 45 个国家，7300 多家诊所，有 811 000 例注册患者。国内几家大的心脏中心已经开展建立远程监测网络。

美敦力公司 CareLink Network 系统主要应用于最新研发的起搏器、ICD 和 CRT-P/D 等装置中，该系统通过家庭监测装置收集和储存患者的 CIED 信息，并通过全球移动通信系统网络将问询到的信息发送到数据中心供临床医师、技术人员等及时查看。该远程随访系统基于临床事件触发或者预约的传输方式。

百多力公司的 Home Monitoring 系统通过无线网络通讯技术，每天以固定的时间间隔或在发生临床相关事件时发送数据到数据中心，数据被接收后同时转发给随访医师，随访医师可以在很短的时间内了解患者的装置状况。无论患者身处何处，该系统都能快速传输数据，它是全自动的，无需患者进行操作。

相比门诊随访，起搏远程监测系统的优势主要体现在如下几点：①早期发现异常，相对于传统的诊室随访，其可使临床医师早期发现患者的临床问题和设备运转问题，早期进行干预和调整治疗方案。②可以记录到更多的临床信息，传统诊室随访一般时间间隔较长，而受 CIED 本身信息存储容量的限制，一些看似不重要的信息无法保存下来，该系统通过每天的数据传输，使更多的信息被记录下来，随访医师也可通过这些数据了解到更多有关患者的情况，从而更有针对性地制订和调整治疗方案。减少医患双方的负担，对于长期随访都很正常的患者，特别是异地居住的患者，可以减少患者诊室随访次数，同时减轻随访医师的工作量。

随着新技术、新设备以及信息网络的迅速发展，远程随访已经成为监测 CIED 植入患者的一种安全可靠的新方式，其将在管理 CIED 植入患者中起到重要作用。对于某些植入 CIED 的患者，远程随访将逐步取代传统诊室随访，以降低临床随访次数，节约资源。对于偏远地区的患者和行动不便的高龄患者，其优势更加明显。近年有几项样本量较大的临床研究结果报告，远程监测可以改善植入器械患者的生存率，改善患者的预后。最新美国心律学会/欧洲心律学会（HRS/EHRA）发布《植入式心脏电子装置监测的专家共识》均明确推荐有条件的 CIED 植入患者配备远程随访监测系统，尤其老年患者更应当推荐植入带有远程监测功能的 CIED。它为 CIED 的患者提供了一种诊断、治疗和随访的全新方法。随着未来 CIED 远程监测系统进一步改进和完善，CIED 随访将完成从门诊随访到远程随访的医疗模式转换，也为更多互联网医疗应用提供技术支持和范例。

第三节　起搏导线管理

随着 CIED 植入量不断增加，感染电极或废用电极的拔除需求也与日俱增，但往往由于基层医生的认识不足，反复的保守治疗或局部清创导致患者丧失了最佳和最经济的治疗时机。部分医院起搏导线管理中心采用 COOK 锁定钢丝＋Evolution 机械鞘等先进设备，可以成功拔除起搏电极。

一、起搏导线拔除的指征

①感染：包括囊袋感染、感染性心内膜炎、菌血症或败血症等。②导线断裂：电极导线断裂脱入心腔引起心律失常。③其他：影响心脏植入其他器械及影响恶性肿瘤治疗的电极等。

起搏器感染是起搏器植入的常见并发症，包括局部感染和感染性心内膜炎。局部感染又分为起搏器囊袋感染和电极残端感染。囊袋感染可因囊袋积血、炎症或脓肿形成使局部伤口不愈合或部分高龄及瘦弱患者因皮下组织菲薄，引起起搏器磨破皮肤而破溃感染。电极残端感染指囊袋感染清创后仍有残留电极，局部有炎症表现或渗液流脓。造成全身感染较少见，但由于心腔内电极易损伤心内膜，故严重者可能引起感染性心内膜炎。如果安装起搏器的患者有感染表现，心脏超声发现电极或瓣膜上有赘生物；或者满足 Duke 感染性心内膜炎指标时可以确诊为起搏器相关感染性心内膜炎。初次植入 CIED 的感染发生率在 0.5%左右，而再次更换的感染发生率约在 1%～7%左右。感染一旦发生，保守治疗一般无效，几乎 100%需要移除全套起搏系统。全球范围内每年约有近 2 万患者需要拔除起搏器导线。

二、电极拔除的并发症

电极拔除是一项高风险的手术，可能的并发症包括：死亡、心脏破裂或撕裂需外科修补、血管撕裂需外科修补、危及生命的肺栓塞、卒中、其他手术风险包括麻醉意外等。

三、拔除感染电极线的方法

根据导线植入时间的不同，采用不同的拔除策略。目前得益于一些特殊设备的应用，可以将手术成功率提高到 96%～100%，并且手术风险也大大降低。

（一）工具

(1) 锁定钢丝：利用电极导线的中心腔结构，Byrd 教授设计了一种头端能够膨胀的钢丝，即在将钢丝插入中心腔并抵达电极头端后，使钢丝头端膨胀。这样，两者在局部即牢固地锁定为一个整体，因而称其为“锁定钢丝”（图 15－2）。

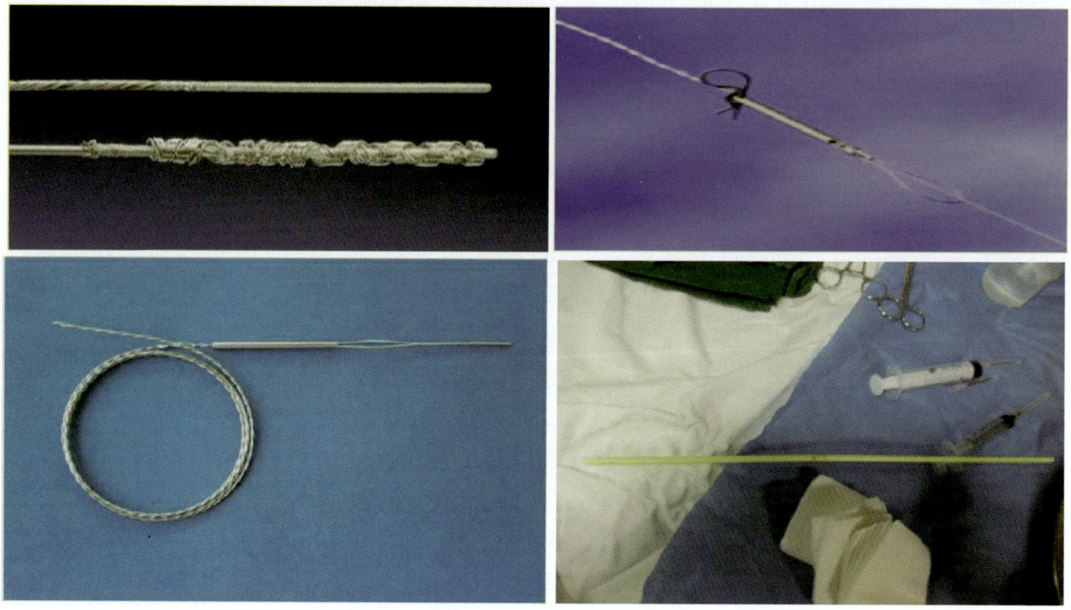

图 15－2　锁定钢丝

（2）机械扩张鞘：含内外两个鞘管，内层鞘管可牵引电极导线，还能提高外鞘管的硬度，防止鞘管打结，而外鞘管可反向推送电极导线的远端，起到机械鞘作用。

（3）射频鞘：鞘管头端通过射频电流切断导线与周围组织的粘连。

（4）Evolution 扩张鞘（图 15－3）：由内外两层鞘管组成，内鞘管含有可旋切的刀头，通过刀头的旋切作用切断导线与周围组织的粘连。

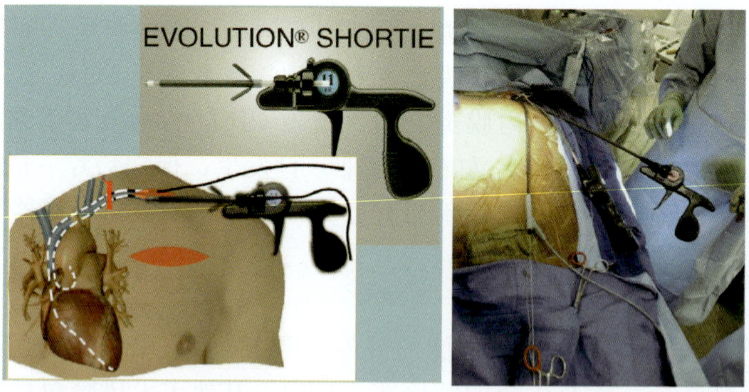

图 15－3　Evolution 扩张鞘

（5）激光鞘（图 15－4）：内鞘为可发射激光的鞘管，通过激光的汽化作用切断粘连。

（6）抓捕器（图 15－5）：导线落入心脏内时，可通过抓捕器从下腔静脉途径抓住导线从而拔除。

另外，需要强调的是，除了相关器械的使用，起搏电极的拔除是一项需要团队协作的手

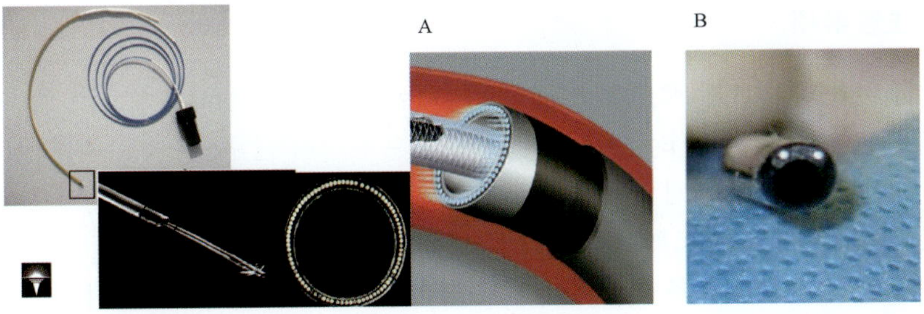

图 15－4 激光鞘

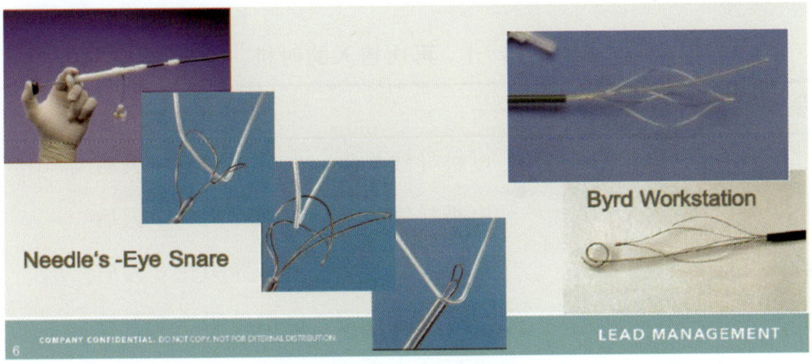

图 15－5 抓捕器

术，需要心内科、心外科、麻醉科、超声科、放射科等的密切配合。

（二）方法

1. 徒手直接拔除术 适用于新植入导线或植入时间<1 年，尤其适用于主动固定导线。

方法：在完全分离废弃导线后，送入非锁定导线至导线头端，直接徒手牵拉导线外露部分，钝性持续用力。注意事项：①拔除过程中，应注意在 X 线下观察导线与血管壁的粘连是否明显。牵拉的力量能否传递至导线头端。②徒手拔除时，一定要将电极导线的导引导丝置入导线远端后再进行牵拉操作。③如粘连明显，应避免过度牵拉导致导线内芯损伤，应及时改用锁定导丝。

2. 经下腔静脉途径网篮圈套牵拉拔除技术

（1）适用于经上腔径路血管内反推力牵拉拔除术失败或导线在血管内断裂。

（2）亦适用于滑脱至血管内的废弃导线拔除至导线最远端并锁定，将 Byrd 双层套叠式扩张鞘管交替推进，旋转鞘管，钝性分离血管与导线粘连组织，直至导线远端电极处。尤其值得注意的是在采用扩张鞘或切割鞘分离粘连组织时，一定要保持对锁定导丝的牵拉，使得导线与扩张鞘管或切割器保持在同轴状态，避免损伤血管壁致血管破裂。

3. 经上腔径路血管内反推力牵拉拔除术

操作过程：切开皮肤，分离出原植入静脉入口处的导线，离断后去除尾端一段绝缘层，暴露导线尾端导丝插孔，插入锁定钢丝，在 X 线下送入至导线最远端并锁定，将 Byrd 双层套叠式扩张鞘管交替推进，旋转鞘管，钝性分离血管与导线粘连组织，直至导线远端电极处。尤其值得注意的是在采用扩张鞘或切割鞘分离粘连组织时，一定要保持对锁定导丝的牵拉，使得导线与扩张鞘管或切割器保持在同轴状态，避免损伤血管壁致血管破裂。

四、手术注意事项

（1）危险分层：对高危手术患者常规外科备台，必要时联合手术。任何一台电极拔除，都需要强大而完善的外科团队作为后盾。

（2）备血：常规备血以应对可能发生的急救情况。

（3）心脏CT：主要明确起搏导线与周围组织的粘连情况。

（4）经食管心脏超声：准备术中经食管心脏超声，在食管超声监测下进行手术，及时发现可能的并发症。

五、再次植入的时机的选择（表15－1）

表15－1　再次植入的时机

感染类型	再植入时机
囊袋感染	电极导线拔除、血培养阴性3天后
血行感染	电极导线拔除、血培养阴性3天后
感染性心内膜炎	电极导线拔除、血培养阴性3天后
电极导线赘生物	电极导线拔除、血培养阴性3天后
瓣膜、心腔内有赘生物	电极导线拔除、血培养阴性14天后

目前心脏起搏器已从单一抗心动过缓工作模式，逐步发展成为结合了监测、识别、预防以及治疗各种心律失常，甚至非心电疾病的，具有高度自动化功能的植入性器械。未来相关技术的不断发展，还将继续推进心脏起搏技术进一步生理化、智能化、功能多样化和工作个体化。

针对心脏起搏技术的不断进步，护理人员需要及时更新相关知识理论，了解最新动态，学习手术相关器械及耗材，才能更好地配合医疗团队，开展新技术。

（王　英）

第十六章　右心导管介入护理技术

先天性心脏病（简称先心病）发病率约占全部活产婴儿的 0.6%～0.9%，估计每年新出生的患儿数高达 15 万～20 万，是小儿最常见的心血管疾病。20 世纪 80 年代早期以来，经导管介入治疗术取得了长足的进展，对各种先天性疾病治疗得到了广泛的开展。20 世纪 90 年代，经导管递送填塞装置以封堵血管间交通的技术逐渐开展，越来越多的以前只能经开胸手术治疗的心脏畸形可通过介入性心导管术予以治疗。同时，由于超声心动图和其他非侵入性心脏影像学技术的不断发展，对诊断性心导管术的依赖性明显降低，与传统的心脏手术相比，经心导管介入性治疗术无疑具有显著的优点，如住院时间短、瘢痕小、痛苦少等。

第一节　动脉导管未闭

一、分类

动脉导管未闭（patent ductus arteriosus，PDA）是临床上最常见的先天性心脏病之一，是指主动脉和肺动脉之间的一种先天性的异常通道，多位于主动脉峡部和左肺动脉根部之间，发病率的增加与多种因素有关，包括导管壁平滑肌减少，平滑肌对氧的敏感性降低，血液循环中扩血管性物质如前列腺素增高以及遗传因素等。PDA 可以是单一的畸形，也可与其他先天性心脏畸形同时存在(图 16 -1)。

根据动脉导管的形态学改变分为漏斗型、管型和窗型三种。漏斗型较多见，长度与管型相似，但近主动脉处粗大，近肺动脉处狭小，呈漏斗状，有时甚至类似动脉瘤形；管型导管连接主动脉和肺动脉的两端口径相近，管壁厚度介于主动脉与肺动脉之间，此类型最多见；窗型动脉导管极短，口径极粗，外观似主动脉，呈肺动脉窗样结构，管壁往往极薄，此型较少见。

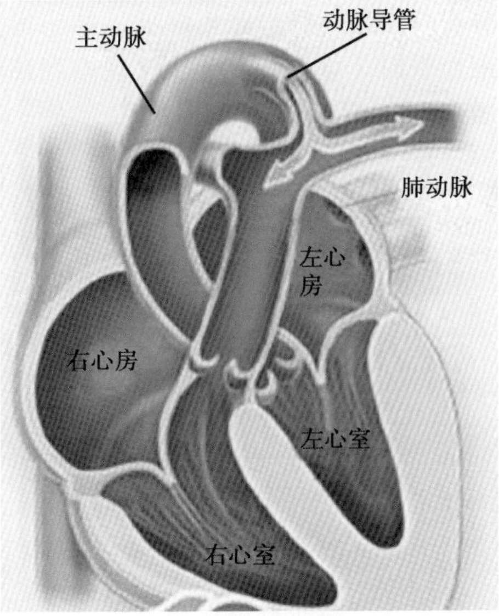

图 16 - 1　PDA 示意图

Krichenko 根据动脉导管未闭造影的具体形态分为 5 种类型：A 型呈漏斗型，最狭窄端位于肺动脉，根据与气管的关系分为 1 型、2 型和 3 型；B 型动脉导管短，肺动脉与主动脉紧贴呈窗状，一般直径较大；C 型呈管状，长度约 10 mm，导管两端基本相等，无狭窄；D 型多处狭窄；E 型，呈伸长的喇叭状结构，最狭窄处远离支气管前缘。

PDA 除上述变化外，还可有肺动脉及其分支扩张，甚至类似动脉瘤样改变，导管内可有血栓形成，若导管粗大可有左右心室肥厚与扩张，随着年龄的增长，导管的形态特征发生变化，成年患者动脉导管多短而宽，钙化、退行性改变的发生率增高，部分中老年患者合并动脉瘤形成，年长儿或成年患者如PDA未治疗可致肺动脉高压（PHA），右心室肥大，最后发生艾森门格综合征，有些PDA患者可以活到成年人的晚期才出现症状或并发症，心力衰竭、运动耐量受限是成年患者最常见的症状，也有感染性动脉内膜炎、室上性心动过速、心绞痛、猝死等。

二、临床表现

（一）症状

PDA患者的症状与导管的解剖形态及病理生理改变相一致，小PDA（内径≤2 mm）早期无明显症状，多在体检时偶然发现心脏有连续性血管性杂音或单纯性收缩期杂音；中、大PDA有活动后心悸、气短、乏力和反复上呼吸道感染史，可逐步出现心功能不全症状；大导管并重度PHA，导管解剖大多≥6 mm，常生长发育不良，有感染和心力衰竭病史，或由于肺动脉压力过高而产生右向左分流的差异性发绀。PDA患者容易发生细菌性心内膜炎，此时患者可有高热、大汗、心力衰竭及周围血管脓性栓塞症状，某些患有巨大PDA的婴儿，在生后3～6周即可有呼吸急促、喂养困难、多汗虚弱、体重不增等发育障碍。

（二）体征

根据PDA大小和PHA高低有不同的心脏杂音体征，可分为典型连续性隆隆样或机器样杂音、两期性杂音、单纯性收缩期杂音、单纯性舒张期杂音和哑性5种，连续性隆隆样杂音紧随第一心音之后逐渐增强，多掩盖第二心音，后渐弱至下一次第一心音开始，杂音性质粗糙，于胸骨左缘第二肋间最明显，可扪及连续震颤，并向左锁骨下传导，当患者的PDA极小时，临床上可听不到杂音。如动脉导管较小，杂音可呈高调而局限的单纯性收缩性杂音，巨大导管的杂音可向全胸廓传导，同时由于左心血流增加出现二尖瓣相对狭窄，于心尖部可听到舒张早中期隆隆样杂音。婴幼儿由于肺血管阻力较大，于出生数周内可无心脏杂音或仅有收缩期杂音，典型杂音在两岁开始，随病程进展，肺血管阻力增大，进而分流量逐渐减少，或发生心力衰竭、血压下降时，舒张期杂音逐渐减弱或消失，当病理进展到右向左分流或双向分流时，杂音可消失，或仅留有第二心音亢进或分裂，由于舒张期主动脉-肺动脉分流，使主动脉舒张压降低，肺压增大，大导管时主动脉压可达收缩压的一半以上，检查周围血管时，可触及水冲脉，观察到颈动脉搏动，于大动脉表浅部可听到枪击音，于甲床及黏膜部可发现毛细血管搏动。

（三）特殊检查

1. 心脏X线平片可见肺部充血，肺纹理增粗，心脏右1～2弓向下垂直，心脏左移，左心室增大，主动脉增宽有漏斗征者占37%～48%。

2. 心电图表现为左心室肥厚、双心室肥厚、右心室肥厚。

3. 超声心动图是确诊PDA最好的非创伤性检查，超声心动图显示左心房、左心室内径增大，在肺动脉分叉处与降主动脉有一通道，可见异常血流束通过。

4. 心导管及造影检查。

三、治疗方法

PDA介入治疗技术成功率高达99%～100%，技术已相当成熟，是先心病介入治疗中成功率最高、疗效最确切的方法，已被内外科医生和患者所接受。正确判断肺血管疾病的类型是介入治疗成功的关键，心导管检查示$Q_p/Q_s>1.3$，股动脉血氧饱和度≥90%，可考虑行介入治疗。

外科治疗 PDA 的手术死亡率为 1.9%，但是高达 25%的患者合并声带麻痹、呼吸衰竭、败血症及快速性心律失常、术后出血需再次开胸等并发症，虽然随着外科手术技术的不断改进，总的手术死亡率已降至 0.5%～1.0%，其手术并发症发生率也明显降低，但对于 PDA 形态已发生变化及合并严重 PHA 的患者，手术风险仍很大。成人 PDA 患者，手术结扎 PDA 后残余分流发生率亦很高。

四、介入治疗适应证

1. PDA 最窄处内径应≤12 mm，对大于该直径的 PDA 应慎重考虑。
2. 合并肺动脉高压患者应以左向右分流为主，肺动脉压力应<8 woods 单位。
3. 外科手术或其他治疗方法后存在较大残余分流患者。
4. 无其他重大心血管畸形及合并症患者。

Amplatzer 法：①左向右分流不合并需外科手术的心脏畸形的 PDA，PDA 最窄直径≥2.0 mm，年龄通常≥6 个月，体重≥4 kg。②外科手术后残余分流。

弹簧栓子法：①左向右分流不合并需外科手术的心脏畸形的 PDA，PDA 最窄直径：单个 cook 栓子≤2.0 mm，单个 pfm 栓子≤3.0 mm；年龄通常≥6 个月，体重≥4 kg。②外科手术后残余分流。

PDA 诊断一旦成立，必须要进行手术，在小儿，PDA 可能并发生长迟缓，频发呼吸道感染，心脏增大和心力衰竭，肺叶气肿或不张，细菌性动脉内膜炎。随着年龄增长，动脉导管管腔钙化逐年加重，发展成不可逆的阻力性肺动脉高压，使生存期明显缩短，所以手术不宜犹豫延误。

五、介入治疗操作步骤

1. 患者平移至导管床上，消毒，铺巾，局麻或全麻下行股动脉、静脉穿刺。
2. 静脉给肝素 100 U/kg。
3. 经股静脉送入 5 F 端孔造影管行右心导管检查。
4. 经股动脉鞘管送入 5 F 或 6 F 猪尾造影管，行主动脉弓部造影，确定 PDA 的位置、大小、形态。
5. 将输送器导管从股静脉径路经肺动脉侧面未闭的动脉导管送至降主动脉，选择比所测未闭的 PDA 最狭窄直径>2～4 mm 的封堵伞，安装于传送导丝顶端，经输送鞘管将封堵器送至降主动脉。
6. 待封堵伞完全张开后，将输送鞘管、传送导丝回撤至未闭的 PDA 的主动脉侧，使腰部完全卡于未闭的 PDA 内。
7. 15 min 后重复主动脉弓造影，观察未闭的 PDA 封堵效果，封堵成功后，撤出导管、鞘管。
8. 压迫止血后，包扎伤口并沙袋压迫，送回病房。

六、介入治疗的护理技术

（一）术前护理

1. 完善术前的各项检查　如血常规、肝肾功能、电解质、凝血功能、传染病筛查、血型、心电图、超声心动图、胸部 X 线片等。

2. 术者向患者家属及监护人解释操作方法，术中配合事项，可能出现的并发症，征得患者家属及监护人的同意并签署《介入手术知情同意书》。全麻的患者，家属及监护人还需签署《麻醉知情同意书》。

3. 碘过敏试验。

4. 双侧腹股沟区备皮（范围：脐下至大腿中上1/3处）。

5. 小儿不合作需静脉复合麻醉者，术前禁食6 h，禁饮4 h。

6. 术前紧张的患者可使用镇静剂。

7. 建立静脉通道，放入左侧肢体留置针。

（二）术中护理

1. 药物准备

（1）常规药品：利多卡因、阿托品、多巴胺、地塞米松、肝素、非离子型造影剂。

（2）麻醉药品：咪达唑仑（力月西）、氯胺酮、芬太尼。

2. 器械和物品准备

（1）无菌包类：器械包、敷料包。

（2）无菌物品：台上用物包括动脉鞘1支、10 ml注射器2支、20 ml注射器2支、0.035″×145钢丝1个、压力延长管1个、5 F MPA造影管1根、11号刀片1个、塑料布2个、铅屏罩1个、球管罩1个、6 F猪尾导管1个、圈套器1个、高压注射筒1个、三通管2个、Y接头1个、PDA封堵器输送系统1个。

3. 导管室设备要求

（1）检测心电监护仪、除颤仪、临时起搏器、指脉氧监测仪、氧气、负压吸引器装置处于备用状态。

（2）需要麻醉时，术前要备好一台麻醉机。

4. 手术过程中护理的配合

（1）麻醉：婴幼儿采用静脉氯胺酮，同时给予一定比例的高渗性葡萄糖、碳酸氢钠等。

（2）各种抢救用物、药品，较大儿童能够配合者或成人选用局麻，常规给予地塞米松10 mg，穿刺右股动、静脉。

（3）4 kg以下婴儿最好选用4 F鞘管，以防动脉损伤。

（4）穿刺成功后遵医嘱静脉给予肝素0.5 mg/kg。

（5）严密观察生命体征及全身情况，保持压力通畅。

（6）术中应定时巡视，如输液是否通畅，有无渗漏，三通衔接是否牢固，氧饱和度，造影剂是否需要添加等。

（7）术中造影时协助婴儿摆好体位。

（三）术后护理

术后卧床24 h，静脉给予抗生素3～5日，一般不需服用阿司匹林，术后24 h、1个月、3个月、6个月至1年复查心电图、超声心动图和X线片。

七、并发症及处理

1. 封堵器脱落　发生率为0.3%，主要为器材本身质量问题，个别操作不当也可引起，术中推送封堵器切忌旋转动作以免发生脱载，严格按照操作规程，选择合适的封堵器材，一般不会造成脱落。

2. 溶血　发生率＜0.8%，主要与术后残余分流过大或封堵器过多突入主动脉有关，可发生于术后1～24 h内。防治措施：尽量避免高速血流的残余分流，一旦发生术后溶血可使用抗生素、止血药，$NaHCO_3$ 碱化尿液，保护肾功能等，多数患者可自愈。

3. 封堵术后残余分流　PDA封堵后再通，发生率≤0.1%，封堵器移位发生率为0.4%，需严密观察，必要时外科手术取出。

4. 一过性高血压　短暂血压升高和心电图ST段下移，多见于年龄较大的PDA患者，动脉系统血容量突然增加所致，可用硝酸甘油或泵入硝普钠，也有自然缓解者。

综上所述，严谨的操作步骤及娴熟的心导管技术是提高成功率、减少并发症的保证。

第二节　房间隔缺损

一、概述

房间隔部位的先天性缺损，导致左、右心房之间直接交通和血液分流的病变，称为房间隔缺损（ASD）（图16－2），是最常见的先天性心脏病之一，其发病率位于先天性心脏病的第二位，根据缺损出现于房间隔部位的不同，可将ASD分为五种解剖类型：继发孔型、原发孔型、静脉窦型、冠状窦型和混合型房间隔缺损。随着封堵器的改进和临床经验的积累，房间隔缺损的封堵器治疗方法已得到了广泛的应用。

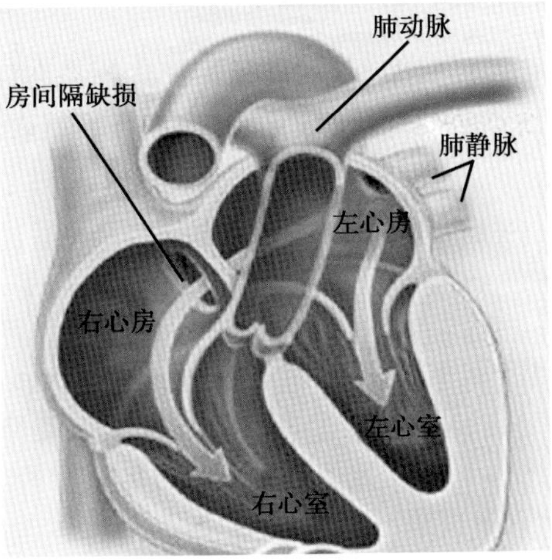

图16－2　ASD示意图

二、介入治疗适应证及禁忌证

（一）适应证

1. 中央型继发孔型房间隔缺损。
2. 外科手术后的残余缺损。
3. ASD≤30 mm（国外标准），≤36 mm（国内经验）。
4. ASD距上腔静脉、下腔静脉及二尖瓣≥5 mm。
5. 心房水平左向右分流或以左向右为主的分流。
6. 无其他需外科手术矫治的心内畸形。

（二）禁忌证

1. ASD合并严重肺动脉高压，出现明显的右向左分流。
2. 原发孔型ASD。
3. 混合型ASD。
4. 较大的下腔静脉型及上腔静脉型ASD。
5. 超出封堵器适应范围的巨大ASD。

（三）临床表现

1. 症状　轻者无症状，一般可有心悸、气急、咳嗽、咯血，易患呼吸道感染，可发生阵发性心动过速、心房颤动，可发生栓塞，在晚期发生肺动脉高压和心力衰竭。

2. 体征　胸骨左缘第二肋间闻及2～4/6级收缩期杂音，肺动脉瓣区第2心音亢进并有固定性分裂，可有收缩期喀喇音，三尖瓣区可有三尖瓣相对狭窄的短促低调舒张期杂音。

3. 特殊检查

（1）超声心动图：ASD较大者可探查到房间隔回声中断，可显示右心室内径增大，超声造影可进一步证实缺损的存在，多普勒彩色血流显像可显示分流的部位，对判断高位、多发或小型缺损尤其有价值。

（2）X线：胸部X线特征是肺血增多，肺门血管影粗大而搏动增强，肺动脉段凸出，主动脉结小，右心房、右心室增大。

（3）心电图：可呈不完全或完全性右束支传导阻滞，右心室肥大，电轴右偏。

三、治疗措施

尽管ASD的外科治疗病死率和病残率也已很低，介入治疗对减少或降低ASD的外科危险和病残率仍有明显的优势，最新改进的闭合器可减少并发症，降低残余分流。

四、介入治疗的护理技术

（一）术前护理

1. 完善术前的各项检查　如血常规、肝肾功能、电解质、凝血功能、传染病筛查、血型、心电图、超声心动图、胸部X线片等。

2. 术者向患者家属及监护人解释操作方法，术中配合事项，可能出现的并发症，征得患者家属及监护人的同意并签署《介入手术同意书》。全麻的患者，家属及监护人还需签署《麻醉同意书》。

3. 术前做碘过敏试验。

4. 双侧腹股沟区备皮（范围：脐下至大腿中上1/3处）。

5. 小儿不合作需静脉复合麻醉者，术前禁食6 h，禁饮4 h。

6. 术前紧张的患者可使用镇静剂。

7. 建立静脉通道，左侧肢体留置针。

（二）术中护理

1. 药物准备　备好压力装置，备好急救药品、利多卡因、阿托品、多巴胺、稀释肝素1000 U/ml（肝素盐水0.9% NaCl 500 ml＋肝素1250 U），若需麻醉遵医嘱备好全麻及麻醉急救药品。

2. 用物器械准备

（1）常规右心导管全套设备。

（2）测量用球囊导管。

（3）封堵器及输送系统。

（4）器械准备：敷料包、器械包、监护仪、氧气设备，备除颤仪，若全麻患者需备麻醉机。

（5）台上用物：6 F动脉鞘1支、10 ml注射器2支、20 ml注射器2支、0.035″×145钢丝1根、0.035″×200超滑导丝1个、加硬钢丝1根、压力延长管1根、5 F MPA造影管1个、11号刀片1个、塑料布2个、铅屏罩1个、球管罩1个。

3. 手术过程中的护理配合

（1）局麻或全麻下行右股静脉插管，向患者耐心解释，消除患者紧张情绪。

（2）静脉给肝素（成人男性kg×100 U，瘦弱女性kg×100 U×80%）。

（3）常规行右心导管检查，协助患者吸氧，指脉氧、心电监护。

（4）经胸超声时，要协助患者保暖，若经食管超声术前要禁饮，患者配合不好时，要适当休息。

（5）经超声证实封堵器位置合适后，松开输送器内芯将封堵器释放，撤回输送装置，撤出导管、鞘管。

（6）包扎伤口，沙袋压迫，回病房，嘱患者平卧12 h，制动解除后方可下床活动。

（三）术后护理

1. 术后24 h卧床休息，伤口局部加压包扎，沙袋压迫6～8 h。

2. 术后24 h内皮下给予低分子肝素（1次/12小时，共2次）。

3. 术后3天内静脉给予抗生素。

4. 术后24 h后开始口服阿司匹林（50～100 mg/d），服用4～6个月。

5. 术后第3天重复心脏X线、心电图及经胸超声（TTE）检查，观察封堵器位置，有无残余分流。

6. 术后3个月内避免剧烈活动，积极防治各种感染。

7. 术后1个月、3个月、6个月及1年常规随诊。

五、并发症及处理

1. 术中封堵器脱落　文献报告的发生率早期为0.7%，目前约0.4%，术中封堵器脱落与操作者的经验有关，发生时给予患者充分的肝素化，可尝试使用圈套器取出脱落的封堵器，如不能取出应及时移送外科手术室，以外科方法取出封堵器并闭合房间交通。

2. 术后残余分流　为ASD介入治疗常见的并发症，且多为少量分流，有血流动力学意义的残余分流发生率在5%以下。

3. 封堵器上血栓形成及血栓脱落　发生率很低，但后果较严重，可能造成重要脏器的血栓栓塞，术中及术后给予严格的肝素化及抗血小板药物治疗，可减少发生该并发症，如果发生，给予抗凝药物（肝素、华法林）后绝大多数血栓会消失，必要时可考虑溶栓治疗或手术取栓。

4. 冠脉气栓　多发生于替换输送鞘管或送入封堵伞时，因导管排气不良造成气栓，心电图表现为ST段抬高、心率减慢等，一旦发生停止操作，立即给予吸氧，并行内科处理，多能缓解。

5. 心脏及主动脉根部穿孔　此并发症非常少见，但后果较为严重，可能导致急性心脏压塞或主动脉-右心房瘘，严重者可危及患者生命，应积极考虑进行手术治疗。

6. 心律失常　部分患者术后早期可出现房性心律失常，考虑其可能与封堵器尚未完全固定、右心房搏动时刺激有关，多为房性期前收缩，偶发者可观察，频发者需药物治疗。

7. 心内膜炎　罕见，术后常规给予抗生素可预防其发生，一旦出现时，应给予大剂量抗生素治疗并行外科手术。

8. 与心导管术有关的并发症　此类并发症亦可见于其他心血管病的介入治疗中，包括术中一过性的心律失常、血管损伤、心脏大血管穿孔及术后伤口感染等，预防及处理方法与其他介入检查相同。

第三节　室间隔缺损

一、概述

室间隔缺损（VSD）是指左右心室间隔的完整性破坏，导致了左右心室的异常交通，绝大多数为先天性，少数为后天性（图16-3）。它可单独存在，也可为复杂心内畸形的组成部分之一，如法洛四联症、完全性房室管畸形、大动脉转位、三尖瓣闭锁和永存动脉干。

后天性室间隔缺损包括外伤引起的室间隔破裂，急性心肌梗死伴发的室间隔穿孔，其通常为肌部缺损，后天VSD常因缺损口较大引起急性血流动力学障碍，死亡率很高。

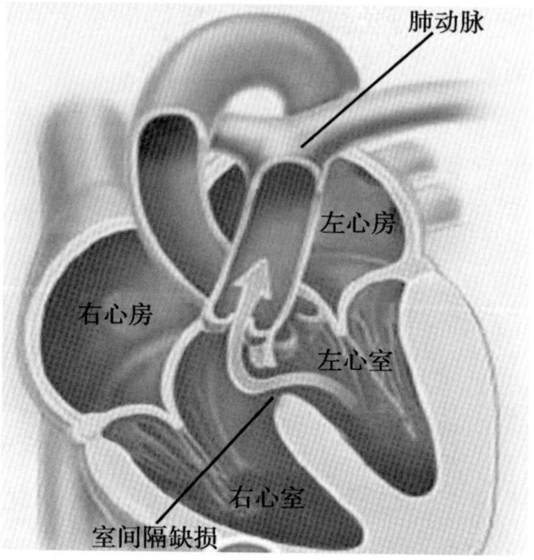

图16-3　VSD示意图

二、介入治疗适应证

1. 膜周部VSD

（1）年龄通常≥3岁，体重≥10 kg。

（2）对心脏有血流动力学影响的单纯性VSD。

（3）VSD上缘距主动脉右冠瓣≥2 mm。

（4）无主动脉右冠瓣脱入VSD及主动脉瓣反流。

2. 肌部VSD，通常直径>5 mm。

3. 外科术后残余分流。

4. 外伤性或急性心肌梗死后室间隔穿孔。

三、介入治疗禁忌证

1. 室间隔缺损有自然闭合趋势者。
2. 室间隔缺损合并严重的肺动脉高压和右向左分流而有发绀者。
3. 室间隔缺损局部解剖结构不适合进行介入治疗或缺损过大。
4. 室间隔缺损合并其他先天性心脏畸形不能进行介入治疗者。
5. 活动性心内膜炎，心内有赘生物，或引起菌血症的其他感染。
6. 出血性疾患。

四、治疗措施

（一）外科手术治疗

VSD的治疗方法是施行手术修补缺损，手术疗效肯定，手术死亡主要发生在缺损大、肺动脉高压患者。如缺损较大，左至右分流量大，症状、心电图及X线变化明显，或肺动脉压有轻度至中度增高者，应及早手术治疗。缺损小，其面积＜0.5 cm^2/m^2 体表面积，肺动脉压正常，左至右分流量小甚至心导管检查时血氧分析未能发现者无需手术。缺损甚大，其面积等于或大于主动脉瓣口的面积或＞1.0 cm^2/m^2 体表面积者，如左至右分流为主的尚可考虑手术治疗，如右至左分流为主的则属手术禁忌。手术宜在 2～14 岁间进行。

（二）内科治疗

主要是预防与治疗感染性心内膜炎及治疗心力衰竭。

（三）介入治疗方法

用血管穿刺的方法将特制导管及其装置由外周血管插入所需治疗的心血管腔内代替外科手术治疗的一种方法，已成为心血管疾病治疗方面的重要研究方向之一。

五、介入治疗的护理技术

（一）术前准备

1. 病史及体检、相关化验检查、心电图、X 线片、经胸超声心动图、术前谈话并签署知情同意书。

2. 备皮及碘过敏试验，抗血小板药。

3. 需要全麻的儿童术前 4 h 禁食、禁水。

4. 药品　备好压力装置，备好急救药品、利多卡因、阿托品、多巴胺、稀释肝素 1000 U/ml（肝素盐水 0.9% NaCl 500 ml＋肝素 1250 U），造影剂 100 ml，若需麻醉遵医嘱备好全麻及麻醉急救药品。

5. 器械：敷料包、器械包、直钳、监护仪、氧气设备，备除颤仪，若全麻患者需备麻醉机。台上用物：6 F、7 F 或 8 F 动脉鞘各 1 个、10 ml 注射器 2 支、20 ml 注射器 2 支、0.035″×145 钢丝 1 个、0.032″×260 超滑导丝 1 个、压力延长管 1 个、5 F MPA 造影管 1 根、11 号刀片 1 个、VSD 封堵器及输送系统 1 个、塑料布 2 个、铅屏罩 1 个、球管罩 1 个、6 F 猪尾导管 1 根、三通管 2 个、Y 接头 1 个、4 F 猪尾导管 1 个、6 FJR3.5 或 6 F JR4 造影管 1 根、圈套器 1 个、高压注射筒 1 个。

（二）术中护理

1. 核对患者，协助患者到检查床，摆好体位，接心电、血压、指脉氧监测。

2. 协助消毒、铺巾、铺大单，连接压力监测仪，协助技师抽取造影剂，给地塞米松静脉推注，台上给肝素盐水。

3. 穿刺股动脉、股静脉，给予肝素（100 U×kg 体重）。

4. 用猪尾导管测左心室压→左心室造影→测量 VSD。

5. 用端孔或 JR 造影管或切割猪尾导管通过 VSD→导丝（0.032″×260）通过 VSD，观察心电变化。

6. 从股动脉送入鹅颈圈套器，将泥鳅导丝从 VSD 套入到右心室，股静脉→体外，建立动脉→VSD→静脉的动静脉轨道。

7. 根据测量值和超声选择合适的 VSD 封堵器及输送鞘。

8. 经股动脉送入鞘及输送伞，并释放 VSD 封堵器。

9. 造影及超声评价无误后，释放伞，回收输送鞘及钢缆。

10. 穿刺部位压迫止血包扎，回 CCU 或病房。

（三）术后护理

1. 穿刺侧沙袋压迫 6～8 h，卧床 24 h。

2. 术后肝素抗凝 24 h。

3. 临床及心电图监测，观察 5～7 天。

4. 术后 3 天内静脉给予抗生素。

5. 口服肠溶阿司匹林 3～4 mg/(kg·d) 6 个月。

6. 术后 24 h、1 个月、3 个月、6 个月及 12 个月以上复查经胸超声心动图、心电图及 X 线胸片。

六、并发症及处理

1. 束支传导阻滞　应用激素及营养心肌的药物，三度房室传导阻滞者可酌情安装临时或永久起搏器。

2. 封堵器脱落　异物钳夹取、外科手术。

3. 主动脉瓣或三尖瓣反流　若释放封堵器之前发生则收回封堵器，若释放封堵器之后发生应酌情手术处理。

4. 溶血　激素、碳酸氢钠，酌情输血；用异物钳取出封堵器或行外科手术。

5. 头痛　对症治疗。

第四节　肺动脉瓣球囊扩张术

一、概述

肺动脉瓣狭窄（valvular pulmonary stenosis）是指左、右心室之间无交通（即室间隔完整），肺动脉瓣、瓣上或瓣下有狭窄。它是一种常见的先天性心脏病，占先天性心脏病的 8%～10%，居先天性心脏病各类型发病率的第 4 位。

典型的肺动脉瓣严重狭窄的患者其肺动脉瓣呈圆锥形，纤维性漏斗状瓣膜融合，向上突入肺动脉主干。从瓣膜的肺动脉端可看到三个等距离的缝痕，从瓣口呈放射状至肺动脉壁，引起肺动脉干狭窄后扩张。

肺动脉瓣狭窄的患者其主要病理生理表现是右心室的血液流出受阻，从而引起与狭窄程度成比例的右心室压力增高，由于室间隔完整，右心室压力可高于左心室压力，所以右心室的工作负荷比左心室还大，右心室肥厚以保持正常的心排血量。如果梗阻持续存在，压力持续增高，最终右心室扩大以致右心衰竭。由于肺动脉瓣狭窄的存在，肺动脉内压力正常或降低，在右心室与肺动脉之间形成压力阶差，当有卵圆孔未闭或房间隔缺损时，可产生心房水平的右向左分流，从而使患者发生发绀。

二、肺动脉瓣狭窄的分型

（一）解剖分型

Milo 等根据肺动脉瓣的局部解剖和右心室造影将单纯肺动脉瓣狭窄分为三种类型：

Ⅰ型：圆顶样肺动脉瓣狭窄，此型常见，占肺动脉瓣狭窄的 60%～70%，此型瓣膜交界缘融合瓣叶稍增厚，但瓣叶平滑有弹性，瓣口呈圆形，位于中央，造影见明显的射流征，肺动脉干狭窄后扩张。

Ⅱ型：肺动脉瓣发育不良型，肺动脉瓣叶明显增厚、坚硬、高低不平，可见隆起呈菜花样；造影见瓣叶水平不规则充盈缺损，无瓣口射流征及肺动脉干狭窄后扩张。

Ⅲ型：肺动脉瓣"沙漏样"畸形伴瓶样瓣窦，瓣口水平肺动脉瓣狭窄，瓣口偏离中心，瓣窦深。

（二）根据右心室压力高低分型

轻型：收缩期右心室压力<50 mmHg。

中型：收缩期右心室压力介于 50 mmHg 和低循环收缩压之间。

重型：收缩期右心室压力>左心室压力。

三、治疗措施

肺动脉瓣狭窄的治疗方法主要有以下几种。

（一）药物治疗

肺动脉瓣狭窄的药物治疗指那些重度狭窄而不能手术或介入治疗时的对症治疗。

（二）外科手术治疗

对不能接受介入治疗或介入治疗失败后的患者需实施外科手术治疗，可采取经心室肺动脉切开术或采用体外循环直视肺动脉瓣切开术。

（三）介入治疗

经皮球囊肺动脉瓣成形术（percutaneous ballon pulmonary valvuloplasty，PBPV），是穿刺股静脉将球囊导管置于狭窄的肺动脉瓣口，利用球囊扩张的机械力量使粘连的肺动脉瓣叶交界处分离，以解除或缓解瓣口狭窄程度。根据使用的球囊的不同可分为聚乙烯球囊和 INOUE 球囊法。1982 年 Kan 等首先报道经皮球囊肺动脉瓣成形术（PBPV）治疗单纯肺动脉瓣狭窄（PS），自 1985 年以来，该技术陆续在国内开展起来，经过多年来对 PBPV 的作用机制、适应证、方法学、手术前后的血流动力学、随访及大量临床应用研究表明，PBPV 安全、有效、简便、经济，现已成为治疗单纯 PS 的首选方法（图 16－4）。

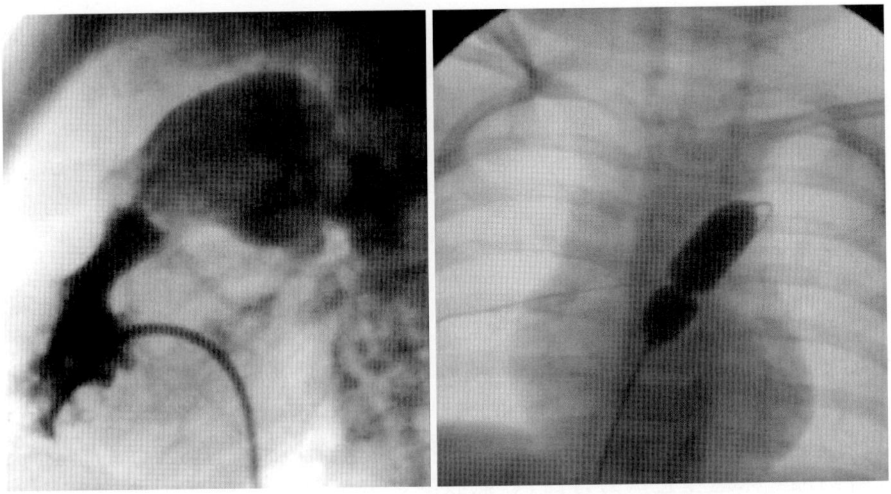

图 16－4　PBPV 影像图

四、肺动脉瓣球囊扩张术适应证与禁忌证

（一）适应证

以下不受年龄及体重限制。

1. Milo分型为Ⅰ型：单纯性肺动脉瓣狭窄或同时合并有继发性流出道狭窄，右心室与肺动脉之间收缩期跨瓣压力阶差≥30 mmHg。

2. 发育不良型肺动脉瓣狭窄，此型采用超大球囊行PBPV获得较满意的效果，目前认为一般首先采用PBPV，无效再行外科手术。

3. 严重肺动脉瓣狭窄伴心房水平右向左分流。

4. 婴幼儿法洛四联症有频繁缺氧发生，药物不能控制或病情严重者，或其他复杂先天性心脏病伴有肺动脉狭窄，暂时不能接受根治术者，采用PBPV，行姑息治疗；其目的是延长患者生存时间，使患者生存至可以行根治手术时。

5. 肺动脉狭窄，外科手术后再狭窄。

6. 肺动脉闭锁者，可先用激光打孔或射频导管打孔后，再行球囊导管扩张术。

（二）禁忌证

1. 单纯肺动脉瓣狭窄但分型为MiloⅢ型。

2. 肺动脉瓣发育不良，心血管造影显示瓣膜明显增厚，活动度差，无瓣膜窦，合并有瓣上狭窄，无肺动脉干的狭窄后扩张。

3. 肺动脉瓣二叶畸形的肺动脉瓣狭窄。

4. 极严重的肺动脉瓣狭窄合并重度心力衰竭，应立即行外科手术。

5. 其他全身性原因不宜行心导管介入治疗者，如血小板减少等。

五、介入治疗的护理技术

（一）术前护理

1. 完善术前的各项检查：如血常规、肝肾功能、电解质、凝血功能、传染病筛查、血型、心电图、超声心动图、胸部X线片等。

2. 术者向患者家属及监护人解释操作方法，术中配合事项，可能出现的并发症，征得患者家属及监护人的同意并签署《介入手术同意书》；全麻的患者，家属及监护人还需签署《麻醉同意书》。

3. 碘皮试。

4. 双侧腹股沟区备皮（范围：脐下至大腿中上1/3处）。

5. 小儿不合作需静脉复合麻醉者，术前禁食6 h，禁饮4 h。

6. 术前紧张的患者可使用镇静剂。

7. 建立静脉通道：左侧肢体留置针。

（二）术中护理

1. 药物准备

（1）常规药品：利多卡因、阿托品、多巴胺、地塞米松、肝素、非离子型造影剂。

（2）麻醉药品：咪达唑仑（力月西）、氯胺酮、芬太尼。

2. 用物、器械准备

（1）检测心电监护仪、除颤仪、临时起搏器、指脉氧监测、氧气罐、负压吸引器装置处

于备用状态。

（2）无菌包类：器械包、敷料包。

（3）无菌物品：

1）单球囊扩张用物：11号刀片1个、注射器（10 ml 2支，20 ml 2支）、普通钢丝（0.035″×145 cm）1个、8 F动脉鞘1个、加硬钢丝（0.035″×200 cm）1根、三通管1根、高压注射筒1个、压力延长管（90 cm）1根、端孔造影导管1个、5 F（或6 F）猪尾造影导管1个、压力泵1个、塑料布2个、铅屏罩1个、球管罩1个、各种型号肺动脉球囊。

2）Inove球囊扩张用物：11号刀片1个、注射器（10 ml 2支，20 ml 2支）、普通钢丝（0.035″×145 cm）1个、8 F动脉鞘1个、加硬钢丝（0.035″×200 cm）1根、三通管1根、高压注射筒1个、压力延长管（90 cm）1个、Inove套件（游标卡尺、螺口注射器、左房钢丝、扩张器、金属延伸器）。

3. 路径

局麻或全麻下穿刺股静脉，置入鞘管：

（1）经鞘管送入MPA1导管：腹主静脉→下腔静脉。

（2）经鞘管送入PIG导管：腹主静脉→下腔静脉。

（3）经鞘管送入肺动脉球囊：腹主动脉→下腔静脉。

4. 手术过程中的护理

（1）交接患者：患者至介入中心后核对患者姓名、床号、输液情况、手术同意书、碘皮试、备皮、各项检查结果，全麻患者注意交接禁饮、禁食情况。

（2）患者准备：协助患者平卧于导管床上（全麻患儿应固定好四肢），做好患者的心理护理，消除其紧张、恐惧心理，协助给予氧气，无创血压，指脉氧，心电、压力监测。

（3）协助医生消毒铺巾，穿手术衣。

（4）局麻或全麻下穿刺股静脉置鞘管，静脉给予肝素（成人kg×100 U，小儿或瘦弱女性kg×100 U×80%）。

（5）右心导管检查：将端孔导管经鞘管送至右心房、右心室、肺动脉，行常规右心导管检查获取术前生理资料：①右心房压力；②肺动脉与右心室压力及压差，记录由肺动脉干至右心室的连续压力。

（6）右心室造影：将猪尾导管放置于右心室心尖部造影，显示肺动脉瓣狭窄处独有的射流征，测量瓣环直径，并观察右心室流出道是否狭窄和是否有狭窄后肺动脉扩张，显示肺动脉及分支有无狭窄。

（7）球囊扩张

1）单球囊扩张：将加硬钢丝沿着端孔导管送至肺动脉干及肺动脉，撤去导管，根据选用球囊的大小选择大小适宜的扩张管扩张股静脉穿刺口，以便球囊顺利插入。球囊通常选择比瓣环直径大20%～40%的球囊。插入前检查有无破损及漏气，并用稀释的造影剂驱除球囊管腔内的空气，沿加硬钢丝送入球囊导管至肺动脉，使球囊中部固定于肺动脉瓣狭窄处，扩张球囊，推注1∶3或1∶4稀释的造影剂使球囊充盈直至球囊的腰部切迹消失，充盈状态持续数秒或立即回抽造影剂使球囊排空，通常从开始扩张球囊至吸瘪球囊的时间小于10 s，以减少右心室流出道血流中断时间过长引起的血流动力学改变。如此重复数次，每次间隔3～5 min，如扩张后效果不满意，可换用更大的球囊进行扩张，直至球囊扩张时无“腰形切迹”出现，狭窄解除后，撤出球囊导管，重复右心室造影，测肺动脉瓣上及瓣下压差。

2）Inove球囊法：Inove球囊相对短且柔软、较易定位，充盈时不会滑动，可通过调节球囊内造影剂的量而调节球囊直径的大小达到顺利扩张的效果，球囊充盈及排空较快，对重度肺动脉瓣狭窄的即刻疗效优于单球囊法，主要用于肺动脉瓣狭窄处很硬、难以扩张时及重度肺动脉瓣狭窄的患者，其操作方法同单球囊扩张。

3）拔除导管、鞘管，压迫穿刺部位，止血后加压包扎，沙袋压迫送CCU。

5. 即刻疗效的评价

PBPV良好的即刻效果已得到肯定，手术中通常采用三个指标来判断手术是否成功：跨肺动脉瓣压力阶差（ΔP）下降，此为主要指标，Negent认为术后ΔP≤25 mmHg为效果优，ΔP 25～50 mmHg为良，＞50 mmHg为差，目前大多采用术后即刻ΔP≤36 mmHg作为首次PBPV成功的指标。

6. 麻醉及术中的护理

（1）肺动脉瓣球囊扩张的患者在局麻下可耐受，而新生儿、儿童不能配合手术者，严重肺动脉瓣狭窄并伴有发绀者，由于经过瓣膜的血流低，患者不能耐受突然升高的后负荷，即使是几秒钟也不行，因此必须采用全麻加以呼吸支持及稳定循环状态。

（2）麻醉前除准备好麻醉的药品以及气管插管器械外，还必须准备好必要的心血管活性药物、抗心律失常药，也应准备好血制品及容量扩张剂，除颤仪等处于备用状态。

（3）术中严密监测血压、心电图、血氧饱和度，这对了解患者血流动力学改变及指导医生及麻醉处理很有帮助，术中出现生命体征的异常应随时告知医生及麻醉师，积极配合处理及纠正血流动力学的变化。

（4）扩张过程中心排血量会急剧下降引起低血压，心动过缓，氧饱和度和呼气末CO_2下降，扩张前应保持循环容量稳定，氧饱和度100%，呼吸通畅，输液管道通畅，抢救药品准备充分，扩张时如血压下降应给予多巴胺泵入、静推，心动过缓给予阿托品，氧饱和度难以维持应给予全麻气管插管等对症处理。

（5）术中加强呼吸管理，防止通气不足或过度避免缺氧或CO_2蓄积，并通知术者及麻醉师，立即抽空球囊，恢复右心室流出道血流，积极配合抢救。

（三）术后护理

1. 穿刺侧肢体制动12 h，平卧12 h，局部沙袋压迫4 h，嘱患者不宜屈腿（穿刺侧）、不宜抬头，以免穿刺部位出血。

2. 密切注意穿刺侧足背动脉搏动情况，有无血肿、渗血及下肢水肿等情况。

3. 用抗生素。

4. 术后伴左心室流出道反应性狭窄者，给予β受体阻滞剂口服3～6个月。

5. 术后24 h复查超声心动图（了解跨肺动脉瓣压差），术后6个月、12个月等定期复查超声心动图。

六、并发症及处理

1. 血管并发症　血栓、股静脉闭塞、静脉撕裂和出血等是常见的血管并发症，成人较少，儿童较多。年龄越小，血管并发症发生率越高，多与操作粗暴、球囊大小选择不适当有关。因而操作时要细心，动作轻柔，术中应用半量肝素（250 U/kg左右），球囊大小选择适当，如年龄小则可选择双球囊。

2. 心律失常

(1) 房性、室性心律失常：术中较常见，由导管刺激心房壁、心室壁或在充盈球囊阻断右心室流出道时产生，大多为一过性的，将导管撤离即可消失，因此术中操作轻柔，减少刺激心房和心室壁，缩短操作时间可减少此并发症的发生。

(2) 心动过缓：多在球囊扩张时出现，多为一过性，随着球囊的抽吸而消失，必要时可静推阿托品。

(3) 房室传导阻滞：少见，多为球囊过长或过大，扩张时造成右心室及流出道内膜下缺血而影响传导功能，大多为一过性的，停止操作可恢复正常，术中选择大小适当的球囊是避免此并发症的关键。

3. 肺动脉瓣关闭不全 是 PBPV 术常见的并发症，主要与球囊直径大小有关，避免选择直径过大的球囊是避免此并发症的关键。

4. 三尖瓣关闭不全和右心衰竭 少见，多由于操作粗暴、球囊过长所致，严重者导致急性右心衰竭需行外科手术。

5. 血压下降、意识丧失、发绀、抽搐、呼吸困难 球囊充盈扩张肺动脉瓣时右心室流出道被完全阻断的时间过长，右心室收缩压急剧上升，动脉血压即下降，多为一过性，立即排空球囊可恢复。

6. 心脏穿孔及肺动脉损伤 少见，多发生在婴幼儿患者及肺动脉瓣严重狭窄者，由于瓣口过小，导管不易通过，操作粗暴时出现，主要表现为心脏压塞的症状、体征，术中或术后血压持续下降，一般心包穿刺引流可缓解症状，仍不能控制时需行外科手术。

第五节 二尖瓣球囊扩张术

一、概述

二尖瓣由位于前内侧的前瓣和后内侧的后瓣构成，两个瓣叶之间为相应的前外及后内交界。二尖瓣主要由纤维结缔组织构成，其游离缘借腱索和乳头肌与左心室壁相连。正常二尖瓣开口呈椭圆形，瓣口面积为 4～6 cm^2，周长为 9～11 cm。

二尖瓣狭窄的主要病理改变是风湿性病变，左瓣叶交界处相互粘连和融合，但瓣叶的增厚、粗糙、瘢痕、收缩、硬化以及腱索的短缩和相互粘连也是造成二尖瓣口狭窄的主要因素。

(一) 二尖瓣狭窄时，根据二尖瓣口面积可将二尖瓣狭窄分为三度

1. 轻度二尖瓣狭窄 瓣口面积在 1.5 cm^2 以上。

2. 中度二尖瓣狭窄 瓣口面积在 1.0～1.5 cm^2 之间。

3. 重度二尖瓣狭窄 瓣口面积在 1.0 cm^2 以下。

(二) 根据二尖瓣的病理改变可将二尖瓣狭窄分为

1. 隔膜型 二尖瓣前叶病变较轻或无明显病变，瓣叶柔软尚能自由活动，腱索病变不显著。本型可分为三个亚型：①边缘粘连型；②瓣膜增厚型；③隔膜漏斗型。

2. 漏斗型 前叶与后叶均有极度的增厚和纤维化，瓣叶活动能力消失。腱索和乳头肌均有显著的粘连和短缩，整个瓣膜形成一个深直的漏斗状，常有显著的反流。

二、PBMV的适应证与禁忌证

（一）适应证

1. 单纯性的二尖瓣狭窄或伴轻度二尖瓣反流及主动脉瓣病变：二尖瓣口面积<1.5 cm^2，瓣膜柔韧性好，无明显纤维化和钙化。

2. 心功能Ⅱ～Ⅲ级（NYHA分级）。

3. 无风湿活动。

4. 外科分离术后二尖瓣再度狭窄。

5. 外科手术危险性大或拒绝外科施行二尖瓣手术者。

6. 其他手术（如肿瘤切除术、腹部手术）术前需治疗二尖瓣狭窄，以保证手术的安全。

（二）禁忌证

1. 二尖瓣狭窄伴中度至重度二尖瓣反流及主动脉瓣病变。

2. 左心房有血栓或半年内有体循环栓塞史。

3. 严重的瓣下结构病变，二尖瓣有明显钙化为相对禁忌证。

三、治疗措施

经皮球囊二尖瓣成形术（percutaneous ballon mitral valvuloplasty，PBMV）是将球囊导管经皮穿刺血管输送至狭窄的二尖瓣口，用稀释造影剂充盈球囊产生膨胀力，使粘连的瓣叶连合处分离以扩大狭窄的二尖瓣口，这种新疗法于1984年首先由日本的胸外科医生Kanji Inove采用，他应用自行研制的乳胶球囊导管，经皮进行球囊二尖瓣成形术，并获得成功，此后即在临床推广应用，1985年我国开展此项技术。

Inove球囊技术是目前进行PBMV的最常用技术，其技术操作相对简单，容易掌握，球囊直径可调，可逐步递增扩张，可直接进行血流动力学监测，相对安全，并发症少，但必须明确的是PBMV与外科开胸二尖瓣闭锁或分离术一样，并非根治性治疗而是减轻症状的治疗，以提高患者生活质量，PBMV不可能使患者的二尖瓣口面积扩大到正常水平，患病的瓣膜仍存在，术后还有可能发生再狭窄。

四、介入治疗的护理技术

（一）术前准备

1. 完善术前的各项检查，如血常规、肝肾功能、电解质、凝血功能、传染病筛查、风湿活动指标、血型、心电图、超声心动图（或经食管超声心动图）、胸部X线片等。

2. 术者向患者及家属解释操作方法，术中配合事项，可能出现的并发症，征得患者家属及监护人的同意并签署《介入手术同意书》。

3. 碘过敏试验。

4. 双侧腹股沟区备皮（范围：脐下至大腿中上1/3处）。

5. 心房颤动的患者，术前需进行抗凝准备。

6. 术前紧张的患者可使用镇静剂。

7. 建立静脉通道：左侧肢体留置针。

（二）术中准备

1. 药物准备

（1）2%利多卡因 200 mg，阿托品 0.5 mg，多巴胺 1 mg/ml，肝素 2500 U，稀释肝素 1000 U/ml，地塞米松 10 mg，非离子型造影剂 50 ml。

（2）压力装置（双通道压力）：0.9% NaCl 500 ml+肝素 1250 U 接输液器排气加压（压力≥250 mg），接压力通道。

2. 用物器械的准备

（1）检测除颤仪、监护仪、氧气和负压吸引装置处于备用状态。

（2）无菌包：器械包、敷料包。

（3）无菌物品：11 号刀片 1 个、注射器（5 ml 1 支，10 ml 2 支，20 ml 2 支）、导丝（0.032″×150 cm）1 根、动脉鞘（5 F 1 个，8 F 1 个）、铅屏罩 1 个、球管罩 1 个、三通管 2 根、5 F 猪尾造影管 1 个、压力延长管（90 cm）2 根、房间隔穿刺针 1 个、房间隔穿刺鞘。

（4）二尖瓣球囊套件包括：左心房导丝、扩张器、金属延伸器、二尖瓣导向探条、游标卡尺、专用注射器等 6 个部分。

3. 路径

（1）在局麻下穿刺股动、静脉置入鞘管。

（2）（经股动脉）送入猪尾导管—测左心室压力。

（3）（经股静脉）送入房间隔穿刺鞘和房间隔穿刺针至右心房—穿刺房间隔成功后—送左心房导丝—送 Inove 球囊至二尖瓣口。

（4）测压—充盈球囊扩张二尖瓣口—扩张满意后拔出导管。

4. 过程

（1）交接患者：患者至介入中心后核对患者姓名、床号、输液情况、手术同意书、碘皮试、备皮、各项检查结果。

（2）患者准备：协助患者平卧于导管床上，摆好体位，输液接三通管，做好患者的心理护理，消除其紧张、恐惧心理，协助给予氧气吸入，心电、血氧饱和度、有创压力的监测。

（3）协助医生消毒铺巾，穿手术衣，接双道压力，排气、校正零点。

（4）局麻下穿刺股动、静脉，分别置入鞘管，给予肝素 2000 U。

（5）左心室测压：经股动脉鞘管送入猪尾导管至左心室，测量左心室压力。

（6）房间隔穿刺：经股静脉鞘管送入房间隔穿刺鞘和房间隔穿刺针至右心房，定位房间隔穿刺点，穿刺房间隔，回抽血液或注入少量造影剂，以核实是否穿入左心房，穿刺成功后给予肝素 3000 U。

（7）送左心房导丝：房间隔穿刺成功后，撤出房间隔穿刺针，沿鞘管送入左心房导丝至左心房顶部，撤出鞘管。

（8）扩张皮肤入口处和房间隔穿刺处：沿左心房导丝送入扩张管，依次扩张皮肤入口处、股静脉及房间隔穿刺处。

（9）送入 Inove 球囊导管：撤出扩张管，在透视下，沿左心房导丝送入 Inove 球囊导管至房间隔穿刺点处，顺时针轻旋球囊导管使导管尖端指向左心房，继续推送导管使之通过房间隔。待球囊导管的球囊部分全部通过房间隔后，将球囊延伸器回撤 4～5 cm，继续推送球囊导管使之沿左心房导丝在左心房内形成一半圆形，将内导管自球囊导管尾端的孔槽中松开并回撤，使球囊回复至原始长度，再回撤延伸器并推送球囊导管，使整个球囊导管的形态类似“P”，并将远端球囊适当充盈起来，然后将延伸器和左心房导丝一起撤出体外，测左心房压力及跨瓣压差。

（10）引导球囊导管通过二尖瓣口：在透视监视下送入二尖瓣导管探条，逆时针方向旋转二尖瓣导管探条，并同时前后推送球囊导管，使导管尖端到达二尖瓣口位置，迅速将二尖瓣导管探条回撤3～4 cm，通常会使球囊导管进入左心室。

（11）扩张狭窄的二尖瓣口：当确定球囊导管游离在左心室腔内后，助手用1∶5稀释造影剂将远端球囊进一步充盈，同时术者将球囊导管回撤使之卡在二尖瓣口上，此时，助手迅速将注射器中剩余的造影剂全部推入球囊，然后迅速回抽，整个充盈和回抽过程不超过5 s，在回抽造影剂的过程中，球囊导管常会自动脱入左心房。

（12）确定扩张是否终止：确定扩张是否终止取决于两个方面：①二尖瓣口面积是否足够大；②血流动力学检查和有无二尖瓣关闭不全的杂音，若跨瓣压差无明显下降，则可增加球囊的直径进一步扩张。

（13）球囊导管的撤出：扩张满意后即可撤出球囊导管。撤出球囊导管的顺序与插入球囊导管的顺序相反，将左心房导丝与球囊延伸器一同插入球囊导管内，将左心房导丝送入左心房，并使其远端打圈的软弹簧导丝完全在球囊导管外，然后再沿左心房导丝送入延伸器延伸球囊，一边延伸球囊，一边适当撤球囊导管，撤出球囊导管前，将左心房导丝适当回撤，仅使其末端柔软的部分露在球囊导管之外，同时撤除球囊左心房导丝。

（14）拔出动、静脉鞘管，伤口压迫止血、包扎，送CCU。

5. 术中护理

（1）心理护理：向患者解释PBMV术的手术方法、操作过程、注意事项、配合方法，消除紧张、恐惧心理。对于精神紧张者，给予适量镇静剂，保持良好的身心状态。

（2）患者护理：协助患者摆好手术体位，消毒手术野时注意患者保暖，协助医生铺巾，备好急救药品，抢救设备处于备用状态。

（3）防止发生造影剂过敏反应：术中常规应用地塞米松10 mg静脉推注，如术中出现恶心、呕吐、荨麻疹等情况，应考虑造影剂过敏，立即告知医生，停止手术，对症处理并给予抗过敏药物。

（4）术中严密观察生命体征的变化：术中加强巡视，密切观察心电、血氧饱和度、压力的变化，如有异常提醒医生配合抢救。

（5）动、静脉穿刺成功后鞘管内给予肝素2000 U，房间隔穿刺成功后静脉推注肝素3000 U。

（6）当球囊扩张狭窄的二尖瓣时患者可能会出现黑矇、血压下降、心率减慢等症状，应通知术者，立即抽空球囊，恢复血流，并对症处理，纠正血压、心率、缺氧后再继续手术。

（7）术中及时填写《介入手术护理记录单》。

6. 经皮二尖瓣球囊扩张术（PBMV）成功的标准

（1）瓣口面积较术前明显增大。

（2）心功能即血流动力学改善。

（3）无严重的并发症发生。

（4）心导管测量左心房平均压＜11 mmHg，二尖瓣平均跨瓣压差≤6 mmHg。

（三）术后护理

1. 穿刺侧肢体制动24 h，沙袋压迫8 h，嘱患者不宜屈腿（穿刺侧肢），不宜抬头，以免穿刺部位出血。

2. 注意穿刺侧足背动脉搏动情况，有无血肿、渗血及下肢水肿等情况。

3. 注意一般生命体征，如血压、心率、心律及尿量等，还应注意心音、杂音及肺部啰音的听诊。

4. PBMV 术后用药

(1) 术后常规给予阿司匹林及双嘧达莫，以防止创面发生血栓及粘连。

(2) 对于心房颤动患者，PBMV 术后继续应用洋地黄或 β 受体阻滞剂控制心室率，心房颤动若不复律者应长期口服阿司匹林或华法林抗凝，以减少血栓栓塞的危险。

(3) 术后常规静脉应用抗生素 3 天。

5. PBMV 术后应于 48～72 h 后复查超声心动图、X 线胸片及心电图，若无症状，应于术后 3 个月、1 年进行复诊，此后应每年复诊 1 次。

五、PBMV 的并发症及处理

1. 心律失常

(1) 原因：①机械刺激心脏产生房性或室性心律失常，通常调整器械位置或撤出器械后心律失常即消失。②房间隔穿刺，可导致二度或三度房室传导阻滞，此多由于穿刺点过低、偏前而损伤房室交界区所致。③迷走神经反射，通常引起缓慢性心律失常。

(2) 防治：①操作轻柔，房间隔穿刺点准确。②快速性室上性心律失常如持续存在，可给予药物，兴奋迷走神经或行电复律的方法。③迷走神经反射引起的缓慢性心律失常则可静脉给予阿托品。④对于术中发生心房颤动，则可在术中给予洋地黄类药物来控制心率，然后再择期复律。

2. 栓塞

(1) 原因：①气体栓塞。②手术过程中抗凝不充分而造成血栓栓塞。③左心房内固有血栓脱落。

(2) 防治：①标准化操作，每次冲洗导管时要注意排气。②充分抗凝，并应勤用肝素盐水冲洗器械及导管。③PBMV 过程中，球囊导管尽量远离左心房耳部。④房颤患者应先行经食管超声检查，若无血栓，则以华法林抗凝 4～6 周。

3. 心脏压塞　是 PBMV 最常见的严重并发症之一。

(1) 原因：①房间隔穿刺时穿破右心房壁。②扩张房间隔时穿破左心房壁。③球囊导管操作过程中穿破左心房壁。

(2) 防治：①穿刺房间隔时准确定位，穿刺后应先回吸，若抽出鲜红色血液则提示已穿入左心房，然后注射少量造影剂，以进一步核实是否穿入左心房。②若已发生心脏压塞，则应立即行心包穿刺，置管引流，并根据情况决定是否进行外科手术修补。③球囊导管到位以后才给予肝素进行全身抗凝，可减少心脏压塞的发生率及其严重程度。④送入穿刺针鞘管、导丝、扩张管及球囊导管时一定要轻柔，切忌硬推硬送。

4. 房间隔损伤及其所致的左向右分流

多由于球囊导管穿过房间隔所致，为减轻 PBMV 过程中的房间隔损伤，应注意：①当 Inove 球囊导管已卡在二尖瓣口且近端球囊已充盈时，应适当前送导管以缓解球囊导管对房间隔穿刺部位的牵拉。②Inove 球囊导管通过房间隔时必须处于延长状态，减小其直径，从而减轻对房间隔的损伤。③在 Inove 球囊导管延伸后撤出左心房之前，应将左心房导丝收入球囊导管内，仅将末端柔软部分留在导管外，然后再将导管及导丝一起撤出，以防止导丝的坚硬部分划伤房间隔。

5. 二尖瓣关闭不全　是PBMV常见并发症。

（1）原因：①瓣叶撕裂；②腱索断裂；③瓣叶穿孔；④乳头肌损伤而出现暂时的乳头肌功能失调。

（2）防治：①尽量避免扩张瓣下。②在瓣膜条件差，尤其钙化明显时，扩张应遵守逐步递增球囊直径的方法。③一旦发生严重二尖瓣关闭不全，应注意保护心功能，给予减轻后负荷药物，减少二尖瓣反流量，根据病情发展情况再决定是否换瓣。

6. 球囊破裂　是较为少见的并发症。

第六节　右心导管检查术

一、右心导管检查术概述

右心导管检查属于心导管检查。心导管检查包括左、右心导管检查和左、右心室造影，其目的是明确诊断大血管病变的部位与性质，病变是否引起血流动力学改变及改变程度，为选择合适的介入手术或外科手术提供依据。

二、右心导管检查术适应证与禁忌证

（一）适应证

1. 先天性心脏病特别是心内有分流的先心病诊断。
2. 心内电生理检查。
3. 选择性冠状动脉造影。

（二）禁忌证

1. 一般只有相对禁忌证而无绝对禁忌证。
2. 感染性疾病的急性期，如感染性心内膜炎、败血症、肺部感染等。
3. 未能纠正的严重出血性疾病。
4. 外周静脉血栓性静脉炎。
5. 严重肝、肾功能损害。

三、介入治疗的护理技术

（一）术前护理（适用于所有介入手术患者）

1. 核对床号、姓名、诊断、手术名称，检查手术部位备皮情况，术前禁食，家属签字，术前用药等情况。

2. 检查病历是否已完成必要的实验室检查（如出凝血时间、肝肾功能检查、X线胸片、超声心动图等）。

3. 向患者及家属介绍心导管检查的方法和意义，手术的必要性和安全性，以解除患者及其家属的思想顾虑和精神紧张，必要时术前夜间口服地西泮5 mg。

4. 术前必须检查是否有体温升高等，如有体温升高必须排除各种感染，并通知术者，必要时暂时停止手术，进一步检查与治疗，待体温正常后3天再手术。

5. 儿童、未婚患者在腰部垫铅裙，防止X线对生殖系统造成不可逆伤害。

6. 麻醉机及呼吸机的准备，吸引器的准备，四肢的固定，手术部位的固定等。

（二）术中护理

1. 药物准备

（1）常规药品：利多卡因、阿托品、多巴胺、地塞米松、肝素。

（2）麻醉药品：咪达唑仑（力月西）、氯胺酮、芬太尼。

2. 用物、器械准备

（1）检测心电监护仪、除颤仪、临时起搏器、指脉氧监测、氧气、负压吸引器装置处于备用状态。

（2）无菌包类：器械包、敷料包。

（3）无菌物品：台上用物：动脉鞘 1 个、10 ml 注射器 2 支、20 ml 注射器 2 支、0.035″×145 cm 钢丝 1 根、压力延长管 1 个、5 F MPA 造影管 1 个、11 号刀片 1 个、塑料布 2 个、铅屏罩 1 个、球管罩 1 个、三通管 2 个、Y 接头 1 个。

3. 路径

右心导管检查是给外周静脉穿刺、插管，使其前端经右心房、右心室到肺动脉，观察并测量上述部位的压力、血氧含量及血流动力学的改变。

采血顺序：上腔静脉——右心房上、中、下——下腔静脉——左肺动脉——主动脉——右心室流出道——右心室中——右心室流入道——股动脉。

4. 术中护理配合

（1）术中注意观察心电图、心脏内压力，详细记录各心腔内压力曲线图及参数并保存资料。

（2）配合术者取血，测量氧饱和度或血气值。

（3）心室造影前，准备抽回血，排除导管及造影系统内的气体，严防栓塞的发生，根据不同部位及不同要求造影，按医嘱选择不同的造影速度、压力及总容积。

（4）全麻患者要注意麻醉护理，去枕、肩下垫一薄枕，使得气道拉直。患者有痰时，要及时清除。当患者有呕吐时，必须让其头侧向一边，并及时消除口腔内异物，以防造成窒息。

（三）术后护理

1. 静脉穿刺术侧制动 4～6 h，动脉穿刺以左手示指、中指两指压迫穿刺点止血 30 min，压迫点在穿刺点近心侧 1～2 cm 处，以确保压迫点是穿刺进入动脉处，确认无须局部压迫止血后，以弹力绷带加压包扎，用 1 kg 重的沙袋压迫局部穿刺点 6～8 h，穿刺侧肢体制动 12 h，卧床制动期间做好生活护理。

2. 定时扪及穿刺侧足背动脉搏动的强弱，并与未穿刺侧进行比较，以确诊穿刺侧动脉搏动明显变化，观察穿刺侧有无局部血肿，当穿刺侧血肿明显增大或穿刺点有新鲜出血时，必须加压，直至出血停止。

3. 围术期抗感染治疗。

4. 生命体征的监护包括体温、脉搏、呼吸、血压等的监护，术后的卫生宣教，注意术后肢体的活动，如果局部有硬块可热敷或理疗。

5. 全麻术后麻醉护理。

四、并发症及处理

1. 心律失常　是心导管检查过程中最常见的并发症，可发生各种类型的心律失常，如果心律失常为偶发，不引起血流动力学改变，不需要药物处理或终止导管检查，为轻度心律失常。严重心律失常时则需要药物或器械复律治疗，对严重心律失常需早期诊断，及时处理。

2. 心搏骤停　表现为心脏突然或短时间内停止跳动，为心导管检查最严重的并发症，往往发生于严重心脏病变、复杂畸形及全身状态不良患者，需要急救处理。处理原则是迅速建立血液循环，维持有效血压及有效呼吸，预防心搏骤停引起的心、脑、肾等重要脏器的损害。

3. 缺氧发作　先心病患者在导管术时和术后常引起或加重缺氧发作，不及时处理可引起严重并发症甚至死亡。处理：维持呼吸道通畅，纠正酸中毒，解除右心室流出道痉挛，维持血压，必要时外科手术。

4. 血压下降　较为常见，主要原因有酸中毒、低血糖，术中或术后失血，缺氧发作，心功能不全，严重心律失常，心脏及大血管穿孔等。处理及预防：术前改善患者全身状况，纠正酸中毒及低血糖，及时纠正影响血压的并发症。

5. 造影剂过敏　轻者表现为恶心、呕吐、荨麻疹、皮肤瘙痒，重者表现为喉头水肿、呼吸道梗阻、过敏性休克等，需立即静脉注射肾上腺皮质激素、升压药等对症治疗。

6. 血栓形成　一旦发现插管侧股动脉搏动减弱、肢端变凉，说明动脉内血栓形成；如肢体肿胀、颜色发暗，说明静脉内血栓形成。处理原则是尽早诊断，早期处理。

7. 出血及局部血肿　穿刺点出血形成局部血肿，予以加压包扎止血，已形成的血肿可行治疗促进血肿吸收。

8. 血管穿孔　动-静脉瘘及假性动脉瘤形成，多发生于股动脉，予以加压包扎部分能愈合，不能愈合者需行外科手术。

9. 心脏及大血管穿孔　原因不明的急剧血压下降、心导管位置异常、压力曲线异常改变、心脏压塞提示心脏穿孔或大血管穿孔。对于心脏压塞行心包穿刺，部分能有效缓解心脏压塞症状，如症状未缓解或加重，应行心包切开，修补心脏穿孔。心房及大血管穿孔，因其壁薄，无自行闭合的可能，故应保持导管原位不动，急行开胸修补术。

（王　英）

第十七章　心脏介入治疗技术新进展

第一节　经导管主动脉瓣置入（换）术

退化性心脏瓣膜疾病发病率已经随着人口老龄化而不断增长。主动脉瓣狭窄（aortic stenosis）病变是老年人最常见的心脏瓣膜疾病。其病理变化呈现为慢性炎症，瓣膜钙化。据观察约有2%的65岁以上的老年人患有此病；超过85岁者则达4%。大多数患者在患病初期通常没有任何症状，随着瓣膜狭窄程度的加重，患者会逐渐表现为运动后气短、呼吸困难、心绞痛，甚至晕厥。

老年主动脉瓣狭窄的传统治疗方法是外科瓣膜置换术，手术患者需要全麻，在胸部正中切口，有体外循环支持、心脏停搏状态下，由具有丰富经验的外科医生操作完成，手术死亡率低于1%。但是外科手术存在开胸操作，创伤大，出血多，恢复期长，围术期脑卒中风险高等原因。因此不是所有患主动脉瓣狭窄的患者都能耐受外科手术。对于极高龄，伴有慢性肺病、肾衰竭、贫血、肿瘤等全身状态差的患者就无法承受外科手术。

经导管主动脉瓣置入术（transcatheter aortic valve implantation，TAVI）是指将组装好的主动脉瓣经导管置入主动脉根部，替代原有主动脉瓣，在功能上完成主动脉瓣的置换，是近年来介入心脏病学研究和治疗的一个新领域、新突破。自2002年首例患者接受经皮主动脉瓣置换术以来，目前全球已有超过1万例患者获益。

此手术可以通过两种途径进行：一是经股动脉（transfemoral，大腿根部）穿刺途径把人工瓣膜输送到原来瓣膜位置后，扩张以后取代原来的瓣膜行使正常功能。二是经胸部切开一个小的切口，通过患者心尖（transapical）直接把人工心脏瓣膜植入。

目前，经皮主动脉瓣置换术还不是治疗主动脉瓣狭窄的首选方法，因为它的临床应用时间尚短，所以临床上有严格的适应证。在不适合外科手术的高危患者中（极高龄、慢性肺病、肾衰竭、贫血、肿瘤），经皮主动脉瓣置换术的确是一个有效的疗法选择。

一、适应证

（一）绝对适应证

1. 老年重度主动脉瓣钙化性狭窄：超声心动图示跨主动脉瓣血流速度≥4.0 m/s，或跨主动脉瓣压力差≥40 mmHg（1 mmHg=0.133 kPa），或主动脉瓣口面积<0.8 cm，或有效主动脉瓣口面积指数<0.5 cm^2/m^2。

2. 患者有症状，如心悸、胸痛、晕厥，纽约心脏病协会（new york heart association，NYHA）心功能分级Ⅱ级以上（该症状为AS所致）。

3. 外科手术高危或禁忌。

4. 解剖上适合TAVR。不同瓣膜系统对TAVR的解剖有不同要求，包括瓣膜钙化程度、主动脉瓣环内径、主动脉窦内径及高度、冠状动脉开口高度、入路血管内径等。

5. 三叶式主动脉瓣。

6. 纠正AS后的预期寿命超过1年。同时符合以上所有条件者为TAVR的绝对适应证。外科术后人工生物瓣退化也作为TAVR的绝对适应证。

（二）相对适应证

BAV伴重度钙化性狭窄，外科手术禁忌、存在AS相关性症状、预期术后寿命超过1年、解剖上适合TAVR，可在有经验的中心尝试TAVR。目前，国内、外有经验的中心正在尝试对BAV钙化性狭窄进行TAVR，取得了初步经验，但尚无大规模的临床试验支持。外科手术高危、禁忌的单纯性AR未来也可能是TAVR的适应证，目前国内、外也有部分中心使用自膨胀瓣膜尝试对该类患者进行TAVR治疗，但缺少临床证据。

二、禁忌证

TAVR的禁忌证有：左心室内血栓，左心室流出道梗阻，30天内心肌梗死，左心室射血分数＜20%，严重右心室功能不全，主动脉根部解剖形态不适合TAVR。

三、介入治疗

（一）环境准备

建议TAVR在改装的心导管室或杂交手术室进行。改装后的心导管室大小应该满足摆放麻醉设备、超声心动图、体外循环等机器设备的要求，并且应该尽量符合外科无菌手术的标准。杂交手术室是一种新型手术室，满足外科手术要求，并同时配有数字减影血管造影机（digital subtraction angiography，DSA）系统，可以满足内、外科团队同时上台手术。在静脉麻醉下、超声心动图及数字减影血管造影（DSA）引导下完成。

（二）人员准备

TAVR全程是在静脉麻醉、超声心动图及DSA引导下完成的。故需要一组经过正规培训，训练有素的医疗团队的良好协作。包括心内科介入医生、心外科医生、麻醉师、心脏超声医师、护士、技术人员等。

（三）操作要点

1. 血管入路的建立　在瓣膜入路血管的对侧穿刺股动脉，置入动脉鞘，放置猪尾导管至主动脉根部，供测压与造影。经静脉途径放置临时起搏器导管于右心室心尖部。从对侧股动脉放置造影导管至入路股动脉进行血管造影，在DSA引导下穿刺，穿刺针进入点应在股动脉前壁的中间。血管穿刺成功后，可预先放置动脉缝合装置，随后置入动脉鞘管。入路动脉也可以采用切开分离、再行穿刺的方法。入路血管需放置18 F引导鞘管，在加硬导丝的支撑、引导下，缓慢将18 F引导鞘管推进至腹主动脉以上。

2. 导丝进入左心室　最常用的指引导管为6 F Amplatzer-L左冠状动脉导管，跨瓣的导丝一般选用直头超滑导丝。直头超滑导丝及Amplatzer-L导管进入左心室后，将Amplatzer-L导管交换为猪尾导管，退出导丝进行左心室内压力测定，再由猪尾导管导入塑形后的超硬导丝至左心室内。超硬导丝应塑形成圆圈状，以支撑扩张球囊及瓣膜输送系统。

3. 装载瓣膜　瓣膜装载前应先充分冲洗，整个瓣膜的装载需要在冰盐水中，由护士或专门技术人员装配。

4. 球囊扩张　球囊的选择不宜过大，以扩张后输送系统（catheter delivering system，CDS）能通过主动脉瓣口为宜，一般可选择直径16～20 mm的球囊。球囊扩张应在右心室快速起搏下进行，起搏的频率应以动脉收缩压＜60 mmHg为宜。当起搏后血压达到目标血压值时，快速充分地扩张球囊，快速抽瘪球囊，随后停止起搏。球囊充盈、排空应快速，总起搏时间应小于 15 s，以免长时间低灌注造成严重的并发症。目前也有学者主张不进行球囊预扩张而直接置入瓣膜。

5. 释放瓣膜 瓣膜释放前，应将猪尾导管放置在无冠窦的最低点，行主动脉根部造影。参考术前 MSCT 测量的角度，调整 DSA 投照角度，使得 3 个窦下方在同一平面。整个瓣膜释放过程都是在此角度下完成的。在瓣膜释放过程中，CDS 系统应贴近主动脉弓的外壁，以减少 CDS 弯曲所产生的张力，加强其稳固性。以猪尾导管最低点作为瓣环的参考线。自膨胀瓣膜释放前最佳置入深度为 4～6 mm，释放后最佳深度为 4～6 mm。将输送系统送至主动脉瓣环水平后，行主动脉根部造影，调整瓣膜至最佳高度后，开始缓慢释放瓣膜。当瓣膜打开约一半面积时，复查主动脉根部造影。适当调整并确认瓣膜处于合适高度后，快速释放瓣膜。在瓣膜完全释放前，复查主动脉根部造影。此时，若瓣膜位置过低，可以后拉输送鞘，以调整瓣膜的位置。此后撤回猪尾导管，最终释放瓣膜。瓣膜完全释放后，复查主动脉根部造影。

6. 退出 CDS 及缝合血管 瓣膜释放好，位置、效果满意后，撤回 CDS。在手术结束前应常规地从对侧股动脉行入路血管造影，以排除入路血管并发症。入路血管的止血可采用外科缝合、ProStar 或 ProGlide 缝合等方法。球囊扩张瓣膜（Edward 瓣膜）的 TAVR 操作要点除了瓣膜释放过程不同外，其余操作与自膨胀瓣膜的 TAVR 相似。球囊膨胀瓣膜由于支架更短，所以对瓣膜支架定位精确度要求更高。精确的瓣膜定位需要在猪尾导管造影或者经食管超声心动图（TEE）引导下完成。一旦精确定位后，Edward 瓣膜释放过程较为简单，在 10～20 s 内完成。先快速心室起搏，使得收缩压降到 60 mmHg 以下，然后迅速扩张、抽瘪球囊以扩张、释放瓣膜。

（四）护理配合

1. 术前护理

（1）术前核对

1）查对术前各项检查是否完善、有无异常，如血常规、肝肾功能、电解质、凝血常规、传染病筛查、血型、心电图、超声心动图、胸部 X 线片、碘过敏试验结果等；

2）核查是否签署《麻醉知情同意书》《输血治疗知情同意书》及相关《手术知情同意书》；

3）核对患者是否禁食，嘱患者取下饰品、手表等贵重物品，核对患者是否有义齿，摘除义齿、助听器、眼镜、金属物件；

4）检查患者全身皮肤有无破损、红肿、瘀斑、水疱等。

（2）患者上台

2. 护士准备

1）造影床上铺保温毯，大单横竖各一块（横放的一块置于患者背部，以固定双臂），臀下垫一次性治疗巾（避免污染），注意患者身下大单及治疗巾务必保持平整，防止发生褥疮；

2）连接心电监测与氧饱和度仪；

3）药品准备：肝素钠、盐酸利多卡因、硝酸甘油等术中药品及多巴胺、阿托品、去甲肾上腺素等抢救用药。

3. 麻醉科准备

1）经右锁骨下途径行中心静脉置管，于左侧肘正中静脉留置 20 G 套管针，准备两袋乳酸钠林格注射液，均连接输液器与输血器及输液接头（三通），以备麻醉医生术中给药用；

2）穿刺左侧桡动脉行动脉血压监测；

3）予患者全麻：气管插管麻醉或喉罩插管麻醉；

4）经右侧颈内静脉置入6 F带锁鞘，以备术者放置临时起搏器。

4. 外科医生准备

1）患者全麻后予患者导尿；

2）按照外科开胸手术要求消毒、铺巾。

5. 备台

（1）介入无菌操作台

1）敷料及器械：介入无菌敷料包、无菌手术衣包、介入器械包、一次性使用无菌隔水中单；

2）无菌用物及液体：0.9%氯化钠500 ml 2瓶，无菌注射器5 ml、10 ml、20 ml各2个，50 ml螺旋口注射器1个，输液接头（三通）1个，3 L手术贴膜1个，无菌手套若干，无菌纱布若干；

3）耗材：三环注射器2个，三连三通2个，压力监测套组2个，6 F下肢鞘2个，10 F下肢鞘1个，造影导丝1个，特硬导丝1个，微导丝1个，黑泥鳅导丝1个，150 cm延长管1根，造影管5 F JR4、6 F AL2、6 F PIG，Perclose缝合器2个，血管吻合器1个。

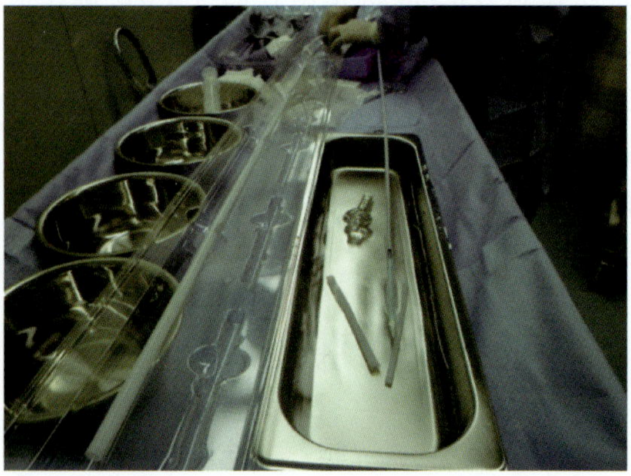

图17－1 瓣膜及输送装置组装台

（2）瓣膜及输送装置组装台（图17－1）

1）敷料及器械：一次性无菌防水敷料包、瓣膜组装器械包；

2）无菌用物及液体：常温0.9%氯化钠500 ml 5瓶、冰冻0.9%氯化钠250 ml 5瓶、20 ml注射器2个。

（3）外科备开胸手术台。

6. 术中配合

（1）协助外科医生按照外科开胸手术常规消毒、铺单。

（2）建立护理记录。

（3）协助术者穿无菌手术衣、连接双道压力监测。

（4）协助术者抽取利多卡因、肝素钠备穿刺股动脉时使用。

（5）根据术者要求打开所需耗材。

（6）配合术者连接临时起搏器并测试参数。

（7）询问术者肝素化剂量并记录。

（8）根据术者要求打开球囊及其输送鞘。

（9）术者准备行球囊扩张时，按术者医嘱配合快速起搏，一般起搏频率为180次/分，球囊扩张；球囊复压后，起搏器立即调回原设定值，如需二次扩张，重复上述步骤即可。

（10）术者选定瓣膜支架后，打开瓣膜支架，冲洗3次，轻微晃动300次，瓣膜在冰水中塑形后与输送装置组装。

（11）术者送瓣膜支架到位后释放支架，撤走输送装置，行高压注射器造影，按要求描记压力，超声检查瓣膜反流情况，结束手术。

7. 手术结束

（1）遵医嘱经外周静脉予患者鱼精蛋白中和肝素，待术者缝合/封堵股动脉后，配合术者酒精消毒穿刺部位并加压包扎，固定临时起搏器，通知病房接患者，等待过程中随时观察患者麻醉苏醒情况。

（2）待患者返病房后，清点器械，核对耗材及收费，整理手术间用物。

（五）常见并发症预防及处理

1. 传导阻滞 TAVR可引起左、右束支传导阻滞和房室传导阻滞。需植入永久起搏器的传导阻滞的发生率：CoreValve自膨胀瓣膜为20%～40%，Edwards瓣膜<10%。90%以上的房室传导阻滞发生在TAVR术后1周内，但有些病例发生在术后1～6个月。避免将瓣膜支架置入太深（>6 mm），避免选择直径过大的瓣膜，对已存在右束支传导阻滞的患者选用Edwards瓣膜，选择适当的、内径较小的扩张球囊等措施，可减少该并发症的发生。

2. 瓣周漏 大多数患者瓣周漏为轻微至轻度，且随着时间延长可能减轻。使用球囊后扩张可以减少瓣周漏。若此方法无效，严重瓣周漏病例可尝试再次置入瓣膜支架（瓣中瓣技术）。避免选择瓣膜过度钙化病例、选择合适型号的瓣膜、瓣膜深度的准确定位，可以预防瓣周漏发生。

3. 脑卒中 TAVR相关的脑卒中可能是输送系统经过主动脉时导致主动脉粥样斑块脱落引起，也可能是球囊扩张使得主动脉瓣上钙化物质脱落造成的。术中应避免反复操作，减少操作次数，这样可能减少卒中的发生。高危患者可考虑使用脑保护装置。目前相关研究正在进行中。为了减少血栓形成、降低脑卒中发生率，TAVR术后3个月内应进行双联抗血小板治疗。

4. 局部血管并发症 随着18 F及14 F CDS的应用，局部血管并发症的发生率明显降低，但仍可达到10%。避免选择内径过小、过于扭曲的入路血管，避免粗暴操作，可减少血管并发症的发生。一旦出现血管并发症，可采用外周血管球囊、外周覆膜支架，必要时进行血管外科手术处理。

5. 冠状动脉阻塞及心肌梗死

冠状动脉阻塞及心肌梗死是TAVR最严重的并发症之一。TAVR冠状动脉阻塞的主要机制是钙化的自体瓣膜上翻堵住冠状动脉开口。此外，瓣膜支架放置过高，可使得裙边挡住冠状动脉开口，也可引起冠状动脉阻塞及心肌梗死。术前应评估Valsalva窦宽度、高度以及冠状动脉开口高度（应>10 mm），对于解剖结构不合适的患者应避免行TAVR。术中应避免将瓣膜放置过高，并行主动脉造影，确认冠状动脉开口不受阻挡。

6. 其他并发症

（1）心包积液：发生率15%～20%，心脏压塞发生率2%左右。为了减少该并发症的发生，应将加硬导丝头端塑形成圆圈状，进输送鞘管时应固定好加硬导丝。直头导丝进入左心室时，应避免用力过猛，引起主动脉窦部或者左心室穿孔。

（2）主动脉夹层、撕裂：是TAVR的致命并发症。准确地测量主动脉瓣瓣环大小、勿使用过大的扩张球囊，可减少这一并发症的发生。

（3）瓣膜的脱落及移位目前已少见。避免选择过小的瓣膜可防止该并发症的发生。

（4）急性肾功能损害也是TAVR常见的并发症，且与患者预后相关。

第二节 经皮介入左心室隔离术

一、概述

近年来心力衰竭（心衰）的患病率逐年增高，成为严重的公共卫生问题。我国心衰患病率为 0.9%，病因中冠心病由 1980 年的 36.8%上升至 2000 年的 45.6%，居各种病因之首。在确认为心肌梗死后 6 年内约有 22%的男性和 46%的女性进展为心衰。据估计，中国急性心梗的发病率约为 45/10 万～55/10 万，且目前还呈上升趋势。心肌梗死患者由于心肌损伤以及随后的瘢痕化，导致心脏扩大及心衰的发生，特别是前壁心梗合并室壁瘤患者更容易发生心衰。室壁瘤改变了心脏原有的结构，不仅影响心脏的收缩运动，还会形成矛盾运动，心脏收缩时部分血液会被压向膨出部位，排向其他脏器和血管的血液减少，心脏功能减弱，容易产生充血性心衰。所以说，室壁瘤的治疗对冠心病、心梗以及心衰的治疗至关重要。以往治疗室壁瘤都是通过外科手术，需要开胸，创伤大、感染风险高、恢复慢、预后差，不是所有患者都能耐受；同时如果室壁切除过多，会使心腔变小，手术效果不佳。近几年国外研究应用了经皮植入心室分隔装置治疗因缺血性心脏病（前壁心肌梗死后左心室扩大）而引起的心衰（应用 Parachute 行经皮介入左心室隔离术）。该技术利用一种新型的心室分隔装置（VPD），该植入装置 Parachute 在临床上被称为“降落伞”，是一种置于心尖部运动异常的扩张心室内的隔离膜。植入装置可隔离心室中功能失调的心尖区，减少心室容积，改善左心室的舒张期顺应性，改善左心室重构和患者的心功能。

Parachute 植入装置可将扩张后的心室隔离为静止心腔和动态心腔（图 17－2）。在心脏收缩和舒张时，被隔离的心肌的压力以及传递到心尖部位的力均减小，消除了左心室扩张所产生的力。除了该区负荷减轻外，动态心室大小的减少导致正常心肌压力的降低，使心室的负荷全面降低（图 17－3）。

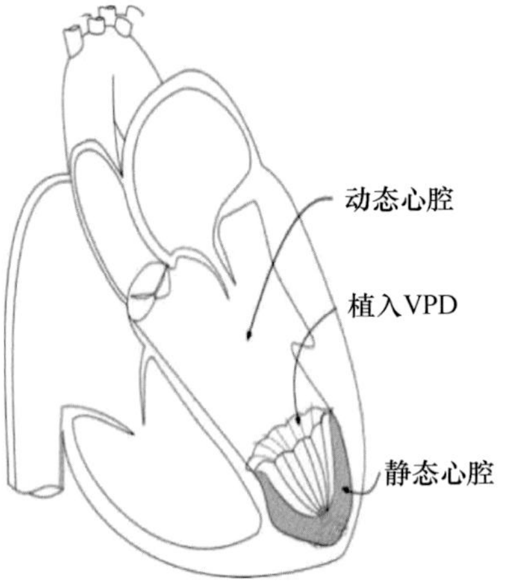

图 17－2　Parachute 植入装置将左心室分为动态心腔和静止心腔

该装置作用原理包括通过改变左心室的形态减少左心室底部室壁的张力、用柔软的 Parachute 装置替代僵硬的心肌瘢痕从而增加心室顺应性，消除室壁瘤矛盾运动，从而起到减少心室舒张末压力、减少左心室容积及增加心排血量的血流动力学效果，最终使得患者心功能及症状得到改善，并有可能改善远期生存（图 17－4）。

在 2005 年 10 月欧洲完成了第一例植入 Parachute 装置的手术。美国在 2008 年 3 月进行了第一例患者植入手术。心室隔离装置（VPD）的使用已在整个欧洲和美国进行了临床评价，一项在美国和欧洲 12 个中心

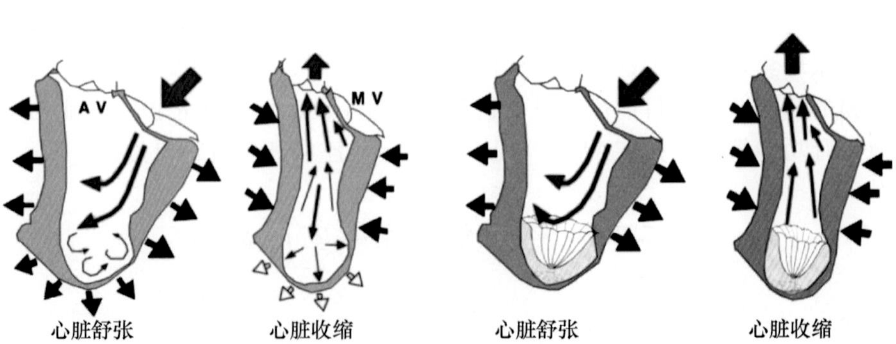

图 17－3　通过分隔左心室，心肌壁压力会降低，全面减轻左心室的负荷

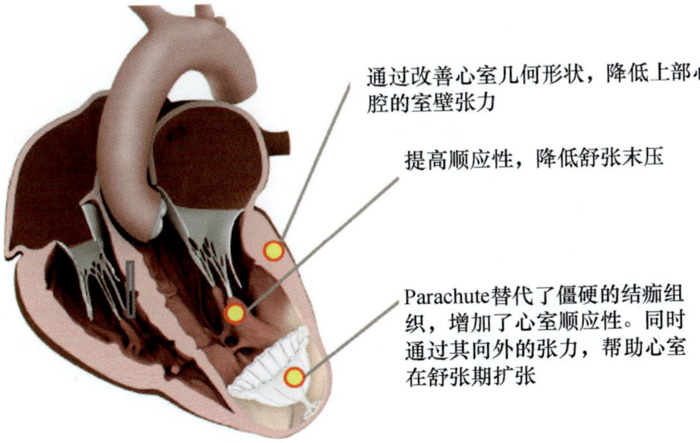

图 17－4 Parachute 作用原理

进行前瞻性研究的结果显示，该手术可以明显缩小患者左心室容积，改善患者的症状。在 2014 年美国心脏病大会（ACC）公布了 Parachute 最新数据，一项关于四个队列研究的汇集分析（111 例最初通过该装置治疗并且术后行超声心动图检查的患者资料）结果显示：左心室收缩末期容积指数（LVESVi）、左心室舒张末期容积指数（LVEDVi）及左心房容积指数均得到显著改善。植入“降落伞”成功率为 95.5%；全套手术和 X 线透视时间分别平均为 86 min 和 21 min。手术住院时间在美国平均为 2.9 天，欧洲平均 5.9 天。出血或其他主要手术并发症发生率平均为 7.2%。目前已经进行的临床试验显示术后 12 个月左心室容积持续减少，左心室血流动力学、心功能分级、运动耐量均有明显的改善，临床不良事件发生率较低，无介入操作相关并发症，有较好的应用前景。

二、适应证

1. 患者年龄 18～74 岁。
2. 陈旧前壁心肌梗死合并前壁无运动或反常运动，LVEF＜40%。
3. 美国纽约心脏病协会（NYHA）心功能分级Ⅱ～Ⅳ级。
4. 患者原有前壁心肌梗死病史（心肌梗死时间大于 3 个月）。
5. 按照现有指南药物治疗稳定 3 个月。
6. 左心室舒张末内径（乳头肌以下位置）4～7 cm 的患者。

三、禁忌证

1. 急性心肌梗死 60 天内，患者血运重建治疗 60 d 内。
2. 72 h 内出现心源性休克患者。
3. 出现过猝死、潜在有室速或室颤可能而又未植入 ICD 或 CRT-D 的患者。
4. 左心室假腱索、室间隔缺损或心尖部血栓形成患者。
5. 有外科瓣膜置换或血运重建适应证的患者，可通过外科室壁瘤切除或左心室成形手术明显改善预后的患者。

四、术前准备

（一）环境准备

1. 因 Parachute 装置中传送导管最大整体长度为 125 cm，手术过程中需要在盐水托盘内组装 Parachute 装置，此过程要保证无菌操作且传送导管保持伸直状态，就要求提供有一个长度在 160～180 cm 的操作台。

2. 此类手术术中需要人员较多，包括术者、护士、技术人员、超声科人员等，且术中设备也较多，所以需要准备一间较大面积的介入手术间，尽可能选择面积大于 50 m^2 的手术间，手术前要做好手术间的清洁消毒准备，如有条件的医院可选择在带层流净化装置的杂交手术间内进行该手术操作。

（二）药品准备

1. 抢救药物　多巴胺、阿托品、肾上腺素、吗啡等。

2. 局麻药物　利多卡因或罗哌卡因。

3. 术中用药　肝素、生理盐水。

（三）耗材准备

1. 鞘管　5 F 下肢鞘，7 F 下肢长鞘，10 F 下肢鞘，16 F 下肢鞘。

2. 导丝　下肢导丝，加硬导丝 Super stif（260 cm），V18 300 cm 导丝。

3. 导管　5 F JR4.0 造影导管，6 F 猪尾导管，16 F 指引导管（图 17－5）。

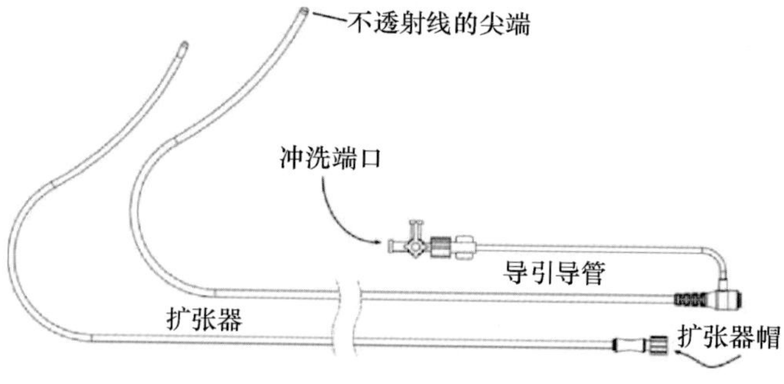

图 17－5　Parachute 指引导管

4. 降落伞装置　输送导管（图 17－6）及 Parachute 植入装置，它是由含氟聚合物（聚四氟乙烯）薄膜覆盖在一个镍钛合金锥形框架构成的（图 17－7，图 17－8）。

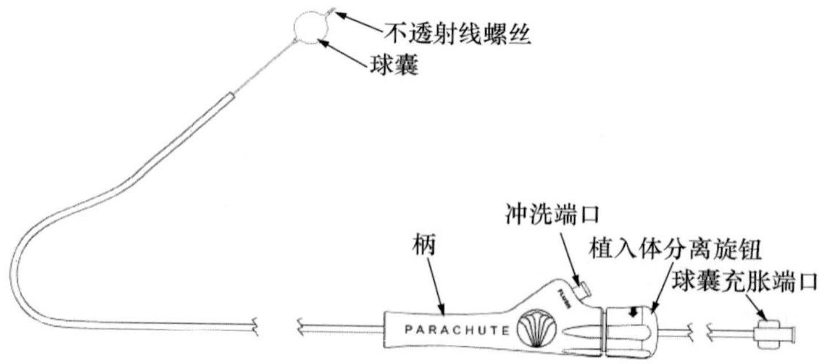

图 17－6　输送导管

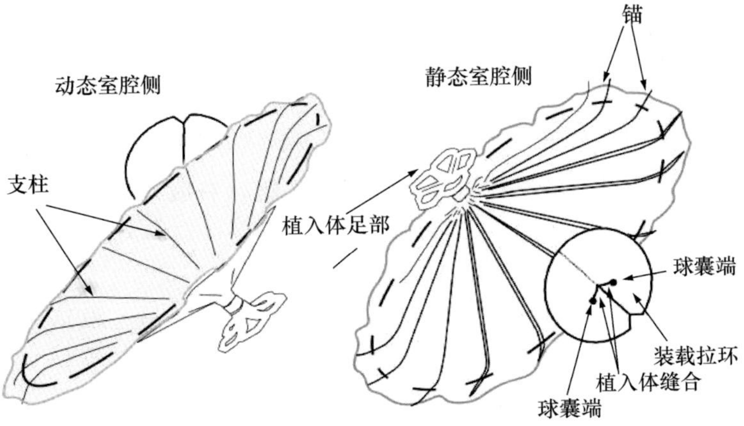

图 17－7　Parachute 植入装置

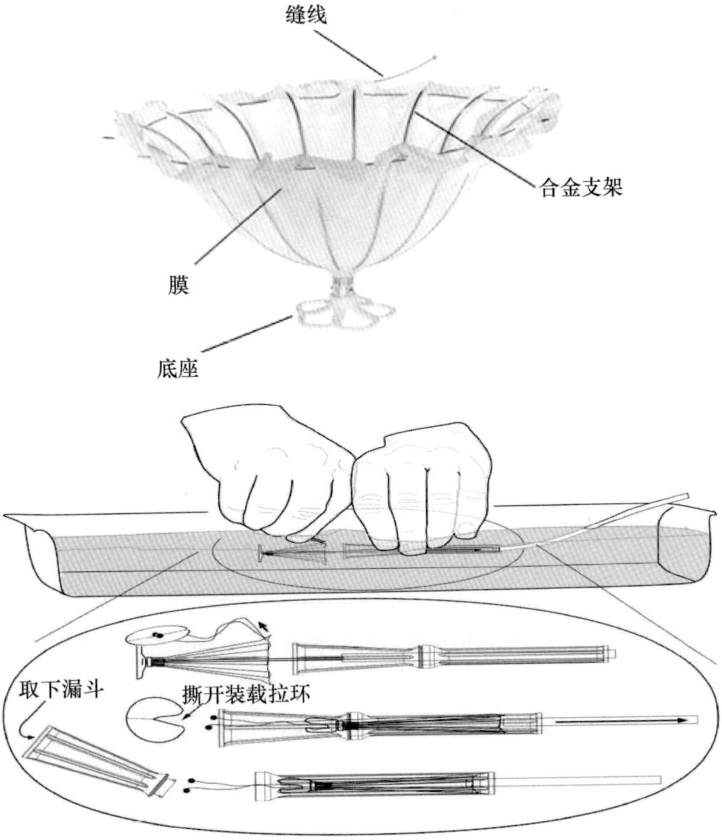

图 17－8　Parachute 植入装置

5. 血管缝合器　Perclose 血管缝合器 2 个。

（四）设备准备

1. 抢救设备　氧气、除颤器、临时起搏器、IABP、微量泵等。
2. 加压输液袋
3. 床旁超声仪器

4. 活化凝血时间测定（ACT）仪。

5. 外科开胸手术设备（备用）。

五、手术操作

1. 局麻双侧股动脉穿刺；左侧股动脉插入 7 F 长鞘，右股动脉插入 16 F 股动脉鞘管，并留置 PercloseX2。

2. 补肝素 1 mg/kg，盐水冲管，测 ACT（>250 s）。

3. 6 F 猪尾导管经左股动脉送入左心室（左心室造影用），另一根猪尾导管经右股动脉送入左心室（送入 Superstiff 导丝用）。

4. 连接高压注射器，经左股动脉猪尾管进行左心室造影（RAO 30°～45°，选择合适的左心室长轴展开体位）。

5. Amplatzer Super Stiff 导丝（260 cm）送至左心室心尖部，在合适的投照角度进 Parachute 引导导管（输送系统）至心尖。

6. 第一次超声检查

7. 接冲洗盐水管路（加压袋）。

8. 在水槽内将 Parachute 装置装入导管（图 17－9）。

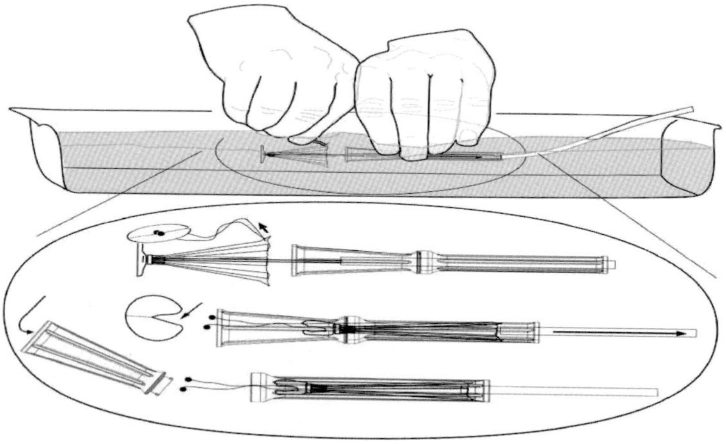

图 17－9　将 Parachute 植入体捕获入 Parachute 装载装置内

9. 将 Parachute 装置送入指引导管，排气后沿指引导管送入 Parachute 装置至心尖，打开花瓣形结构。

10 第二次超声检查，确定头端位置满意。

11. 经左股动脉诊断性猪尾导管进行第二次左心室造影，评价导管尖端位置。

12. 上提诊断性猪尾导管，固定 Parachute 装置（如图 17－10A），回撤指引导管，释放 Parachute 装置（如图 17－10B），同时快速将气囊充气（85 cm 及以下打气 10 ml，95 cm 打气 15 ml）（如图 17－10C）。

13. Parachute 装置充分张开后回抽球囊。

14. 再次进行左心室造影，第三次超声检查。

15. 结果满意后回撤整个系统。

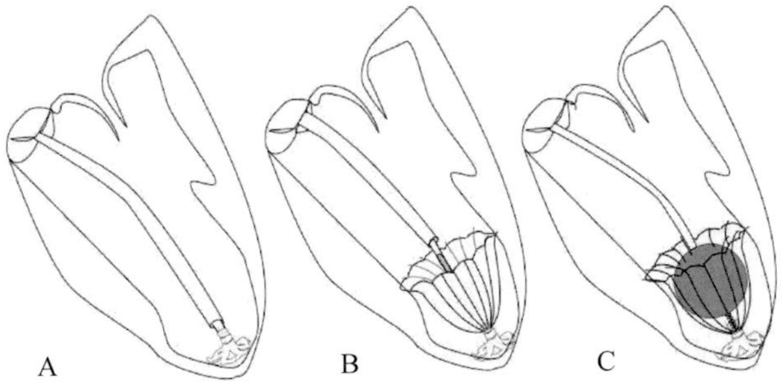

图 17-10 Parachute 装置的固定、释放与充气

16. 缝合或封堵股动脉穿刺处。

六、护理要点

(一) 术前护理

1. 完善实验室检查 乙肝五项、艾滋病/梅毒的免疫学检查、生化全套、红细胞沉降率(血沉)、凝血酶原活动度、便常规、尿常规、全血细胞分析、血型测定、血气分析等。

2. 完善相关检查 胸片、超声心动图、CT、6 min 步行测试等。

3. 术前 4 天服用阿司匹林 (300 mg/d) 或至少术前 3 h 开始首剂量 325 mg。

4. 维护患者心脏功能，强心，利尿，维持水、电解质平衡，控制入量。

5. 手术当日正常饮食，术前 4 h 禁食，告知患者不要进食鸡蛋、牛奶、豆制品、甜食等易产气食物。

6. 心理护理 因经皮心室隔离术在国内属于新技术，患者长年有心脏疾患，身体较差。患者担心手术治疗的过程及手术方法不成熟和疾病的预后，所以大多会产生紧张、焦虑、恐惧心理。护士要耐心向患者及家属介绍手术目的、过程及相关注意事项等，争取患者及家属的理解与配合，并且要多给患者营造舒适、温馨、清洁的病区环境，缓解患者的紧张情绪。

(二) 术中护理配合

1. 心率，动脉压力的监测 手术过程中护士要协助术者连接好双道动脉监测系统，并准确而详细记录好术前与术后左心室压力变化。因心室隔离术在左心室内植入一枚“降落伞”，所以在左心室内反复操作容易引起室性心律失常，所以术者和护士要严密监测患者心率、心律及动脉压力的变化，如出现严重心律失常或心电图和动脉压力改变时，要及时告知术者，并配合抢救治疗。

2. 疼痛的观察 因在右侧股动脉有 16 F 的动脉鞘管，患者会感到疼痛，护士应在排除患者发生动脉夹层引起的疼痛后做好解释与安慰工作，若考虑是由于发生动脉夹层或撕裂引起疼痛要配合做好患者血压的控制和行大动脉支架置入术或外科手术的准备。

3. 室性心律失常 因在左心室内操作导管及放置“降落伞”，所以容易导致室性早搏及短阵室性心动过速，护士应备好除颤器做好除颤准备。

4. 心搏骤停 因患者心功能较差，术中反复刺激左心室室壁，易造成心搏骤停。术者应尽量减少心室内不必要的操作，患者出现心搏骤停时护士应立即配合做好心外按压和安装临时起搏器等紧急措施。

5. “降落伞”移位 如果“降落伞”位置不合适，随着心脏收缩会导致“降落伞”移位。通过超声心动图来确定“降落伞”的位置及其对二尖瓣和主动脉的影响。应密切观察心电图的变化，因“降落伞”在左心室内所以移位会引起室性心律失常（室性早搏、短暂室性心动过速），及时通知术者，做好抢救准备。同时请放射科及外科及时会诊。

6. 心衰　患者心功能较差，液体输入速度过快、手术时间过长可引起心衰，应给予高浓度高流量吸氧，遵医嘱给予利尿药等。

7. 腹膜后出血　与术中反复穿刺股动脉，置换鞘管有关。密切观察患者的心率，血压，神志是否清醒，定时监测血红蛋白、凝血酶原时间、电解质等，观察穿刺伤口情况，包括足背动脉的搏动，患肢皮肤温度等。应迅速建立静脉通路，遵医嘱交叉配血、输血。必要时及加快补液速度，及时给予升压药物。

8. 低血压　与手术时间过长、丢失血容量多有关。密切观察患者的生命体征、神志、面色的变化，同时了解患者的基础血压，出现血压下降应及时通知术者，遵医嘱适当加快补液速度，补充液体，维持有效循环血量，给予多巴胺等升压药物。

9. 心脏压塞　与导管反复刺激心室壁，粗暴操作有关。密切观察患者的心率、血压变化，观察患者的神志是否清醒，有无烦躁不安。应用超声判断心包内的出血量及位置，备好心包穿刺准备用物（一次性辅料包，中心静脉导管等），准备好多巴胺、阿托品等升压抢救药物，同时做好交叉配血、输血的准备。定时监测血红蛋白、凝血酶原时间、电解质等。

（三）术后护理

1. 持续心电及血压监测。

2. 伤口的护理　由于器械很大，输送的导管也比较粗，以前类似手术需要外科医生帮忙，先“开口”，然后把血管切开，再放入导管。这次采用的是微创介入方法，使用了两个经皮缝合器，事先把线穿好，导管拔出后，直接缝合，不用开口，创伤小、恢复快。加压包扎双侧股动脉并注意观察有无伤口渗血，并与病房做好交接班。协助患者从手术床移至病床。告知患者双侧股动脉穿刺后活动的注意事项。叮嘱患者在床上做双下肢被动活动，以免造成深静脉血栓，术后6 h可床上翻身，术后24 h下地活动，但是注意避免用力咳嗽、排便等。因在左心室内植入异物，所以应密切观察患者的一般情况，有无植入物脱位（借助超声心动图、胸片等）。出院后定期检查超声心动图，观察心功能的恢复。

3. 术后抗凝

（1）术后6～8 h后服用华法林，术后次日服用低剂量阿司匹林。

（2）术后服用华法林至少12个月，服用低剂量阿司匹林（75 mg～100 mg/d）至少12个月。

第三节　经导管射频消融肾交感神经术

经导管射频消融肾交感神经术（renal sympathetic denervation，RDN）是指使用去肾交感神经射频专用导管系统，为顽固性高血压患者实施去肾交感神经射频消融术，而顽固性高血压是一种特殊类型的高血压，在应用足够剂量且合理的3种降压药物（包括利尿剂）后，血压仍在目标水平之上，可能导致严重的靶器官损伤和心血管风险，治疗十分棘手。许多研究已证实肾交感神经活动参与高血压的发病与维持，尤其在顽固性高血压中，因此选择性肾交感神经阻断被认为是治疗顽固性高血压的一个重要手段。

2013年4月，欧洲心脏病学会（ESC）发布共识声明：经导管去肾交感神经术（catheter-based renal denervation）可作为高血压治疗的一种备选治疗策略，适用于在生活方式调整和药物治疗后未达到降压目标的耐药性高血压患者。合适的筛选手段和患者术前应遵循的标准：诊室血压收缩压≥160 mmHg（糖尿病患者标准为≥150 mmHg）；足量使用三种或更多抗高血压药物组合，包括利尿剂；尝试过调整生活方式以改善血压；已排除继发性高血压；已通过动态血压监测排除假性抵抗；肾功能正常［肾小球滤过率≥45 ml/(min·1.73^2)］；无极性或副动脉，无肾动脉狭窄，无肾动脉重建史。

一、RDN的手术原理

肾交感神经兴奋可直接或间接引起如下生理反应：①肾素-血管紧张素-醛固酮系统激活；②肾及全身去甲肾上腺素释放增多；③肾钠水潴留增多；④肾动脉收缩。这些最终导致血压升高。各种阻断肾交感神经的方法均可使上述作用减弱，最终起到降血压的作用。而肾交感神经纤维进出肾绝大部分经肾动脉主干外膜，这一解剖特点决定了RDN可选择性消融神交感神经纤维（图17-11所示）。

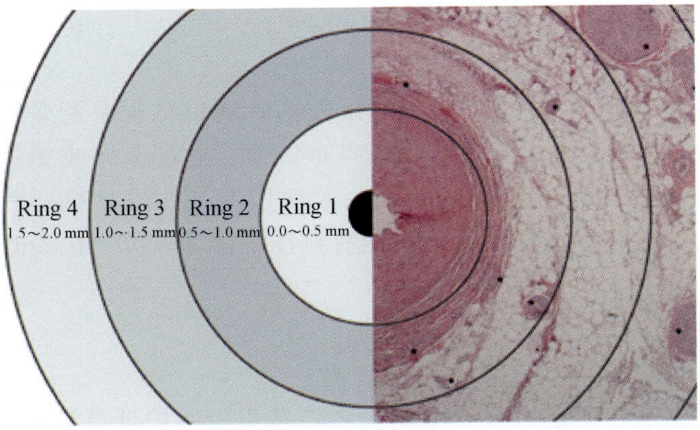

图17-11 肾动脉草图，不同区域内交感神经的分布

二、手术操作

所有患者均选用股动脉径路，穿刺点局部麻醉。采用改良Seldinger穿刺技术，置入6F下肢鞘后，动脉内一次性注入普通肝素钠25 mg，建立动脉内压力监测。推送6FRDC导引导管（Boston Scientific公司）至腹主动脉，先行肾动脉造影，明确双侧肾动脉的解剖情况（直径大小、有无明显狭窄和夹层等），决定手术方案。经导引导管推送肾动脉射频消融导管（Medtronic公司生产的Symplicity射频消融导管）至一侧肾动脉主干远端（分叉近端），连接射频消融导管手柄末端与体外射频发生器，开启射频仪，操作手柄上的推拉件使消融电极紧贴肾动脉内壁，踩脚闸开始射频消融肾交感神经，每点8 W，120 s。然后射频消融导管头端后撤约5 mm，环形旋转60°～90°，再次重复前述步骤，每侧肾动脉一般消融4～6点。射频温度维持在40～75℃，阻抗衰减率控制在15％～25％。

三、介入护理配合

（一）术前护理

1. 术前患者准备

（1）完善相关检查，进行碘过敏试验、抗生素过敏试验。

（2）术前进行备皮，静脉输液，病房准备硝普钠泵入备用。

2. 术前物品准备

（1）人员及设备准备：导管室配备本科室护士2名（巡回及心电护士），技师一名（负责造影机的正常运转），必要时提前联系麻醉医师到导管室。备齐各项抢救设备并保证功能运行良好：除颤仪、麻醉机、吸引器、中心供氧、输液泵、射频仪。

（2）药品准备：

1）常规药品：2%利多卡因、肝素、硝酸甘油、造影剂；

2）抢救药品：阿托品、多巴胺、硝普钠；

3）术中镇痛、镇静药品：吗啡、咪达唑仑（力月西）、芬太尼（若用备氟马西尼）。

（3）介入耗材准备：穿刺用动脉鞘管、造影管、引导导管、导引钢丝、血管吻合器、射频消融导管。

3. 急救准备

因术中要求控制动脉压在140/90 mmHg左右，所以微量泵配备硝普钠备用（注意避光）；因射频消融会产生疼痛，所有患者备吗啡镇痛，对部分吗啡镇痛效果差而影响手术操作者，给予芬太尼加咪唑安定静脉泵入，术后用氟马西尼拮抗；针对术中可能出现的心率降低（<60次/分）备好阿托品；如伴有血压下降（<90/60 mmHg），备好多巴胺静脉推注。

（二）术中护理配合

1. 安全护理

（1）认真核对患者：对进入导管室的患者，接患者时护理员核对并签字，上台前，导管室护士核对患者各项化验检查、服用相关药品情况并在核对单上签字，上台术者核对相关内容并签字。上台时，导管室护士通过手牌和患者问询再次核对患者，并检查静脉输注液体。

（2）摆放合适体位：对上台患者，摆放舒适并安全的体位，暴露需消毒穿刺部位，放置手术枕，因导管室机器需求温度较低，所以注意给患者保暖。协助患者平卧好后，叮嘱患者术中勿移动，防止坠床等护理不良事件的发生。

（3）生命体征监测连接心电监护仪、氧饱和度监护仪，心电护士术中密切观察患者的心率、心律、氧饱和度、动脉血压的变化，如有异常及时发现并处理并发症。

2. 射频术操作

（1）上台时，将负极板贴于患者相应部位。

（2）术中协助术者将射频消融导管连接于射频仪上，并调试检测机器性能。

（3）射频开始后，记录射频消融所用的能量及时间，一般每个消融点8 W、120 s，提醒术者射频的温度及阻抗，一般射频温度维持在40～75℃，阻抗衰减率控制在15%～25%。

3. 疼痛的护理

因射频消融会给患者带来疼痛，所以护士应结合造影情况，当射频消融导管到位时，消融释放能量前，提醒术者并遵医嘱给予不同患者不同的镇痛药物；并提前告知、安慰患者可能出现疼痛，但采取措施后会减轻其疼痛，使其配合手术顺利完成。

（三）术后护理

1. 伤口护理　拔出动脉鞘管，用血管吻合器缝合后，协助术者用弹力绷带加压包扎穿刺处，并观察是否有出血、血肿出现，清洁穿刺处周围皮肤，标注包扎时间及日期，叮嘱患者穿刺处的相关注意事项。

2. 相关并发症的预防及处理

（1）动脉内导管操作相关并发症：股动脉假性动脉瘤、血肿和肾动脉夹层。前者用体外压迫的办法解决，后者置入支架。

（2）其他不良反应：RDN 射频能量传递中主要不良反应为术中、术后短暂的明显腹部疼痛，系射频能量损伤肾动脉外膜所致，使用镇静镇痛药物如吗啡、芬太尼、咪达唑仑等可缓解。

四、研究进程及展望

研究进程：2009 年，Symplicity HTN-1（catheter-based renal sympathetic denervation for resistant hypertension：a multicentre safety and proof principle cohort study）试验结果揭晓。该试验纳入 45 例患者，开放标签、未设对照组，肾动脉消融后第 1、3、6、9、12 个月，收缩压分别下降 14 mmHg、21 mmHg、22 mmHg、24 mmHg、27 mmHg（1 mmHg＝0.133 kPa）；舒张压分别下降了 10 mmHg、10 mmHg、11 mmHg、11 mmHg 和 17 mmHg。该研究结果给整个医学界极大的鼓舞。随后进行的随机、对照、非盲法 Symplicity HTN-2（renal sympathetic denervation in patients with treatment-resistant hypertension）试验，共纳入 106 例患者，对比研究单纯药物与药物＋RDN 的效果。试验结果显示：半年后，RDN＋药物组收缩压平均下降 32 mmHg，舒张压下降 12 mmHg，药物组则较基线无变化。两组间差异有统计学意义（$P<0.01$）。该两项试验均得出阳性结果，大大增加了临床应用 RDN 的信心和积极性，直至 2014 年 Symplicity HTN-3 试验结果揭晓。

纳入 535 例患者、多中心、单盲、前瞻性、假手术组对照的 Symplicity HTN-3 试验在美国 88 个中心开展，对照假手术组患者整个手术流程与 RDN 组完全一致，甚至包括术中镇静止痛治疗。随访半年，RDN 组诊室收缩压较基线平均下降 14.13 mmHg，假手术组下降 11.74 mmHg，两组差异无统计学意义（$P=0.26$）。24 h 动态血压监测方面，平均收缩压在 RDN 组下降 6.75 mmHg，假手术组下降 4.79 mmHg，两组差异仍无统计学意义（$P=0.98$）。该试验获得的是阴性结果，文章发表后引起了很多争议，至此出现了关于 RDN 治疗难治性高血压的激烈争议。有学者分析，Symplicity HTN-3 失败的原因可能有：不同研究中不同程度抗高血压药物治疗调整；无法评估患者对药物的依从性；施行 RDN 术者的背景及经验；消融点密度；消融方法及模式区别；适应人群的选择等因素。另有学者认为：目前 Symplicity HTN-3 研究只代表对特定设备无效，而非 RDN 技术或理念的无效；目前尚缺乏有效的判定肾去交感神经术成功的临床指标；如何选择适应证患者是目前存在的问题之一；掌握肾交感神经分布及严格控制消融技术或许可以使 RDN 术更上一层台阶。其次新的消融电极技术或许是 RDN 的出路。对于 RDN 只要理论上存在合理性，就不应轻言放弃。一个试验的结果可能存在偶然性，不能予以直接否定，而是需要更多的研究去探索。所以我们应该以 Symplicity HTN-3 作为 RDN 的一个新起点，而不是 RDN

的终点。

目前，全球Symplicity注册研究正在进行中。该研究是一项前瞻性、国际多中心、非盲法的试验；拟纳入5000例接受RDN治疗的高血压患者，随访5年。2015年欧洲高血压学会（ESH）年会会议发表了关于全球Symplicity注册研究随访1年后的临床数据，提示RDN术后1年可以显著降低患者血压，安全性好。因此，RDN的未来究竟会何去何从，我们还需拭目以待。

第十八章　大动脉支架置入术的护理

第一节　定　义

发生在胸、腹主动脉的血管病变，包括各种原因引起的主动脉动脉瘤、夹层、夹层动脉瘤、假性动脉瘤、动脉狭窄、动脉壁穿透性溃疡以及创伤性病变等。

解剖学特点（图 18－1）：

主动脉解剖学上可分为胸主动脉和腹主动脉，胸主动脉进一步分为升主动脉、主动脉弓和降主动脉；腹主动脉又分为肾上段和肾下段。

构成主动脉的弹力组织成分是维持其功能的关键。主动脉的弹性和扩展性随年龄增长而减退。与健康人相比，高血压患者的血管弹性进行性减退，随年龄增长呈加速度改变，高血脂或冠心病等动脉硬化患者较正常人主动脉弹性减退的情况与高血压患者情况相似。

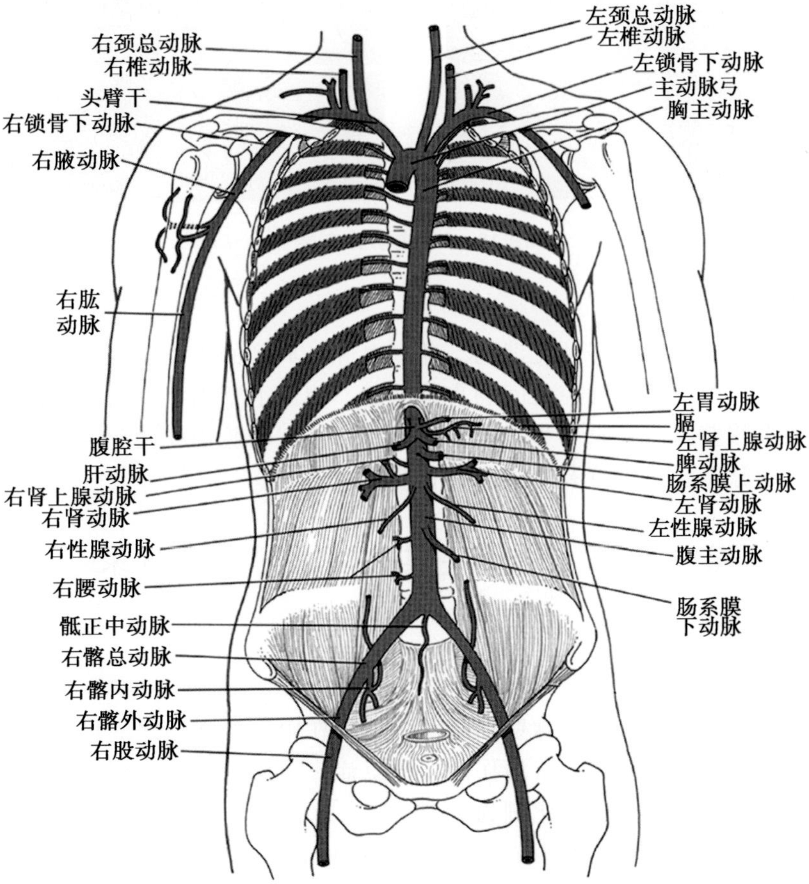

图 18－1　胸、腹主动脉及主要分支示意图

第二节　分　类

一、主动脉瘤

包括腹主动脉瘤、胸主动脉瘤。

1. 主动脉瘤的定义　受累的主动脉较正常的主动脉局部持续性扩张至少达原直径1.5倍。主动脉瘤的出现是弥漫性主动脉疾病的标志之一。多发性主动脉瘤约占所有主动脉瘤的13%，25%～28%的胸主动脉瘤患者同时患有腹主动脉瘤。

2. 腹主动脉瘤较胸主动脉瘤更常见，年龄是一个重要的因素，55岁以上的男性和70岁以上的女性发病率急剧上升，男、女患病之比为（4～5）∶1。

二、主动脉夹层（图18-2）

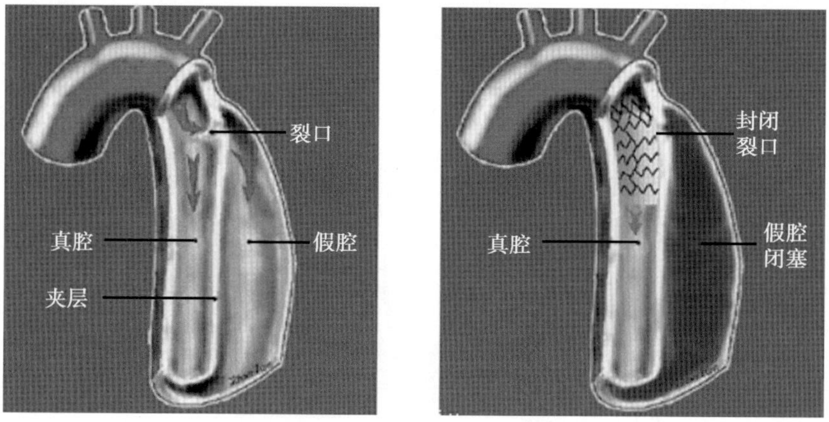

图18-2　主动脉夹层

三、非典型主动脉夹层分离

包括壁内血肿、穿透性粥样硬化溃疡。壁内血肿与典型的主动脉夹层分离的区别在于它没有相应的内膜片或中层与动脉腔之间的直接交通。临床上壁内血肿与真正的主动脉夹层分离难以区分。大多数壁内血肿患者为具有高血压和广泛主动脉粥样硬化的老年人。几乎所有患者都有典型主动脉夹层分离特有的胸痛和背痛症状。

第三节　主动脉夹层介入治疗护理技术

一、概述

主动脉夹层是指血液渗入主动脉壁损伤其中层并在中层与外层之间形成夹层血肿，并可沿主动脉壁延伸剥离导致心血管严重损伤的一种急症。一般表现为剧烈疼痛、休克以及压迫症状。发病率一般男性多于女性，比例为2∶1。

1. 主动脉夹层分型　目前最常用的分类是DeBakey和Stanford分型（图18-3）。

（1）DeBakey分型：

Ⅰ型：夹层起始于升主动脉，延伸超过主动脉弓至降主动脉，最为常见。

Ⅱ型：夹层起始并局限于升主动脉，多见于马方综合征患者。

Ⅲ型：夹层起始于降主动脉延伸超过胸主动脉。

（2）Stanford 分型：

A 型：夹层累及升主动脉，内膜破口常在升主动脉附近，包括 DeBakeyⅠ型和Ⅱ型，一般需要外科手术治疗。

B 型：夹层仅限于降主动脉，内膜破口常在左锁骨下动脉开口以下，即 DeBakey Ⅲ型。此型适于行介入腔内支架置入术。

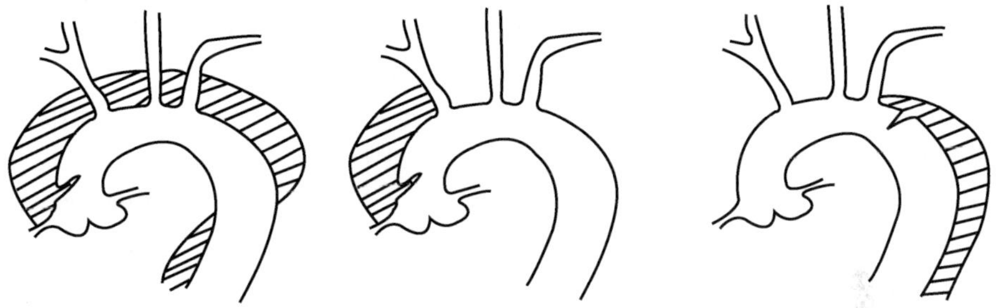

DeBakey分型	Ⅰ	Ⅱ	Ⅲ
Stanford分型	A 型		B 型

图 18-3 主动脉夹层分型

2. 分期

（1）急性期：指主动脉疾病发病 3 天之内者。

（2）亚急性期：发病 3 天至 2 个月者。

（3）慢性期：是指体检中偶然发现的无症状者。

各种病因、各型、各区、各类的主动脉疾病均可见于急性期和（或）慢性期患者中。

3. 主动脉夹层的临床表现

（1）症状：急性主动脉夹层最常见的症状是胸部剧痛，占 74%～90%；而多数无疼痛的是慢性主动脉夹层。典型的疼痛呈突然发生，撕裂样的剧痛。

（2）体征：体检结果通常反映了主动脉夹层分离所在的部位以及相关的心血管病变损伤范围，远端主动脉夹层患者中，80%～90%以上可见高血压，但在近端主动脉夹层患者中高血压较少见。夹层累及头臂血管，可能造成“假性低血压”——由于上肢动脉损伤或闭塞造成的血压测量误差。

（3）与主动脉夹层相关的最典型体检结果：脉短绌，主动脉瓣反流杂音，神经系统临床表现更多见于近端夹层分离，而不是远端夹层分离。当病变累及颈动脉或左锁骨下动脉，会有脉短绌；而当病变直接累及无名动脉或左颈总动脉时，少数患者会表现为意识改变，甚至昏迷；当危及脊椎动脉灌注，会产生下肢轻瘫或截瘫。主动脉夹层分离延伸至腹主动脉会引起其他血管并发症：5%～8%危及一侧或双侧肾动脉，引起肾缺血或症状明显的梗死，导致严重的高血压和急性肾衰竭；腹主动脉夹层分离偶尔也会并发肠系膜局部缺血或梗死，约占病例的 3%～5%；此外，主动脉夹层分离会伸展到髂动脉，引起股动脉脉短绌（占 12%）和急性下肢缺血。在这些病例中，如果胸痛轻微甚至消失，脉短绌和末梢神经局部缺血会被误认为是周围血管栓塞的表现。主动脉夹层分离的其他临床表现包括多见于左侧的胸腔积液。典型情况下积液由病变主动脉周围炎性渗出反应引起，但有时产生于降主动脉夹层分离引起的短暂破裂或渗漏造成的血胸。主动脉夹层分离有若干罕见的临床表现，包括声音嘶哑，上气道阻塞，由于破裂进入气管支气管树产生的咯血，破裂至食管产生的吞咽困难或呕血，上腔静脉综合征，胸锁关节搏动，颈部肿块搏动，霍纳综合征，以及不明原因的发热。其他较罕见的出现连续性杂音的情况，包括主动脉夹层分离破裂进右心房、右心室，或进入左心房继发充血性心力衰竭。

许多疾病表现可酷似主动脉夹层分离。包括心肌梗死或心肌缺血，非夹层分离引起的急性主动脉瓣反流，非夹层分离引起的胸主动脉瘤、腹主动脉瘤、心包炎、肌肉骨骼痛或纵隔肿瘤。当有胸痛的患者同时伴有的临床症状、体检异常、胸片与主动脉夹层分离相符时，特别容易引起诊断困难。

4. 实验室检查　主动脉夹层胸片最常见的异常是主动脉影变宽，局限性的膨出往往出现于病变起源部位，主动脉夹层的心电图结果是非特异性的，如夹层累及冠状动脉开口，心电图呈现相关区域心肌缺血的 ST-T 改变；破裂所致心包积液、心肌梗死，出现 ST 段呈弓背向下抬高、低电压等表现。

5. 诊断技术　目前使用的诊断方法包括：主动脉造影术、造影增强 CT 扫描、MRI、经胸或经食管的心脏超声。使用上述诊断方法，首先是确认或排除主动脉夹层的诊断；其次是确定夹层累及的部位；第三，应识别一些夹层的解剖特征：包括其范围，内破口和外破口的部位，假腔内血栓，夹层累及分支血管的程度，主动脉瓣反流及其严重程度，有无心包积液，内膜片是否累及冠状动脉等。

6. 主动脉夹层的治疗措施

(1) 内科药物治疗。

(2) 外科手术治疗。

(3) 主动脉夹层介入治疗——主动脉覆膜支架置入术。

二、介入治疗适应证

1. Stanford B 型主动脉夹层。
2. Stanford B 型主动脉穿壁性溃疡。
3. 主动脉假性动脉瘤。
4. 外科术后血管并发症而不符合再次手术适应证者。
5. 髂股动脉能够通过支架系统。
6. 锚定区无严重粥样硬化病变或者锚定区直径≤38 mm。

三、介入治疗的手术步骤

1. 患者在导管室，消毒、铺巾，行全身麻醉气管插管。
2. 外科大夫切开腹股沟处，将股动脉逐层分离，游离出来。
3. 介入大夫从游离出来的股动脉处穿刺，置入动脉鞘，用猪尾导管进行主动脉造影。
4. 根据造影图像进行精确测量，选择合适尺寸置入覆膜支架。
5. 支架放置完后，再次行大动脉造影以确认支架放置到位，撤出导管。
6. 外科大夫协助缝合股动脉穿刺口，然后逐层缝合皮肤，包扎伤口。

7. 将患者送至CCU监护。

四、介入治疗的护理技术

1. 术前护理

(1) 心理护理：术前宣教，消除患者焦虑、恐惧心理至关重要。因患者胸痛剧烈、对病情的认识不足及对死亡的恐惧而导致情绪极度波动，躁动不安，不配合治疗，常可出现精神症状，因此需要耐心解答患者及家属的疑问，使其树立战胜疾病的信心，配合治疗。

(2) 药物治疗的护理：①首先必须积极降压治疗，减少夹层进一步扩大：使用硝普钠和β受体阻滞剂（艾司洛尔），将血压控制在90～120/60～70 mmHg，心率控制在60～70次/分。②镇痛和镇静治疗。

(3) 完善各项辅助检查：如血型和血常规，肝、肾功能，超声检查，心电图，X线胸片，CT检查。

(4) 为介入治疗前做准备：备皮、碘过敏试验、术前谈话并签署知情同意书，术前禁食12 h，禁饮6 h，18 G留置针建立外周静脉通道，遵医嘱给予术前用药。

2. 术中护理

(1) 手术前的一般护理配合：

1) 准备各项仪器设备：如监护仪、除颤仪、中心供氧装置、负压吸引装置、高频电刀等。

2) 急救药品的准备：肝素5000 U，多巴胺20 mg，2%利多卡因10 ml，地塞米松10 mg，阿托品0.5 mg，造影剂100～200 ml，肝素盐水。

(2) 麻醉的护理配合：此手术需要全麻气管插管，因此首先需要麻醉的护理配合。

1) 麻醉机术前准备，检查设备、呼吸回路等。

2) 全麻急救药品的配制：肾上腺素、山莨菪碱（654-2）、去甲肾上腺素、硝酸甘油、多巴胺等。

3) 准备全麻诱导麻醉药物：肌松剂（万可松）、依托咪酯、丙泊酚、瑞芬太尼。

4) 行颈静脉穿刺，置入中心静脉导管，测量中心静脉压，便于术中给药。

5) 行桡动脉穿刺，穿刺成功后及时抽回血、盐水冲管，固定好测压管，防止打折，便于监测动脉压力。

6) 配合行气管插管，固定好气管插管、牙垫，保持呼吸回路畅通；麻醉后，给予留置导尿，以利于术中、术后观察尿量、颜色、性质。

7) 指脉氧血氧饱和度监测。

8) 准确及时绘制麻醉记录单，详细记录术中用药，及时总结出入量。

(3) 外科股动脉切开的护理配合：

1) 因胸主动脉覆膜支架的输送系统外径有23 F左右，需要切开股动脉方能置入输送系统，应配合外科大夫切开腹股沟处皮肤。

2) 使用高频电刀进行止血，分层剥离。

3) 用阻断带圈套股动脉近、远端，如已游离股深动脉，也要套带标测，防止误伤股深动脉。

4) 暴露股动脉穿刺部位。

外科常用器械：见表18-1。

表 18-1　外科股动脉切开常用器械

名称	规格	数量
手术刀柄	4#	1
弯止血钳	16 cm	8
扁桃钳	18 cm	2
弯蚊式钳	12 cm	4
甲状腺拉钩	12 cm	2
自动乳突牵开器	12 cm	1
无损伤镊	小柄花 1.4 mm	2
显微直头镊	0.3 mm/16 cm	2
显微持针钳	18 cm	1
镶片持针钳	18 cm	2
弯组织剪	18 cm	2
精细剪	18 cm	1
直角钳	18 cm	2
小儿升阻钳	13 cm	2
总计		32

（4）介入治疗的护理配合：

1）股动脉游离出来后，由介入大夫从暴露股动脉处穿刺，置入动脉鞘；

2）用 0.089 cm（0.035″）导丝指引，由血管真腔上行，到达主动脉弓部，用 6 F 猪尾导管、高压注射器行主动脉造影；

3）当置入动脉鞘管时，由静脉推肝素 5000 U；

4）造影完毕后，由放射技师对血管直径进行精确测量，选择合适尺寸覆膜支架；

5）此时给术者一根超硬支撑的 0.035″×260 cm 导丝，便于支架输送系统的送入；

6）协助麻醉师调整患者的血压，将收缩压降至 60～80 mmHg，以利于支架的释放；

7）支架放置后，再次行大动脉造影，确认支架放置好后，撤出导管和导丝；

8）器械护士配合外科大夫阻断股动脉近、远端，对股动脉穿刺部位的破口边缘进行修剪。用 6/0 Prolene 吻合股动脉口，皮内、皮下提供 2/0 和 4/0 Vicryl 线，及时提供止血纱布，尽量缩短手术时间；

9）手术完毕后，协助包扎手术伤口，触摸双侧足背动脉搏动是否良好，将患者送至 CCU 监护。

常用介入治疗器材见表 18-2：

表 18-2　介入治疗常用器械

名称	规格	数量
穿刺针	18 G	1 个
动脉鞘	6 F	1 个
猪尾造影导管（PIG）	6 F	1 根
钢丝	0.035 英寸×150 cm	1 根
超滑钢丝	0.035 英寸×150 cm	1 根
一次性铅屏罩	90×75	1 个
一次性塑料布	120×200	2 个
一次性球管罩	45×45	1 个
一次性注射器		若干
注水球		1 个
杨克氏吸引头及连接管		各 1 根
含碘手术薄膜	6640	1 片
电刀笔、电烧清洁片		各 1 个
针线类：		
7/0 Prolene（黑针）针线		2 根
6/0 Prolene 针线		2 根
2/0、3/0、4/0 Vicryl 线		各 2 根
0、1、4、7 号 Mersilk 线		各 2 根
8×20、9×24 圆针、角针		各 2 根
超硬钢丝	0.035×260 cm	1 根
黄金 PIG（备用）		1 根
大动脉支架器械包		见表 18-1
大动脉覆膜支架及输送系统		1 套

3. 术后护理配合

（1）按全麻术后护理进行常规护理：持续心电、血压监测，严密监测 24 h 血压变化是术后护理的重点，根据血压变化及时调整降压药物，控制好血压。观察四肢动脉搏动情况及穿刺局部并发症。

（2）并发症的观察及护理

1）严重并发症：心肌梗死，脑动脉栓塞，动脉破裂，夹层逆剥，支架置入假腔，中到大量内漏，截瘫，死亡。

2）轻微并发症：血管径路并发症，支架置入后综合征。

3）迟发并发症：腹主动脉假腔增大，新发内漏。

4）观察下肢血压，预防血栓形成，穿刺部位及切口有无出血、渗血、血肿，抗感染。

4. 出院时的护理指导

（1）坚持规律服用降压药物，良好控制血压。

（2）逐渐进行身体活动，避免剧烈运动。

（3）戒烟、戒酒，吃清淡、无刺激性饮食。

（4）按要求定期进行随访和复查。

第四节　腹主动脉支架置入术护理技术

一、介入手术适应证

1. 肾动脉水平以下腹主动脉瘤（图 18－4）。
2. 肾下腹主动脉有足够的锚锭区。
3. 股髂动脉适合支架的置入（图 18－5）。

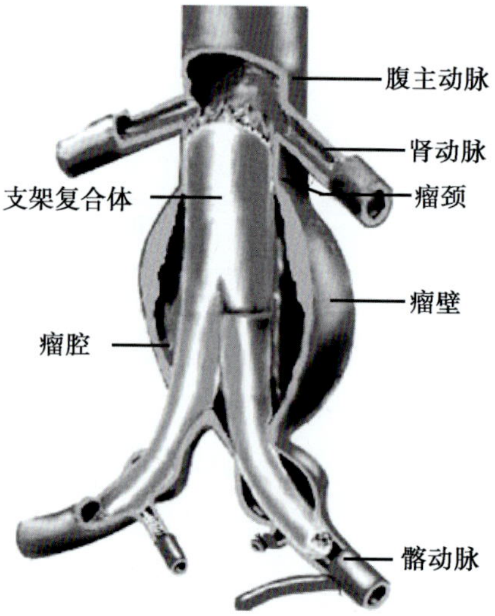

图 18－4　下腹主动脉瘤解剖图

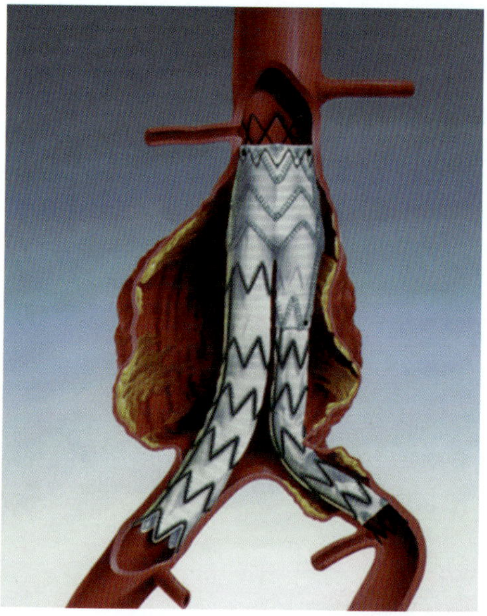

图 18－5　下腹主动脉支架置入后示意图

二、介入手术的护理技术

同“主动脉夹层介入治疗护理技术”。

（王　英）

第十九章 脑动脉粥样硬化性狭窄的介入治疗护理

动脉粥样硬化是一种全身性疾病，当冠状动脉、脑动脉、颈动脉及肾动脉等重要脏器的血管出现粥样硬化时，将会产生致命的临床后果。而上述各动脉的动脉粥样硬化存在许多相同的危险因子或致病因素。颈动脉与冠状动脉在解剖上均是平滑肌动脉，已证实二者动脉硬化的发病机制是一致的。这些研究均揭示颈动脉硬化与冠状动脉硬化之间存在着较为密切的关系。颈动脉可作为冠状动脉的一个窗口，颈动脉的硬化可间接地反映冠状动脉的硬化。同时也有研究表明，随着冠状动脉病变支数的增加及冠状动脉粥样硬化程度的加重，颈动脉硬化的程度相应地加重。因此，心脑血管是两个有相互联系的系统，它们在罹患动脉粥样硬化时，常常合并发病。在现代治疗冠状动脉粥样硬化时，应考虑到颈部及脑血管粥样疾病的治疗。颈动脉及脑动脉粥样硬化狭窄的介入治疗近年来取得长足的进步，国内越来越多的单位开始开展这方面的工作，所以有必要了解颈动脉及脑动脉粥样硬化性狭窄介入治疗的程序和护理常规。

第一节 导管室的基本设备

一、消毒灭菌条件

监测（护）设备、氧气罐、负压吸引器以及其他抢救设备，如麻醉机及附属装置、检测凝血功能仪器、急救药品车。

二、常备药品

肝素钠注射液、鱼精蛋白注射液、硝普钠、尿激酶、罂粟碱、钙通道阻滞药、肾上腺素、地塞米松注射液、麻醉及抗癫痫药物。

三、防护设备

铅衣、铅眼镜、铅帽、铅围脖、铅皮及铅屏风、导管材料储藏柜、动脉输液加压包（袋）及袋装等渗盐水、导管塑形器（如蒸汽壶）。

四、进入人体内的介入器材均为一次性使用

一次性使用材料；一次性使用进入体内的介入器材。

第二节 全脑血管造影术及护理

一、适应证

1. 颅内外血管性病变。如，出血性或闭塞性脑血管病变。

2. 自发性脑内血肿或蛛网膜下腔出血（SAH）病因检查。
3. 头面部富血管性肿瘤，术前了解血供状况。
4. 观察颅内占位性病变的血供与邻近血管的关系及某些肿瘤的定性。
5. 头面部及颅内血管性疾病治疗后复查。

二、禁忌证

1. 对碘过敏者（需经过脱敏治疗后进行，或使用不含碘的造影剂）。
2. 有严重出血倾向或出血性疾病。
3. 有严重心、肝或肾功能不全者。
4. 脑疝晚期，脑干功能衰竭者。

三、术前护理准备

1. 常规术前检查　包括血、尿常规，出、凝血时间，肝、肾功能，心电图及胸部X线片。

2. 术前4～6 h禁饮食，特殊情况，如急诊可经麻醉师同意酌情适当缩短禁食时间。

3. 碘过敏试验　造影拟使用的造影剂1 ml，静脉推注。无心慌、气短、荨麻疹及球结膜充血等过敏体征，注射前后测量血压波动低于10～20 mmHg者为阴性。碘过敏试验阳性而必须进行造影者，应术前3 d进行激素治疗，并尽量使用非离子型碘水溶液造影剂。

4. 双侧腹股沟及会阴区备皮　操作时间长的患者要留置导尿管。

5. 术前30 min肌内注射苯巴比妥。

6. 酌情术前24 h静脉持续给予钙通道阻滞剂。

7. 器械准备　血管造影手术包1个，压力袋2个，软包装等渗盐水500 ml×4袋，Y形阀1个，三通接头2个，脑血管造影导管1根（5 F或4 F，血管迂曲者酌情选不同形状的造影导管），导管鞘1个（5 F、6 F），30 cm短导丝和160 cm长导丝各1根。高压注射器及连接管，100～200 ml造影剂，穿刺针（成人选16 G或18 G，儿童选18 G或20 G）。

四、操作方法及护理程序

1. 经股动脉穿刺操作步骤及护理

（1）常规双侧腹股沟及会阴区消毒铺单，暴露两侧腹股沟部。

（2）至少连接2套动脉内持续滴注器（其中1个与导管靶连接，另1个备用或接Y形阀导丝）。接高压注射器并抽吸造影剂。所有连接装置要求无气泡。肝素盐水冲洗造影管。

（3）穿刺点选腹股沟韧带下1.5～2 cm股动脉搏动最明显处，局部浸润麻醉，进针角度与皮肤呈30°～45°。

（4）穿刺成功后，在短导丝的辅助下置血管鞘。持续滴注调节，滴数为15～30滴/分。

（5）全身肝素化，控制活化部分凝血活酶时间（APTT）＞120 s或活化凝血时间(ACT)＞250 s。肝素化的方法可参照以下方法：首次剂量每千克体重2/3 mg静脉注射，1 h后再给半量，2 h后再加1/4量，以后每隔1 h追加前次剂量的半量，若减到10 mg时，每隔1 h给予10 mg 。

（6）在透视下依次行全脑血管造影，包括双侧颈内、颈外动脉，双侧椎动脉。必要时可行双侧甲状颈干及肋颈干造影。对血管迂曲者，导管不能到位时，可使用导丝辅助。

(7) 老年患者应自下而上分段行各主干动脉造影，必要时以猪尾导管行主动脉弓造影。

(8) 造影结束后用鱼精蛋白中和肝素钠（1～1.5 mg可对抗1 mg肝素钠）。

2. 术后护理

(1) 压迫并加压包扎穿刺点后，卧床24 h，保持穿刺侧下肢伸直。

(2) 监测穿刺肢体足背动脉搏动，1次/0.5小时。

(3) 适当给予抗生素及激素。

五、并发症及护理

1. 穿刺部位血肿　可能由于患者凝血功能障碍或存在患者躁动，过早过多运动下肢等。小血肿（直径<10 cm）24 h后局部热敷或理疗。造成局部压迫者通知医生尽早切开清除。

2. 血管痉挛　可能由于导管或导丝对血管内皮细胞的刺激引起。血管痉挛后医生可给予动脉内缓慢推注罂粟碱（15 mg加10 ml等渗盐水）。

3. 动脉内膜下通道　可能是导管或导丝进入内膜下或注射造影剂压力过大造成的。弓上血管多为逆行夹层，严重者须放置支架或抗凝治疗，须控制性降压及请胸心血管外科处理。

4. 血栓形成或栓塞　可能与血液高凝状态、斑块脱落有关。血栓形成后要全面造影，找出栓子的位置，行溶栓治疗。

5. 血管穿孔或血管壁撕裂　可能与血管结构异常有关，术中导管刺破血管。主动脉造影时使用多侧孔导管可避免。血管破裂后及时中和肝素，止血降压。对于可闭塞的血管行血管内封堵；不能闭塞的血管行压迫或手术修补。

6. 穿刺部位假性动脉瘤或动静脉瘘　可能是患者凝血功能障碍，或使用抗凝、溶栓、抗血小板聚集药物所致。患者烦躁，过早过多运动下肢也可造成该并发症。治疗方法有予以局部压迫、球囊栓塞、带膜支架置入或手术修复。

7. 血栓性静脉炎　可能与造影剂致使内皮细胞损伤，静脉血淤滞有关。术后严格抗凝，嘱患者抬高患肢以利静脉回流，减少疼痛。

第三节　颈动脉狭窄支架置入术及护理

一、适应证

1. 无症状者，血管管径狭窄程度>80%，有症状者（TIA或卒中发作），血管管径狭窄程度>50%。

2. 血管管径狭窄程度<50%，但有溃疡性斑块形成。

3. 某些肌纤维发育不良者，大动脉炎稳定期有局限性狭窄。

4. 放疗术后狭窄或内膜剥脱术后、支架置入术后再狭窄。

5. 急性动脉溶栓后残余狭窄。

6. 由于颈部肿瘤等压迫而导致的狭窄。

二、禁忌证

1. 3个月内有颅内出血，2周内有新鲜脑梗死灶者。

2. 不能控制的高血压。

3. 对肝素、阿司匹林或其他抗血小板聚集类药物禁忌者。
4. 对造影剂过敏者。
5. 颈内动脉完全闭塞者。
6. 伴有颅内动脉瘤，且不能提前或同时处理者。
7. 在30天内，预计有其他部位外科手术者。
8. 2周内曾发生心肌梗死者。
9. 严重心、肝、肾疾病患者。

三、术前准备及护理

1. 术前6 h禁食水。
2. 术前6 h之内碘过敏试验。
3. 双侧腹股沟区备皮。
4. 术前3～5天口服抗血小板药物噻氯吡啶250 mg+阿司匹林300 mg或氯吡格雷75 mg+阿司匹林300 mg。

四、操作方法及护理

1. 经股动脉采用Seldinger技术穿刺，一般放置8 F导管鞘，导管鞘连接加压等渗盐水持续滴注冲洗。

2. 8 F导引导管后面接Y形阀或止血阀，并与加压等渗盐水连接，在0.89 mm（0.035英寸）泥鳅导丝小心导引下，导管放在患侧颈总动脉，头端位置距离狭窄约3～5 cm，对过度迂曲的颈总动脉可以使用交换导丝，将导引导管交换到位。

3. 通过导引导管血管造影测量狭窄长度和直径，选择合适支架，并行患侧狭窄远端颅内动脉造影，以备支架置入后对照。

4. 通过导引导管将保护装置（图19－1）小心穿过狭窄段，并释放在狭窄远端4～5 cm位置，撤出保护装置外套后，选择合适的球囊行预扩张，扩张后造影。扩张前静脉给予阿托品0.5 mg，以防心律失常。

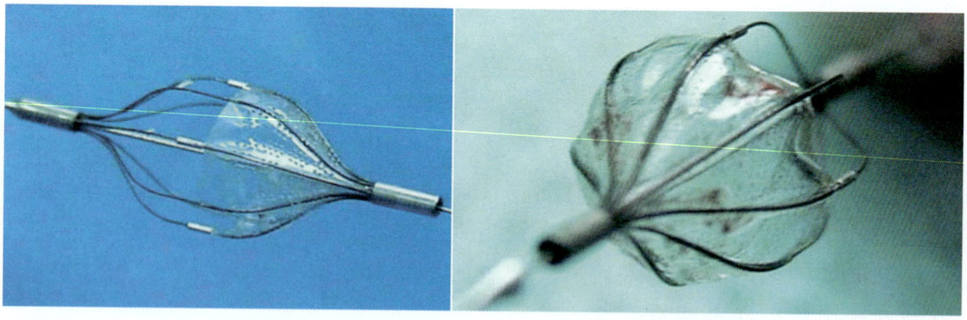

图19－1 Cordis公司的保护伞及术中栓子的捕获

5. 撤出扩张球囊后置入支架（图19－2），造影检查发现置入支架后残余狭窄，酌情进行支架内后扩张。

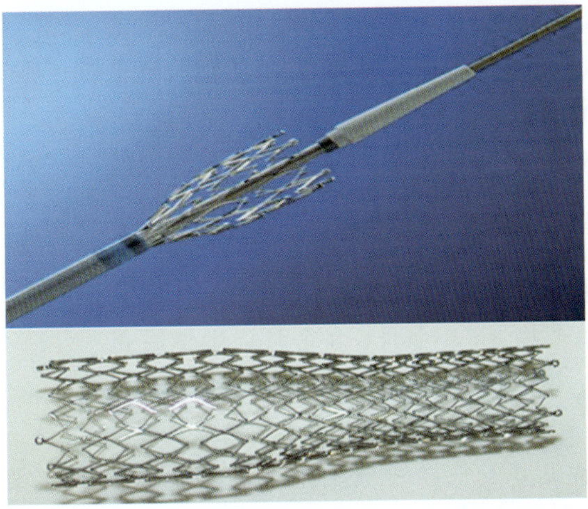

图 19－2　EV3 公司 protégé 自膨支架的半释放状态和全释放状态

6. 最后撤出保护装置（图 19－3），行颈部及患侧颅内动脉造影，并与术前对比。

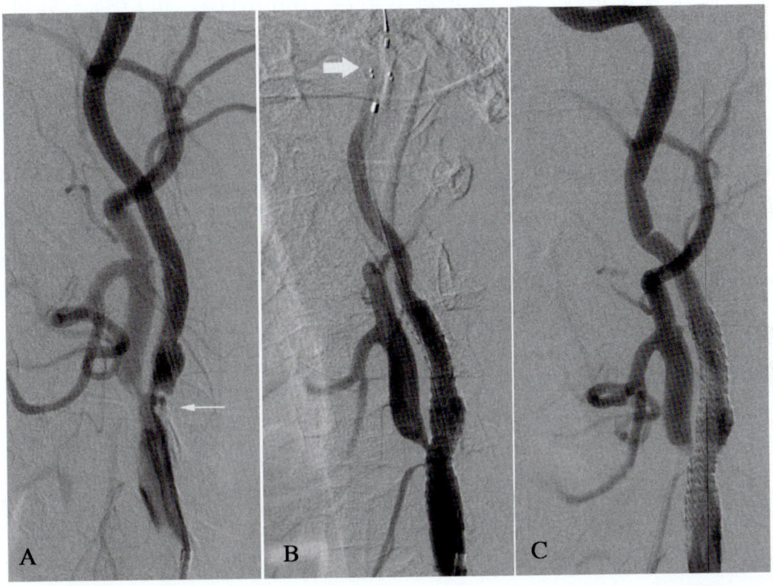

图 19－3　A. 颈内动脉狭窄术前；B. 在保护装置下释放自膨支架；C. 撤除保护装置后的影像

五、术中注意事项及护理配合

1. 动脉狭窄段过度迂曲或高度狭窄，保护装置到位困难时，可以选择导丝交换保护装置或使用直径较小的冠状动脉球囊，行扩张后置入保护装置。

2. 术前心率＜50 次/分或伴有慢性心功能不全者，可以预先放置临时起搏器。

3. 对侧颈内动脉完全闭塞，其血流完全依赖于患侧者，有条件者应尽量选择全身麻醉。

4. 高度狭窄病变，狭窄远端无任何侧支循环者，扩张后要适当控制血压，收缩压维持在基础血压的 2/3。若同时还伴有其他血管狭窄，在同期手术中不能处理或不适合血管内治疗者，血压不能控制过低。

5. 保护装置的使用已经被大量研究所证实，其能够降低栓子脱落所导致的栓塞并发症，对有条件的患者可以尽量使用。

6. 术后不中和肝素，3～6 h后拔鞘。

六、术后用药及护理

围术期3天，抗血小板聚集药物同术前，同时给予低分子肝素钠0.4 ml，2次/日。3日后维持术前抗血小板聚集药物3～6个月，3个月后酌情减量。

七、并发症及其护理

1. 心律失常　为最常见并发症，一般发生在球囊扩张时或支架置入后，可出现心率下降，应在扩张前5 min静脉配合给予阿托品0.5～1 mg。术前心率＜50次/分或伴有慢性心功能不全者，可以在术前置入临时起搏器。术后3～6 h拔出。术后予以心电监护观察心率变化情况，若心率低于50次/分，通知医生及时处理。

2. 血压下降　约20%～30%患者支架置入术后血压下降。颈动脉支架置入术后常规予以心电监测，监测血压变化情况。血压下降不超过20 mmHg，可以暂不处理，支架置入6 h内收缩压持续下降＜100 mmHg者，可以给予肾上腺素或多巴胺治疗。

3. 栓子脱落　无症状者术中可以不做特殊处理。

4. 血栓形成　在确定没有颅内出血或出血倾向时，可以做动脉内溶栓。

5. 过度灌注　在术前分析有过度灌注高风险的患者（极度狭窄、假性闭塞、狭窄远段没有侧支循环者），在扩张之后要控制血压（收缩压维持在100～130 mmHg）。术后若患者出现血压升高，急剧头痛，恶性呕吐，可能为脑过度灌注。急速通知医生降压处理，复查头颅CT排除颅内出血情况。

6. 血管痉挛　术中保护装置或较硬的交换导丝，0.46 mm（0.018英寸）可能会导致狭窄远端血管痉挛，一般不做特殊处理，撤出导丝和保护装置后，痉挛会解除。有严重痉挛时，若远端血流受阻，可局部给予解痉药物。

第四节　椎动脉起始段狭窄支架血管成形术及护理

一、适应证

1. 椎基底动脉系统缺血症状或反复发作的后循环卒中，内科抗凝或抗血小板治疗无效。

2. 一侧椎动脉开口狭窄程度超过70%，另一侧发育不全或完全闭塞。

3. 双侧椎动脉开口狭窄超过50%。

二、禁忌证

同“颈动脉狭窄支架置入术”。

三、操作方法及程序（图 19－4）以及术后护理同“颈动脉狭窄支架置入术”

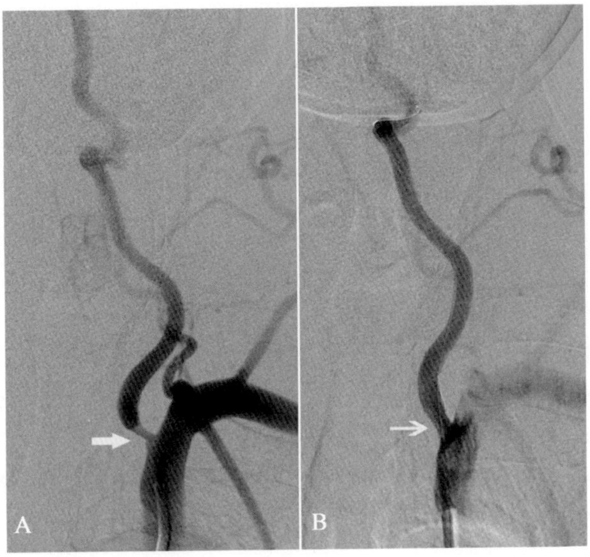

图 19－4 左椎动脉起始部狭窄术前（A）及支架置入术后（B）的影像

四、注意事项

椎动脉支架置入术通常很少引起心率和血压的改变，若患者术后无明显心率及血压变化无需心电监测。

第五节 颅内动脉狭窄血管成形术及护理

一、适应证

1. 症状性颅内动脉狭窄程度＞60％。
2. 狭窄远端血管正常，后循环血管病变长度＜20 mm，前循环血管病变长度＜15 mm。
3. 急性动脉溶栓后残余狭窄。

二、禁忌证

1. 脑梗死后遗留有严重的神经功能障碍。
2. 慢性完全血管闭塞。
3. 狭窄段呈锐角。
4. 狭窄段血管正常，管径＜2 mm。
5. 颅内动脉弥漫性狭窄。
6. 先天性发育不良。
7. 烟雾病、动脉炎等少数不明原因的病变。
8. 脑梗死后 2 周内。

9. 2周内曾发生心肌梗死。

10. 严重全身系统性病变。

11. 预计生命存活<2年。

三、术前准备

术前备好6 F的导引导管，颅内专用0.36 mm（0.014英寸）微导丝和微导管，颅内专用支架或顺应性好的心脏支架。

四、操作方法及护理配合

1. 有条件者，尽量进行气管插管和全身麻醉。
2. 经皮股动脉穿刺，使用6 F导管鞘。
3. 全身肝素化，术后不中和肝素。
4. 一般使用单导丝技术，导丝要求0.36 mm（0.014英寸），长度180～190 cm，导丝头端软头长度>10 cm。若狭窄段存在夹层或动脉瘤样扩张，使用微导管技术，超选择造影证实微导管穿过狭窄段，进入血管真腔后，用0.36 mm（0.014英寸）交换导丝（300 cm），然后再置入支架。
5. 可以选择球囊扩张式支架，也可选择自膨式支架（图19-5）。选择自膨式支架一定要进行预扩张。

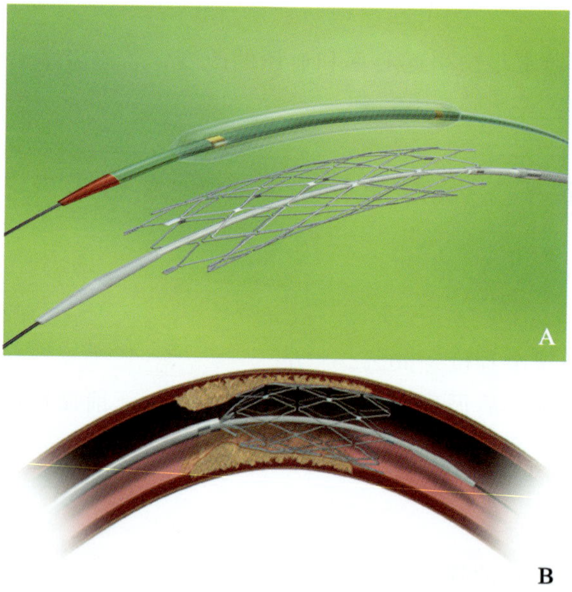

图19-5 Bosten公司生产颅内专用支架Wingspan（A）以及支架释放过程（B）

6. 球囊扩张式支架释放（图19-6）压力为所选择支架的命名压（nominal pressure），逐步缓慢加压。若释放支架后，在血管内仍有残余狭窄，可以选择扩张球囊行支架内后扩张。

7. 高度狭窄的患者伴有侧支循环欠佳者，在支架释放前应注意控制收缩压为基础血压下降20～30 mmHg，支架置入术后24 h仍然维持低血压。但若存在其他血管狭窄，应注意血压不能过低，以免造成低灌注性梗死。

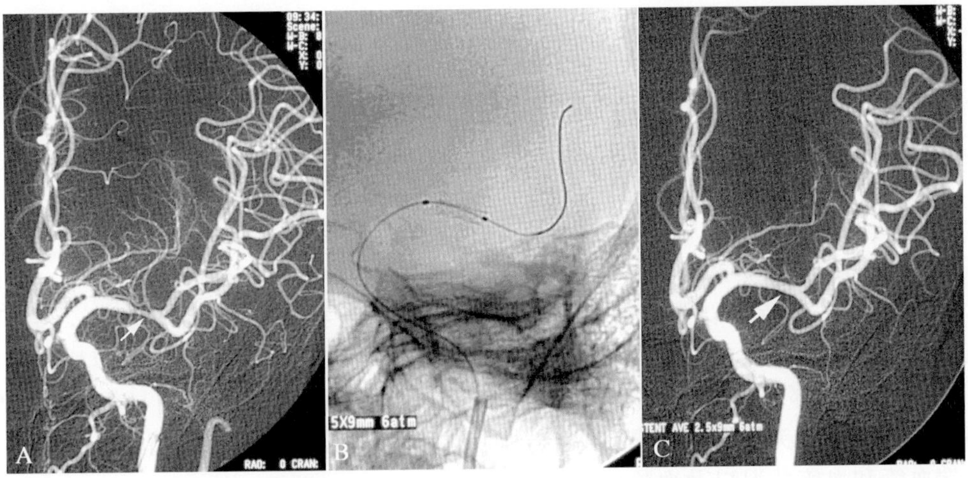

图 19－6　**A.** 左侧大脑中动脉狭窄术前；**B.** 术中球囊扩张式支架的释放；**C.** 术后狭窄重建后影像

8. 术后不中和肝素，3～6 h 后拔出导管鞘。

五、术后用药

予以尼莫地平抗血管痉挛，低分子肝素 2～3 天，预防血栓形成。余同“颈动脉支架置入术”。

六、并发症及其术后护理

1. 血管破裂　发生在球囊预扩张或支架置入过程中，根据情况采取补救措施。可以先用球囊封闭破裂处，并立即中和肝素。酌情给予外科修补；在无穿支动脉部位，可以尝试带膜支架置入。

2. 血栓形成　处理方法同“颈动脉支架置入术”。

3. 穿支动脉闭塞　可以用扩容、升高血压等方法治疗，慎用动脉内溶栓。

4. 再狭窄　评估后可以用球囊扩张或再次支架置入。

5. 脑出血或蛛网膜下腔出血　酌情给予对症处理。

第六节　急性动脉血栓形成经动脉内溶栓及护理

一、适应证

1. 年龄在 80 岁以下，无严重的心脏、肝脏疾患，肾功能正常。

2. 有明显的神经功能障碍，且逐渐加重持续 1 h 以上。

3. CT 无低密度灶且排除脑出血或其他明显的颅内疾患。

4. 无出血倾向。

5. 颈动脉系统发病时间在 6 h 之内，椎基底动脉系统在 72 h 之内。

二、禁忌证

1. 临床症状呈现明显改善趋势。

2. 颅内或其他脏器有出血倾向。

3. 2个月之内有颅内或其他手术外伤史。
4. 重要脏器功能障碍或衰竭。
5. 治疗前收缩压＞180 mmHg，或舒张压＞110 mmHg。

三、操作方法及护理配合

1. 患者高度怀疑脑梗死后应立即行CT扫描，确定有无禁忌证。
2. 进行全面的体验，并了解详细的病史，常规术前血液化验检查。
3. 立即进行血管造影以明确诊断。一般在局麻、全身肝素化状态下进行，给予吸氧，心、电以及生命体征监测并准备必要的抢救措施。如果患者躁动，酌情予以镇静。
4. 确定栓塞的部位及程度（完全闭塞还是部分闭塞）后，立即换引导管及微导管行选择性溶栓。微导管的头端应尽量靠近血栓。如果能够穿过栓子，可以行超选择造影，以明确闭塞远端血管和血流状况以及血栓的长度。
5. 如果尿激酶用量超过限度，可以使用机械方法辅助再通，如球囊扩张或使用血栓取出装置。
6. 导丝、导管操作要轻柔，应在路径图下插管，以防动脉粥样硬化斑块脱落，造成新的梗死。
7. 溶栓后有残余狭窄，可以使用球囊扩张或支架成形术重建血管。
8. 如果动脉迂曲，微导管不能在短时间内到位，应抓紧时间在上游血管给予溶栓药物。
9. 溶栓过程中，要不断地了解患者的状态，决定继续治疗或终止治疗。
10. 在溶栓过程中如果患者的临床症状加重，应该判断是否有出血，必要时行检查，一旦有出血，立即停止治疗并中和肝素，酌情予以处理。

四、术后护理

1. 术后严密监护心率、血压，注意观察神志、神经功能状况。
2. 术后予以抗血小板/抗凝治疗，防止再次血栓形成。
3. 给予钙通道阻滞剂防止由于导管或血栓的刺激而引起的血管痉挛。

五、注意事项

1. 溶栓药物选择、剂量、给药速度：
(1) 尿激酶：前循环75万U，后循环100万U；1万U/分钟。
(2) r-TPA：一般20 mg，1 mg/min。
2. 颈内动脉完全闭塞的患者，在决定打开之前要谨慎，如果准确闭塞时间大于4～6 h，无任何侧支循环，CT提示闭塞侧半球肿胀，再通后出血的可能性大。
3. 椎基底动脉完全闭塞的患者，时间窗可以适当延长。

六、并发症及护理

溶栓后出血为最危险的并发症，必须要严格掌握适应证，一旦出血，立即中和肝素，停止抗凝、抗血小板治疗，颅内出血量超过30 ml，应该进行开颅手术清除血肿，但非常困难。

（李中慧　莫大鹏）

第二十章　神经血管介入治疗进展与护理

第一节　急性缺血性脑卒中

急性缺血性卒中（acute ischemic stroke，AIS）约占全部卒中的80%。AIS治疗的关键在于尽早开通闭塞血管，恢复血流以挽救缺血半暗带组织。既往静脉溶栓作为AIS早期血管开通治疗的主要方法已被证实有效，但其有着严格的时间窗限制，且合并大动脉闭塞时再通率低。近年来随着新型血管内治疗器材的研发应用（支架取栓装置及血栓抽吸装置等），显著提高了闭塞血管的开通率，血管内治疗（动脉溶栓、血管内取栓、血管内支架置入术）显示了良好的应用前景。随着近期数项大型试验结果的发布，使用可回收取栓装置血管内再通治疗显示了优于静脉溶栓的治疗效果。血管内再通术被越来越多地应用于临床急性缺血性脑卒中治疗。

一、介入治疗适应证及禁忌证

（一）适应证

1. 年龄18～80岁。

2. 临床诊断缺血性卒中，神经系统功能症状持续30 min以上且在治疗前未缓解。

3. 发病时间8 h内，后循环可酌情延长至24 h。适合动脉溶栓患者的时间窗：前循环发病6 h以内，后循环可酌情延长至24 h（症状出现时间定义为患者能够被证实的最后正常时间）。

4. CT检查排除颅内出血，且无大面积脑梗死影像学早期征象或低密度影（前循环未超过大脑中动脉供血区1/3，后循环未超过脑干体积1/3）。

5. 多模式或多时相（或单相）CT血管成像/磁共振血管成像（CTA/MRA）检查证实责任大血管狭窄或闭塞。

6. 患者或患者的法定代理人同意并签署知情同意书。

（二）禁忌证

1. 有出血性脑血管病史，活动性出血或已知有出血倾向者。

2. 6个月内有严重致残性卒中［改良Rankin量表评分（mRS）＞3分］或颅脑、脊柱手术史。

3. 卒中时伴发癫痫。

4. 血管闭塞的病因初步判定为非动脉粥样硬化性，如颅内动脉夹层。

5. 患者存在可能影响神经和功能评估的精神或神经疾病病史。

6. 可疑的脓毒性栓子或细菌性心内膜炎。

7. 生存期预期＜90天。

8. 已知颅内出血（ICH）、蛛网膜下腔出血（SAH）、动静脉畸形（AVM）或肿瘤病史。

9. 最近3个月内存在增加出血风险的已知疾病，如严重肝脏疾病、溃疡性胃肠疾病、肝衰竭。

10. 过去10天内有大型手术、显著创伤或出血性疾病。

11. 未能控制的高血压，即间隔至少 10 min 的 3 次重复测量确认的收缩压>185 mmHg 或舒张压≥110 mmHg（1 mmHg=0.133 kPa）。血小板计数<100 000/mm^3。

二、治疗措施

（一）动脉内溶栓

对于伴有颅内近端大血管闭塞特别是闭塞段较长的急性缺血性卒中患者，静脉溶栓效果不佳，动脉溶栓可以利用同轴微导管将溶栓药物直接释放到栓子内部或其远端，以较少的溶栓药物达到更好的溶栓效果，大大提高了血管再通率，降低了全身出血并发症，同时延长了溶栓时间窗。另外，动脉溶栓可明确栓子部位，对溶栓过程实现全程监视，评价溶栓效果，对术中栓子脱落等并发症可及时处理，动脉溶栓也为某些有静脉溶栓禁忌证的患者提供了一种有效的治疗方式。

（二）血管内机械开通

机械开通是指利用血管内机械开通装置对急性脑梗死患者病变血管的快速开通，实现缺血组织再灌注，从而挽救缺血脑组织，改善患者临床转归。机械开通通常包括以下几种方式：

1. 机械碎栓　该法是利用微导丝与微导管的推拉、切割作用粉碎血栓组织，常常辅以动脉内溶栓可达到更好的效果。机械碎栓装置简单、操作方便，是快速实现血管再通的重要方法。单纯的机械碎栓效果有限，易使栓子脱落造成远端及穿支血管栓塞，临床上机械碎栓通常作为机械取栓的辅助治疗方式。

2. 机械取栓　该法是利用取栓装置（TREVO、Solitaire 等）将闭塞血管内的血栓取出，使血管再通的方法。与静脉溶栓、动脉溶栓相比，机械取栓进一步提高了血管再通率。

3. 血管成形术　血管成形术（球囊扩张术、支架成形术）越来越多地应用于急性期血管成形以恢复血流，特别是针对由动脉粥样硬化、夹层以及病变血管合并串联性闭塞导致的急性脑梗死患者。尽管球囊扩张术和支架置入术取得了良好的治疗效果，但放置永久性支架后需要抗血小板聚集治疗，存在出血转化的风险，并且支架置入术可能引起迟发性的支架内狭窄。

三、手术过程

由股动脉路径将 6 F 指引导管导入优势侧或易进入的椎动脉侧，若椎动脉开口有闭塞或重度狭窄，先用 0.014 英寸（0.036 cm）微导丝协同 Rebar18 微导管（Covidien，Dublin，Ireland）在路图指引下通过闭塞段，撤出微导丝后逐步回撤微导管行分段造影，明确闭塞部位的远心端，将 Rebar18 头端置于闭塞段以远至少 5 mm。将 Solitiare AB 支架经 Y 阀沿 Rebar18 送达闭塞段，并谨慎将 Solitaire AB 远端送达 Rebar18 顶端。缓慢回撤 Rebar18 释放支架。释放后即刻和 3～5 min 分别造影观察血管复流开通情况，之后回撤取栓。回撤前，先将 Rebar18 导管逆行向上对 Solitaire AB 的半支架部分行部分回收。当支架和 Rebar18 开始回撤时，关闭指引导管尾端三通连接的灌注水，并用 50 ml 注射器连接指引导管尾端三通的开放端予以持续抽吸。支架取出后检查支架和 Rebar18 管腔，了解血栓捕获情况，并通过指引导管再次造影，了解闭塞血管复流程度。

四、介入治疗的护理

（一）介入术前准备

1. 导管间准备　数字减影血管造影（DSA）仪、麻醉机、吸引器、心电监护仪、除颤仪等，所有的仪器都要做好术前检查，保证工作性能良好。备好各种抢救药物，室内规范消毒，并保持清洁、安静及适宜的温、湿度。调节好室内灯光。

2. 工作人员准备　医生、护士、技师、麻醉师都要技术娴熟，能很好地完成自己的工作。

3. 介入耗材准备

（1）脑血管造影材料：见表 20－1。

表 20－1　脑血管造影材料

材料	数量	材料	数量
介入手术包	1 个	手术器械包	1 个
造影剂	2 瓶	生理盐水	4 瓶
5 ml 注射器	1 个	10 ml 注射器	2 个
肝素钠注射液	1 支	导尿包	1 个
6 F 股动脉鞘	1 个	18 G 穿刺针	1 个
高压注射器	1 个	外周用长连接管	1 根
150 cm 0.35 泥鳅导丝	1 根	5 F 猪尾造影导管	1 根
4 F VER 造影导管	1 根	4 F H1 或 4 F SIM 造影导管	1 根

（2）溶栓取栓材料：见表 20－2。

表 20－2　溶栓取栓材料

材料	数量	材料	数量
6 F 指引导管	1 根	Y 阀三件套	2～3 个
加压灌注系统	2～3 个	抗高压三通	1～2 个
输液器	2～3 个	加压灌注系统	2～3 个
260 cm 导丝	1 个备用	1 ml 注射器	1 个
微导丝	1 根	Reber 微导管	1 根
Solitare 支架	1 个备用	球囊	若干备用
压力泵	1 个备用	尿激酶	若干
盐酸替罗非班氯化钠注射液	1 瓶备用	缝合器	1 个

4. 患者准备　患者进入导管室之前，仔细核对其姓名、床号、性别、科室、术式、部位，了解基本的身体精神状况，根据患者症状决定是否直接全麻。确定禁食、水的时间是否满足全麻的要求，询问是否有义齿或是松动的牙齿，并通知麻醉师做相应的处理。携带的贵重物品要交给家属妥善保管。进入导管间之后，要注意保暖，保护患者的隐私。协助患者移至手术床，妥善固定四肢，防止患者因躁动或麻醉后无意识坠床。协助患者取仰卧位，头置于特制的头托内。进行心率、血压、血氧饱和度的监测，了解基本的生命体征。建立静脉通路，留 2～3 个三通管（图 20－1），方

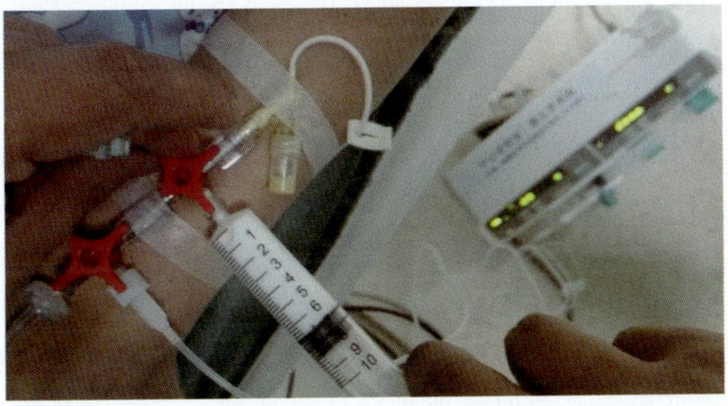

图 20－1　建立静脉通路

便术中给药和麻醉师进行麻醉。询问患者的过敏史，向患者解释导尿目的为减轻患者的不适，等麻醉完成后为患者留置尿管。

（二）术中护理

1. 当留置尿管完成后协助医生消毒、铺巾，进行手术。

2. 首先开启造影用的材料，先进行主动脉弓造影，根据弓形选择合适的造影导管进行造影。

3. 确定脑血管存在病变需要治疗后，开启治疗用导管，及Y阀、输液器、三通管，准备加压灌注系统。一般根据手术过程中同时用到几个导管，使用几路高压水的原则来准备，一般输液器、Y阀与高压水的数量相同。高压水保证墨菲滴管中液体的滴数可视，整个输液器中不能有气泡，结扎输液器通大气端后加压到400 mmHg。手术过程中定期观察加压灌注系统中的余液量及压力。

4. 指引导管到位后，遵医嘱给予肝素，以后每满1 h提醒医生给予肝素一次。

5. 开启微导丝、支架导管（Reber），注意询问医生打算放多大的支架（Solitaire），根据支架的大小选择合适的支架导管，6 mm的支架只能通过Reber27，4 mm的支架可通过Reber24和Reber18。开启1个1 ml注射器进行微导管造影。

6. 根据血管直径选择手术方式。比较大的血管（如颈内动脉、基底动脉，及大脑前、中、后脉的主干等）可进行支架取栓，取栓完成后，可进行球囊扩张及支架置入。较小的血管可进行血管内溶栓治疗（遵医嘱使用尿激酶或替罗非班等药物）。

7. 造影验证手术效果比较满意后结束手术，进行血管缝合、包扎。

8. 整个手术过程中注意观察患者的生命体征。

（三）术后护理

1. 患者观察　在麻醉复苏的过程中，注意观察患者的血氧饱和度，防止患者躁动坠床，防止误吸。

2. 血压观察　密切观察患者血压波动，备好降压药物以避免出现过度灌注综合征。

3. 穿刺点观察　防止患者无意识活动出现穿刺点包扎松动出血，或是包扎过紧致下肢皮温下降等问题。如果出现穿刺点出血，及时通知医护人员进行处理。

4. 通路观察　避免患者躁动致输液管脱落回血。如果尿袋太满，及时排放；如引流不畅，需查找原因。手术结束后准确记录引流尿量。

（四）并发症护理

1. 出血转化　出血转化是AIS血管内治疗的主要并发症之一，原因可能与血管壁损伤、再灌注损伤、溶栓药物使用及联合抗血小板、抗凝治疗有关。出血多发生在溶栓后36 h内。一般认为超时间窗、术前血压偏高（收缩压＞180 mmHg，舒张压＞100 mmHg）、脑CT已显示低密度改变的卒中患者，接受溶栓或血管内治疗易发生出血转化并发症。处理可参考AIS脑出血转化处理原则。

2. 高灌注综合征　高灌注综合征（脑过度灌注）是指闭塞脑动脉再通后，缺血脑组织重新获得血液灌注，同侧脑血流量显著增加，从而导致脑水肿甚至颅内出血发生。给予适当的镇静、有效控制血压、适当的脱水治疗及其他相关并发症的预防，对合并颅内血肿伴有占位征象者必要时需要神经外科处理，实施去骨瓣减压等。

3. 血管再闭塞　闭塞脑动脉再通后再闭塞是AIS血管内治疗的常见并发症。再闭塞和临床症状恶化相关，早期再闭塞预示长期预后不良，原因可能与血栓分解或血管内皮损伤后脂质核心暴露血小板被激活聚集、围术期抗血小板药物使用不充分或抗血小板药物抵抗有关。有研究显示再通治疗联合抗血小板治疗可能会减少再闭塞的发生，但其出血率未知，需审慎使用。

4. 其他并发症　包括血管夹层、应激性溃疡、心血管并发症、穿刺部位并发症、造影剂过敏、造影剂肾病等，参照一般血管内治疗并发症处理方案。

第二节　颅内动脉瘤

颅内动脉瘤多为发生在颅内动脉管壁上的异常膨出，是造成蛛网膜下腔出血的首位病因。任何年龄可发病，多数好发于40～60岁中老年女性。造成颅内动脉瘤的病因尚不甚清楚，多数学者认为颅内动脉瘤是在颅内动脉管壁局部的先天性缺陷和腔内压力增高的基础上引起的，高血压、脑动脉硬化、血管炎与动脉瘤的发生与发展有关。颅内动脉瘤好发于脑基底动脉环（Willis环）上，其中80%发生于脑基底动脉环前半部。

一、介入治疗适应证

1. 发生破裂出血的动脉瘤均应尽早进行病因治疗，以降低动脉瘤再次破裂出血的风险。

2. 症状性未破裂动脉瘤也应尽早治疗，以避免症状继续加重，危及生命。

3. 对于直径≥5 mm的无症状未破裂动脉瘤建议进行干预。若动脉瘤直径＜5 mm，应根据动脉瘤的形态、位置、数量和患者情况等综合判断，对于伴有子囊、多发、位于前交通动脉、后交通动脉和后循环的动脉瘤，若患者预期寿命大于10年，伴有动脉瘤性蛛网膜下腔出血（aSAH）病史、有家族史或需长期口服抗凝、抗血小板药物，则推荐积极干预。

4. 未治疗的未破裂动脉瘤建议动态随访，随访过程中发现动脉瘤进行性增大、形态改变，建议进行干预。

5. 由于患有未破裂动脉瘤导致心理障碍、严重影响工作生活的患者，可适当放宽干预指征，采取更加积极的治疗策略。

6. 动脉瘤的治疗方案（夹闭或介入），应依据患者特点和动脉瘤特点等多因素考虑后制订。

7. 对于从技术上既可以开颅夹闭又可行介入治疗的动脉瘤患者，推荐行血管内介入治疗。

8. 后循环动脉瘤患者、高龄患者（＞70岁）、自发性aSAH分级较差（WFNS分级Ⅴ～Ⅵ）患者以及处于脑血管痉挛期患者，应优先考虑介入治疗。

二、治疗措施

颅内动脉瘤的介入治疗技术根据是否保留载瘤动脉可以分为重建性治疗和非重建性治疗两大类。

（一）非重建性治疗

非重建性治疗主要包括动脉瘤体及载瘤动脉的原位闭塞术（trapping）和近端载瘤动脉闭塞术（proximal occlusion）。应用此类技术后，血流代偿性增加部位发生新生动脉瘤的风险增加，多见于前交通动脉和基底动脉顶端。对于预期寿命较长的年轻患者风险更高，发生率为7.3%～19.4%。此外，并非所有患者均能耐受载瘤动脉闭塞，故术前必须行球囊闭塞试验，但即使术前球囊闭塞试验阴性，仍然会有4%～15%的缺血事件发生率。因此，非重建性治疗目前仅作为部分难治性动脉瘤（如假性动脉瘤、末梢动脉瘤和夹层动脉瘤）的可选方法。

（二）重建性治疗

重建性治疗技术主要包括单纯弹簧圈栓塞、球囊辅助栓塞、支架辅助栓塞和血流导向装置等。其中单纯弹簧圈栓塞是最主要的方法，也是唯一经前瞻性随机对照临床试验——国际蛛网膜下腔动脉瘤试验（ISAT）证实了安全性和有效性的介入治疗方法。但ISAT研究也证实采用单纯弹簧圈栓塞治疗颅内动脉瘤伴有较高的复发率。多项研究表明单纯弹簧圈栓塞治疗颅内动脉瘤的复发率与动脉瘤瘤颈的宽窄密切相关。因此，单纯弹簧圈栓塞目前主要为颅内窄颈动脉瘤的首选治疗方法。

三、手术过程

颅内动脉瘤介入栓塞手术在全麻下进行。经股动脉穿刺入路，首先行全脑血管造影术，明确动脉瘤的位置及形态（子囊情况、瘤体是否有分支血管发出），在3维旋转和2维造影图上精确测量动脉瘤的瘤颈长度、瘤体大小、圆顶瘤颈比及载瘤动脉直径等，并依据测量结果选择支架类型和型号。然后在泥鳅导丝配合下引入6 F/8 F指引导管，导管头端置于颈内动脉岩段或椎动脉 V_4 段平直处；在路径图引导下，微导丝引导栓塞微导管进入动脉瘤腔内，同样方法，微导丝引导支架导管跨过瘤颈送至载瘤动脉远端平直处，然后通过支架导管引入栓塞辅助支架（Neuroform、Enterprise、Solitaire等），准确定位后释放，再通过栓塞导管引入不同型号弹簧圈进行栓塞；支架植入后复查脑血管造影，查看载瘤动脉近端及远端血流状态。栓塞完成后复查造影，确认动脉瘤栓塞致密不显影、载瘤动脉血流通畅。复查头颅CT排除新发出血。

四、介入治疗的护理

（一）介入术前准备

1. 导管间准备　DSA仪、麻醉机、吸引器、心电监护仪、除颤仪等，所有的仪器都要做好术前检查，保证工作性能良好。备好各种抢救药物，室内规范消毒，并保持清洁、安静及适宜的温、湿度。调节好室内灯光。

2. 工作人员准备　医生、护士、技师、麻醉师都要技术娴熟，能很好地完成自己的工作。

3. 介入耗材准备

（1）脑血管造影材料：见表20-3。

表20-3　脑血管造影材料

材料	数量	材料	数量
介入手术包	1个	手术器械包	1个
造影剂	2瓶	生理盐水	4瓶
5 ml注射器	1个	10 ml注射器	2个
肝素钠注射液	1支	导尿包	1个
5 F股动脉鞘	1个	18 G穿刺针	1个
高压注射器	1个	外周用长连接管	1根
150 cm 0.35泥鳅导丝	1根	5 F猪尾造影导管	1根
4 F VER造影导管	1根	4 F H1或4 F SIM造影导管	1根

（2）动脉瘤栓塞材料：见表20-4。

表 20－4　动脉瘤栓塞材料

材料	数量	材料	数量
6 F 股鞘	1 个	6 F 指引导管	1 根
Y 阀三件套	2～4 个	加压灌注系统	2～4 个
抗高压三通	1～2 个	输液器	2～4 个
260 cm 导丝	1 个备用	1 ml 注射器	1 个
微导丝	1 根	栓塞微导管	1 根
弹簧圈	若干	解脱器	若干
烧水壶	1 个	支架导管	备用
支架	备用	抗折长鞘	备用
密网支架用指引导管	1 个	密网支架导管	1 个
密网支架	1 个	缝合器	1 个

4. 患者准备　患者进入导管室之前，仔细核对其姓名、床号、性别、科室、术式、部位，了解基本的身体精神状况。确定禁食、水的时间是否满足全麻的要求，询问是否有义齿或是松动的牙齿，并通知麻醉师做相应的处理。携带的贵重物品要交给家属妥善保管。进入导管间之后，要注意保暖，保护患者的隐私。协助患者移至手术床，妥善固定四肢，防止患者因躁动或麻醉后无意识坠床。协助患者取仰卧位，头置于特制的头托内。进行心率、血压、血氧饱和度的监测，了解基本的生命体征。建立静脉通路，留 2～3 个三通管（图 20－1），方便术中给药和麻醉师进行麻醉。询问患者的过敏史，向患者解释导尿目的为减轻患者的不适，等麻醉完成后为患者留置尿管。

（二）术中护理

1. 留置尿管完成后协助医生消毒、铺巾，进行手术。

2. 首先开启造影用的材料，先进行主动脉弓造影，根据弓形选择合适的造影导管进行造影。

3. 确定脑血管存在病变需要治疗后，通过影像决定手术方式，包括单纯动脉瘤栓塞、支架辅助动脉瘤栓塞、密网支架置入治疗。

4. 开启治疗用导管，及 Y 阀、输液器、三通管，准备加压灌注系统。一般根据手术过程中同时用到几个导管，使用几路高压水的原则来准备，一般输液器、Y 阀与高压水的数量相同。高压水保证墨菲滴管中液体的滴数可视，整个输液器中不能有气泡，结扎输液器通大气端后加压到 400 mmHg。手术过程中定期观察加压灌注系统中的余液量及压力。

5. 指引导管到位后，遵医嘱给予肝素，以后每满 1 h 提醒医生给予肝素一次。

6. 开启微导丝、栓塞微导管，烧水给微导管进行高温塑型。微导管到位后选择合适的弹簧圈进行栓塞，如果是宽颈动脉瘤需支架辅助动脉瘤栓塞，提醒医生术前是否进行双抗治疗。如果术前未双抗治疗，可在支架置入时静脉给予盐酸替罗非班氯化钠注射液（欣维宁）预防支架内血栓的形成。

7. 如果选择密网支架置入治疗需更换抗折长鞘、支架导管等。

8. 造影验证手术效果比较满意后结束手术，进行血管缝合、包扎。

9. 整个手术过程中注意观察患者的生命体征。护士与麻醉师做好心电图、血氧饱和度、血压呼吸等观察。在整个手术过程中可能会出现血压急剧升高，一旦出现需马上提醒医生进行造影，确定是否是因动脉瘤破裂出血而引起，一旦确定出血，需遵医嘱静脉快速滴入甘露醇降颅压。给予鱼精蛋白中和肝素，1 mg 的鱼精蛋白大约可以中和 100 U 的肝素，原理为鱼精蛋白中含有碱性较强的氨基酸，其带阳离子（正电荷），能与带阴离子的肝素形成复合物，使肝素失去活性。

（三）术后护理

1. 患者观察　在麻醉复苏的过程中，注意患者的血氧饱和度，防止患者躁动坠床，防止误吸。

2. 血压观察　密切观察患者血压波动，备好降压药物以避免出现过度灌注综合征。

3. 穿刺点观察　防止患者无意识活动出现穿刺点包扎松动出血，或是包扎过紧致下肢皮温下降等问题。如果出现穿刺点出血，及时通知医护人员进行处理。

4. 通路观察　避免患者躁动致输液管脱落回血。如果尿袋太满，及时排放；如引流不畅，需查找原因。手术结束后准确记录引流尿量。

（四）并发症护理

1. 脑血管相关并发症及处理　主要包括颅内出血、血栓事件。

（1）颅内出血：主要为手术中由于各种原因所致的栓塞动脉瘤瘤体破裂出血或者再出血。此时需要停用任何抗血小板药物，同时给予鱼精蛋白中和肝素，必要时给予紧急栓塞出血部位；如出血量较大，需给予降颅压、脑室外引流等相应处理。

（2）颅内血栓事件：主要为栓塞动脉瘤瘤体内或载瘤动脉附近血栓形成，尤其是在使用支架辅助栓塞或术前有动脉瘤相关蛛网膜下腔出血病史的病例中，血栓事件更易发生。一旦载瘤动脉支架内血栓形成或远端血管栓塞事件发生，应及时给予各种措施，如药物溶栓、机械碎栓、机械取栓、抽吸血栓、球囊扩张、支架置入等。同时术后应密切监测患者病情变化。

2. 穿刺部位并发症及处理　主要为股动脉穿刺部位假性动脉瘤。

（1）股动脉假性动脉瘤：指行经皮穿刺后血液通过动脉壁裂口进入血管周围组织并形成一个或多个腔隙（瘤腔），收缩期动脉血液经过载瘤动脉与瘤腔之间的通道（瘤颈部）流入瘤腔内，舒张期血流回流到动脉内的一种病理现象。文献报道，肝素化、过早活动、高血压病、不规范的穿刺技术是脑血管病介入术后股动脉假性动脉瘤产生的危险因素。

（2）处理

1）一旦发生股动脉假性动脉瘤后，可采用弹力绷带加压包扎修复或超声指导下压迫修复。在超声探头指引下压迫假腔与股动脉相通处，使血流及频谱信号消失，一般压迫 10 min 后轻轻松开并观察，若动脉瘤破口处血流或频谱信号仍然存在，再次压迫至破口闭合，然后用弹力绷带持续加压并卧床休息 24 h 以上，2～3 天后超声复查，血管腔及血流频谱信号消失为有效。失败的患者可选择超声指导下局部注射凝血酶，通常瘤体直径＜3.5 cm 或瘤体体积＜6 cm^3 的股动脉假性动脉瘤可形成自发性血栓。

2）若压迫无效则需行外科手术修补。

第三节　动静脉畸形

脑动静脉畸形（arteriovenous malformation，AVM）是先天性血管疾病，在中枢神经系统各部位均可能发生。它包括直接的动静脉交通，无中间的毛细血管床。发病率约为颅内动脉瘤的 1/10。

一、临床表现

1. 出血 是最常见的症状，占初诊患者的53%。

2. 癫痫 癫痫是颅内AVM仅次于出血的第二常见症状，占20%～25%。AVM患者癫痫年发病率为1%～4%。病变部位在颞叶和顶叶者较其他部位容易发生癫痫。与顶叶AVM相关的癫痫一般是局灶性的，而额叶AVM的癫痫一般是广泛性的。

3. 头痛 AVM患者的头痛主诉较一般人群多见，提示未破裂AVM可引起头痛。多个报道曾提及AVM与偏头痛及其他头痛综合征有关。

4. 进展性学习能力下降 AVM患者较其他颅内疾病患者更容易发生进展性学习能力下降，甚至在诊断为AVM之前许多年就已经出现。这可能是因为AVM对脑组织的潜在损害、AVM使功能组织移位或盗血现象所致。

二、血管造影

血管造影是诊断AVM的金标准，能提供更多有关AVM的信息。其优势在于：①敏感性高；②可清晰显示供血血管和引流静脉（如可以鉴别是大脑前动脉还是大脑中动脉给脑凸面的病变供血）；③是显示血管巢内动脉瘤的最佳影像学方法；④能够确定动静脉循环时间。AVM造影时出现并发症的概率（0.3%～0.8%）显著低于短暂性脑缺血发作（TIA）或卒中患者造影出现并发症的概率（3.0%～3.7%）。

三、介入治疗适应证及禁忌证

（一）适应证

1. 病变广泛深在，不适宜直接手术者。

2. 病变位于脑重要功能区，如运动区、言语区和脑干，手术后会产生严重并发症和后遗症者。

3. 高血流病变、盗血严重、手术切除出血多或手术后可能发生过度灌注综合征者，可先行部分畸形血管团或供血动脉栓塞，再行手术切除。

（二）禁忌证

1. 病变为低血流者，供血动脉太细，微导管无法插入，或微导管不能到达畸形病灶内，不能避开供应正常脑组织的穿支动脉者。

2. 超选择性脑血管造影显示病灶为穿支供血者，区域性功能闭塞试验产生相应神经功能缺失者。

3. 严重动脉硬化、动脉扭曲，导引管无法插入颈内动脉或椎动脉者。

四、治疗措施

血管内介入治疗动静脉畸形对婴幼儿患者意义重大，这些人群因动静脉瘘、严重的循环障碍及进展性脑缺血发作，需要急诊干预。对于儿童和青年患者，血管内介入治疗常作为显微手术的辅助治疗方法，因为这部分人群病变处常发生出血，需要手术切除病变的同时清除血肿。术前栓塞的目的在于闭塞出血源，减少供血动脉的血流。只有很少的患者，可以通过血管内介入方法治愈。栓塞直接供血动脉是相对安全的，而间接供血动脉的栓塞不建议采用。注射生物胶是常用的栓塞方法，但合并有动静脉瘘的患者，有发生静脉堵塞出血的风险，这种情况下，可以使用弹簧圈。对有多条供血动脉的小型或中等大小的畸形，Onyx 栓塞能够明显地提高治愈率，但是风险也相应升高。合并有动脉瘤的动静脉畸形，优先处理引起症状的病灶。随着栓塞材料和导管系统的不断更新，血管内介入治疗会越来越重要，并发症也会明显降低。

五、手术过程

1. 患者术前完善各项检查；有癫痫病史者，术前给予抗癫痫药物治疗。

2. 对于合作患者，采用神经安定麻醉加穿刺部位浸润麻醉；对于不能合作的小儿及特殊患者，采用气管插管全身麻醉。

3. 手术多采用经股动脉穿刺入路。插入 6 F 导管鞘，并经导管鞘引入 6 F 导引管，将其依次插入左、右颈内动脉和颈外动脉及左、右椎动脉，进行全脑血管造影，了解病变部位、供血动脉、畸形血管团、引流静脉、盗血现象等。明确诊断后，将导引管插入病变侧颈内或椎动脉，导引管末端达第 2 颈椎平面。

4. 插入微导管前，给患者实施全身肝素化。再将 Marhton 或 Magic 微导管插入导引管内，在电视监视下将微导管沿导引管送至病变供血动脉，然后再将微导管前端送入 AVM 病灶内。

5. 行选择性脑血管造影，对病变的血管结构进行分析，决定对动静脉畸形血管的介入治疗方案。若病变位于非重要功能区，可采用 ONYX[18] 胶或 GlUBRAN[2] 胶进行栓塞；若病变位于重要功能区或病变深在而广泛，可采用真丝线段栓塞，在推注真丝线段的过程中，需要间断推注罂粟碱溶液（1 mg/ml），以预防血管痉挛。栓塞完毕后，再次行脑血管造影，了解病变处栓塞结果，并与栓塞前进行比较。

6. 治疗结束时，先酌情静脉注入鱼精蛋白，再拔出导引管和导引鞘。穿刺部位压迫 15～20 min，待无出血时，局部盖无菌纱布，用沙袋压迫 5～6 h。

六、介入治疗的护理

（一）介入术前准备

1. 导管间准备　DSA 仪、麻醉机、吸引器、心电监护仪、除颤仪等，所有的仪器都要做好术前检查，保证工作性能良好。备好各种抢救药物，室内规范消毒，并保持清洁、安静及适宜的温、湿度。调节好室内灯光。

2. 工作人员准备　医生、护士、技师、麻醉师都要技术娴熟，能很好地完成自己的工作。

3. 介入耗材准备

（1）脑血管造影材料：见表 20－5。

表 20－5　脑血管造影材料

材料	数量	材料	数量
介入手术包	1 个	手术器械包	1 个
造影剂	2 瓶	生理盐水	4 瓶
5 ml 注射器	1 个	10 ml 注射器	2 个
盐酸利多卡因注射液	1 支	肝素钠注射液	1 支
5 F 股动脉鞘	1 个	18 G 穿刺针	1 个
高压注射器	1 个	外周用长连接管	1 根
150 cm 0.35 泥鳅导丝	1 根	5 F 猪尾造影导管	1 根
4 F VER 造影导管	1 根	4 F H1 或 4 F SIM 造影导管	1 根

（2）AVM 栓塞材料：见表 20－6。

表 20－6　AVM 栓塞材料

材料	数量	材料	数量
6 F 股动脉鞘	1 个	6 F 指引导管	1 根
Y 阀三件套	2～3 个	抗高压三通	1～2 个
输液器	2～3 个	加压灌注系统	2～3 个
微导管	若干	微导丝	若干
烧水壶	1 个	GLUBRAN² 胶	若干支
碘化油	若干支	5%、10%葡萄糖注射液	若干瓶
1 ml 注射器	若干	18 G 大针	1 个
ONYX¹⁸ 胶	若干瓶	振荡器	1 个

脑血管 AVM 栓塞术常规会用到 ONYX¹⁸ 胶和 GLUBRAN² 胶，两种胶的术前准备是不一样的，所以要与医生做好沟通，确定用哪种胶，最好是两种胶都准备好，以备术中更换。

4. 患者准备　患者进入导管室之前，仔细核对其姓名、床号、性别、科室、术式、部位，了解基本的身体精神状况。确定禁食、水的时间是否满足全麻的要求，询问是否有义齿或是松动的牙齿，并通知麻醉师做相应的处理。携带的贵重物品要交给家属妥善保管。进入导管间之后，要注意保暖，保护患者的隐私。协助患者移至手术床，妥善固定四肢，防止患者因躁动或麻醉后无意识坠床。协助患者取仰卧位，头置于特制的头托内。进行心率、血压、血氧饱和度的监测，了解基本的生命体征。建立静脉通路，留 2～3 个三通管（图 20－1），方便术中给药和麻醉师进行麻醉。询问患者的过敏史，向患者解释导尿目的为减轻患者的不适，等麻醉完成后为患者留置尿管。

（二）术中护理

AVM 栓塞器械的准备与动脉瘤栓塞有明显不同，要选择使用的液态栓塞材料有相对专用的微导管。由于液态栓塞材料与离子接触后会很快凝固，因此，在抽取、配制液态栓塞材料的过程中，要杜绝接触盐水和患者的体液。ONYX¹⁸ 胶（图 20－2A）可用干燥的专用注射器（图 20－2B）抽取，为防止 ONYX¹⁸ 胶进入畸形血管团之前在微导管内发生凝固，堵塞微导管，造成不必要的损失，在注射之前需向微导管内注射 DMSO。配制 GLUBRAN² 胶（图 20－3）之前，术者需要用糖水冲洗双手，配制容器用大量糖水冲洗后用干燥纱布擦干，

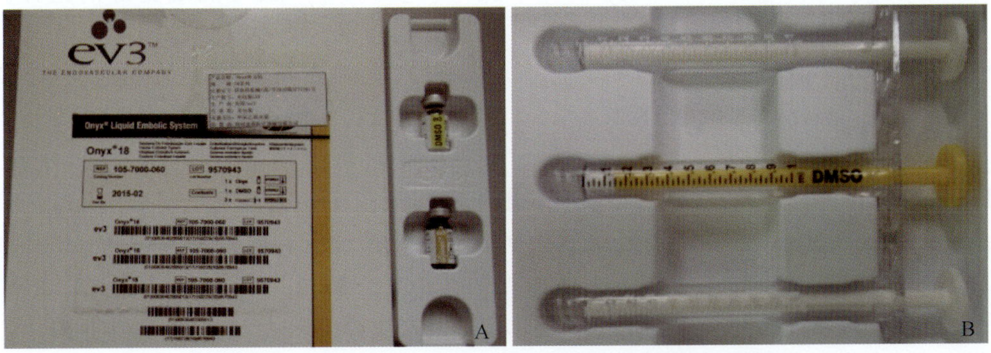

图 20－2　A. ONYX¹⁸ 胶；B. ONYX¹⁸ 胶专用注射器

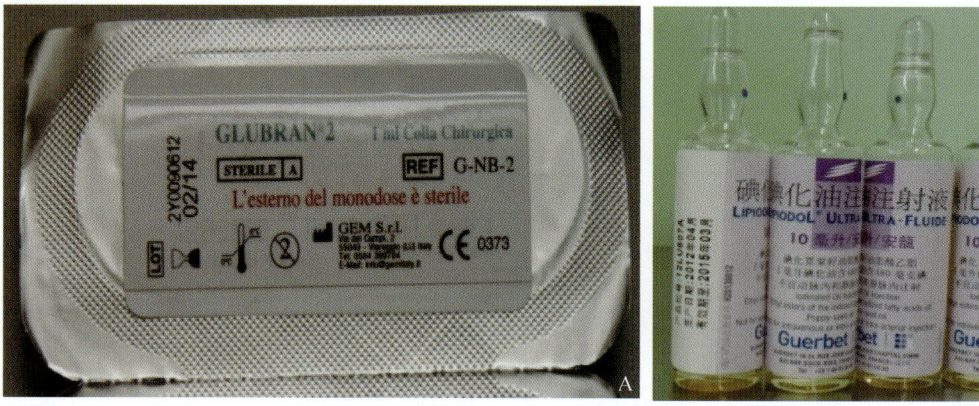

图 20－3　A. GLUBRAN^2 胶；B. 碘化油

在注胶之前，微导管内也应用糖水冲洗。常规会用碘化油和 GLUBRAN^2 胶混合配制使用，因为碘化油的浓度较高，需用 18 G 的大针头抽取。

1. 留置尿管完成后协助医生消毒、铺巾，进行手术。

2. 开启造影用的材料，先进行主动脉弓造影，根据弓形选择合适的造影导管进行造影。

3. 确定脑血管存在病变需要治疗后，通过影像决定手术方式，使用何种胶进行栓塞。

4. 开启治疗用导管，及 Y 阀、输液器、三通管，准备加压灌注系统。一般根据手术过程中同时用到几个导管，使用几路高压水的原则来准备，一般输液器、Y 阀与高压水的数量相同。高压水保证墨菲滴管中液体的滴数可视，整个输液器中不能有气泡，结扎输液器通大气端后加压到 400 mmHg。手术过程中定期观察加压灌注系统中的余液量及压力。

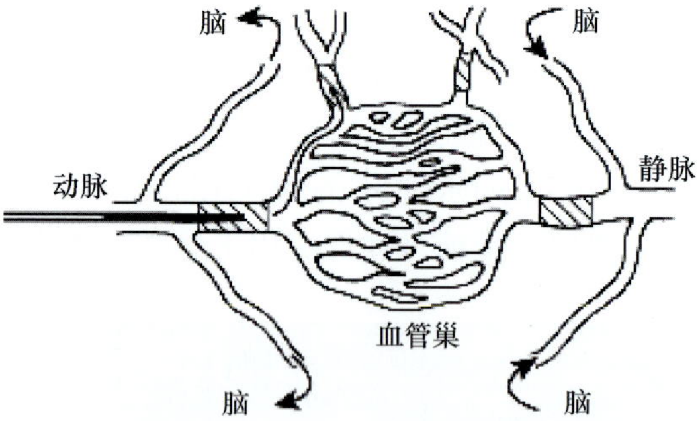

图 20－4　动静脉畸形病变示意图

5. 指引导管到位后，遵医嘱给予肝素，以后每满 1 h 提醒医生给予肝素一次。

6. 开启微导丝、栓塞微导管。因为栓塞用胶的不同，术中的配合要点也略有不同。对于图 20－4 所示的圆形或球形病变，医生可能会用 ONYX^{18} 胶，但对于一些长条形或梭形的病变，GLUBRAN^2 胶可能是更好的选择。下面我们分别介绍这 2 种胶的护理配合要点。

（1）使用 ONYX^{18} 胶进行脑血管 AVM 栓塞的护理配合：术前 20 min 常规振荡 4 支 ONYX 胶，振荡时将振荡器（图 20－5）开到最大，至少振荡 20 min，在使用之前尽量不要将胶取下，保证胶中的栓塞剂与显影剂混合均匀。

（2）使用 GLUBRAN^2 胶进行脑血管 AVM 栓塞的护理配合：使用 GLUBRAN^2 胶进行脑血管 AVM 栓塞的手术台准备需要无菌治疗碗、药杯，防止生理盐水或患者的血液溅入，一般直接将其翻过来扣上（图 20－6）。使用之前用大量糖水冲洗后用干燥纱布擦干。根据血管畸形团的大小配制不同浓度的栓塞剂，一支 GLUBRAN^2 胶的容积为 1 ml，会向胶中添加不同量的碘化油来配制不同的浓度。因为碘化油浓度较高，常规会用 18 G 的大针头（图

20－7A）进行抽吸。在手术台干净的一角摆放若干个 1 ml 注射器（图 20－7B），用来进行 GLUBRAN² 胶的配制和注射（图 20－8）。

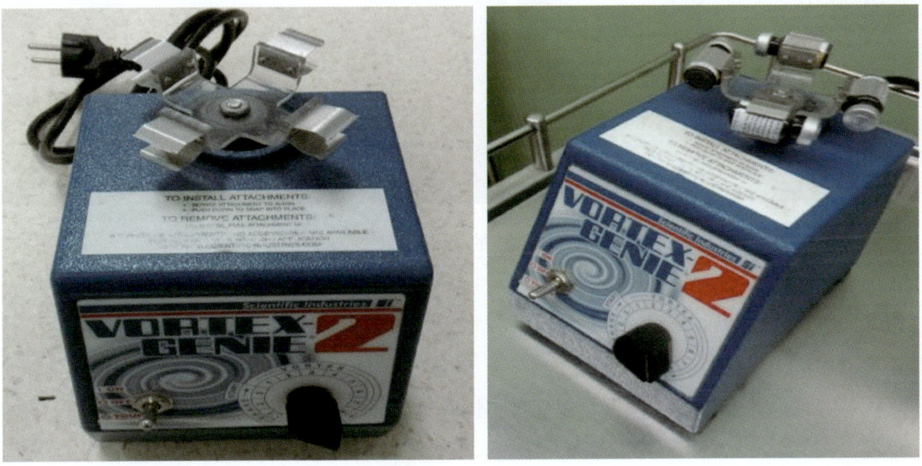

图 20－5　振荡器

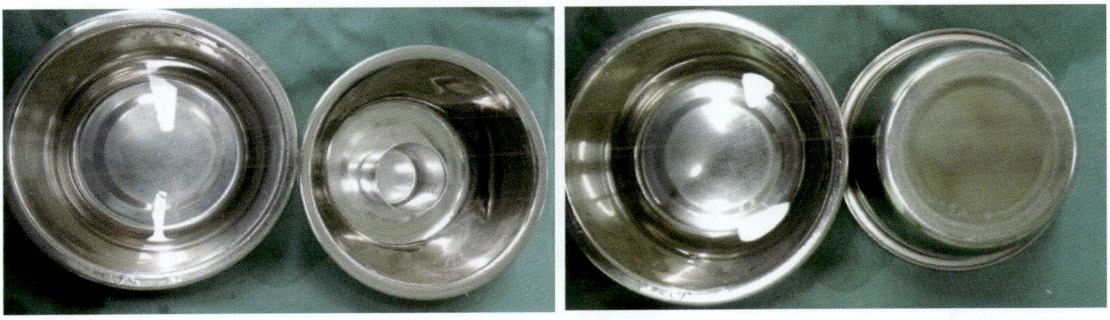

图 20－6　治疗台准备

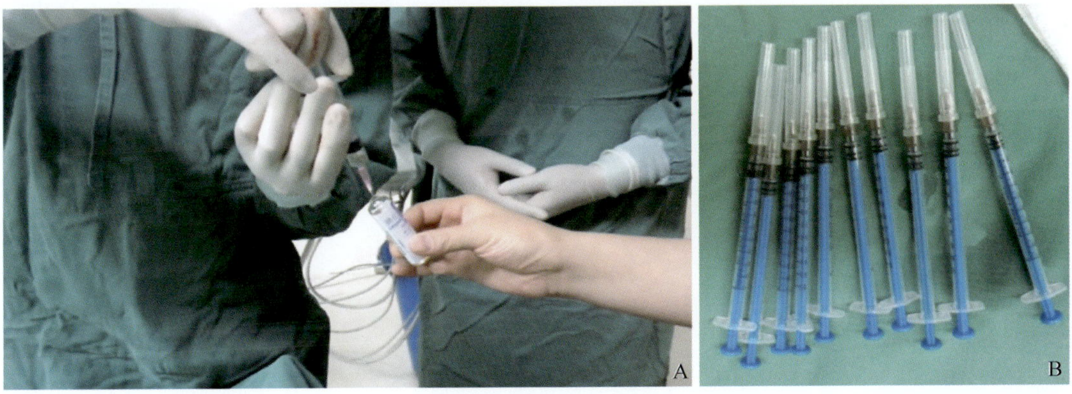

图 20－7　A. 抽吸碘化油；B. 1 ml 注射器

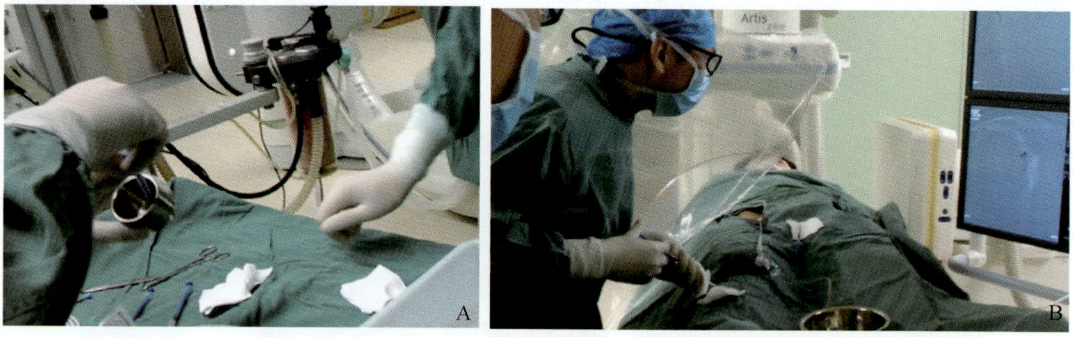

图 20-8　A. 胶的配制；B. 胶的注射

7. 造影验证手术效果比较满意后结束手术，进行血管缝合、包扎。

8. 手术过程中注意观察患者的生命体征。护士与麻醉师做好心电图、血氧饱和度、血压、呼吸等观察。在整个手术过程中可能会出现血压急剧升高，一旦出现需马上提醒医生进行造影，确定是否因 AVM 破裂出血而引起，一旦确定出血，需遵医嘱静脉快速滴入甘露醇降颅压。给予鱼精蛋白中和肝素，1 mg 的鱼精蛋白大约可以中和 100 U 的肝素。

9. 患者头部的活动与微导管刺激或麻醉深度有关，在注射胶的关键时期，头部的活动可能会引起微导管移位，从而误栓正常的血管，所以要通知麻醉师加深麻醉深度，保证头部固定。

（三）术后护理

1. 患者观察　在麻醉复苏的过程中，注意患者的血氧饱和度，防止患者躁动坠床，防止误吸。

2. 血压观察　密切观察患者血压波动，备好降压药物以避免出现过度灌注综合征。

3. 穿刺点观察　防止患者无意识活动出现穿刺点包扎松动出血，或是包扎过紧致下肢皮温下降等问题。如果出现穿刺点出血，及时通知医护人员进行处理。

4. 通路观察　避免患者躁动致输液管脱落回血。如果尿袋太满，及时排放；如引流不畅，需查找原因。手术结束后准确记录引流尿量。

（赵文利）

第二十一章　造影剂使用中的护理重点

第一节　冠状动脉介入中造影剂应用

1959年Sones利用特制的尖端呈弧形的造影导管，经肱动脉逆行送入主动脉根部进行主动脉造影，无意中将造影剂直接注入右冠状动脉内使其清晰显影，这一偶然事件开创了冠状动脉介入技术的新纪元。随着血管造影事业的发展，尤其是在心血管领域，新的介入技术（旋磨、旋切、激光血管成形术）以及复杂介入技术（桥血管病变、多支病变介入）的开展，对造影剂提出了更高的要求。与此同时，造影剂也经历了一系列的演变过程，非离子型造影剂已经取代离子型造影剂而成为心血管介入的重要显影剂。非离子型造影剂不良反应发生率和病死率均明显低于离子型造影剂。但是造影剂并非都是安全的，它不仅会引起机体的变态反应，而且高龄、肾功能不全的患者大量或不适当使用造影剂会造成肾功能不全、心功能不全甚至死亡，因此，造影剂使用的安全性问题仍是临床关注的重点。

目前冠状动脉介入中常用的非离子型造影剂有：碘帕醇（iopamidol，商品名碘必乐）、碘海醇（iohexol，商品名欧乃派克）、碘普罗胺（iopromide，商品名优维显）、碘克沙醇（iodixanol，商品名威视派克）等。其中碘帕醇、碘海醇、碘普罗胺同归于低渗性造影剂，碘克沙醇则是新一代等渗性非离子型造影剂，与低渗性造影剂相比，其对血管内皮、红细胞、血小板均有很好的保护作用，对这些器官的作用接近于生理盐水。因此碘克沙醇较少引起患者的不适和疼痛，在高危患者中使用，其肾损害的发生率及心血管系统疾病的发生率明显降低。

造影剂作为心血管介入学的组成部分，在介入手术中占有重要的地位。导管室的护士应充分了解有关造影剂使用安全性方面的知识，特别是对造影剂过敏反应的观察、抢救及有关造影剂肾病的护理要做到心中有数，从而更好地为心血管病患者提供优质安全的服务。

第二节　造影剂的分类

一、水溶性碘造影剂分类

1. 根据其结构可分为四类

（1）离子型单体造影剂。

（2）离子型二聚体造影剂。

（3）非离子型单体造影剂。

（4）非离子型二聚体造影剂。

2. 根据其渗透压可分为三类

（1）高渗性造影剂。

（2）低渗性造影剂。

（3）等渗性造影剂。

由于造影剂的基本结构与其理化性质密切相关，故现趋向于综合分类，具体见下。

二、离子型单体碘造影剂（高渗性造影剂）

离子型单体碘造影剂主要有以下几种。

1. 泛影葡胺及泛影酸胺钠　这两种造影剂的浓度为60%～76%，相当于325～370 mg/ml，渗透压1.5～2.07 mmol/L。临床上常根据不同的需要配制成纯泛影葡胺或含有两者不同比例的溶液，常见的76%复方泛影葡胺=66%泛影葡胺+10%泛影酸胺钠。

2. 异泛影葡胺及异泛影酸钠　这两种造影剂目前国内应用较少。

三、离子型二聚体碘造影剂（低渗性造影剂）

低渗显影葡胺为离子型二聚体碘造影剂，其浓度为300 mg/ml，渗透压580 mmol/L。

四、非离子型单体碘造影剂（低渗性造影剂）

非离子型单体碘造影剂渗透压约为血浆的2倍，目前常用的主要有：碘帕醇、碘海醇、碘普罗胺、碘佛醇（ioversol，商品名安射力）。

五、非离子型二聚体碘造影剂（等渗性造影剂）

非离子型二聚体碘造影剂其渗透压接近体液渗透压，目前主要有：碘曲仑（iotrolan，商品名伊索显）、碘克沙醇。前者因其价格昂贵，主要用于安全性要求高的部位，如椎管造影、脑室及脑池造影。

第三节　造影剂的不良反应

临床上造影剂不良反应大多来自有机碘溶液，因为含碘造影剂使用最广泛。它主要是血管内注射，多数人能较好地耐受，但有时也出现不良反应，这些反应可以轻微或一过性出现，少数反应可以比较严重甚至危及生命，故应给予高度重视。

造影剂的不良反应是免疫学、心血管系统和神经系统紊乱的综合结果。

一、造影剂不良反应的发生率

碘造影剂可分为离子型和非离子型两种。两者在诸多方面的差别是很大的，其中最本质的差别是：离子型造影剂分子在溶液中被电离成带正、负电荷的离子，具有导电性，渗透压高；非离子型造影剂分子不被电离，在溶液中是分子状态，无导电性，渗透压低。目前几乎所有造影剂的渗透压都高于人体渗透压2～7倍，所谓低渗造影剂是相对而言。离子型造影剂渗透压显著高于非离子型造影剂的渗透压，因此，引发人体反应的性质和程度差别很大。据日本有关资料表明，离子型造影剂不良反应的发生率为12.66%，非离子型造影剂为3.13%；严重不良反应发生率离子型造影剂为0.22%，非离子型造影剂为0.04%。大量临床实践发现，某些患者造影剂不良反应（尤其是中度和重度反应）发生率明显高于普通人群。据统计，高危人群和普通人群造影剂反应的发生率相差5～10倍。

二、造影剂不良反应发生的机制及分类

碘造影剂不良反应在临床上可分为两类：一类与剂量、注入方式、注入速度无关，即特异性反应或变态反应；另一类与剂量注入方式、注入速度有关，即物理-化学反应。造影剂不良反应的发生机制相当复杂，尚未完全阐明。除造影剂的高渗性外，还有化学毒性及神经毒性。

（一）特异性反应

特异性反应即变态反应，此反应与剂量及浓度无明显关系。反应出现迅速，其表现均是释放以组胺为代表的各种生物活性介质，引起一系列过敏样症状，甚至死亡。特异性反应按严重程度可分为轻度、中度及严重反应三种。

1. 轻度不良反应　恶心、干呕、轻度呕吐、热感、局限性荨麻疹、轻度苍白或出汗样的皮疹、臂痛，占3.0%～3.9%。症状通常属自限性，不需处理。

2. 中度不良反应　轻度低血压、虚脱、严重呕吐、广泛的荨麻疹、面部或声门水肿、支气管痉挛或喉头水肿、呼吸困难、寒战、头痛、胸痛、腹痛，占1.0%～1.6%。反应短暂，需处理，无生命危险。

3. 严重不良反应　血压明显下降、休克、昏迷、惊厥、意识丧失、肺水肿、心脏停搏、显著的支气管痉挛及喉头水肿、心律失常、心脏停搏、心肌梗死综合征，占0.01%～0.06%。有生命危险，必须紧急处理。

（二）物理-化学反应

物理-化学反应的发生与剂量关系明显，是造影剂的毒性反应。主要是由于药物的高渗透性、电荷和黏滞性引起的局部反应，同时注射速度也是一重要因素。可表现为局部疼痛和烧灼感、血管内皮损伤、红细胞损伤、肾功能损伤等。另一表现为迷走神经反应，出现心率减慢、血压下降。以下介绍造影剂对各系统的影响。

1. 造影剂对神经系统的影响

造影剂对神经系统的影响多见于神经系统选择性动脉造影，但也可见于一般造影。轻度神经系统反应表现为焦虑、头晕、头痛、烦躁、视物模糊，通常在注射时或注射后即刻发生，停用后自行好转，多数是可逆的。严重反应可表现为偏瘫、失语、知觉丧失、惊厥或昏迷。对已有脑血管病变者，在造影时发生过敏反应，则有发生脑缺血、脑梗死的可能。

2. 造影剂对心血管系统的影响

（1）血管张力：所有高渗性造影剂均会引起全身血管的明显扩张、血压降低、皮肤潮红、发热等不适。大量造影剂血管内注射可发生血液聚集，回心血量减少，对心功能不全的患者可引起心肌缺血。

（2）局部血管并发症：造影剂血管内注射后可引起注射部位血管疼痛、静脉炎和静脉血栓形成，注入血管壁内引起动脉壁剥离、动脉血栓形成。

（3）造影剂对心脏的直接作用：含钠造影剂注入冠状动脉后会引起左心室收缩减弱。离子型造影剂渗透压高于血浆数倍，当大量高渗造影剂短时间注入血管内，使血容量迅速增加，心脏负荷加重，对原有心功能不全的患者威胁甚大。冠状动脉造影或左心室造影可影响心输出功能及心脏电生理，在缺血性心脏病的患者可进一步引起心室颤动。同时造影剂还可能发生心律失常、心肌梗死的并发症。

3. 造影剂对肾功能的影响

高渗造影剂还可造成肾损害，在一般患者中有5%出现可逆性肾损害，而在原有中度至重

度肾功能障碍者，约75%可加重肾功能损害。使用造影剂后部分患者可表现为一过性尿检异常，严重时可出现造影剂肾病。造影剂肾病是在排除其他肾损害因素，使用造影剂后2～3天发生的急性肾功能损害。一般认为，血清肌酐（serum creatinine，SCr）较使用造影剂前升高25%～50%或升高0.5～1 mg/dl便可诊断。造影剂肾病多表现为非少尿型急性肾衰竭，多数患者肾功能可于7～10天恢复。部分患者需短暂透析维持，10%的患者需长期透析治疗。

4. 造影剂对血液系统的影响

造影剂对血液系统的影响主要包括对血液黏滞度的影响和对凝血机制的影响两个方面。造影剂通过影响血浆的黏度、红细胞的大小、红细胞的变形性、有无细胞聚集物质的存在影响血黏度。非离子型造影剂在体内具有促凝作用，因此，在应用非离子型造影剂做冠状动脉、脑动脉造影时必须注意预防血栓栓塞的并发症。

5. 造影剂对其他器官（消化系统、甲状腺、肺、肝）的影响

高渗离子型造影剂可造成恶心、呕吐、腹泻、体液丢失、腹痛、肠梗阻，对肝的毒性作用表现为可出现黄疸、肝区疼痛、肝功能异常。造影剂中含少量游离碘，同时在体内可产生无机碘化物，参与碘代谢，影响甲状腺功能。高浓度造影剂可引起肺血管痉挛收缩，加上红细胞变形、脱水，血管外液进入血管内，血容量增加，加重肺循环阻力，使肺循环压力升高，导致右心衰竭，甚至死亡。

三、造影剂不良反应发生的相关因素

1. 造影部位和方法　冠状动脉造影、左心室造影、肺动脉造影、脊髓动脉造影等风险较大，出现严重反应的概率大。此外，高浓度、快速造影剂注入，及剂量大的造影或介入操作，不良反应发生的概率高。

2. 具有高危因素的患者　有造影剂过敏史或其他药物过敏史者发生重度、中度和轻度反应的危险性分别为普通人的10.9倍、8.7倍和6.9倍。

3. 肝、肾功能损害者　尤其是中度及重度肾功能障碍患者，造影后肾功能障碍可能加重。

4. 糖尿病、骨髓瘤、甲状腺功能亢进、禁水和脱水状态。

5. 心脏病　特别是充血性心力衰竭、重度心律失常、冠心病、肺动脉高压、发绀性先天性心脏病，其发生死亡或重度反应者高于正常人。

6. 哮喘、荨麻疹、湿疹及其他过敏性疾病，造影剂反应为正常人的2～5倍。

7. 某些特殊病例，如镰状细胞贫血、嗜铬细胞瘤。

8. 婴幼儿、60岁以上老年人、虚弱和恶病质患者。

第四节　过敏试验方法

尽管国外大多数医院不主张做碘过敏试验，但目前在我国，碘过敏试验仍是术前准备之一。做碘过敏试验前，首先要仔细询问患者的过敏史（如海味过敏、枯草热、荨麻疹），有无哮喘病史，有无使用其他放射影像造影剂的经历。准备好一切抢救药品及器械。在试验中密切观察患者的反应，对可疑患者马上停药并做好抢救的准备。目前临床常用的碘过敏试验的方法有以下三种。

1. 结膜试验　向一侧眼内滴入30%浓度的造影剂1～2滴，观察15 min，出现结膜充血、流泪或水肿为阳性反应。

2. 皮内注射　在前臂内侧用30%浓度造影剂注一小皮丘，15～20 min后，观察皮丘红斑的大小，如红斑直径超过1.5 cm为阳性反应。

3. 静脉注射　静脉注射30%浓度的造影剂1 ml，观察15 min，出现恶心、呕吐、流泪、眼睑水肿、心慌、气促等为阳性反应。

目前我国大部分医院在应用非离子型造影剂前，使用离子型造影剂泛影葡胺的试敏剂进行碘过敏试验。有研究表明，离子型造影剂过敏试验对非离子型造影剂的不良反应没有预测价值。这提示我们，即使碘过敏试验阴性的患者也有发生过敏反应的可能，不能掉以轻心。另一方面，碘过敏试验阳性的患者不一定对非离子型造影剂过敏，现有的经验是再次使用非离子型造影剂原液静脉注射进行碘过敏试验，观察15～20 min判断结果，如出现恶心、呕吐、手足麻木、荨麻疹、血压下降（低于90/60 mmHg）等即为阳性反应，需终止冠状动脉血管造影，反之为碘过敏试验阴性，可以进行造影。

第五节　造影剂过敏反应

无论是离子型或非离子型造影剂，均可能产生过敏反应。造影剂过敏反应与其自身特点、类型，特别是患者的高危因素等密切相关。依照造影剂的过敏反应发生程度的轻重，大体分为三种类型。

一、轻度过敏反应

1. 消化系统　腹部不适、恶心、呕吐等。

2. 呼吸系统　发热感、咳嗽、流涕等。

3. 皮肤反应　皮肤潮红，有的出现局限性荨麻疹等。

这些反应通常在注射时或注射后发生，大多为一过性，可自行消退。此型症状较轻，大多无需特殊处理。可给予抗组胺药、镇静药、少量镇痛剂等药物治疗。但此型也可能是重度反应的前兆，故严密观察病情变化。

二、中度过敏反应

1. 皮肤反应　眼睑、颜面水肿，中重度荨麻疹等。

2. 消化系统　剧烈呕吐、剧烈腹痛、胸痛等。

3. 呼吸系统　支气管痉挛、呼吸困难、寒战、短暂昏迷等。

4. 循环系统　低血压，偶发室性期前收缩（室性早搏）、房性期前收缩（房性早搏）等。

此型应积极加强治疗。同时医患双方都要保持冷静，积极、快速治疗，可给予抗组胺药物、镇静、镇痛、激素等药物治疗。此型临床预后尚好。

三、重度过敏反应

1. 皮肤反应　严重荨麻疹、严重红斑等。

2. 呼吸系统　喉头水肿、严重支气管痉挛、急性肺水肿、呼吸衰竭等。

3. 循环系统　各种心律失常、循环衰竭、心室颤动乃至心脏停搏等。

此型反应发生率极低，然而一旦发生，多可危及生命，因此必须紧急抢救，必要时行心、肺、脑复苏，预后较差。

第六节　造影剂过敏的紧急处理

一、造影剂过敏反应

造影剂过敏反应常发生在注射时或注射后不久，且来势凶猛。迟发反应虽有但较少见。因此在注射过程及注射完毕后必须密切观察患者，对高危患者应加倍注意。一旦出现过敏反应，立即停止注射，并保留血管内针头或导管，以便及时推注抢救药物。

出现造影剂过敏反应时，首先迅速判断过敏反应的受累器官及临床表现（表 21－1），区分是过敏反应还是迷走神经反射引起的症状（表 21－2），因为两者的症状在临床上有重叠现象，均可出现以下相同症状：低血压、窦性心动过缓、面色苍白、全身大汗淋漓、恶心、呕吐及呼吸困难等。当处理迷走神经反射反复使用血管活性药物效果欠佳时，应考虑有过敏反应的可能。另一方面，医护人员应熟悉常见造影剂过敏反应的表现，特别是识别早期危险，如喉头水肿、支气管痉挛、休克、昏迷等。轻度反应只需严密观察，对于症状明显者，应给予对症处理，对中重度反应应紧急处理。

表 21－1　过敏反应的受累器官及临床表现

器官系统	症状和体征
全身症状	不适、虚弱
皮肤、黏膜	球结膜水肿、鼻塞、血管性水肿或潮红、发绀
呼吸系统	喉头水肿、声音嘶哑、咽喉水肿、呼吸困难、急性肺水肿、气道阻塞、支气管痉挛
消化系统	蠕动增强、呕吐、吞咽困难、恶心、肠痉挛、腹泻
心血管系统	心悸、心律失常、低血压、冠状动脉灌注不足
冠状动脉痉挛	心脏停搏
中枢神经系统	焦虑、抽搐

表 21－2　过敏反应与血管迷走神经反应的鉴别

症状	过敏反应	血管迷走反应
苍白	＋	＋
大汗	＋/－	＋
神志改变	＋	＋
荨麻疹、血管性水肿	＋/－	－
呼吸困难	＋	＋/－
哮喘	＋	－
声嘶	＋	－
心动过速	＋	－
低血压	＋	＋
心律失常	＋/－	心动过缓多见

二、造影剂过敏反应的紧急处理

1. 轻度反应　立即停止注药，安慰患者，根据症状可给予止吐药、H_1 或 H_2 受体阻滞药，必要时肌注地塞米松、抗组胺类药物，多在短时间内治愈。

2. 中度反应　表现较危重，虽多较短暂，但仍应及时处理。除采取上述措施外，将患者处头低足高位，吸氧，观察患者的血压、脉搏和心率变化，如血压下降合并心动过缓，用 0.125～0.15 mg 异丙肾上腺素缓慢注射。如血压下降伴呼吸困难可用氨茶碱 0.125 g 静脉注射。此类反应如出现喉头水肿、喉痉挛、支气管痉挛及肺水肿时，应及时给予肾上腺素 0.5～1.0 mg皮下注射，地塞米松 20 mg 静推，异丙嗪（非那根）25 mg 肌内注射。

3. 重度反应　立即停止检查，并根据病情采取以下措施：

（1）静脉注射大剂量水溶性皮质类固醇，如甲泼尼龙琥珀酸钠，所有病例均立即静脉注射 500 mg（4 岁以下的儿童 250 mg），于 2～3 min 内注完；危重症可再追加剂量至 30 mg/kg，同时及早补充血容量。

（2）给氧，必要时正压给氧。

（3）出现循环衰竭和休克时，应静脉注射周围血管加压药，注射血液代用品以补充血容量。连续监测心率及血压。

（4）出现心脏停搏患者，应快速、有力地叩击胸骨中段之胸壁，如无效，立即进行胸外心脏按压及人工呼吸。

（5）出现肺水肿时，以血压计袖带阻断静脉回流，静脉注射呋塞米等利尿剂。

（6）对于重度荨麻疹患者，除注射皮质类固醇外，可注射抗组胺药，亦可给予钙剂（使用强心苷的患者慎用）。

（7）对于哮喘发作患者，可非常缓慢地静脉注射茶碱制剂。

总之，对重度过敏反应的患者，要及早进行抗过敏、抗休克处理，同时通知麻醉科配合抢救，保持呼吸道通畅，必要时可行气管插管或气管切开，呼吸、循环停止者立即进行心肺复苏，出现心室颤动时及时电除颤，以帮助患者尽快度过危险期，降低死亡率。

三、造影剂过敏反应的预防及护理要点

1. 术前仔细询问患者的过敏史（如海味过敏、枯草热、荨麻疹），有无哮喘病史，有无使用其他放射影像造影剂的经历。因为这些情况不良反应的发生率较高，必要时可以考虑给予抗组胺药或糖皮质激素作为预防用药。

2. 由于离子型造影剂过敏试验对非离子型造影剂不良反应没有预测价值，即使碘过敏试验阴性的患者也有发生过敏反应的可能，不能掉以轻心。

3. 早期识别造影剂过敏反应的先兆，当术中患者出现轻度咳嗽、打哈欠、流泪、球结膜水肿及胸前荨麻疹等症状时，要高度警惕过敏反应的发生。

4. 术中备妥急救药品和器械，熟悉急救措施。特别是当患者出现喉头水肿、喉痉挛、支气管痉挛时，保持患者呼吸道通畅，及时气管插管或气管切开尤为重要。

5. 术后注意观察患者有无不适主诉，非离子型造影剂也存在延迟发生的过敏反应，因此患者在冠状动脉介入治疗结束后 24 h 内应重点监护，随时做好急救准备。

第七节 造影剂肾病的预防处理

由造影剂所致急性肾损害称为造影剂肾病（contrast-induced nephropathy，CIN）。目前临床上预防CIN尚缺乏有效的方法，对已发生的CIN也无有效的对策。但患者在术前最大限度地改善及纠正相关危险因素，可以有效预防CIN的发生。

对于术前肾功能正常的患者，CIN的发生率相当低。有研究发现，血清肌酐（SCr）＞106.1 μmol/L（1.2 mg/dl）时，CIN的危险开始加大；SCr＞176.8 μmol/L（2.0 mg/dl）的患者，CIN的发生率为20%；而不存在任何危险因素的患者，CIN的发生率平均为3%。但对有相关危险因素的患者（如心力衰竭、慢性肾功能损伤、糖尿病及高龄患者），则应从多方面着手进行预防。

一、预防CIN的措施

1. 术前进行危险因素评估。CIN发生前往往存在某些危险因素，具有这些危险因素者属于易致CIN的高危人群。相关危险因素有：循环功能不全、低血容量、严重感染、严重创伤、肾脏疾病、糖尿病及高龄患者等。

2. 术前肾功能评估。对已有肾功能不全的患者应当进行全面的肾功能评价。同时选择合适的造影剂，如选用非离子型低渗性造影剂（碘克沙醇等）。

3. 尽量减少造影剂的用量，准确记录造影剂的用量。

4. 造影前后水化治疗。目前认为对CIN有较好预防效果的方法是水化治疗。容量不足会增加造影剂毒性，故静脉补液可以用来预防高危患者发生CIN，但高危患者此法不能完全避免CIN的发生。目前所普遍采用的补液方法是0.45%氯化钠注射液分别于造影前后以1.0～1.5 ml/(kg·h）的滴速维持12 h。对于中重度肾功能减退，特别是那些合并糖尿病的患者，应于术前12 h静脉滴注0.9%的生理盐水，术后持续6 h。

5. 透析治疗。必要时造影后透析治疗一次，以帮助造影剂尽快排出，同时有助于防止心力衰竭、肺水肿的发生。一旦发生急性肾衰竭，应尽快进行透析治疗。

6. 避免造影时患者存在血容量不足及脱水状态，避免同时应用肾损害药物。

7. 可以预防性使用钙通道阻滞剂、N-乙酰半胱氨酸等药物。

二、预防CIN的护理

1. 术前进行危险因素及肾功能评估。对评估的结果特别是患者的血清肌酐、尿素氮等做到心中有数，高度关注CIN的高危人群。

2. 术前水化疗法。通过给予水化可以增加体内水的排泄，从而减少肾小管的重吸收，减轻造影剂对肾小管细胞的损害等。故要在术前为患者详细讲解水化疗法的作用以及必要性，避免部分患者因惧怕术后卧床排尿而不愿多饮水。造影前准备不少于1000 ml的温开水，于造影前2 h内分次喝完，必要时静脉补液，到达导管室上手术台前排尿。

3. 根据患者的肾功能情况选择合适的造影剂。对已有肾功能损害的患者，最好使用碘克沙醇。同时准确记录造影剂的用量，对于已有危险因素的冠状动脉多支病变患者，视造影剂的用量分次进行介入手术。

4. 术后回到病房，立即遵医嘱静脉点滴生理盐水或林格液500 ml，用输液泵控制滴速，滴速 2 ml/(kg·h)，缓慢滴入。同时准备不少于 1000 ml 的温开水，嘱患者分次小量饮用，争取晚上睡觉前喝完。老年患者记忆力差，护士应加强巡视，密切观察患者的尿量和喝水情况。如发现尿量较少，立即嘱患者适当增加喝水量，保证 24 h 尿量不少于 2000 ml。

5. 监测尿常规及肾功能，确保 CIN 的早期诊断。CIN 主要发生于接触造影剂后的 24～72 h，故术后 72 h 内应对患者加强巡视，倾听主诉，观察患者是否出现水肿、尿少、乏力等少尿型急性肾衰竭症状。准确记录 24 h 出入量，必要时进行心电、血压监测。术后每日留取标本检测肾功能情况，降至接近正常后停止监测，若血肌酐 SCr 较基线增加＞44.2 μmol/L 或＞25％或尿量＜1500 ml/24 h，及时通知医生，使患者得到早期的明确诊断。

（刘　君）

第二十二章　介入围术期护理

第一节　介入治疗术前检查

心血管介入治疗术前要有完善的临床相关检查，主要包括一般检查、实验室检查和辅助检查。

一、一般检查

一般检查主要指生命体征及血管情况的检查。

生命体征的检查主要指患者周身状况好，体温、脉搏、血压、心率均在正常值范围内。

穿刺部位血管的检查主要指检查双侧股动脉、腘动脉、足背动脉及肱动脉搏动情况，拟从桡动脉介入者，需行常规 Allen 试验检查。Allen 试验方法：双手同时按压住患者桡动脉和尺动脉，嘱患者反复用力握拳和展开手掌，重复 5～7 次至手掌变白，松开对尺动脉的压迫，继续压迫桡动脉，观察手掌颜色变化。若手掌颜色在 10 s 内迅速由白变红或恢复正常，则 Allen 试验呈阳性，说明桡动脉和尺动脉之间存在良好的侧支循环，可进行桡动脉穿刺；相反，若手掌颜色在 10 s 内未变红或恢复正常，则 Allen 试验呈阴性，不宜做桡动脉穿刺。

二、实验室检查

1. 血、尿、便常规检查　检验有无尿、便的潜血阳性，血常规检验中的血红蛋白、血小板、白细胞计数等均应在正常范围内。

2. 血液检查　主要包括出凝血时间、血型、凝血酶原时间、肝功能、肾功能、血糖、血脂、电解质，以及艾滋病、梅毒螺旋体等项目的检查。对于急性心肌梗死及不稳定型心绞痛患者，还需做心肌酶学［肌酸激酶（CK）、谷草转氨酶（SGOT）、乳酸脱氢酶（LDH）及肌酸激酶同工酶（CK-MB）］的测定。

三、辅助检查

1. 常规心电图　这是一种无创性检查冠心病的方法，在临床上应用比较广泛。冠心病患者心肌缺血时，心电图上可出现损伤型 ST 段改变和（或）缺血型 T 波改变，甚至坏死型 Q 波形成，并在心电图的相应导联部位出现这些改变。但是，心肌缺血与心电图的改变并不一定呈平行关系。心电图可使术者在手术前对患者的血管病变有初步的了解。

2. 胸部 X 线片检查　该法是现代心血管疾病临床诊断的重要组成部分，但普通的 X 线检查多不能直接显示心脏病变本身，它的诊断是根据心脏轮廓的改变，借以推测心脏各房室和大血管的大小、形态及位置等形态学变化，心脏搏动的功能、状态及肺循环的血流动力学状态。为了使 X 线平片能显示各房室及大血管内部结构及边缘，将心脏大血管 X 线影像分为四个体位检查，即后前位、右前斜位、左前斜位和左侧位。后前位是基本位置，一般取立位，另外依据病情需要，选择斜位或左侧位，每种体位各有侧重。

3. 心脏超声心动图　这是心脏介入手术的常规检查。心脏超声检查是通过检测心血管的解剖结构、活动情况以及心腔内、大血管内的血流，提供有关心血管的解剖与活动功能方面的资料，做出对疾病的提示或提供辅助诊断依据。二维超声心动图在临床评价冠心病中起到了重要作用，它对于观察心脏结构与心壁各部分的运动功能较为直观，是最主要的检查方法。

4. 心电图运动试验检查　这是一种心脏负荷试验，是通过一定负荷量的生理运动增加心肌的氧耗，从而了解心脏病理变化的技术。用心电图的改变为主要检查指标，观察有无心肌缺血的表现。主要用于冠心病的诊断及冠心病患者心功能和预后的评估。运动试验的类型主要包括活动平板运动试验、双倍二阶梯运动试验、踏车运动试验三种。其中，活动平板是目前常用的器械运动中引起心肌耗氧量最高的活动方式，亦最接近理想的生理运动形式。临床上运动试验可以帮助筛选高危患者，评价临床药物或手术治疗效果，确定患者的运动耐量及了解患者预后等。

5. 动态心电图检查　指连续记录 2 h 或更长时间的心电图，又称为 Holter 检测。可以了解冠心病患者心肌缺血的发作次数、发作时间及持续时间、程度，发作时心律、心率的变化等。它也是心律失常患者拟行射频消融术、梗阻性肥厚型心肌病患者拟行化学消融术的术前常规检查。

6. 经食管心脏超声　这是心房颤动患者行射频消融术的术前常规检查，检查左右心耳的病变（血栓）、瓣膜赘生物及肺静脉内血栓，防止手术时血栓及赘生物脱落形成栓塞。检查前需禁食 4～6 h。

第二节　冠状动脉造影及介入治疗护理

一、术前护理

1. 完善检查　在术前完成血、尿、便常规，出凝血时间，肝、肾功能，电解质，心肌酶谱，乙肝五项，梅毒，艾滋病，心电图，超声心动图，胸部 X 线片等检查。

2. 术前签字　术者与患者家属谈话并签手术同意书，说明手术目的、手术过程及可能出现的并发症。

3. 准备穿刺部位　股动脉穿刺者，根据医嘱备皮。桡动脉穿刺者做 Allen 试验。检查患者双侧股动脉、足背动脉和桡动脉搏动情况，以便与术中、术后对照观察。

4. 术前训练　在医护人员的指导下，进行必要的术前配合训练，如吸气和屏气、用力咳嗽和床上排尿。

5. 饮食准备　术前不需禁食，但不宜过饱，尽量食用易消化的食物。

6. 术前用药　术前 1 日应顿服阿司匹林、氯吡格雷（波立维；已服波立维 75 mg/d、3 日以上者不需顿服）。

7. 患者准备　术前患者卧床休息，保持情绪稳定，于患者左侧肢体建立静脉通道。排空大、小便，情绪紧张者可遵医嘱术前 30 min 肌内注射地西泮。

二、术后护理

1. 持续监护。患者入住冠心病监护病房（CCU），持续 24 h 心电、血压、血氧饱和度监测，密切观察心电示波及生命体征，观察有无 ST 段下移、抬高或 T 波倒置，及时发现心律、心率的变化及心律失常的发生。定期监测血小板、出凝血时间的变化。

2. 持续鼻导管吸氧 6～8 h。术后鼓励患者大量饮水，24 h 饮水量＞2000 ml，饮食以流质或半流质为主，补充水分以增加尿量；在患者心功能情况允许下，24 h 静脉输液 3000 ml 左右，准确记录术后 24 h 尿量，促进造影剂排泄，及早发现造影剂肾病。

3. 遵医嘱应用抗生素预防感染。

4. 经皮腔内冠状动脉成形术（PTCA）后常规给予肝素抗凝以预防血栓形成。应按医嘱准确给药，严格掌握剂量和时间，并注意观察有无出血倾向，如伤口渗血、皮下瘀斑、牙龈出血等。

5. 股动脉内留置鞘管部位的护理

（1）撤出鞘管前，该侧肢体平伸，防止折损鞘管。

（2）一般于术后 4 h 拔除鞘管，撤出鞘管后，按压穿刺部位 15～20 min 以彻底止血。以弹力绷带加压包扎，沙袋压迫 6 h，穿刺下肢制动 12 h，防止出血。此期间，该侧肢体平伸，观察局部有无出血、渗血。如遇顽固性出血，有文献报道用蘸有 6-氨基乙酸类抗纤溶药物的纱布局部压迫止血。24 h 后如无出血等并发症可下床活动。

（3）应用动脉压迫装置进行压迫止血时，患者一般在术后就可立即止血，穿刺侧下肢制动 4 h，即可在床上进行轻微的活动，此时嘱患者避免情绪激动，防止血压增高，提醒患者穿刺侧肢体活动不可太大，卧床期间指导患者在咳嗽、打喷嚏、排尿或排便时用手掌轻压穿刺点，以减少局部压力，防止穿刺点出血和血肿。如发现穿刺点有出血和血肿形成，要及时通知医生做好相应处理。无出血、血肿者 6 h 可以下床活动。嘱患者下床活动后，3 天内不要做爬楼、开车、弯腰等活动，1 周内不要提重物，防止穿刺点出现血肿和假性动脉瘤。

6. 桡动脉穿刺术后即刻止血，应用桡动脉压迫装置压迫止血，嘱患者穿刺侧上肢不要用力活动，一般 4 h 解除止血压迫装置，再用弹力绷带轻轻加压包扎，12 h 后如无出血、血肿可解除弹力绷带包扎，用创可贴覆盖穿刺伤口即可。

7. 不良反应的观察及护理

（1）腰酸、腹胀：多数由于术后平卧、术侧下肢伸直 24 h 的体位所致。应告诉患者起床活动后会自然消失，可适当活动未穿刺侧肢体，严重者可适当按摩腰背部以减轻症状。

（2）穿刺局部出血或血肿：嘱患者术侧下肢保持伸直位，须在拔管后 24 h 方可活动；患者咳嗽及小便时需用力压紧穿刺点；术后严密观察伤口情况，如有出血应重新包扎；对于局部血肿及淤血者，可用 50％的硫酸镁湿热敷或理疗。

（3）栓塞：栓子可来源于导管或导丝表面的血栓，或因操作不当致粥样硬化斑块脱落等。因此，术后应注意观察双下肢足背动脉搏动情况、皮肤颜色、湿度、感觉改变，下床活动后肢体有无疼痛或跛行等，发现异常及时通知医师。

（4）尿潴留：系因患者不习惯床上解小便而引起。护理人员应训练患者床上排便；做好心理疏导，解除床上排便时的紧张心理；诱导排尿，如用温水冲洗会阴部、听流水声、热敷等，或按摩膀胱并适当加压。以上措施均无效时可行导尿。

（5）低血压：在拔除鞘管时和伤口局部加压时易引发血管迷走反射，出现低血压，少数为硝酸甘油滴速过快引起。应密切观察血压变化；学会判断迷走反射性低血压，常表现为血压下降伴心率减慢、恶心、呕吐、出冷汗，严重时心跳停止。一旦发生则立即报告医师，给予阿托品 1 mg、多巴胺 5～10 mg 静注；静滴硝酸甘油时要严格控制滴速，并监测血压。

（6）造影剂反应：造影剂过敏反应发生时间通常在注入造影剂数分钟至半小时内，偶见数小时至数日后出现的迟发反应。据国外文献报道迟发反应的发生率为 8.0%。发生迟发反应与常见过敏反应的处理原则一致。如极少数患者注入造影剂后出现皮肤潮红、皮疹或寒战等感觉，经使用地塞米松后可缓解。肾功能损害及严重过敏反应罕见。如出现重度喉头水肿、呼吸困难及休克等严重过敏反应症状时，按照过敏性休克进行抢救。

（7）心肌梗死：是由于支架内急性或亚急性血栓形成导致急性闭塞所致。所以术后要经常了解患者有无胸闷、胸痛等症状，并注意有无心肌缺血的心电图表现。如发现心电图有心肌缺血的改变，要通知导管室准备急诊介入手术。

8. 健康教育

（1）日常活动要劳逸结合，避免情绪激动，防止着凉，预防感冒。

（2）坚持服用抗凝药物，定期测定凝血时间和凝血酶原时间及白细胞与血小板等。

（3）低脂、低胆固醇饮食，少食多餐，戒烟、戒酒。

（4）出院随访。术后 1 个月、3 个月、6 个月门诊随诊。定期复查心电图、血脂、血糖。

（5）6～9 个月后复查冠状动脉造影，心前区如有不适应及时就诊。

第三节　射频消融术护理

导管消融是指通过静脉或动脉血管进入心脏的电极导管输入一定的物理能量，以破坏心动过速病灶及折返途径，达到根治或控制心律失常发作的一种介入性治疗。

一、术前护理

1. 进行相关的术前检查，如血常规、凝血功能、肝肾功能、超声心动图、心电图及胸部 X 线片。心房颤动患者的射频消融还需做经食管超声检查，主要是检查左、右心耳的病变（血栓）及瓣膜赘生物和肺静脉内血栓，防止手术时血栓及赘生物脱落形成栓塞。

2. 向患者介绍射频消融手术的目的、方法及注意事项，告知患者在手术过程中如感到心悸、胸闷等不适感时立即报告医护人员，以便及时处理。另嘱患者术前 1～2 日练习床上大小便。

3. 常规清洁备皮，备皮范围为右侧颈部、腋下、双侧腹股沟及会阴部。同时检查患者的足背动脉搏动情况，以便于术中、术后做搏动情况的对照。

4. 术前一晚遵医嘱应用镇静剂，以保证睡眠质量，克服紧张情绪。

5. 一般的射频消融手术术前不需禁食，手术当天给予低脂、易消化、清淡饮食，饮食不宜过饱。心房颤动患者进行射频消融手术时，由于进行基础麻醉要在术前 6 h 禁食，服药时可少量饮水。

6. 术前 3 天应停用各种抗心律失常药物，停用药物时间应在体内代谢的 5 个半衰期以上，消除药物对心肌细胞电生理特性的影响，减少手术中诱发心律失常的可能性。口服胺碘酮者，需要停药 1 个月后药物才能完全排出体外。

7. 术前在左下肢留置静脉留置针，以便术者右侧操作方便，而左上肢用于血压监测。

进入导管室前排空大、小便。

二、术后护理

1. 生命体征的观察　术后遵医嘱进行心电监护和生命体征的观察。尤其加强体温的观察，每4 h测量一次，如体温超过37.5℃要检查有无穿刺部位感染和感染性心内膜炎。对心房颤动射频消融患者在术后1～2周的高热要警惕心房-食管瘘的发生。心电监护一般24～48 h。

2. 术后患者的体位　患者术后取平卧位，消融左侧房室旁路时因采用股动脉入路，在鞘管拔除后嘱患者穿刺下肢制动6～8 h，防止出血。6～12 h后可左右翻身，12～16 h后可下床活动，卧床期间注意活动脚趾，做足背屈伸运动，避免深静脉血栓形成。消融右侧房室旁路或改良房室结时采用股静脉入路，则嘱患者平卧4 h后下床活动。

3. 穿刺部位护理　穿刺部位用弹力绷带固定、加压，不可太紧，以免引起皮肤破损，增加感染机会。注意观察术侧肢体血运情况，皮温、皮肤的颜色是否正常，观察足背动脉的搏动情况。穿刺部位出现血肿可用热敷，促进血肿吸收。足背动脉搏动减弱或消失时，要立即向医生报告，以便及时采取措施。

4. 预防感染　导管经血管穿刺送入心脏，增加了感染的机会，尤其是感染性心内膜炎会带来严重的后果。因此，要严格执行无菌操作，导管、鞘管和各种器械的消毒一定要严格，同时术后使用抗生素。

5. 饮食护理　饮食上给予高蛋白、高维生素的易消化饮食。由于手术时间较长，加上术中体力消耗，术后应注意液体的补充，如不注意液体的补充，易发生低血容量性休克。

6. 保持二便通畅　术后24 h大小便应在床上，当发生尿潴留时应及时诱导排尿或导尿，以免膀胱过度充盈而发生意外。术后可常规给予缓泻剂，预防腹胀、便秘，必要时进行肛管排气、灌肠。

7. 并发症及处理

（1）心脏压塞：射频消融术心脏压塞的发生率为0.2%～0.6%，为严重并发症之一。其产生原因为冠状动脉窦破裂、心脏穿孔。在手术过程中或手术后，一旦患者出现胸闷、心搏减弱、血压下降、心影扩大，则应高度怀疑为心脏压塞。有条件立即进行超声检查明确诊断。若无急诊超声条件应根据患者临床症状综合分析判断，必要时应立即做心包穿刺引流。若已用肝素，应给予鱼精蛋白对抗治疗。同时快速补充液体并准备输血。经上述处理病情仍不缓解者，应行外科手术治疗。

（2）三度房室传导阻滞：术中如出现短暂三度房室传导阻滞应立即停止手术，并给予静脉推注地塞米松，多数患者的房室传导阻滞可恢复正常。个别传导系统永久性损伤的患者则需要安装永久性心脏起搏器治疗。

（3）心室颤动：立即行体外除颤。

（4）血管并发症：主动脉血栓形成和栓塞。术后严密观察足背动脉的搏动情况，发现血栓形成或栓塞征兆应及时、及早处理。早期可采用拉网法取出血栓。对发现较晚者采取血管内溶栓治疗。动-静脉瘘的发生主要是因为穿刺股静脉时进入股动脉、术后压迫止血不当，经听诊血管杂音及床旁超声明确诊断后可持续压迫半小时或更长时间加压包扎，如不能缓解或发生大的假性动脉瘤可行外科修补术。

8. 健康教育　术后72 h不要参加剧烈的体育活动，以后逐渐恢复正常活动。服用抗凝药阿司匹林，连续1个月，以免发生下肢静脉血栓形成，预防血栓性疾病的发生。术后第

1、3、6 个月来医院复查。

第四节　梗阻性肥厚型心肌病化学消融术护理

梗阻性肥厚型心肌病肥厚室间隔的化学消融术全称为“经皮经腔肥厚室间隔心肌消融术”，是心内科介入治疗的一项发展技术。其原理是将肥厚室间隔的血液供应阻断，使肥厚室间隔部位的心肌细胞缺血、坏死，从而使其瘢痕化而逐渐变薄，达到缓解患者症状的目的。

一、术前护理

1. 完善术前检查。检查胸片、超声心动图、心电图、肝功能、肾功能、血液分析以及艾滋病及梅毒螺旋体等项目。

2. 皮肤的准备。术前给予双侧腹股沟区备皮，同时检查患者的足背动脉搏动情况，以便术中、术后做搏动情况的对照。

3. 医护人员向患者介绍手术的基本操作过程，嘱患者在术中如出现不适症状应立即告诉术者，以便使术者尽快采取治疗措施；并向患者讲解术后可能出现的情况，使其做好充分的思想准备，积极地接受手术。

4. 嘱患者练习床上排便、排尿，如床上排尿困难者可给予导尿。

5. 饮食指导。患者手术当日可正常进食，但不宜饮食过饱，最好吃一些粥类和面汤类较软、易消化的食物，不宜食用奶制品、含糖量高的食物及生冷食物。术前一餐吃六七成饱为宜。

6. 患者进入导管室之前要排空大小便，并在左上肢或下肢留置静脉留置针，以便术中备用。

7. 对于精神紧张的患者可遵医嘱在术前一晚使用镇静药。

二、术后护理

1. 进入监护病房，按急性心肌梗死患者监护要求观察病情变化。卧床 24～48 h，持续心电、血压监测 48～72 h，注意记录心律失常及其他病情变化。

2. 注意观察股动脉穿刺部位情况，一般于术后 4 h 拔除动脉鞘管，另外加强观察术侧肢体血运情况、皮肤温度、颜色及足背动脉搏动情况。

3. 卧床期间指导患者进行床上肢体活动，以防止下肢深静脉血栓形成或发生肺梗死，还可以使用气垫床避免术后卧位带来的腰痛。

4. 对安装临时起搏器的患者，密切监测起搏器工作情况，注意有无心脏压塞情况。因临时起搏导管一般需保留 48～72 h，要加强起搏导管穿刺部位的护理，防止临时起搏导管脱位和穿刺部位感染。

5. 术后 6 h、24 h、48 h，测定心肌酶谱和 CK-MB 各一次。

6. 观察患者有无心前区疼痛，患者疼痛时及时报告医生，遵医嘱给予止痛剂，以减少患者因疼痛、烦躁而导致的病情变化。

7. 饮食上可给予低盐、低脂饮食，进食不可过饱，因卧床消化功能减退及不习惯床上排便等造成的排便困难常规予以缓泻剂，排便时要求护士在床旁观察心率、血压的变化。

8. 出院指导　定期门诊随访，术后不要参加剧烈的体育活动，以后逐渐恢复正常活动。增强机体抵抗力，防止上呼吸道感染。

第五节　先天性心脏病介入治疗护理

先天性心脏病常见的介入治疗主要有经皮球囊肺动脉瓣成形术、经皮球囊二尖瓣成形术、房间隔缺损封堵术、动脉导管未闭栓塞术、室间隔缺损封堵术等。它具有外科手术治疗的效果，但创伤较小，安全性高。

一、术前护理

1. 完善术前各种检查，了解患者简要病史，进行必要的心理沟通。

2. 患者术晨禁食水 4 h，排空大小便，年龄较小行全麻的患儿要禁食水 6 h。术前要测体温、脉搏、血压，并做好记录。

3. 皮肤的准备。术前一天清洁皮肤，常规给予双侧腹股沟区备皮。同时检查患者的足背动脉搏动情况，以便于术中、术后做搏动情况的对照。

4. 术前一晚遵医嘱口服适量镇静剂，以保证充足睡眠。患者入导管室前建立静脉通路，留置静脉留置针。

二、术后护理

（一）常规护理

1. 手术结束后患者进入监护病房，进行生命体征的监护。术后每 15～30 min 测体温、脉搏、呼吸、血压各一次并记录，共 4 次。行心电监护 6～12 h，严密监测血氧饱和度，如血氧饱和度低于 95%应查找原因，及时报告医生妥善处置。

2. 密切观察伤口有无出血、渗血、红肿及感染等情况，保持伤口干燥。右下肢伸直制动 6～10 h，静脉穿刺沙袋压迫 4 h，动脉穿刺沙袋压迫 6 h。婴幼儿全麻到清醒过程中有躁动者，易造成穿刺部位再次出血，按医嘱给予镇静剂。

3. 全麻患儿及神志不清的患儿应将头偏向一侧，注意患儿的呼吸情况，防止分泌物过多阻塞气道，避免误吸而导致吸入性肺炎或窒息，必要时给予吸氧。禁食期间注意保持静脉液路通畅，待患儿苏醒 2 h 后才可适量进食。

4. 术后平卧 12～24 h，卧床期间一切生活护理均由护理人员协助完成。为防止低血糖发生，应先协助患儿适当进食再休息，注意保持病房安静。

5. 先天性心脏病介入诊疗术经静脉进入导引钢丝、球囊、伞状闭合器等操作，易造成血管内膜损伤而致血栓形成。另外，术后包扎过紧、沙袋压迫时间过长也易导致血栓。因此要求密切观察足背动脉搏动情况，及皮肤的温度、颜色、知觉等。防止栓塞、供血障碍而导致坏死。

6. 注意排尿时间及尿量。因尿量多少反映肾功能及心功能情况，尤其是使用造影剂的患者更应密切关注，如尿少或无尿，应及时报告医师妥善处置。

7. 注意皮肤及巩膜有无黄染出现，因造影后可能会引起肝功能损害，使胆汁排出障碍而引发黄疸。

8. 术后第二天做胸部 X 线检查、心电图和超声心动图的检查，观察封堵器位置及有无残余分流。

9. 出院指导。术后 3 个月内避免剧烈活动，防止封堵器脱落。3 个月后可解除运动限制。注意保暖，减少上呼吸道感染。遵医嘱服用抗凝药，定期复查。

（二）术后并发症的观察护理

1. 封堵器脱落及异位栓塞　这是动脉导管未闭封堵术的严重并发症，封堵器脱落后常常进入肺循环，患者可出现胸痛、呼吸困难、发绀等。因此，术后应密切观察患者有无胸闷、气促、胸痛、发绀等症状，注意心脏杂音的变化。

2. 机械性溶血　这是动脉导管未闭封堵术罕见的严重并发症。一般认为溶血与残余分流有关，通过已封堵动脉导管未闭的血流速度越快，越易发生机械性溶血。因此，术后要严密观察患者心脏杂音的变化，72 h 内应严密观察患者的面色有无贫血貌，定时查血常规、尿常规、血红蛋白，如患者面色苍白，尿检有红细胞，血红蛋白下降至 70 g/L 以下，则表明严重溶血。要及时报告，并做好再次封堵的准备。

3. 感染　加强感染性心内膜炎的预防，术后按医嘱使用抗生素 3～5 天，并注意监测体温的变化。

（三）房间隔缺损封堵术患者的护理

1. 注意遵医嘱抗凝，因左心房压力低，血流恢复慢，在封堵器周围内皮细胞未完全覆盖之前，易导致血栓形成。护理人员要讲解抗凝的重要性，告诉患者及家属要严格遵医嘱用药。

2. 房间隔缺损的患者常合并房性心律失常，加上血黏度高和心房内异物，易导致血栓形成或栓子脱落。因此，术后患者如有呼吸困难，应立即查明是否有肺栓塞等原因，并及时处置。

3. 封堵器如脱落一般落在右心房，会导致右心功能不全的症状。如有右心循环障碍的临床表现，应及时报告，妥善处置。

（四）室间隔缺损封堵术患者的护理

室间隔部位的传导系统丰富，一旦封堵器影响三尖瓣的血流或压迫致机械损伤房室传导系统，会出现房室传导阻滞或束支传导阻滞，应密切观察患者心电监护和心电图的变化。另外，还可能出现急性主动脉瓣关闭不全，应主动询问患者有无心前区不适、头部动脉搏动感等，动态观察患者的血压变化，注意脉压的大小及周围血管征，有异常情况及时向医生报告。

第六节　永久起搏器植入护理

植入永久性心脏起搏器，不需要开胸，手术创伤小，患者痛苦较小。一般电极导管经头静脉或锁骨下静脉植入心房或心室。起搏器埋藏于右侧或左侧胸部皮下组织。起搏器的基本类型有 4 种，分别是单腔起搏器、双腔起搏器、三腔起搏器及四腔起搏器。

一、术前护理

1. 进行相关的术前检查，包括血常规、凝血功能、肝肾功能等实验室检查，还有动态心电图、胸部 X 线及心电图等辅助检查。

2. 为患者进行皮肤准备，备皮范围包括左或右侧颈部、腋下及胸部。备皮后，患者需清洁沐浴，病情不允许者应用温水擦洗手术区域。

3. 对于正在服用抗凝药物的患者，术前3～5天停用这些药物。如不能停用药物者，术前应准备止血药，以备术中使用。

4. 嘱患者术前1～2天练习床上解大小便，对于高龄、床上排尿困难的患者应留置导尿。

5. 术前心力衰竭患者加强控制心力衰竭，保证患者能平卧1天。

6. 饮食给予低脂、易消化、清淡、高营养食品，少食多餐。

7. 为减轻患者对手术的恐惧紧张心理，遵医嘱手术前晚或术前应用镇静剂。

8. 术前左侧肢体建立静脉通道，以保证手术中用药。

二、术后护理

1. 术后患者回监护病房，将患者平移至床上，并保持上身不动。术后卧床1～3天，如患者对平卧不适应，可抬高床头30°～60°，双下肢可以活动。

2. 加强生命体征的观察

(1) 进行心电监护24～48 h，观察心脏的起搏情况，如发现有心律失常、期前收缩，应立即报告，避免发生危及生命的严重心律失常。

(2) 观察呼吸频率、节律和强度的变化，如果突然出现呼吸急促和不能解释的胸痛时，应观察有无心律失常、咯血、低血压和发绀等症状，如出现上述症状，则提示有肺梗死的可能。

(3) 术后常规测量血压，如发现不明原因的低血压，起搏随着体位或呼吸运动而改变，并出现胸痛或上腹部疼痛，听诊闻及心包摩擦音时，应考虑心肌穿孔的可能。如出现休克症状、静脉压增高、奇脉时，应考虑心脏压塞的可能，要立即报告并做好抢救工作。

(4) 观察体温，及时发现机体的全身情况，测体温4次/日。一般术后3天内有低热，体温<38℃，如果持续时间长应考虑有感染的可能。

3. 卧床休息是预防电极脱位最有效的方法之一。卧床期间不能坐起或翻身，护士要指导患者进行床上活动，双下肢和健侧上肢不限制活动，术侧上肢术后当天可做握拳运动，第二天可做外展及轻度抬高，每日递增。1周后可触摸到对侧耳垂。

4. 囊袋切口用沙袋压迫6～8 h，观察手术切口是否清洁、干燥，有无渗血、出血、血肿及感染。

5. 预防性使用抗生素2～3天，禁止使用活血化淤药物，防止术区皮下淤血。

6. 由于患者生活习惯的改变，常引起便秘，而用力屏气易造成电极脱位及原有心脏病加重，因此给患者食用易消化、不产气和富有维生素的食物，减少腹胀，以防发生便秘。出现腹胀时，可根据情况给予肛管排气。

7. 保持切口处皮肤清洁干燥，严格无菌换药，术后24 h换药一次，伤口无异常可2～3天换药一次。换药时密切观察切口处皮肤是否有红肿热痛、渗血，囊袋处皮肤有无血肿及波动感。如切口出现红肿热痛、渗血则为并发感染，要求坚持每天换药一次。囊袋处皮肤出现血肿及波动感时应进行止血，给予局部加压包扎12 h，坚持每天换药一次，在严格无菌条件下抽出囊袋内积血，并加强抗生素治疗。如切口愈合良好，术后第7天拆线。

8. 出院指导

(1) 患者出院后需每天自测脉搏，一般应在安静时和早上醒来未起床时进行测定，并做记录。如发现异常及时到医院检查。

(2) 保持安装起搏器囊袋处皮肤清洁、干燥，衣服宽松，防止摩擦，洗澡时不要用力揉搓，防止出现皮肤破溃、感染。

(3) 患者如有心慌、心悸、头晕、心率低于起搏器设定的频率时，应立即到医院描记全套心电图。

(4) 要告知患者不能做磁共振成像（安装抗核磁起搏器除外）、超声波检查，手术时不能使用电手术刀，不要使用强磁场的电浴盆。如强磁场对起搏器有干扰时要立即离开现场。

(5) 避免进入有电磁场的环境，如理疗室、高电压区，避免使用电剃须刀、口腔电钻、电磁炉、微波炉等。避免术侧肢体提举重物，以防电极脱位。

(6) 定期到医院做起搏器功能监测，术后 1～3 个月需要复查 1 次，此后每半年随诊 1 次。

(7) 告诉患者所安装起搏器工作的年限，在起搏器工作后期，嘱患者到医院进行检查，以防发生意外。

第七节 介入治疗辅助装置及护理

在重症心脏病患者心脏介入治疗过程中，术者为了更好地保护患者的生命安全，需要给患者使用一些保护心脏功能的辅助装置，如主动脉内球囊反搏、临时起搏器安置等。

一、主动脉内球囊反搏的监护及护理

主动脉内球囊反搏术（intra-aortic balloon pump，IABP）是目前心脏血管疾病临床应用比较广泛并且有效的机械性辅助循环装置。随着主动脉内球囊反搏技术的不断更新，IABP 越来越成为救治重症心脏病患者的“必备武器”。

(一) 适应证

1. 各种原因引起的心力衰竭，如急性梗死并发心源性休克、围术期发生的心肌梗死、体外循环后低心排综合征。
2. 急性心肌梗死后发生的机械性并发症，如乳头肌断裂、二尖瓣关闭不全、大室壁瘤。
3. 内科治疗无效的不稳定型心绞痛。
4. 缺血而致的室性心动过速。
5. 冠状动脉左主干病变患者手术前。
6. 高危患者或冠状动脉造影及介入治疗失败的患者。
7. 多支、广泛的冠状动脉狭窄合并心瓣膜病变拟行换瓣术的围术期辅助循环。
8. 神经外科需要增加脑血流灌注的情况。
9. 低心排血量（如感染性休克、烧伤性休克）。

(二) 禁忌证

1. 主动脉瓣关闭不全。
2. 主动脉夹层动脉瘤或胸主动脉瘤。
3. 脑出血或不可逆性的脑损害。
4. 心脏病或其他疾病的终末期。
5. 严重的凝血功能障碍。

6. 严重低血压状况，平均压<60 mmHg 者疗效不好。

7. 周围血管疾病放置气囊管有困难者。

（三）术前护理

1. 向患者及家属做好解释工作，取得合作。

2. 给予双侧腹股沟区穿刺部位备皮，清洁。

3. 了解双侧股动脉及足背动脉搏动情况，听诊股动脉区有无血管杂音。

4. 给予留置导尿，建立静脉通路，以备术中急用。

5. 化验室检查血液分析、凝血四项。

（四）术后护理

1. 患者绝对卧床休息，插管侧大腿弯曲不应超过 30°，床头抬高也不应超过 30°，以防导管打折或移位。护理人员应协助患者在允许的范围内移动。

2. 持续心电监测，观察心率、心律及 QRS 波变化，发现恶性心律失常，立即对症处理，以免影响球囊反搏效果甚至停搏。记录 24 h 出入量。严格掌握输液速度和输液量，防止心力衰竭的发生。

3. 压力监测。严密观察动脉收缩压、舒张压、平均压、反搏压与波形，根据各项压力的动态变化，结合心率、尿量等数值，调整反搏压大小及反搏频率。一般要求反搏压高于有创舒张压 1.33～2.66 kPa。

4. 凝血指标监测。持续肝素抗凝，每 2 h 测定一次活化凝血时间（ACT），根据 ACT 调整肝素用量，若 ACT>300 s 则相应减少肝素用量，并注意全身及穿刺部位的出血情况。

5. 足背动脉监测。密切观察双下肢皮肤颜色、温度及足背动脉搏动情况，如发现下肢缺血要及时报告医生。

6. 保持管道通畅，预防感染。检查管道连接情况，如是否有打折、扭曲、脱落现象。球囊中心腔给予生理盐水 500 ml 加入肝素 3000 U 加压冲管，每小时 1 次，每次 3～10 ml，每 12 h 更换一次肝素盐水。每日更换敷料，严格无菌操作，每天创面换药 1 次，检查穿刺部位有无渗血、肿胀或分泌物，保持穿刺部位干燥和清洁。若发现较大血肿及时通知医生。

7. 生活护理。保持患者功能体位，定时协助患者翻身、拍背，做下肢功能锻炼，加强营养支持，提高机体抵抗力。减少坠积性肺炎、全身感染及褥疮的发生。

8. 仔细观察及发现反搏有效的征兆。循环改善的表现有皮肤面色红润，鼻尖、额头及肢体末端转暖，尿量增多，舒张压及收缩压回升。

9. 掌握停止治疗的指标：循环已改善，对药物的依赖性极小，多巴胺用量<5 μg/(kg・min)，血压稳定（收缩压>90 mmHg），心脏指数>2.5 L/(min・m^2)，排尿>1 ml/(kg・h)。

（五）并发症的预防与护理

1. 穿刺过程中的并发症　经皮股动脉穿刺置管的过程中发生动脉损伤，导管插入夹层形成夹层动脉瘤，甚至动脉穿孔破裂。若髂动脉损伤，可导致腹膜后大出血形成假性动脉瘤或局部血肿。防治方法为置管到位时要确认从球囊中心管腔内抽吸回血顺利，置管操作应准确轻柔，遇阻力时可旋转导管方向，不可强行插入。

2. 球囊反搏过程中的并发症

（1）动脉栓塞：长期卧床，抗凝不当易致血栓形成。血栓脱落可致栓塞。IABP 应用中应保持球囊在体内持续浮动和有效的抗凝治疗，保持活化部分凝血活酶时间（APTT）60～80 s。

（2）下肢缺血：因血栓脱落、下肢动脉血管栓塞、动脉内膜剥离片阻塞管腔、球囊导管阻塞或位置不好致血流受阻，有1%～2%的患者出现下肢缺血、坏死。临床表现为下肢缺血、足背动脉搏动消失、腿痛、组织坏死。临床上应采取有效的抗凝治疗，选择合适口径的球囊导管，严密观察下肢血运情况。

（3）气囊破裂：球囊壁被尖锐物或动脉粥样硬化斑块刺破，表现为顽固性低反搏压及充氦气的管腔内出现血液。穿刺前应检查球囊是否漏气，避免球囊与尖锐物及粗糙物接触。现采用球囊压力监测，一旦漏气IABP马上停止工作，并将球囊内气体抽出，保证患者安全，以免短时间内大量氦气进入血液形成气栓及拔管延迟引起球囊内血液凝固，造成球囊导管不能拔除。

（4）感染：因无菌操作不严格或放置IABP导管时间过长致机体抵抗力下降所致。感染多表现在插管处局部，全身表现为发热、菌血症。因此，需常规应用抗生素，注意局部每日消毒换敷料1次。

（5）血小板减少症：一般在应用5～7天后发生，所以每天需监测血小板计数、血红蛋白、血细胞比容。如果发生出血，根据需要进行输血，必要时输血小板。

二、临时起搏器安置术的护理

（一）适应证

1. 各种原因引起的二度或三度房室传导阻滞。

2. 对药物治疗无效或不宜用药物或电复律的快速性心律失常，如心动过缓诱发或药物诱发的尖端扭转型室性心动过速或反复发作的持续性室性心动过速及室上性心动过速、房性心动过速、心房扑动等，给予起搏或超速起搏治疗。

3. 置入永久性起搏器之前，反复发作阿-斯综合征的过渡性治疗。

4. 置入的永久性起搏器失灵，或需要更换起搏器而有起搏器依赖的患者。

5. 急性心肌梗死伴有二度、三度传导阻滞，严重窦性心动过缓、窦性停搏、窦房阻滞及新近发生的双束支传导阻滞等应用药物治疗无效者。

6. 预防性或保护性起搏，如经皮经腔肥厚室间隔心肌消融术、心电图有双束支阻滞、不完全性三分支阻滞、将要接受全身麻醉及大手术者。

（二）禁忌证

1. 一度房室传导阻滞。

2. 二度Ⅰ型房室传导阻滞。

3. 短暂的窦性或交界性心动过缓。

4. 加速的心室自主心律引起的房室分离。

5. 完全性左或右束支阻滞，左前分支或左后分支阻滞。

6. 心肌梗死前就存在的束支阻滞。

（三）术前护理

1. 向患者及家属讲解手术以取得配合。

2. 皮肤准备。经锁骨下静脉入路：下颌至乳头，包括双上臂及腋下；经股静脉入路：脐至双侧膝盖及会阴部。

（四）术后护理

1. 患者回监护病房，给予心电监护，观察心脏的起搏情况，如发现有心律失常、期前收缩，应立即报告，避免发生危及生命的严重心律失常。

2. 起搏导线应固定稳妥以防脱位，体外脉冲发生器应固定在患者身上，以防滑脱，牵拉导管脱位。每天检查接头连接处，确保起搏安全。经常检查起搏器工作状态，备好备用电池。

3. 起搏导线进入皮肤处应保持干燥，严格执行无菌操作，更换伤口敷料减少感染机会，防止皮肤感染。

4. 经股静脉入路放置导管者肢体尽量固定不动，而经颈静脉或锁骨下静脉入路者则很少限制活动。

5. 放置临时起搏导管期间，尽量避免抗凝剂治疗。对已用抗凝剂的患者应密切观察穿刺部位的出血情况。

（五）并发症的预防与护理

1. 导管移位。这是临时起搏器最常见的并发症。如患者自主心率慢，则会出现头晕，甚至晕厥，需要重新调整电极。对微脱位阈值增高者，可通过体外调节增加起搏器输出电压和脉宽，恢复正常起搏。

2. 心肌穿孔。患者出现心前区疼痛，膈肌收缩，起搏中断或间歇性起搏，阈值升高，心前区闻及心包摩擦音，超声心动图显示心包积液等，都是心肌穿孔的临床证据。此时将导管头后撤至右心室腔重新调整电极位置，上述症状可消失，一般不会发生心脏压塞。

3. 导管断裂。因导管放置时间长和体位活动而发生不完全性断裂，需重新置换导管。

4. 感染。由于局部处理不当或电极导管放置时间过长，引起局部或全身感染。一般应用抗生素或拔除导管后感染即可控制。临时起搏导管放置时间一般不超过1周。

5. 穿刺不当引起皮下血肿、气胸、血胸及气栓。要求穿刺时尽量不要误穿毗邻动脉，进针不要过深，另外嘱患者在导管刚进入时不要吸气。

（岳继华）

第二十三章　心血管介入治疗心理护理

第一节　心理护理的概念及术中作用

一、心理护理的概念

护理科学的先驱——南丁格尔曾说："人是多种多样的，由于社会职业、地位、民族、信仰、生活习惯和文化程度不同，所得的疾病与病情也不同，要使千差万别的人都能达到治疗或康复所需要的最佳身心状态，本身就是一项最精髓的艺术。"人在患病后，由于社会角色的转变、住院后环境的改变，都会使患者产生特有的心理需求和反应。

心理护理是指在整个护理过程中，护理人员通过各种方式和途径，运用心理学的理论和技能，积极有效地影响或改变患者的心理状态和行为，促进其康复或向健康方向发展的一种方法。

在心理护理的过程中，护士更重视人的生理和心理相互转化的因果关系；更强调社会环境与个体健康的相互作用；更要求激发个体的内在潜力，调动其主观能动性，去实现健康目标；更侧重心理健康人群的心理保健，强调对具有潜在心理问题的健康人提供心理健康方面的指导。

二、心理护理的目标

（一）心理护理的内容

护士在与患者的交往过程中，通过良好的言语、表情、态度和行为，去影响患者的感受认识，改变其心理状态和行为。通过心理护理，尽可能为患者创造有利于治疗和康复的最佳身心状态。具体地说，包括以下几点。

1. 解除患者对疾病的紧张、焦虑、悲观的情绪，调动其主观能动性，树立战胜疾病的信心。

2. 协助患者适应新的社会角色和生活环境。

3. 帮助患者建立新的人际关系，特别是医患关系、护患关系及患者之间的关系，以适应新的社会环境。

（二）患者的心理需要

1. 躯体需要　指生理病理的需要，如对空气、休息与睡眠、饮食、排泄、活动、安全等的需求。

2. 感情的需要　由于环境的变化、接触陌生的检查与治疗、与亲友分离等，患者需要亲人探视与关怀、医护人员的同情与关心。

3. 受尊重的需要　要求他人尊重自己，重视自己。

4. 被接纳与社交的需要　适当的社交活动及精神生活、良好的人际关系可以迅速消除陌生感。

5. 精神上的需要　有事业心的人，希望继续发挥个人才能，实现事业上的成就。

6. 提供信息的需要　了解疾病相关知识、疾病诊断与治疗方法、手术效果、预后以及主管医生、护士的技术水平等。

（三）心理护理的目标

主要指心理护理的实施者在护理过程中通过积极的语言、表情、态度和行为去影响患者，促进其疾病或适应不良得到改善。具体的目标有：

1. 满足患者的合理需要，了解和分析患者的不同需要是心理护理要达到的首要目标。

2. 提供良好的心理环境，创造一个使患者康复的心理与物质环境是做好心理护理的前提。

3. 消除不良情绪反应，发现患者的不良情绪，及早地采取多种措施是心理护理的关键。

4. 提高患者的适应能力，调动患者战胜疾病的主观能动性是心理护理的最终目标。

三、心理护理在介入诊疗中的意义

（一）介入诊疗术与外科手术的区别

外科手术对人们来说是一件大事，无论手术大小、是否危及生命，对患者而言都具有较强的刺激。患者普遍对外科的开刀手术存在恐惧或焦虑等心理反应，担心手术失败、麻醉意外致残及死亡。同时，外科手术患者在经历手术治疗时，常常要承受病痛及刀口疼痛的刺激，还会因住院时间较长，担心经济负担过重、术后恢复不好等因素影响到今后生活质量。这些不良的心理反应会直接影响手术的过程及效果，处理不当会影响患者的术后恢复。

近年来临床医学最引人注目的进展之一是介入性诊疗技术的兴起及临床应用。介入治疗以其不开刀、痛苦少、恢复快、安全有效等特点迅速发展，尤其是心脏的介入诊疗手术，使心脏内科诊疗水平有了新的突破。它与外科开胸手术相比，具有创伤小、恢复快、并发症少的特点，越来越多的患者能够从这种治疗技术中受益。但它毕竟是心脏的有创手术，许多患者在接受介入手术时都会不同程度地存在着与外科手术一样的心理反应。

（二）心理护理在介入诊疗术中的作用

俗话说“病由心生”，可见心理因素对人的健康有着重要的影响。患者各种心理现象的产生，既受客观事物即疾病性质、机体状态的影响，又与患者对疾病的主观认识和态度有关。人对疾病体验的强烈程度取决于患者的认知能力和个性特征。一般来说，对疾病和介入诊疗术有较正确的认识、文化程度较高的患者，或者术前痛苦较大并有接受介入治疗愿望的患者，其心理反应较轻。尤其是长期被病痛纠缠折磨、多种治疗方法无效、担心继续拖延可能使病情加重的患者，术后会觉得“放下包袱，轻松了许多”。而那些病程短、自觉症状轻的患者，由于心理准备不足，对接受介入诊疗术常会引起明显的心理变化。有的患者由于对身体感觉缺乏正确的认识，还会做出错误的选择而放弃治疗。此时，护士要敏感地觉察到患者的各种不良心理反应，运用心理学知识，根据患者在不同时期的心理特点，及时给予正确的心理疏导及调控，防止负性效应所带来的影响。这对于保证心脏介入诊疗术的顺利完成，促进患者早日康复可起到积极的作用。

第二节　介入术前心理护理

尽管心脏介入诊疗术是一种微创手术，但仍存在一定的风险。对于患者来说，无论哪种类型的心脏疾病，都会认为是重大疾病，存在心理负担。因缺乏相关的医学知识，患者对介入诊疗术的效果、并发症及康复有许多的疑虑，护士应及时给予正确的心理疏导，提高患者的认知水平，帮助其调整心态，消除或减轻不良的心理反应，使之对手术充满信心，保证介入诊疗术的顺利实施。

一、焦虑、紧张心理

（一）心理特点

焦虑、紧张是介入诊疗术前患者最常见的心理反应，焦虑情绪的表现因人而异。由于其心境持续处于焦虑、紧张状态，具体表现为长吁短叹、愁眉不展、食欲减退、兴奋失眠、惶惶不安等。介入诊疗术前医生与家属要进行谈话，讲解介入诊疗过程及必要性，并签订知情同意书。有些患者家属听了医生的谈话及签字后，由于介入知识的缺乏，对手术成功缺乏信心，易导致患者的焦虑、紧张程度升高。少数心理准备不足的患者，甚至改变主意取消手术，影响疾病的有效治疗。

（二）心理支持

针对患者这种心理反应，医护人员应通过权威性解释，提供科学的介入诊疗信息，用通俗易懂的语言讲解介入诊疗知识，说明介入诊疗手术的目的、意义及过程，尤其对介入手术的安全性做出恰当的举例解释。同时，让患者了解医院的技术水平、医疗设备，介绍术者的资历及技术水平，以增加患者的安全感和对医院的信任度。医护人员利用图片或视频方式为患者讲解介入手术过程，帮助患者学习宣教知识，有条件的医院可以让患者参观导管室，使其对介入手术过程及导管室有直观的认识，以利于患者在介入术中有效配合。还可以安排介入诊疗术后恢复良好的患者现身说法，介绍治疗过程和体验，切身的感受更具有说服力，这些均能有效减轻患者术前的焦虑、紧张心理。

介入诊疗术前护士应根据患者的年龄及文化程度，帮助患者进行全身肌肉松弛训练，指导患者如何在术中有效地配合，如深呼吸、憋气、进行有效咳嗽等训练。耐心解释患者提出的疑问，争取让患者在术前有足够的心理准备，消除患者对介入诊疗的不确定感，增加对手术的预料感和控制感，使患者以最佳的心理状态配合介入诊疗，保证手术的顺利进行。

二、内疚、自责心理

（一）心理特点

由于介入诊疗所需的材料、器械多为进口产品，价格相对较贵，给患者及其家庭带来一定的经济负担，尤其是一些家庭经济困难而又是自费的患者，这无疑是雪上加霜。因为需要依赖他人为其提供医疗费用，患者及家属常会为住院费用而内疚、自责。

随着人口老龄化的不断加剧，需要进行介入诊疗术的老年患者也不断增加。人到老年就有一种日落黄昏的感觉，这种脆弱的心理在患病后更增重，认为自己没用，还要给别人增加负担。部分子女对老年人关心程度不够，只从费用角度考虑，对父母是否进行介入治疗持冷漠消极态度，更容易使患者产生内疚、自责的心理。由于疾病本身不同程度影响了患者的生活自理能力，离不开家人的照顾，使患者有一种对亲人及家庭的负罪感。患者常常表现为沉默寡言，两眼无神、茫然，表情无助、失眠等特点。

（二）心理支持

针对患者这种心理状态，护士应主动向患者及家属说明介入诊疗的意义，告之一次性的治疗费用虽高，但是介入治疗术后恢复快，身体康复后仍可以恢复工作和劳动，为单位和家庭重新带来经济效益，帮助患者分析眼前利益和长远利益的关系，而且恢复健康后不再为疾病所困扰，生活质量也会得到提高。同时，我们医护人员也有责任和义务在介入诊疗术中根据病情选择适宜且经济的介入耗材，以减轻患者及家庭的经济负担。

由于老年患者各脏器和组织在生理功能、形态、解剖上发生退行性变，大多病程长、恢复慢、易反复、疗效差。有的老年人与子女关系不融洽或子女不在身边，而缺少亲人陪护，感到非常孤独及缺乏倾诉对象。医护人员应积极协助患者与家人、朋友及亲戚间建立和谐的关系，鼓励家人与患者多沟通，最大程度给予患者情感上的支持。同时有效的沟通也是减轻和消除老年患者内疚、自责心理的有效手段，从而使患者消除心理矛盾，以最佳心理状态接受治疗。

三、悲观、抑郁心理

（一）心理特点

随着人们生活水平的提高，工作节奏的加快，心脏病的发病率逐年提高，且患病的年龄逐步年轻化，许多中年患者为家庭支柱或正处于事业的巅峰时期，担心以后的工作和生活受到影响，心理承受着巨大的压力，对事业失去信心，对生活缺乏乐趣，甚至产生厌世之念。

有些老年人，特别是离退休干部，社会角色和人际关系发生了变化，再加上自身疾病的折磨，自尊心受损。因患病住院，对突如其来的生活自理困难、社会功能减弱、角色转化等都难以接受，心理落差较大，加之患者对心脏介入知识的缺乏及对术后治疗效果的不可预见性，使他们感到家庭生活和事业前途渺茫，失去康复信心。患者常表现为愁眉不展、表情淡漠、言寡行独、兴趣索然、厌恶社交、抑郁苦闷、暗自垂泪等特点。

（二）心理支持

由于悲观、忧郁，患者缺乏动力，常表现出明显的孤独行为。这种心理反应的患者具有潜隐性，护士应根据患者年龄、性别、文化程度和接受能力的不同，采取不同的方式细心观察。一般抑郁患者对自己的问题是有所了解的，只是缺乏自信心。护士应善于用激励的眼光去注视患者的眼睛，抓住任何好转迹象用言语鼓励患者，认真倾听患者的陈述，针对患者不同的心理问题及原因，采取支持性、启发性的心理护理，适时疏导安慰。

患者性格多为内向敏感，护士应主动与患者接触，用真诚和蔼的语言，关心体贴患者，赢得患者的信赖，建立融洽的护患关系。这样才能应用正确的观点去引导患者，纠正他们对疾病治疗的不正确认识，帮助他们建立自信心并接受治疗。

对悲观、抑郁的患者，应动员其家属和同事的力量做心理疏导。在家属、朋友或单位领导、同事来医院探视的时候，将患者的情绪因素及对介入治疗的不利影响予以说明。告之患者及家属这次患病虽然对日常工作和生活带来一定的影响，但是只要配合治疗，一定会很快恢复的，以争取家属、朋友及同事的安慰、鼓励，消除患者的心理负担。同时，要教会患者如何应对各种应激，调整心理状态，增强患者的心理承受能力，让其认识到自身的社会地位和存在价值，正视病情，完成角色转变，树立战胜疾病的信心，以积极的态度配合治疗，用健康的心理战胜疾病。

第三节　介入术中心理护理

患者进入导管室内的心理反应多种多样，许多男士外表坚强、内心恐慌，许多女士紧张羞怯、不知所措，许多老年人茫然无助，许多患儿紧张哭闹，这些心理特点都会给手术带来负性效应。有时，由于患者过度紧张容易导致血管痉挛而延误介入治疗，导管室的护士应及时掌握患者的心理特点，适时给予心理疏导。条件允许情况下，在导管室内播放一些柔美的轻音乐，还可以悬挂一些风景画或图片，营造舒适的环境和轻松的氛围，以利于排除和缓解患者的各种负性心理，使接受介入诊疗术的患者身心得到完全放松，处于接受手术的最佳生理和心理状态。

一、紧张、恐惧心理

（一）心理特点

心脏介入诊疗术属于有创操作，是一种半开放性手术。患者进入导管室陌生的环境后，各种监护仪器、影像设备、导管针具及手术人员的衣着服饰等无形中都会对患者产生心理压力，造成恐惧不安的心理。由于局部麻醉，患者在介入诊疗术中始终处于清醒状态，手术人员有关谈话及医护人员的严肃表情、导管进入体内所致的不良刺激、担心手术能否成功、畏惧死亡等心理都会加重患者的紧张、恐惧心理，其表现为战栗、不知所措，心率加快、血压升高，患儿哭闹、不肯配合等特点。

（二）心理支持

护士应热情接待患者进入导管室，协助患者消除环境对其产生的恐惧心理，及时打开照明灯，调整好导管室内的温湿度。在协助患者脱衣、上手术台、输液或进行心电、血压监护等工作中，边工作、边简要解释导管室的环境，增加患者对导管室护士的依从感和信赖感，消除陌生环境带来的紧张情绪。护士可采用让患者放松地平卧于检查床上、缓慢深呼吸等动作，以分散患者的注意力，并主动询问患者有无不适，适时进行心理疏导，针对患者不同的心理状态，采取支持性、启发性的心理护理，尽力解除患者的心理压力。

护士要掌握与患儿交流沟通的技巧，对患儿要主动接近，模仿儿童的语言与其进行交流，建立良好的护患关系，及时回答患儿提出的问题并给予适当满足，这种交流方式容易被患儿接受，并能营造愉快氛围，以利于减轻患儿的紧张、恐惧心理。

手术开始后，护士应及时向患者大概介绍手术过程，告之可能会有的不适感觉，如注射造影剂时会有身体烘热感，属于正常反应，不必紧张。指导患者如何与医护配合，如冠状动脉造影过程中告诉患者何时需用力咳嗽，可促进造影剂排出，避免冠状动脉缺血出现胸闷、心绞痛等症状，以利于消除手术神秘感。护士与患者交流，语言要轻松明快，并鼓励患者将自身不适随时反馈给术者，以消除患者因紧张、恐惧所导致的不良心理反应。

导管室内的医护人员在术中要保持安静，器械轻拿轻放，医护人员之间不谈论与手术无关的事情。遇到意外情况时更应沉着冷静，护士要积极应对问题的发生，切忌惊慌失措、大声喊叫，避免因消极暗示而造成患者心理的恐慌。

二、羞怯心理

（一）心理特点

由于患者需裸露身体平卧于手术台上，在术者面前暴露胸部、阴部等隐私部位，有些患者花费很长时间都难以脱下衣服，尤其女性患者羞怯心理更为严重。

（二）心理支持

针对患者这种心理，医务人员应给予理解及配合，做到最小范围的暴露，以保护患者的自尊心，同时，向患者做必要的解释，解除不必要的顾虑。护士帮助患者正确摆放手术体位，分散患者的注意力，如在协助患者脱去内裤前，及时给患者覆盖毛毯或棉被，尽量缩短躯体隐私暴露时间。

护士在消毒、输液、贴电极片等操作中应轻柔、细致、准确，根据年龄、文化层次的高低及心理素质的不同，采取不同的方式和方法，及时进行心理疏导和信息交流，予以支持性心理治疗。同时，医护人员应态度和蔼，举止端庄，动作轻巧敏捷，力争使患者以最佳心理状态接受诊治。

三、期待、悲观心理

（一）心理特点

由于患者长期被疾病缠身，且药物治疗又未达到满意效果，迫切希望通过心脏介入诊疗彻底治愈病痛。多数患者对介入诊疗技术缺乏正确的认识，对介入诊疗的期望值过高，会提出不切实际、过于理想化的治疗要求，而一旦病情不适合做介入手术时，患者的情绪便会一落千丈，出现极端的消极悲观情绪，甚至连基本的药物治疗也不愿接受，对疾病治疗失去信心，认定自己是“不治之症”。患者多表现为叹气、顾虑重重、反复询问病情等。

（二）心理支持

医护人员要帮助患者建立合理的认知态度，及时分析患者的心理状态，防止情绪波动给手术带来的负性效应。一方面应加强责任心、同情心，学会换位思考，切实为患者着想；另一方面由于介入诊疗时患者是局部麻醉，对手术的进程非常关注，术中患者会全力倾听和猜测手术的进展情况。所以，医护人员不要面对患者议论病情，医护之间谈论病情尽量用专业术语。即使是严重病变不能进行介入诊疗时，应与患者家属交代，不能在患者面前议论。护士应随时观察患者的精神状态，注意观察患者的面部表情，适时给予患者心理支持，使手术顺利进行。

对于某些可选择性手术，医护人员应认真评价介入治疗和其他治疗的利弊，帮助患者及家属分析介入手术、旁路移植手术及保守治疗的利弊及费用支出。对处于期待心理的患者，会认真听取医护人员的指导，积极配合手术治疗，这是对手术有利的一面，但要以平和的心态面对手术；对有悲观消极情绪的患者，医护人员应与患者多交流，让其了解介入治疗是治疗冠心病的一种较好手段，但不是唯一的方法。药物治疗对病情的控制有很好的作用，相信医学的发展会为冠心病患者带来福音，使患者树立战胜疾病的信心，以积极的心态配合治疗。

第四节 介入术后心理护理

一、紧张、烦躁心理

介入诊疗术后许多患者有一种如释重负的心理，根据手术效果不同、年龄的差异，患者的心理反应也不同。一般情况下，由于介入诊疗术后效果比较好，患者的心理反应较术前及术中明显好转。但在术后 1 天内卧床制动期间，由于躯体裸露及制动所带来的腰腿酸痛、不习惯卧床排便、心脏起搏器安置在体内所带来的恐慌、支架安置术后体内留置鞘管的刺激等因素，使患者容易产生紧张、烦躁等不良心理反应。

（一）心理特点

根据病情的需要，介入诊疗术后患者需要进入 CCU 病房进行监护。当他们进入 CCU 病房后，面临监护病房的陌生环境及单调而强烈的刺激，以及监护病房缺少和家人的接触与照顾，担心穿刺部位出血、术后制动等因素，容易导致患者出现紧张、烦躁的心理反应。对于少数还需要采取其他方式进行治疗的患者，如严重的冠状动脉病变不适合介入治疗，需要到外科进行冠状动脉旁路移植术的患者，外科开胸手术更是导致心理紧张、烦躁的诱因。

（二）心理支持

患者进入 CCU 病房后，护士首先要帮助患者尽快熟悉监护室的环境和各种监护设备，主动介绍主管医生和护士，多用体贴、安慰的语言，以利于消除患者的陌生感和紧张感。冠状动脉支架置入术后患者的精神紧张是诱发血管迷走神经反射的重要原因，容易导致冠状动脉急性闭塞和术后再狭窄。

护士在与患者的接触交流中，应强化温馨服务流程，如一边工作，一边可以和颜悦色地告诉患者："手术做好了，非常顺利，你感觉还好吗？"同时，对患者表达的不适给予理解、关注和安慰，回答问题要明确、肯定。各项操作护理的及时、准确会增加患者的安全感。

患者在严密监护下，护士应协助患者适度地活动，减轻制动所带来的不适，向患者解释术后卧床制动的必要性，以利于取得患者最大程度的配合。护士还应注意帮助患者解决腰腿疼痛、卧床排便等困难，以减轻由此而引起的焦虑不安，并及时向患者讲解有关术后康复中的相关知识和配合方法。针对个别患者因担心床上排尿会给护理人员带来麻烦而拒绝饮水这个问题，护士应耐心告诉患者：造影剂对肾有损害，多饮水有利于造影剂的排出。

对于刚刚安置心脏起搏器的患者，许多患者对于自身体内的"异物"不知如何适从，惶惶不安，护士应在教育患者如何活动时，利用自身的肢体语言示范讲解，以利于患者的卧位舒适，减轻患者的紧张、焦虑心理。护士在工作中掌握良好的语言沟通与教育技巧，帮助和指导患者通过探视、转移注意力的交谈等得到放松，是缓解患者紧张、烦躁心理的重要环节。

二、依赖心理

（一）心理特点

介入诊疗术不仅消耗患者体能，也使其心理应激变得脆弱，尤其是心脏起搏器安置术后患者，因为起搏器留置体内及术侧上肢制动，以及冠状动脉支架安置术后患者，因为留置鞘管所带来的不适等因素，依赖心理明显增强。主要表现为过分依赖护士，不想活动，不思饮食，经常询问并多次诉说自身的不适等。患儿由于情绪自控能力差，自理能力差，依赖性更强。

（二）心理支持

患者术后回到 CCU 病房后，护理人员应及时巡视患者，观察记录心电监护情况。护士应有宽阔的胸怀，谅解患者的行为和语言，真诚地对待他们，给予患者热情的照顾和精心的护理，达到稳定他们情绪的目的。患者卧床制动期间，容易对亲人尤其是配偶产生依赖心理，对医护人员同样也有一种依赖心理。护理人员应及时满足患者的生活需求，保持体位的舒适，对依赖心理较重的患者，可适当允许一名亲人在 CCU 病房陪护。

护士应加强与患者家属的沟通交流，做好必要的解释工作，取得家人的配合、理解和情感支持。护士不要训斥、歧视患者，消除他们的思想顾虑，缓解其心理压力，使他们轻松地面对自身所患的疾病和介入治疗后出现的各种不良反应，变被动配合为主动配合。

对于术后依赖性强的患儿，护士应正确识别儿童的心理问题，学会欣赏患儿，找到患儿的优点，恰当地表扬，通过积极的语言暗示和真诚的行为触摸，充分给予患儿心理支持，以利于帮助患儿克服心理问题。

护士要注意加强病房管理工作，保持病房内适宜的温、湿度。注意避免过多人员探视，说话音调要低，以免影响其他患者休息。在康复阶段，强调患者在治疗中的积极主动作用，肯定手术疗效，淡化患者的角色意识，指导患者积极主动地进行康复训练，以巩固疗效，促进心脏康复。

三、松懈心理

（一）心理特点

介入治疗术后，正常状态下患者会有一种轻松、疾病痛苦解除的感觉。许多患者容易因手术成功而产生松懈心理，在亲人及朋友面前过度地表现自己，对于术后的注意事项不重视、不执行。有个别患者因为术后将体位或肢体制动遗忘脑后而产生不良影响。同时，医护人员也容易因介入治疗的成功而产生松懈心理，忽略提醒患者及家人有关术后注意事项。

（二）心理支持

针对松懈心理反应，护理人员要从专业知识方面简明扼要地讲解术后康复的重要性。在进行常规护理工作的同时，护士仍需加强心理护理，及时发现和改变患者的一些不正确认识，向患者强调术后严格卧床休息、保持制动体位的重要性。尤其是术后夜间的护理观察尤为重要，由于术后患者自身疾病的疼痛得到控制，紧张、恐惧心理得到消除，患者家属在手术过程中的紧张劳累、身心疲惫得到松弛，容易导致患者和家属夜间安然入睡。夜班护士的病情观察非常重要，应经常巡视患者，防止因松懈过度、制动不良导致起搏器电极脱位或鞘管拖出。若发现因卧床、制动所带来的烦躁心理时，护士要及时解释术后卧床制动的重要性，给患者提供安静的休养环境。医务人员应及时反馈诊疗结果，向患者多传达有利信息，及时有效的心理支持是保证患者早日康复的重要环节。

第五节　不同年龄患者的心理护理

一、儿童患者的心理特点及心理护理

（一）儿童患者的心理特点

儿童患者的突出特点是年龄小，情感表露比较直率、外露和单纯，对疾病缺乏深刻认识。他们的认知特点是以自我为中心，情感控制程度低，心理活动多随活动情境而迅速变化。同时，不同年龄段的儿童个性差异极大，心理特点也很不相同。因此，他们的心理状态只能从其言语和非言语行为（表情、目光、体态等）中仔细体会理解。

（二）儿童患者的心理护理

我国当前现实生活中儿童大多保护过度，一旦生病，患儿的依赖心理突出，患儿的父母格外紧张、焦虑。由于患儿的父母大都过分要求照顾，夸大病情，对医护人员提出过高要求，所以对患儿的心理护理，在很大程度上实际是对家属的心理支持，家属的心理状态对患儿有着直接影响。

由于患儿病情急、变化快，又不善于表达，做介入诊疗术时要求护士要有高度的责任感，机智灵敏，善于从细微变化中观察患儿的病情变化，及时发现问题并采取措施，以防止事故的发生。护士对患儿要多加鼓励，不要训斥，消除患儿的恐惧感，保护儿童的自尊心，要成为患儿的贴心人，博得他们的喜爱。如介入诊疗术中多数儿童是需要进行先天性心脏病的封堵术，护士对他们轻拍、抚摸及搂抱，可使其大脑的兴奋和抑制变得自然协调，产生如在母亲怀中的安全感，消除在导管室的陌生感和恐惧感，使他们积极配合介入治疗，必要时给予麻醉剂或镇静剂。给患儿打针治疗时要利用儿童注意力易被转移及喜欢表扬鼓励等特点，尽量减轻他们的疼痛感。只有护士依据儿童的心理活动特点进行护理，才能引导患儿适应新的环境，并顺利地配合医护人员完成介入治疗。

二、青年患者的心理特点及心理护理

（一）青年患者的心理特点

青年正是人生朝气蓬勃的时期，具有理想、向往真理、积极向上。但也往往由于认识上的局限性和心理上尚处于走向成熟的过程，容易在客观现实与理想不符时就感到挫折打击，对于自己患病这一事实会感到很大的震惊。他们往往不相信医生的诊断，否认自己得病，直到真正感到不舒服和体力减弱才逐渐默认。青年的情绪是强烈而不稳定的，有时欢快，有时悲痛或愤怒。从自信到自贬，从利他至自私，从热心至冷漠，从兴高采烈至消极失望，皆能在转瞬间有所改变，容易从一个极端走向另一个极端。

（二）青年患者的心理护理

青年人对待疾病也是这样，他们一旦承认有病，主观感觉异常敏锐，心理非常烦躁，而且富有好奇心，事事询问：为什么做这项治疗？病程需多长？有无后遗症等。他们担心疾病耽误自己的学习和工作，给自己恋爱、婚姻、生活和前途带来不利的影响。有的青年不愿意把自己的病情告诉自己的同事或同学，病情稍有好转，他们就盲目乐观，松懈心理表现得十分明显，往往不再认真执行医疗护理计划，不按时服药。病程较长或有后遗症的青年患者，又易于自暴自弃、悲观失望，情感变得悲观、抑郁而琢磨不定。由于疾病的巨大挫折，他们会出现严重的精神紧张和焦虑，甚至导致理智失控，产生自杀念头，发生难以想象的后果。

在导管室的介入诊疗术中，青年患者的紧张、恐惧心理较其他年龄段患者表现得更为突出。他们进入导管室后多数表现为沉默不语，女性青年患者的羞怯心理尤为严重。所以，护士对青年患者要注意多给予心理支持，调动他们的个人积极性，及时给予恰当的鼓励，要多关心、同情，注意保护患者的隐私，要循循善诱，耐心疏导。

三、中年患者的心理特点及心理护理

（一）中年患者的心理特点

中年是人生历程中最值得回味的年代，肩负着承前启后、继往开来的社会重任。这个时期是中年人处于心理成熟的时期，社会角色比较突出，既是家庭的支柱，又是社会的中坚力量，是各部门、各行业的主力，任务重，责任大，对事业的期望高。当他们受到疾病折磨时，心理活动尤为沉重和复杂，担心家庭经济生活，牵挂着老人的赡养和子女的教育，惦念自身事业的进展和个人成就等。

（二）中年患者的心理护理

对中年患者的心理护理，在护理沟通中，护士应多启发中年患者谈自己对疾病的认识和感受，劝导他们真正接纳疾病，并认真对待，使他们认识到治疗疾病是当务之急，身体健康是家庭和事业的根本。在患者接受介入诊疗的围术期中，焦虑、悲观及期待的心理特点极其突出。

护士在与中年患者的日常交谈中，也可有意识地给他们介绍一些不耐心治病而使疾病长期迁延的实例。对中年人的心理护理要动员家庭和社会单位妥善安排患者所牵挂的人和事，尽量减少他们在养病治病时的后顾之忧。还要利用中年人世界观已经成熟、情绪较稳定、对现实具有评价和判断的能力，对挫折的承受力比较强的特点，鼓励他们充分发挥主观能动性，配合医护人员尽快地把病治好。

四、老年患者的心理特点及心理护理

（一）老年患者的心理特点

老年人一般都希望自己健康长寿，也不希望别人说自己衰老。老年人面对社会、家庭及健康方面的许多变化，需要一个积极的调适过程，才能从心理上接受衰老，从行为上适应各种变化，否则会影响老年人的身心健康。老年人突出的要求是被重视，受尊敬，最害怕别人认为他们无用。老年人要接受的现实是退休、角色变化或丧偶，儿女们的独立或远离，经济收入的减少，活动效率的降低，自我形象的改变，家人与朋友们的相继过世，自己的生命逐渐走进尽头。在这些变化的压力下，老年人的情绪很容易落入低谷。

（二）老年患者的心理护理

老年人当接受介入诊疗手术时，他们对疾病估计多为悲观，自费或家庭经济状况较差的老年患者，还会因为经济问题、担心拖累子女而表现得内疚、自责心理十分明显，甚至会取消介入治疗。有的老年人重复谈及躯体疾病带来的问题，护士必须引导其转移注意力，因为消极思维的重复能强化其负性作用。

由于多数老年人患有慢性疾病的退行性病变，一般病程比较长，老化过程出现的功能性减退往往给老年人带来很大的心理压力，在心理上也突出表现为无价值感和孤独感。有些人情感变得幼稚起来，为不顺心的小事而哭泣，为某处照顾不周而生气，还可能因为内在的焦虑而不断解释自己的重要性，以掩盖其心理问题。护士必须采取有针对性的措施，帮助他们克服或补偿老化过程中的各种缺陷。在与老年患者的交流沟通中，可采用低频率的声音，但语速要缓慢，吐字要清晰，因为提高音调或大声喊叫只会增加声音的频率，容易使老年患者很难听懂而变得更加焦虑。护士要做好老年人的心理护理，必须熟悉老年人的生理特点及心理特点，敏感地体察老年人的心理需求。同时，护士有责任帮助老年人以积极的态度认识老年期，让他们知道老年期是人生发展的必然阶段，是完善人生的一个重要历史时期。

（李淑荣）

第二十四章　儿科射频消融术护理

第一节　概　述

器质性心脏病引起的快速性心律失常是各种心脏病的主要死亡原因，快速性心律失常是小儿较常见的一种心律失常。目前，快速性心律失常由传统的首选抗心律失常药物治疗及预防，转变为射频消融（radiofrequency catheter ablation，RFCA）治疗。快速性心律失常是儿童中较常见的心血管急症之一，以房室折返性心动过速（atrioventricular reentrant tachycardia，AVRT）最为常见，其次为房室结折返性心动过速（atrioventricular nodal reentrant tachycardia，AVNRT）。儿童中有些病例可发展成心动过速性心肌病。因此，对反复发作的儿童快速性心律失常且药物治疗效果不佳的患儿，需行电生理检查和RFCA治疗。射频消融治疗儿童快速性心律失常的成功率为85%～95%，手术成功率较高。

小儿正常心脏传导系统包括：窦房结、房室交界区、希氏束、左右束支和浦肯野纤维，还包括结间束及房间束。它们是一类特殊的心肌细胞，集成相连的结和束，称为心脏传导系统（图24－1），其主要功能为形成及传导冲动。如窦房结发出的一次次冲动，就是通过这些传导系统引起心脏一次次跳动，通常称为窦性心律，也是心脏的正常跳动。

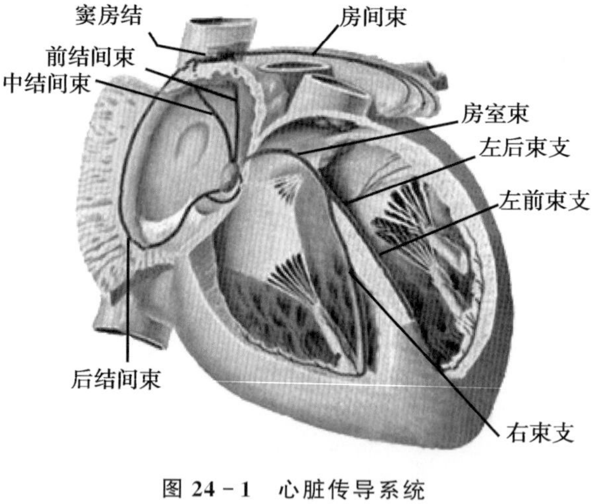

图24－1　心脏传导系统

第二节　儿科射频消融术临床意义

射频消融治疗技术具有成功率高、并发症少、复发率低、安全性高的特点，是确诊治疗小儿快速性心律失常的重要有效手段。对于小儿心律失常，射频消融术是一种非常令人向往的选择，儿科领域的大多数心律失常是由于心脏异常传导通路或连接的存在，理论上可以应用此项手术达到根治的目的。同时，可以去除长期应用抗心律失常药物的烦恼，尤其是这些药物可能存在剂量或用药时间相关的不良反应，也可去除因反复心律失常对生理与心理发育所造成的负面影响。

第三节　射频消融术原理

射频消融术是利用电极导管在心腔内某一部位释放射频电流而导致局部心内膜及心内膜下心肌的凝固性坏死，从而破坏某些快速性心律失常起源点的介入性技术。基本设备是X线机、射频电流发生器及心内电生理检查仪器。局麻下将3～4根电极导管经股静脉、锁骨下静脉送入冠状静脉窦、高位右心房及希氏束、右心室等部位，刺激心房和心室诱发与临床一致的心动过速，定位心动过速起源点，然后将消融用的电极导管送达已定位的起源点并与体外的射频发生器相连。放电后重复电生理检查，若不能诱发心动过速且临床随访无发作，则说明消融成功。目前利用该技术可治疗的疾病包括：预激综合征和房室结双径路引起的阵发性室上性心动过速、心房扑动和心房颤动、室性心动过速及房性心动过速。其中阵发性室上性心动过速的根治率可达90%以上，室性心动过速的治愈率约50%。房性心动过速、心房扑动及心房颤动的射频消融正在临床选择治疗阶段。

第四节　儿科射频消融术适应证

中国生物医学工程学会心脏起搏与电生理分会制订的小儿射频消融术适应证（2002）如下所述。

一、明确适应证

1. 年龄大于4岁者

（1）房室折返性心动过速、典型心房扑动，心动过速呈持续性或反复性发作，有血流动力学障碍，所有抗心律失常药物治疗无效者。

（2）显性预激综合征右侧游离壁旁路，心动过速呈持续性发作，有血流动力学障碍者。

2. 年龄小于4岁者

（1）房性心动过速呈持续性或反复性发作，有血流动力学障碍，所有抗心律失常药物治疗无效者。

（2）房室折返性心动过速、特发性室性心动过速，心动过速呈持续性或反复性发作，有血流动力学障碍者。

（3）预激综合征伴晕厥。

（4）预激综合征合并心房颤动并快速心室率。

3. 房室折返性心动过速

（1）年龄小于7岁者，心动过速呈持续性或反复性发作，有血流动力学障碍，所有抗心律失常药物治疗无效者。

（2）年龄大于7岁者，心动过速呈持续性或反复性发作，有血流动力学障碍者。

二、相对适应证

1. 年龄大于4岁者

（1）房室折返性心动过速、典型心房扑动，心动过速呈持续性或反复性发作，有血流动力学障碍者。

（2）显性预激综合征右侧游离壁旁路，心动过速呈持续性或反复性发作者。

2. 年龄小于4岁者

（1）房性心动过速呈持续性或反复性发作，有血流动力学障碍，除胺碘酮以外的抗心律失常药物治疗无效者。

（2）房室折返性心动过速、特发性室性心动过速，心动过速呈持续性或反复性发作者。

（3）预激综合征合并心房颤动心室率不快者。

3. 房室折返性心动过速

（1）年龄小于7岁者，心动过速呈持续性或反复性发作，有血流动力学障碍，除胺碘酮以外的抗心律失常药物治疗无效者。

（2）年龄大于7岁者，心动过速呈持续性或反复性发作者。

4. 先天性心脏病手术前发生的房室折返性心动过速和房室结折返性心动过速，术前进行射频消融治疗，可减少手术时间及手术危险因素。

5. 先天性心脏病手术获得性持续性心房扑动，除外因心脏手术残余畸形血流动力学改变所致真正意义的“切口”折返性房性心动过速。

第五节　儿科射频消融护理

成年人手术是在清醒状态下进行，小儿手术却要在全麻状态下实施。因此，围术期的护理至关重要，必须是专人护理，并且要耐心，一丝不苟。

一、术前护理

1. 向患儿及其家长做好解释工作，包括病房的环境、陪住制度及探视制度，说明手术前后减少人员探视来访的重要性。

2. 向患儿及其家长解释做手术前应进行的各项检查的意义及检查前后的注意事项，消除患儿及其家长的顾虑，取得良好的配合与治疗。

3. 做常规检查体检时，需卧床休息。

4. 每日每4 h测量体温、脉搏、呼吸一次，必要时测血压。

5. 术前常规心电图检查（12导联）。

6. 术前胸片检查。

7. 术前超声心动图检查。

8. 术前感染筛查，包括乙型肝炎病毒表面抗原、丙型肝炎病毒抗原、艾滋病病毒抗体、梅毒快速血清学等实验室检查。

9. 术前凝血检查。

10. 血、尿、便三大常规检查。

11. 术前肝功能、心肌酶学检查，血清钾、钠、钙离子检查。取血检查前应禁食水，以保证化验结果的准确性。

12. 预防性给予抗生素输液治疗，常规做青霉素皮试，以备输液使用。

13. 手术前一天，按医嘱进行双侧腹股沟、双侧锁骨下备皮，并洗澡、更衣，更换床上用品，包括床单、被罩等。

14. 术前 6～8 h 禁食水。

15. 术前 3～5 天停用抗心律失常药物。

16. 注意患儿心率、心律的变化，发现异常变化，立即通知医生采取相应的措施。如有心动过速发作，立即给予持续 24 h 心电监护。可静脉推注抗心律失常药物，不可给予口服抗心律失常药物，以免影响手术效果。

二、导管室准备

1. 调整多导生理记录仪、刺激仪、射频仪。
2. 准备麻醉机、吸氧面罩、气管插管、吸引器、呼吸机等设备。
3. 备好麻醉及各种抢救药品。
4. 因射频消融术中要诱发心动过速，常规准备异丙肾上腺素、腺苷等药品。
5. 调整除颤器，检查使用功能。
6. 术中持续监护氧饱和度。
7. 儿科射频消融导管材料准备，见表 24－1。
8. 准备相应无菌手术包。

表 24－1　儿科射频消融导管材料

导管材料	型号	数量
穿刺针	18 G	2 根
动脉鞘（带锁）	5 F 或 6 F	2～3 根
动脉鞘（带锁）	7 F 或 8 F	1 根
标测导管 2 极	5 F 或 6 F	1 根
标测导管 4 极	5 F 或 6 F	1～2 根
标测导管 10 极	5 F 或 6 F	1 根
射频大头导管（温控）	6 F 或 7 F 或 8 F	1 根
标测导管连线 4 极		2 根
标测导管连线 10 极		1 根
射频大头导管连线（温控）		1 根

三、术中护理

1. 手术开始后，护士不可离开手术台，随时处理可能发生的一切问题，做到头脑清醒，办事效率高，手勤脚勤。

2. 患儿取仰卧位平卧于手术台上，脱去所有衣服，四肢用约束带捆绑固定在手术台两侧。

3. 连接心电图，行心电监护，面罩吸氧，贴背极板，连接射频仪。

4. 为保护患儿生殖器官，手术台表面铺以铅围，以防射线损害患儿。

5. 开放静脉，做到随时给药，静脉输入麻醉药物。麻醉成功，手术方可开始。

6. 麻醉药物根据使用的需要，按比例配制，摆放整齐。

7. 密切观察各项生命体征的变化，并做好记录，定时记录。

8. 在放置导管时，做左、右侧腹股沟及左侧锁骨下穿刺。观察患儿是否安静入睡，是否有躁动等麻醉不平稳状态。如有变化及时通知麻醉师，考虑再次追加麻醉药品，达到有效麻醉。

9. 手术过程中，时刻注意病情变化，不可离开手术台。

10. 手术过程中，做到及时给药，如肝素、ATP、异丙肾上腺素等。在做腹股沟腹动脉穿刺时，为保护血管防止血栓形成，静脉推注肝素（每次 20～50 U/kg），以后每小时追加半量。在做电生理检查诱发心动过速时，如若无法诱发，则静脉滴入生理盐水 500 ml、异丙肾上腺素 1 mg，将心率调整至理想范围，再行电生理检查，方可诱发心动过速。在射频消融术后，进行电生理检查时，使用静脉快速推注 ATP，以检查是否还有旁路没有被消融。在给予这些药物时，剂量要准，动作要快，方法要到位，要恰到好处。

11. 手术结束时，伤口消毒加压包扎，沙袋止血，并注意患儿麻醉的清醒程度，做到呼之能应。

12. 物归原处，清洁手术台，将患儿移至平车上，转运至病房继续监护。

13. 转运过程中，双下肢伸直，去枕平卧。

四、术后护理

1. 术后返回病房，卧床休息，去枕平卧，头偏向一侧，双下肢不动，禁食水 6～8 h，专人一对一看护。

2. 术后做心电图一次，以观测手术效果。注意各导联的连接、各导联的图形，以及是否有异常波形。

3. 持续心电监护，监测心律、心率、血氧饱和度、呼吸频率。

4. 密切观察病情变化，每半小时监测并记录体温、脉搏、呼吸、血压、血氧饱和度一次，共 4 次。以后再每 1 h 检测体温、脉搏、呼吸、血压、血氧饱和度一次，共 4 次。病情平稳后即术后 6～8 h，每 2 h 测体温、脉搏、呼吸、血压、血氧饱和度一次至次日早上 8 点。

5. 观察呼吸、心率快者，应低流量间断面罩吸氧，至症状缓解。

6. 腹股沟穿刺点用无菌敷料覆盖，纱布加压捆绑，沙袋压迫止血 6～8 h。注意压迫处有无出血，压迫点是否准确，皮下是否出现血肿，压迫侧远端肢体末梢循环是否受阻，足背动脉搏动是否良好，皮肤温度、颜色是否正常、红润，如有皮下血肿，注意范围大小，并做好记录及描述。

7. 术前心电图有 δ 波者，术后应连续 3 天做心电图。

8. 术后去枕平卧 6～8 h 过程中，观察有无恶心、呕吐等消化系统症状，如出现症状应及时处理，并通知医生。

9. 遵医嘱静脉给予抗生素 3 天，以预防术后感染的发生。

10. 术后 6～8 h，撤除沙袋压迫；术后 10 h，撤除纱布捆绑，观察穿刺部位是否有出血、血肿。术后第1天早上伤口常规换药一次，以安尔碘皮肤消毒，更换无菌敷料覆盖。

第六节 儿科射频消融麻醉护理

射频消融治疗技术具有成功率高、并发症少、复发率低、安全性高的特点，是确诊和治疗小儿快速性心律失常的有效手段。成年人手术是在清醒状态局部麻醉下进行，小儿射频消融术却要在全麻状态下实施。因此，麻醉术前、术中、术后的护理至关重要。患儿平卧于导管手术床上，肢体固定，放置头架于头下，去枕平卧，连接心电、氧饱和度监护，并调试为每5 min测试一次，开放静脉通路给予麻醉药品。手术者在麻醉成功后平稳阶段开始行静脉穿刺。

一、术前护理

1. 询问有无药物过敏史，是否曾经做过手术，向患儿及其家长解释麻醉的意义及相关注意事项，取得同意并配合。

2. 术前1周停用一切抗心律失常药品，注意患儿有无胸闷、心悸发作，心率、心律如有异常要及时处理，并通知医生。

3. 术前1天肝功能全项检查及感染四项筛查，心电图及胸片检查。

4. 准备有关麻醉药物，麻醉同意书签字，取得其配合理解。

5. 术前6～8 h禁食、禁水，且严格执行。

6. 由于术中需要绝对平卧制动，术后去枕平卧，在术前应训练患儿有关内容，如在床上大小便。对年长患儿简单解释手术过程、麻醉注意事项，以取得配合。

二、术中护理

1. 遵医嘱将所有使用的麻醉药品按一定比例稀释，以备使用。

2. 核对麻醉时使用的药品，以及麻醉机、气管插管、喉镜、吸氧面罩、507简易复苏器、墙壁氧气管道、吸痰吸引器、除颤器、心电图机等。

3. 患儿平卧于导管床上，脱去衣裤，保持躯干平直且固定肢体，开放静脉给予静脉全麻药物——东莨菪碱、芬太尼、咪达唑仑。此时护士要严密注视静脉通路的开通情况，确保麻醉药品进入，确保麻醉成功。

4. 严密观察和监测各项指标，包括心率、心律、血压、呼吸、血氧饱和度。术中要不断巡视患儿，并做好各项指标记录。如遇到病情变化及时报告术者，及时配合用药处理。每5 min记录一次。

5. 给药时注意患儿生命体征的变化。射频消融时提醒医生是否需要添加麻醉药物，尤其在放电前一定要添加镇痛剂。

6. 因每例手术时间不同，用药亦不相同。如提前给予麻醉药物，更要严密观察患儿生命体征的变化。注意体表皮肤的温度、颜色，吸氧面罩是否压迫眼眶、眼球造成不良后果。

7. 使用麻醉机并气管插管的患儿，注意保持呼吸道通畅，必要时及时吸痰，观察血氧饱和度的变化。

8. 手术结束时检查一遍所有的监护指标，遵医嘱准备停止监测，做好最后记录。

9. 待患儿清醒，此时头偏向一侧，肩膀垫高，保持呼吸道通畅，清醒后返回病房。

10. 术后根据患儿呼吸、心率情况，给予面罩吸氧。

三、术后护理

1. 手术结束后患儿仍需保持一定时间的安静睡眠，以免出现恶心、呕吐、疼痛等症状，必要时还需添加一定的镇静药物。

2. 术后返回病房，按全麻术后护理，卧床休息时双下肢制动伸直6～8 h，平卧12～24 h，禁食、禁水6～8 h。

3. 低流量吸氧1～2 L/min至完全清醒，生命体征平稳后停止。

4. 保持呼吸道通畅，心电监测每30 min监测一次，体温、脉搏、呼吸、血压、血氧饱和度至患儿清醒后改为每2 h监测一次。清醒后对年长患儿告知出血的危险，对极不合作者给予约束及镇静药物口服。

5. 注意尿量，静脉输液，补充血容量。

6. 记录完全清醒时的时间，是否回答正确，肢体感觉程度如何。

7. 待可以进食时，不要暴饮暴食，以防止呕吐误吸，以清淡易消化食物为宜。

（宋秀婷　侯桂华）

第二十五章　川崎病冠状动脉造影及介入治疗护理

皮肤黏膜淋巴结综合征（川崎病）是一种以全身血管炎为主要病变的急性发热出疹性小儿疾病。其主要病理改变为全身性非特异性血管炎。1967 年日本川崎富作医生首次对该病进行报道。由于本病可发生严重心血管病变，引起人们重视。近年该病发病增多，已成为我国小儿后天性心脏病的主要病因之一。

第一节　病因及流行病学

虽经大量的探索研究，人们至今仍无法了解该病的病因。临床表现有发热、皮疹等，推测与感染、变态反应有关。曾经进行过多种病原（包括 EB 病毒、反转录病毒、链球菌、丙酸杆菌、葡萄糖球菌等）的研究，但多数研究未获得一致结果。也有人考虑环境污染或化学物品过敏可能是致病原因。现今多认为川崎病是易患宿主对多种感染病原触发的一种免疫介导的全身性血管炎。发病呈一定种族性，亚裔高发。另一个特点是川崎病多发于 5 岁以下的幼童，男性发病率大约为女性的 1.5 倍。

第二节　病理改变

病理改变主要为急性非特异性的血管炎，以中小型动脉尤其是冠状动脉病变最为严重。所有死亡病例均因冠状动脉病变所致。严重的动脉炎除冠状动脉外，其他主动脉的分支如髂动脉、肠系膜动脉、肾动脉、腹腔动脉、锁骨下动脉、颈动脉以及肝动脉等均可累及。

一、血管炎病变可分为四期

1. Ⅰ期　病程 1～2 周，其特点为：①小动脉、微血管及其周围的炎症；②中等和大动脉及其周围的炎症；③淋巴细胞和其他白细胞的浸润及局部水肿。

2. Ⅱ期　病程 2～4 周，其特点为：①小血管的炎症减轻；②以中等动脉的炎症病变为主，多见冠状动脉全血管炎，形成动脉瘤及血栓；③大动脉全血管性炎症少见；④单核细胞浸润或坏死性变化较为显著。

3. Ⅲ期　病程 4～7 周，其特点为：①小血管及微血管炎症消退；②中等动脉发生肉芽肿。

4. Ⅳ期　病程约 7 周或更久，血管的急性炎症大多消失，代之以冠状动脉的血栓形成、狭窄、梗阻、内膜增厚、动脉瘤以及瘢痕形成。关于动脉病变的分布，可分为：①脏器外的中等或大动脉，多侵犯冠状动脉，以及腋动脉、髂动脉和颈、胸、腹部其他动脉；②脏器内动脉，涉及心、肾、肺、胃肠、肝、脾、生殖腺、唾液腺和脑等全身器官。

二、心脏血管系统侵犯

这是造成川崎病患者死亡的主要原因。在急性期可能引起心肌炎、心包膜炎，导致心力衰竭或心律失常。发病1～3周时（平均约10天）15%～20%的川崎病患者可能产生冠状动脉瘤。冠状动脉瘤超过50%会在1～2年内消失，特别是常见的直径小于8 mm的中小型冠状动脉瘤。至于直径超过8 mm的巨大冠状动脉瘤，经常无法完全消失，容易形成血栓造成急性心肌梗死，或发生冠状动脉瘤破裂，两者皆可能引起猝死（猝死率约占所有病患的2%）。心肌梗死常发生在发病6～8周内。日后也可能因冠状动脉扩张痊愈后，瘢痕组织造成冠状动脉狭窄或钙化引起心肌缺氧。

三、其他系统侵犯

1. 发病2周内出现关节痛或关节炎，有文献报告该症状甚至可持续达4个月之久。
2. 胆囊水肿可能在疾病发作后2周内出现，通常不需特别的治疗。
3. 肝功能指数上升、黄疸、腹泻、血清白蛋白降低等。

除了心血管系统以外，其他器官组织的影响是暂时性的，应该会逐渐消失。

第三节　临床表现和诊断

一、临床表现

1. 高热持续5天以上为最初表现。
2. 两侧球结膜充血。
3. 唇和口腔的病变。表现为唇面红肿或潮红、干燥和皲裂，甚至出血；口腔和咽喉黏膜弥漫性充血，杨梅舌。
4. 皮疹。发热2～3天出现皮疹，多形性皮疹、荨麻疹以躯干为主。
5. 四肢末端变化。表现为急性期手足硬性肿胀，掌及指（趾）末端充血，恢复期指（趾）末端甲床皮肤移行处有膜状脱皮。
6. 急性期出现颈部淋巴结肿胀。
7. 心血管系统表现是本病最常见、也是最严重的临床表现。如心电图ST-T改变、心肌梗死等，超声心动图提示左右冠状动脉病变、冠状动脉扩张、冠状动脉瘤。
8. 血液系统表现。如白细胞计数增高、血小板增高、C-反应蛋白增高等。

二、临床诊断

至今无确诊的实验室方法，诊断只能根据临床表现。

（一）发热＋其他至少四项主要症状

发热5天以上，具有下列症状中至少4项：①双侧眼结膜充血，无渗出物；②口腔及咽喉黏膜充血，口唇干燥皲裂，杨梅舌；③急性期手足红肿，亚急性期甲周脱皮；④出疹主要在躯干部，为斑丘疹，多形红斑样或猩红热样；⑤颈淋巴结肿大，直径超过1.5 cm；⑥无其他病种可解释上述表现。

（二）发热＋以上三项主要症状＋冠状动脉病变

第四节　治疗方法与临床护理

一、治疗方法

内科保守治疗，控制炎症，抗血小板聚集治疗。

1. 首选阿司匹林，30～50 mg/(kg·d)。

2. 使用丙种球蛋白，1 g/(kg·d)。

3. 对于有冠状动脉病变者，应实施冠状动脉 CT 血管造影（CTA）检查，必要时放置血管支架以治疗血管狭窄。

二、临床护理

1. 高热护理　应绝对卧床休息。物理降温，温水擦浴，或药物降温，遵医嘱口服退热剂，慎用降温毯或降温裤。多饮水，保持入量。

2. 眼部护理　妥布霉素、利福平等，每日 2～3 次滴眼。

3. 口腔护理　生理盐水漱口，每日 2～3 次。有皲裂时口唇涂香油或石蜡油。

4. 皮肤护理

（1）急性期：衣服质地柔软、宽松、清洁。保持肛周黏膜清洁卫生，可涂抹鞣酸软膏，不建议穿纸尿裤，年幼患儿可用棉织尿布。

（2）亚急性期：甲床皮肤交界处出现皮肤膜样脱皮，可让受损皮肤自行脱落或用消毒的剪刀从脱落的皮肤根部剪掉，切忌将半脱的痂皮强行撕脱。

5. 饮食护理　高热量、高蛋白质、高维生素的清淡易消化流质或半流质饮食，不要过热刺激口腔黏膜，以防破溃出血。

6. 用药护理：

（1）阿司匹林是治疗川崎病的首选药物，饭后半小时服药，观察有无恶心、呕吐，观察大便颜色及有无皮肤黏膜出血发生。

（2）丙种球蛋白的应用：注意血液制品的存放，现用现配，按无菌技术操作。使用时注意过敏反应，常 10 min 内发生，开始时速度宜慢，每分钟 10 滴，15 min 后可加快速度，但不超过每分钟 20 滴。

（3）观察有无头痛、心慌、呼吸困难、恶心等不良反应，必要时减慢或停止输液。

7. 心血管系统症状的护理

（1）密切观察生命体征，心电监护。

（2）卧床休息，防止哭闹，尽量减少心脏负荷，以免加重病情。

（3）防止动脉瘤破裂。

第五节　冠状动脉造影术及支架术

一、川崎病与介入治疗的关系

由于川崎病最终导致冠状动脉系统的病变，引起冠状动脉狭窄阻塞，严重时造成心肌梗死发作，因此对于药物控制不理想、病变不能改善者，需考虑及时采取介入治疗——经皮腔内冠状动脉成形术（PTCA），以解决根本问题。

二、如何确诊冠状动脉狭窄

1. 给予相关初步检查，包括心电图、超声心动图、24 h动态心电图、X线胸片检查。

2. 检查结果如考虑与川崎病引起的冠状动脉狭窄有关，再做进一步检查如冠状动脉CTA，以确定冠状动脉狭窄程度。

三、川崎病介入治疗的适应证

1. 患有川崎病时，冠状动脉内膜受损粗糙，血小板聚集，形成斑块，阻塞血管，造成冠状动脉狭窄。

2. 随着年龄增长，患儿活动增多，全身供血量需求增加，剧烈的活动后会引起急性心肌梗死发作。这一过程是渐渐的，数月至数年以后才有可能发生。

3. 一旦发展到出现心肌梗死症状时，则必须选择冠状动脉造影及介入手术治疗，必要时放置支架改善血液循环，以保证生命安全。

四、川崎病介入治疗时机

1. 小儿出现心肌梗死的症状相对少见，及时请心内科会诊，确诊后经对症治疗及相关检查后，再考虑介入治疗。

2. 确定采用冠状动脉介入治疗后，手术要选择时间，不可在发作近期内进行，以免因刺激冠脉血管再次引起痉挛及其他并发症。

第六节　小儿介入围术期护理

一、术前护理

1. 嘱患儿平卧，减少活动，减少刺激，避免激动，保持良好心情，保持环境安静。

2. 持续心电监护，每4 h测体温、脉搏、呼吸、血压一次。每日做心电图一次。

3. 向患儿及家长做好解释工作，包括术前各项检查的意义、内容及方法，以取得患儿和家长的配合与理解，消除顾虑和紧张的心情，共同完成术前检查和手术准备工作。

4. 血、尿、便常规检查，血生化检查，感染筛查，出凝血时间检查，心电图、胸片、超声心动图检查。

5. 确定手术日期后，术前一天双侧腹股沟备皮、洗澡、更换衣服。因术中麻醉的需要，术前8 h禁食、禁水。遵医嘱术前3天停用抗凝药物。

6. 必要时持续氧气吸入。

7. 训练床上大小便。

8. 由于术前禁食、禁水，为保证入量要及时补液，以免出现低血糖。

9. 提前与导管室、麻醉科联系，安排介入治疗时间。

二、导管室准备

儿科冠状动脉造影及冠状动脉支架置入术是近年来心内科开展的一项比较特殊的介入治

疗手术，具有较高的特殊性和复杂性。小儿心肌梗死发病原因多来自于川崎病。该病可引起全身大动脉病变，造成心脏冠状动脉血管炎性病变以及严重的狭窄和动脉瘤样改变。另外，也发现少数病例为不明原因的冠状动脉急性闭塞。这样的病例需经过系统的临床检查，并需要冠状动脉造影诊断，有些患儿若要得到心血管系统良好的治疗，也需要在血管狭窄处放置支架。由于患儿年龄相对小，病情变化快，又常伴其他临床情况，因此导管室遇有儿科冠状动脉造影及支架置入时要在多方面做好准备工作。

1. 接到通知后提前与麻醉科联系，准备麻醉机、面罩吸氧、气管插管、吸引器、呼吸机等设备。

2. 准备各种麻醉用药及微量注射泵。

3. 准备好各种抢救药品，查对儿科使用剂量，以备术中及时使用。

4. 按患儿年龄、身高、血管穿刺入径准备相对小号的造影导管（表 25－1）。其他介入治疗扩张球囊、冠状动脉支架等材料可根据造影后血管病变的直径选择尺寸。

5. 术中持续监护心电图、动脉压力、血氧饱和度。

6. 常规准备除颤器，检查使用功能。

7. 备好临时起搏器及 5 F 临时起搏器导管。

8. 手术时打开无菌手术包，做好各项消毒及连接监测。

表 25－1　儿科介入治疗导管材料

导管材料	型号	使用数量
穿刺针	18 G	1 根
股动脉鞘	5 F 或 6 F	1 根
冠状动脉造影导管	5 F 或 6 F JL 3.0－3.5	1 根
冠状动脉造影导管	5 F 或 6 F JR 3.0－3.5	1 根
心室造影导管	5 F 或 6 F 猪尾	1 根
指引导管	5 F 或 6 F JL 3.0－3.5	1 根
指引导管	5 F 或 6 F JR 3.0－3.5	1 根
造影导丝	0.035 英寸×150 cm	1 根

三、典型病例

患儿：王某，男，11 岁。于 2008 年 7 月入院。

入院主诉：腹痛，头晕，乏力 25 天，晕厥 1 次。血压：75/55 mmHg。ECG：二度至三度房室传导阻滞，交界性逸搏心律。

2008 年 7 月 15 日行冠状动脉造影及经皮冠状动脉介入治疗（PCI）。

造影结果：冠状动脉呈右优势型。左主干未见病变。前降支、回旋支未见病变。右冠状动脉（RCA）中段完全闭塞（图 25－1）。左前降支（LAD）、左回旋支（LCX）至 RCA 分支有侧支血管形成（图 25－2）。

PCI 过程：选择 6 F AR1 导引导管，放置到右冠状动脉开口，选择 PILOT 150 导丝通过病变部位，选择 1.5 mm×15 mm 及 2.5 mm×20 mm 球囊扩张后置入 3.0 mm×30 mm 药物支架（图 25－3）。置入支架后多体位造影，支架贴壁良好，无内膜撕裂及血栓，术后无残余狭窄（图 25－4），患者无不良反应。

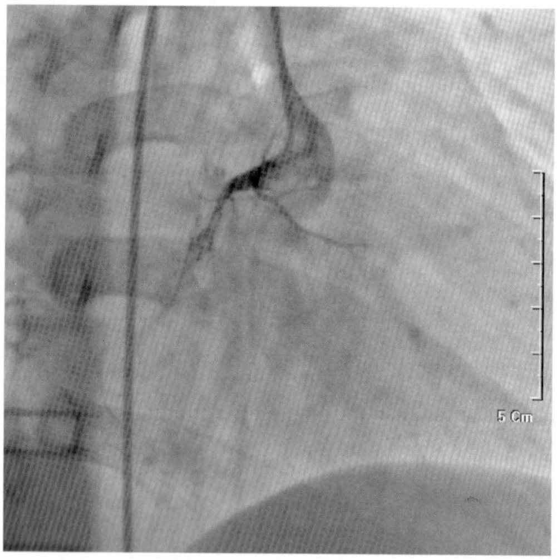

图 25－1　右冠状动脉中段完全闭塞

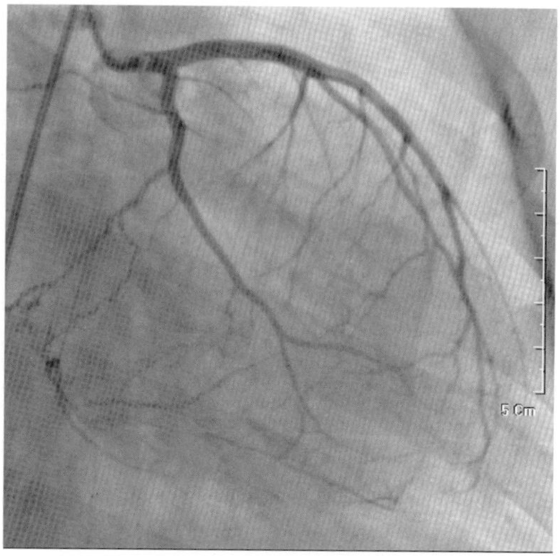

图 25－2　左前降支、左回旋支至右冠状动脉分支有侧支血管形成

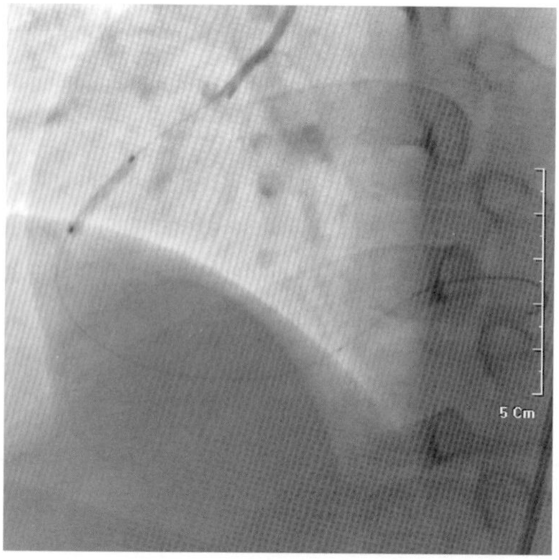

图 25－3　导丝通过病变，球囊扩张

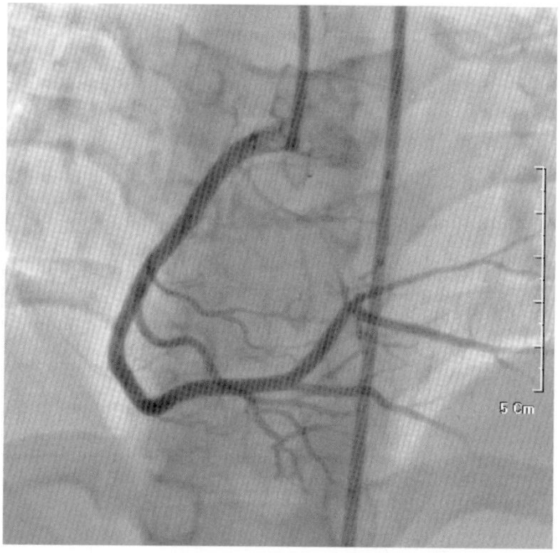

图 25－4　成功置入支架，血流恢复正常

四、术中护理

1. 手术开始后，护士不可离开手术台。

2. 开放静脉，随时给予麻醉药、镇静药。待麻醉成功后手术方可进行。

3. 麻醉时，密切观察生命体征变化，血压监测每 5 min 一次，呼吸深度均匀，血氧饱和度在 95%以上。

4. 如果发现有鼻鼾声应迅速调整呼吸道的位置，向上托起下颌骨使得呼吸道伸直，保持气道通畅。维持血氧饱和度正常。

5. 若不能维持血氧饱和度正常，先清理呼吸道再吸氧，并迅速行气管插管球囊加压给氧或连接呼吸机。

6. 持续微量泵输入麻醉药，观察麻醉深度。

7. 常规连接心电监护，鼻导管氧气吸入，除颤仪器备用，负压吸引器备用，连接体表心电图。

8. 下肢用约束带固定于手术台两侧。

9. 保护患儿生殖器官，手术台面铺以铅围，患儿平卧在上面时遮挡住放射线，主要是在腰下部位。

10. 做动脉穿刺时，嘱医生动作要轻柔，减少反复穿刺动作，争取一次成功，以免损伤动脉内膜。

11. 动脉穿刺成功放入鞘管后，立即应用加入肝素的生理盐水冲洗鞘管，以保护血管，防止血栓形成。

12. 肝素液的配制：肝素原液＝5000 U＋10 ml 生理盐水，即每毫升 500 U。首次用时按每千克体重 20～50 U 计算，1 h 后再追加半量。

13. 注射造影剂时，观察患儿是否平稳不动，否则要追加麻醉剂，保证清楚地确定病变部位，达到安全操作。

14. 准确记录术中各种测量数值，为放置支架做准备。

15. 由于是动脉穿刺，压力较高，出血量较多，就要真正保持静脉通畅，做到及时补液、加药，才能维持血压及生命体征平稳，完成介入手术。

16. 为方便造影定位，双上肢上举过头固定，以免遮挡手术视野。

17. 当球囊扩张时，护士的精力高度集中，随时准备处理可能发生的情况，如出血、血压下降、液体量不足等，发现后迅速做出反应。

18. 保持静脉通畅，开放两条通路，做到随时及快速地给药，如注射用血凝酶（立止血）、多巴胺、异丙肾上腺素等。

19. 放置支架后，注意观看支架处造影剂显示情况，以确定真正通畅，说明手术成功。

20. 拔出导管保留鞘管 24 h，包扎伤口后患儿进入监护病房。

五、术后护理

1. 去枕平卧 6～8 h，伤口侧腿部制动 24 h。

2. 24 h 后拔出鞘管，压迫止血 30 min，待止住出血后再加压包扎，沙袋压迫 6～8 h。观察足背、腿部的皮肤颜色和温度，及足背动脉搏动情况，如发现异常及时报告值班医生。

3. 遵医嘱口服抗凝药物 1 个月，以后再进行复查及调整药物。

4. 麻醉在手术结束时方可清醒，但要去枕平卧 6～8 h，此时应让患儿再继续休息。

第七节　川崎病的后续处理

1. 经过内科保守治疗药物控制后，病情基本稳定或达到治愈，无需介入治疗。

2. 如果冠状动脉已经阻塞狭窄，冠状动脉瘤已经形成，未出现心肌梗死症状者，只需对症处理，注意休息，定期复查服药，继续观察。

3. 在治疗过程中曾经出现冠状动脉病变的患儿，则需要长期跟踪随访。

4. 在恢复期、后遗症期心脏更易受损，应加强营养，保证睡眠和休息时间，限制活动，1年内不得参加剧烈体育活动。继续服药治疗，不可随意停药或减量。定期复查心电图、超声心动图。无冠状动脉病变者，出院后1、3、6、12个月随访；有冠状动脉病变者，在上述基础上仍需每半年至一年随访，直至病变消失。

（宋秀婷　侯桂华）

第二十六章　各种仪器使用与护理

第一节　冠状动脉旋磨的应用与护理

一、冠状动脉旋磨原理

冠状动脉旋磨术是根据“差异切割”或“选择性切割”的理论，采用呈橄榄形带有钻石颗粒旋磨头的导管在冠状动脉血管内用机器带动旋磨头以135 000～180 000转/分的高转速，选择性地去除纤维化或钙化严重的动脉硬化斑块，而遇有弹性的血管组织，高速旋转的旋磨头会自动弹开，即旋磨头不切割有弹性的组织和正常冠状动脉。临床资料已证实旋磨后血管内腔明显扩大且其血管内壁光滑，内膜撕裂的发生率明显低于单纯球囊扩张。在治疗中已明确体会到旋磨术对冠状动脉血管中膜无损伤，对血管的牵张较小，弹性回缩发生率低。

动物实验显示，旋磨后动脉硬化的斑块被高转速的磨头磨成微小的颗粒，直径平均为5 μm，小于红细胞直径，仅有1.5%～2%的微粒直径＞10 μm。这些微粒可随血流进入毛细血管，最终为肝、脾、肺及内皮的吞噬细胞所吞噬，对于远端血管床、左心室壁运动及心功能无明显不良影响，并且不产生新的血栓。

这项技术在20世纪90年代初已应用于冠心病介入治疗领域。在当今的支架时代，仍然用于复杂血管病变、支架内再狭窄、开口病变等，尤其对重度钙化球囊无法扩张的病变仍是一种极为有效的介入治疗方法。它也是近年来经皮冠状动脉介入治疗（percutaneous coronary intervention，PCI）中的一项高端技术。

二、机器设备

冠状动脉旋磨机器及导管材料均为美国波士顿科学公司（Boston Scientific Scimed）研制生产。

1. 主机　即操纵控制台，是旋磨术所需的主要设备，以高压氮充气为动力驱动旋磨导管传递高转速。板面上的仪表分别显示旋磨压力、旋磨转速、旋磨每次时间及旋磨累计时间。插孔分别与台上推进器（advancer）中的氮气泵管及转速传送连线。机器后插孔分别连接电源线、脚踏控制板、高压氮气输入泵管（图26-1）。

2. 高压纯氮气瓶　为旋磨术主机所使用，一般为罐装。每次使用前其压力要求＞7 MPa，保证术中使用。如压力过高会使主机发生漏气或不正常响声，压力过低会使主机旋磨转速不够。

3. 气压调节器（压力表）　为双表头，接口处与氮气瓶连接严密。后下方出口处与主机输入泵管连接，要用专用金属丝夹紧，以防使用中脱落，造成气体外漏。

4. 脚踏控制板　术中由术者在脚下控制启动与关闭，通过控制气压涡轮的启动与关闭来控制旋磨导管头的旋转与停止。在脚踏板右侧备有低速旋转开关，当旋磨手术结束退出旋

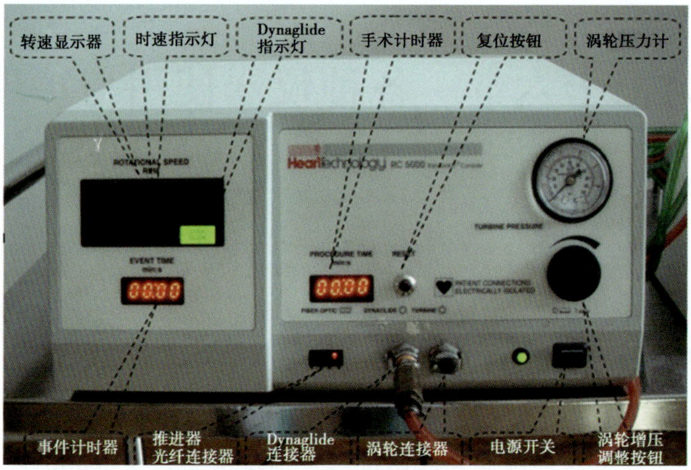

图 26-1　旋磨主机图

磨导管时由术者脚踏控制使用。此时旋磨头以 50 000～70 000 转/分低速将血管内旋磨导管缓慢安全地退出动脉血管。

5. 旋磨导管和推进器　旋磨导管长度为 135 cm，外鞘直径为 0.058 英寸。镍涂层椭圆形黄铜钻头远端部分有 2000～3000 颗微钻石颗粒。钻石晶体直径 20 μm，只有 5 μm 突出于镍涂层之外。冠状动脉常用的旋磨头直径为 1.25～2.0 mm。推进器是气体涡轮的支撑装置，引导控制旋磨头伸缩的滑动部件。其内部的制动器可在旋磨头高速旋转时固定住导丝，防止导丝旋转或移动。

三、适应证

1. 严重钙化病变　冠状动脉内中重度钙化病变应用旋磨术的成功率明显高于单纯球囊扩张术，而内膜撕裂的并发症发生率明显降低。

2. 球囊无法扩张的病变　因病变僵硬，无顺应性，球囊压力加大 20 atm 病变仍无法扩张，有的病变可将球囊顶破。在选择旋磨后联合应用球囊扩张或支架置入可获得成功治疗。有研究表明，该类病变旋磨术后手术成功率可高达 97%。

3. 冠状动脉开口处病变　冠状动脉开口处病变球囊扩张成功率较低，再狭窄率高。有文献报道开口处病变使用旋磨后成功率也为 95%～97%。

4. 血管分叉处病变　叉口病变球囊扩张时容易将斑块挤压到另一支血管开口，利用旋磨技术可以将斑块旋磨去除后再用球囊扩张，提高了治疗效果。

5. 长节段弥漫钙化病变　这种冠状动脉血管病变单纯球囊扩张效果往往不满意，置入支架难度大。旋磨术常常可以获得良好的效果。

6. 支架内再狭窄　主要机制是内膜的过度增殖，单纯球囊扩张效果不理想，旋磨术可去除过度增殖的血管内膜，使管腔扩大，达到满意的治疗效果。

四、禁忌证

1. 急性心肌梗死　冠状动脉内有血栓病变，旋磨可加长血管内血栓，发生慢血流或无血流现象。

2. 退行性大隐静脉桥病变　旋磨治疗易发生血管栓塞或无复流现象。

3. 严重的成角病变（>60°）　成角病变的旋磨可能会伤及深层管壁，甚至引起冠状动脉穿孔。

4. 明显内膜撕裂病变　内膜撕裂明显或螺旋性内膜撕裂，旋磨可使撕裂加重。

5. 完全闭塞性冠状动脉血管病变　因旋磨导丝不能通过。

五、护理配合

冠状动脉旋磨手术的实施需要台上台下合作紧密，因此护理人员要进行专项技术培训，掌握机器的使用，做好术前准备、术中配合的各项工作。

1. 准备 PCI 术使用导管材料。

2. 配合术者选择旋磨术的导管材料，即旋磨导丝（Rota Wire），现常用的为柔软性（floppy）和超支撑型（extra support）导丝，直径 0.009 英寸，长度 330 cm。旋磨头直径分别为 1.25 mm、1.5 mm、1.75 mm、2.0 mm，旋磨头选择的大小直接影响旋磨的效果和并发症发生率。因此在行旋磨术选择旋磨导管时，按病变血管直径由小直径旋磨头酌情增大，术前应将导管材料准备齐全以备术中更换。推进器是与旋磨导管（Rotalink Barr）连接使用，与导管对接部分非常精细，开启包装时应避免损伤。

3. 连接机器电源，接好脚踏板连线及氮气连接管，打开机器开关。旋磨指示为准备状态（板面上旋磨转速表右下角指示灯为绿色）（图26－2）。

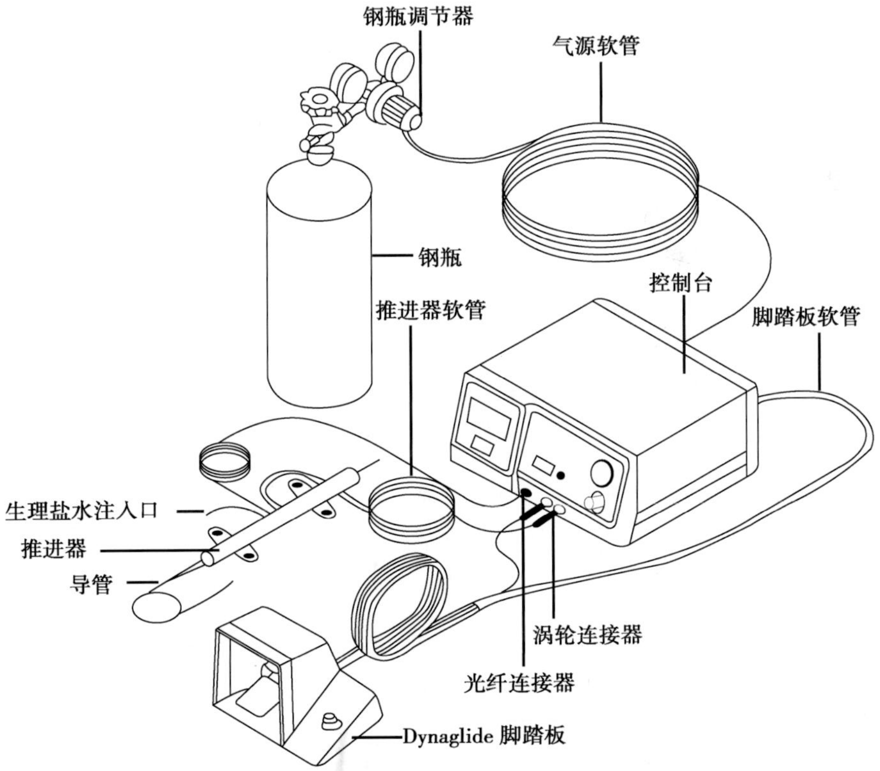

图 26－2　仪器连接示意图

4. 接好氮气瓶压力表，打开氮气瓶顶部大阀门即总开关，并检查气压瓶主表气压显示>7 MPa后打开副气压表，调节减压阀到输出压力为0.65～0.75 MPa。

5. 检查Dynaglide功能。踩下在脚阀上的圆形转化键，主机上绿灯应该闪亮，再踩圆形转化键绿灯应该熄灭，这意味着气瓶的压力是足够的。

6. 冲洗液（加压输液袋）的准备。可以常规在盐水中单纯加入肝素10～20 U/ml。遵医嘱可同时加入硝酸甘油（4 μg/ml）和（或）维拉帕米（10 μg/ml）。常用软包装盐水每袋500 ml加入5000 U肝素及5 ml硝酸甘油，术中冲洗时可以在抗凝的同时减少血管的局部痉挛。

7. 拆开已选定旋磨导丝、旋磨头导管及推进器，保持无菌递与台上。台上助手把推进器中气泵管及双色光缆转速连线递出，护士分别连接在旋磨主机不同插孔中。再将推进器中冲洗输液管接在已准备好的加压输液袋上，准备旋磨时随时冲洗。加压盐水袋压力为200～300 mmHg，以备术中稳定灌注。

8. 将旋磨脚踏控制开关递与术者，置放于影像机器控制脚踏板的右侧（以防使用中误踏）。由术者控制体外试转，要在旋磨头放入指引导管前完成。护士配合将机器转速（导管直径≤2.0 mm）调至135 000～180 000转/分，或遵医嘱调整转速。

9. 旋磨开始后护士要随时读出旋磨转速及旋磨时间。术者需要随时知道旋磨的机器速度及旋磨时间，每次5～15 s。

10. 术中监测动脉压力变化，如遇压力突然升高（>150/100 mmHg）或降低（<90/50 mmHg）时，立即与术者沟通，随时准备使用药物恢复血压为正常状态后继续完成该手术。

11. 监测术中心电图。旋磨中如有心动过缓、心律失常、ST段升高或降低等出现时，要及时通知术者准备好用药及临时起搏导管。

12. 旋磨时机器发出高转速刺耳噪声，影响术者与患者沟通，护士要尽量站在患者容易对话的地方，随时询问患者自觉症状，观察病情变化。

13. 旋磨结束后配合台上术者调整机器为低转速，将旋磨导管缓慢退出冠状动脉血管。

14. 准备好主动脉内球囊反搏（intra-aortic balloon pump，IABP）机器及导管材料。

六、术中并发症及处理（表26-1）

表26-1 术中并发症及处理

症状	口服药	静脉用药	其他
血压升高	卡托普利、硝苯地平	硝酸甘油、乌拉地尔	
血压降低		多巴胺	使用IABP机
心动过缓		阿托品	临时起搏
室性早搏		利多卡因	
心脏压塞			剑突下穿刺引流
心绞痛	硝酸甘油	硝酸甘油	皮下注射：吗啡、哌替啶

七、冠状动脉血管旋磨影像（图 26－3）

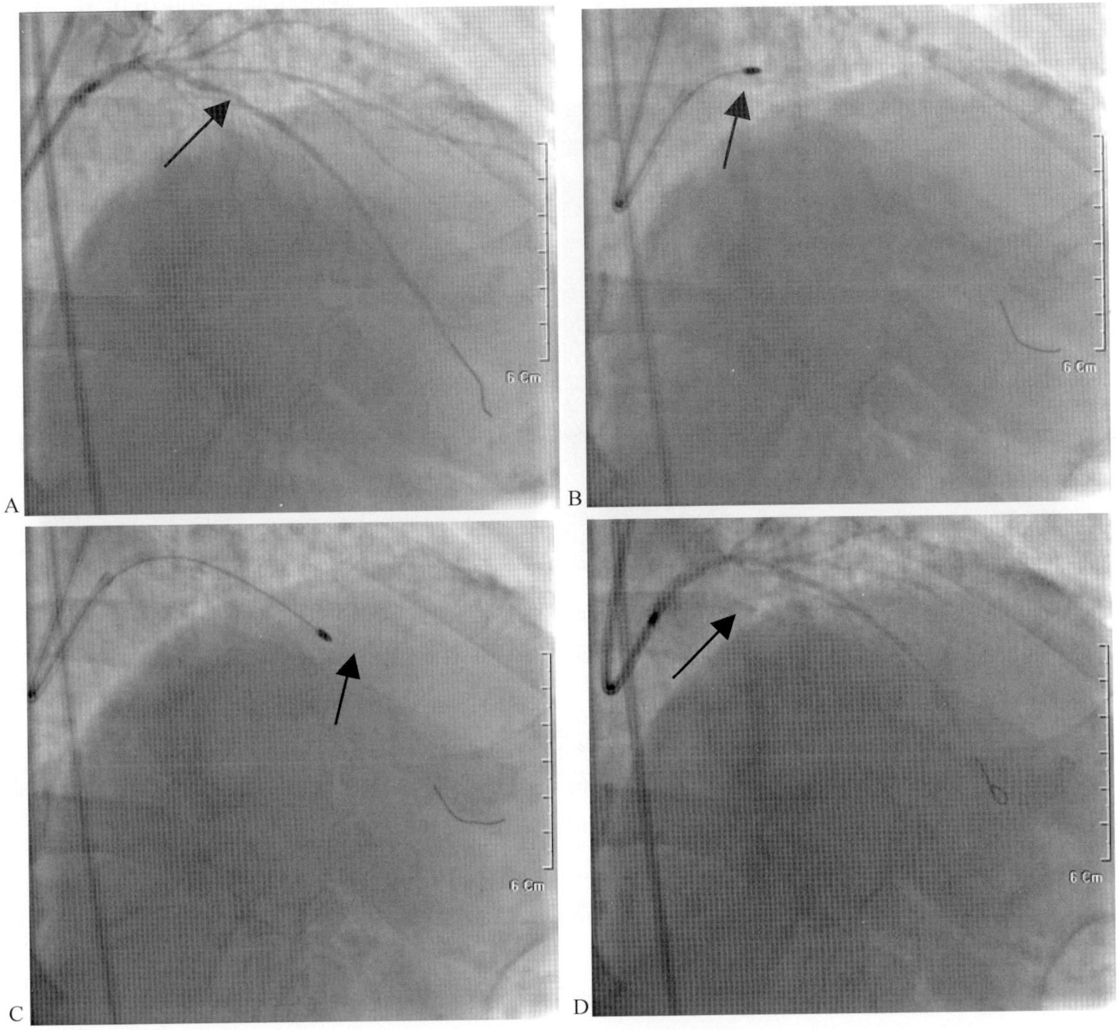

图 26－3　冠状动脉前降支病变旋磨术

A. 前降支近端严重钙化病变（箭头所示）；B. 旋磨头对前降支近端严重钙化病变进行旋磨（箭头所示）；C. 旋磨后旋磨头顺利通过近端严重钙化病变处到达前降支中段（箭头所示）；D. 旋磨后前降支近端严重钙化病变明显减轻（箭头所示）

第二节　主动脉内球囊反搏的应用与护理

一、作用机制和血流动力学效应

主动脉内球囊反搏（IABP）是一种通过主动脉内球囊与心动周期同步地充放气，增加心肌氧供、减少心肌氧耗的方法。它是将一定容积的球囊放置于主动脉部分，球囊导管与体外压力泵相连接，内部充入氦气，由设定的触发方式进行自动的程序控制，使球囊充盈与排空限定在特定的时限，达到治疗的目的。心脏舒张期主动脉瓣关闭时，球囊充盈，使主动脉内的血液挤入冠状动脉、脑血管、腹腔脏器，从而增加心肌、脑、腹腔脏器的供血；心脏收缩时，主动脉瓣开放，同时球囊抽空，使主动脉内产生负压，瞬间降低主动脉内压力，起到降低心室后负荷、增加排血量、减少心脏作功的作用（图26-4）。

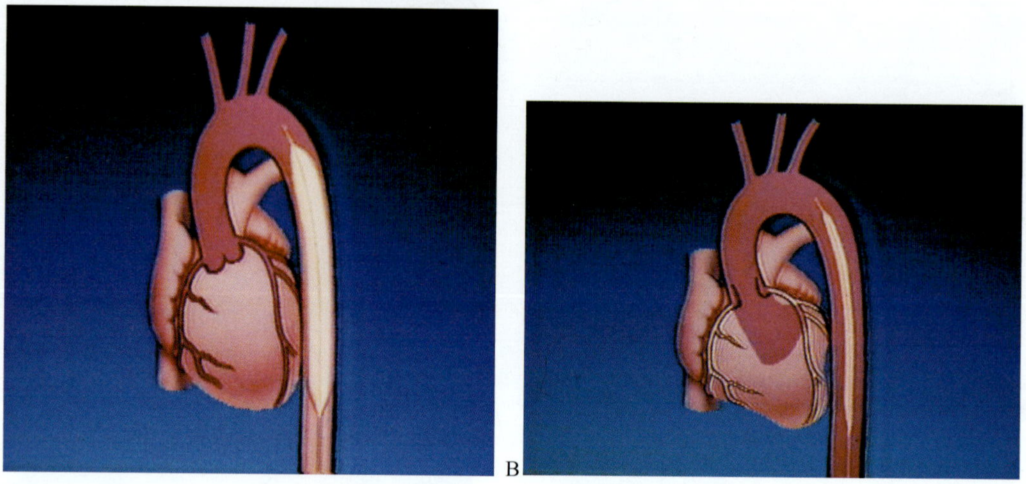

A　　B

图 26-4　主动脉内球囊反搏的作用机制

A. 心脏舒张期，球囊充盈；B. 心脏收缩期，球囊排空

IABP 治疗产生的血流动力学效应主要包括：

（1）降低收缩压，从而降低左心室后负荷，减少心脏作功，降低心肌氧耗量。左心室收缩压和射血阻力降低 10%～20%。

（2）增加舒张压，并增加冠状动脉灌注。

（3）增加心排血量，增加重要器官血流灌注。心排血量增加 0.5 L/(min·m^2)，肾血流量增加 19.8%，微循环改善，尿量增加。

（4）降低左心房压及肺毛细血管楔压，改善左心衰竭症状。

二、适应证、禁忌证及并发症

（一）适应证

1. 难治性心力衰竭。
2. 心源性休克。
3. 顽固的不稳定型心绞痛。
4. 将要发生的心肌梗死。
5. 急性心肌梗死相关的机械并发症（如二尖瓣反流、乳头肌断裂、室间隔穿孔等）。
6. 心肌缺血相关的顽固性室性心律失常。
7. 高危的外科手术或冠状动脉造影/冠状动脉成形术的支持。
8. 感染中毒性休克。
9. 协助脱离体外循环机。
10. 手术中搏动性血流的形成。

（二）禁忌证

1. 严重的主动脉瓣关闭不全。
2. 腹动脉或主动脉有动脉瘤。
3. 主动脉或外周血管疾病或严重钙化。
4. 对于过度肥胖或腹股沟有瘢痕的患者，禁止在未使用导管鞘的情况下置入 IABP 导管。

（三）潜在的不良影响和并发症

1. 下肢缺血。
2. 插入部位的出血。
3. 血小板减少症。
4. 球囊导管无法打开。
5. 球囊穿孔或破裂。
6. 球囊泄漏。
7. 感染。
8. 股动脉撕裂。
9. 主动脉瘤。
10. 主动脉穿孔或夹层形成。
11. 股动脉血栓形成。
12. 外周血管栓塞。

三、IABP 应用的准备工作

（一）主动脉内球囊反搏泵的准备（图 26－5）

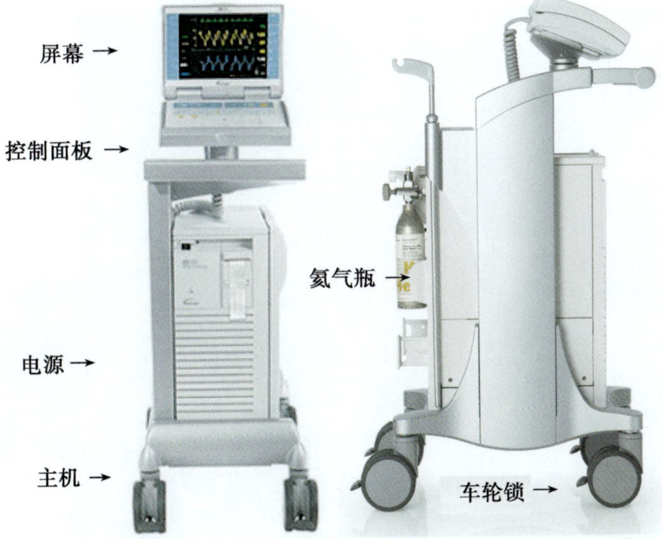

图 26－5　CS300 全中文高智能型 IABP

1. 检查氦气容量，并打开氦气水平阀门。
2. 打开主动脉内球囊反搏泵的电源。
3. IABP 自动检测后与患者建立 ECG 导线和压力导线，IABP 可自行识别触发信号，自动设定充放气时相（时控），并能手动调整。触发信号包括四大类：心电、压力、起搏信号和固有频率（图 26-6）。

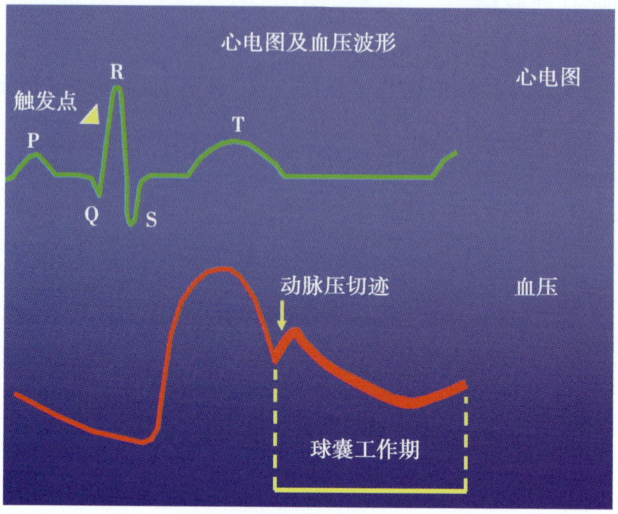

图 26-6 心电图及血压波形

（1）心电图（ECG）触发模式：需要强调的是，在 ECG 触发时，窦性心律、快速性心律、室性心律、心房颤动等均可以在 ECG 模式下自动感知、转换并有效处理（使用球囊反搏泵时，90%以上的情况是使用心电图触发功能）。

（2）血压触发模式：压力触发并非首选模式，若因某种原因无法选用心电触发模式，可选择压力触发模式代替，该模式以主动脉压力波形作为启动信号（图 26-7）。

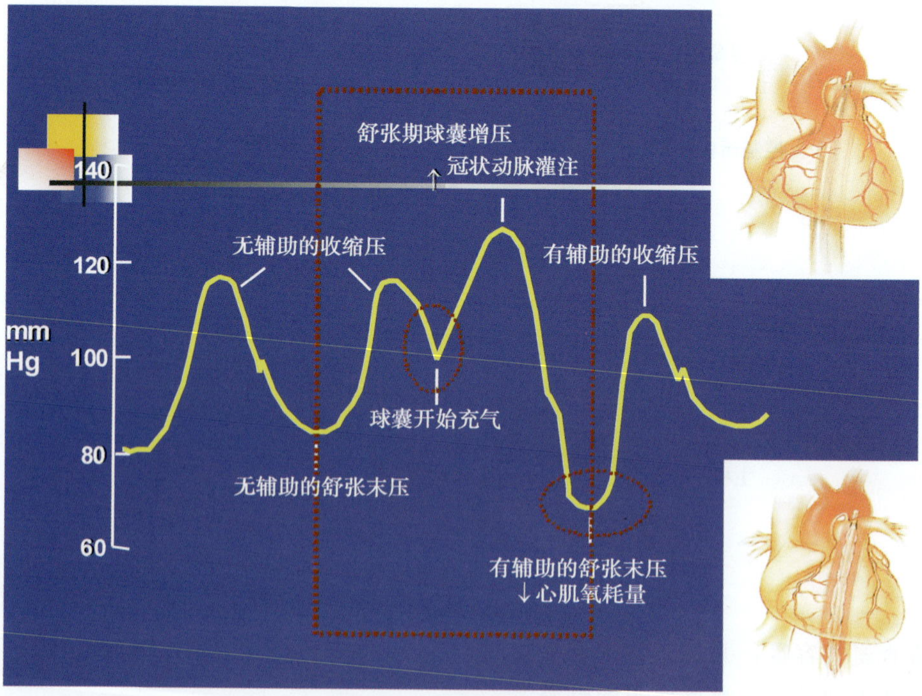

图 26-7 血压触发模式

（3）心室起搏/房室顺序起搏模式：用于100%心室起搏的患者，以心室起搏信号触发。

（4）心房起搏模式：用于心房单腔起搏时。

（5）内置频率触发模式：此模式用于无心脏排血且无心电信号时。患者一旦出现心脏排血，不应继续使用固有频率触发模式。

4. 选好触发模式后，将选择项面板上球囊充盈处（MAX）选项调至最大。

5. 工作模式中有：自动、半自动、人工三种选项。只有在人工模式或半自动模式状态下才能任意选择ECG导联（Ⅰ、Ⅱ、Ⅲ、aVR、aVL、aVF、V_1～V_6导联）。

6. 选择反搏频率：推荐1∶1。

7. 设置好反搏压报警阈值。

（二）术前准备

将患者安置在手术床上，双侧腹股沟备皮。然后开手术台，备好手术衣、无菌手套、聚维酮碘及局麻药等。术前护士应准备好球囊置入过程中所需的常规器械和IABP导管，并准备好相关急救药品，配好肝素盐水并用压力袋加以固定。

1. 常规物品

（1）器械：卵圆钳、8号刀柄一把、尖刀片、持针器、针线、线剪、牙镊、小碗2个、弯盘。

（2）布类：纱布若干、大孔单、手术衣、治疗巾。

2. IABP导管的选择

常规IABP导管根据其球囊容积不同可分为25 ml、34 ml、40 ml、50 ml四个型号（其相关信息见表26－2）。临床应用时，应根据患者身高选择合适的主动脉球囊导管，同时还需考虑到患者的临床情况及患者躯干长度。我们的经验是，一般身高大于162 cm的中国人选择40 ml的球囊，身高小于162 cm则选择34 ml的球囊，而50 ml球囊容积的IABP导管在我国患者很少应用。

表26－2　IABP导管型号及适用患者

球囊容积（ml）	长度（mm）	直径（mm）	患者身高（cm）
25	174	14.7	＜152
34	219	14.7	152～162
40	260	15	162～183
50	260	17.4	＞162

四、术中护理配合

1. 遵医嘱从患者的外周静脉处给予肝素，已肝素化的患者可不用给。

2. 开启IABP导管，同时将压力套装正确连接，建议肝素盐水压力袋的压力保持在250～300 mmHg，可顺利排空压力延长管内的空气。

3. 持续按压力调零键2 s进行压力调零，然后将压力传感器与患者相通。

4. 如果使用的是光纤球囊导管系统，该系统可以在血管穿刺成功后导管进入患者体内自动进行动脉血压调零，并且每2 h自动压力校准。此时护士只需将导管系统的光纤末端按正确的方向插入IABP机器上的传感器输入接口即可。

5. 当医生成功放置好球囊时，护士在台下将球囊延长管连接于主动脉球囊反搏泵上。

6. 将球囊预充氦气，然后按开始键。此时可根据动脉压力波形调整充放气时相。开始可用1：2频率进行充放气调整，满意后可转为1：1频率反搏。触发方式的缺省设置是心电图触发。这是最常用的触发方式，以迅速上升的R波起始段作为QRS波的标志，自动计算出舒张期开始后主动脉瓣关闭的时刻，按时启动球囊充气。当选好触发模式后，一定要将选择项面板上球囊充盈处（MAX）选项调至最大。

7. IABP操作中护士随时观察患者的生命体征，可根据心率和血压的变化及时向医生汇报。注意有无并发症的出现。

8. 球囊应被置放于降主动脉，其尖端通常位于左锁骨下动脉远侧。可根据X线透视下或床旁胸部正位片，确定球囊位置是否合适。

9. 当IABP出现报警时，护士可以根据显示屏提供的帮助信息，获得及时准确的报警原因和处理方法。

五、术后注意事项

1. 完成操作后，如果要移动患者，先将IABP电源拔除。观察机器是否依靠蓄电池工作。在移动过程中切勿将IABP导管、心电图线、压力延长管碰掉。如果在移动中心电触发不好，可改成压力触发。患者移动完毕后及时插好电源。

2. 护士应严密观察患者的生命体征（血压、心率、呼吸、神志）。定时记录IABP提供的各项压力（收缩压、舒张压、平均压、反搏压）。

3. 注意记录患者尿量，如IABP前有尿，而IABP后无尿，注意IABP球囊是否堵住肾动脉开口。如果发现患者左侧桡动脉搏动减弱或消失，提示球囊向上移动堵住头臂干动脉开口。

4. 观察下肢颜色、温度及足背动脉搏动情况，使用IABP时最容易发生下肢血栓的并发症。辅助配备的超声多普勒血流监测装置可以及时测量患者下肢供血状况，防止下肢血栓并发症的发生。

5. 患者术侧肢体尽量伸直，防止体内球囊导管扭曲打折。体位：头部仰角＜30°，防止球囊破裂后形成脑气栓。

6. 定时用肝素盐水冲洗压力换能器。遵医嘱抗凝。每天监测血常规。

7. IABP患者需专人看护，更换敷料时注意无菌操作，观察术侧肢体温度、感觉、导管及延长管内有无血迹，监测体温，注意患者有无胸痛、腹痛症状。

8. 定时观察伤口处有无血肿、渗血或感染。避免球囊导管或压力延长管由于放置不当，或患者躁动造成打折、脱落。必要时，将患侧下肢固定。当发现球囊导管内有血，应迅速停机，并及时向医生汇报。

9. 遇机器报警，如无提示，可按RESET键或开始键重新反搏。如有提示，可根据屏幕上提示解除报警。

六、IABP的维护与保养

1. IABP在不用时，要定期充电（每日至少1次，每次充电时间大于12 h），可延长机内蓄电池寿命。

2. 患者撤机后清洁心电图线、压力导线、电源线并放回原处，避免打折破损。

3. 每月要开机一次，检验机器运转是否正常。

4. 定期清洁机身，注意防尘，IABP要存放于室温在10～40℃的房间内。每3～6个月进行机器系统维护。

第三节　血管内超声成像的应用与护理

一、血管内超声仪的原理

长期以来，冠状动脉造影一直是诊断冠状动脉病变和指导冠状动脉介入治疗的主要方法和“金标准”，由于冠状动脉造影仅显示被造影剂充填的管腔轮廓，通过管腔形态的改变间接反映位于管壁上的粥样硬化病变，因而在评价冠状动脉病变方面存在不可避免的缺陷。作为显像手段，冠状动脉造影只能提供冠状动脉形态学方面的信息，对冠状动脉生理功能和狭窄病变的病理生理学意义所能提供的信息非常有限。

血管内超声成像（intravascular ultrasonography，IVUS）通过导管的技术将微型化的超声探头送入血管内用以显示血管的横切面，与冠状动脉造影通过造影剂充填的管腔轮廓来显像冠状动脉不同，IVUS 能提供管腔和管壁的横截面图像。临床应用经验已表明该方法具有直观、准确等优点，被认为是诊断冠心病的新的“金标准”。

数字式血管内超声仪是通过导管的技术将微型超声换能器通过冠状动脉介入用导丝送入冠状动脉血管内，由驱动马达旋转微型超声换能器以每分钟 1800 转的速度进行 360°旋转，并发射高频率超声波进行冠状动脉横断面扫描，发射出的超声波在通过不同密度的冠状动脉层面时会不同程度地被反射回来，这些被反射回来的超声波被同一微型超声换能器接收，并通过数模转化被传输到图像处理计算机上，通过计算以灰阶图的形式被重组成反映组织不同成分的超声影像。该成像可显示管壁及斑块的组织形态学特征，能清晰显示管壁结构的厚度、管腔大小和形态等，甚至可以辨认钙化、纤维化和脂质池等病变，并精确地测量血管腔径及截面积，发现冠状动脉造影不能显示的血管早期病变（图 26－8）。

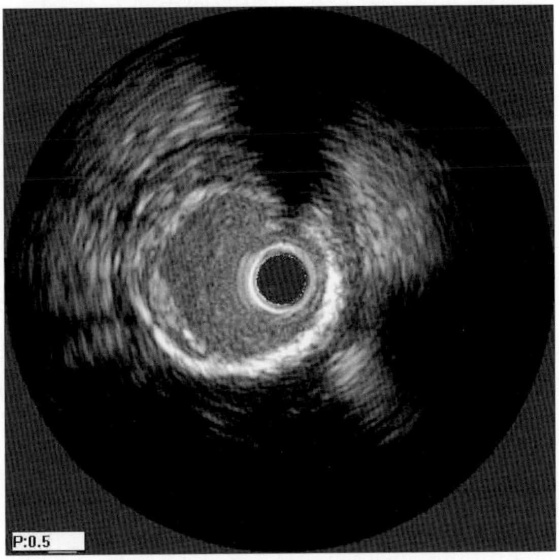

图 26－8　血管内超声影像图

二、IVUS 仪器的主要结构

主要结构包括带微型超声探头的导管和成像系统。IVUS 导管的直径为 2.6～9 F，用于冠状动脉内超声显像的导管直径为 2.6～3.5 F（0.86～1.17 mm）。超声探头的频率较高（20～40 MHz），并且近距离对血管进行成像，因而能提供高质量的图像，轴向和侧向的分辨率分别为 0.08 mm 和 0.20 mm。IVUS 导管主要有两种设计类型，即机械旋转型和相控阵探头。

1. 机械旋转探头　利用外置的马达和驱动轴旋转安装在导管顶端的单一压电晶体换能器，机械旋转探头通常以 1800 r/min 的速度旋转，以每秒 30 帧的速度成像。

2. 相控阵探头　采用环形安置在导管顶端的 32～64 个换能器。其优点是稳定性好，没有旋转伪像，导引导丝的轨道作用较好。然而多数专家认为其图像的质量稍逊于机械旋转探头导管。

三、IVUS图像的分析

（一）IVUS图像的定性分析

正常的冠状动脉由圆形的血管腔和环绕管腔、具有不同回声特性的层状结构的管壁组成。血管腔内的血液随超声探头频率的改变而有不同的表现。当频率较低（20 MHz）时呈低回声或者无回声表现，当频率较高（30～40 MHz）时血液内的有形成分使其表现为弱而纤细、无特定结构的回声。正常的血管壁多表现为三层结构：①内层，为内膜和内弹力膜，此层与中层和管腔比，相对回声较强；②中层，多为无回声层，代表中膜；③外层，有特征的“洋葱皮”样表现，代表外膜和其周围组织，在IVUS图像上，外膜和血管周围组织之间没有明确的界限。值得注意的是，IVUS图像所指的三层结构并非是组织学上的内膜、中膜和外膜。

冠状动脉粥样硬化斑块的IVUS图像表现为内膜和内膜下组织的增厚，并占据部分管腔。IVUS可评价病变的严重程度、分布和性质。IVUS可根据病变的超声回声特性进行斑块的分类。离体实验证实，纤维组织含量越多，斑块回声越强。临床上通常将斑块内的回声与血管外膜或其周围组织的回声进行比较，从而判断斑块的“软硬”程度。“软”斑块指斑块的回声较其周围的外膜组织低，并非是病变的软硬。然而低回声的组织也可能是斑块内的坏死带、血管壁内出血或血栓引起的，要注意区分。回声强度中等、与外膜相似的多见于“纤维化”斑块，其回声强度介于软斑块与钙化斑块之间。致密的纤维斑块也可以引起回声增强，误认为是“钙化”。“钙化”病变的回声更强，超过周围的外膜组织，钙化病变可分为表浅钙化和深部钙化。血栓性病变在IVUS图像表现为管腔内的团块，或者为棉絮状的悬浮物，其回声通常较弱且不均匀，可伴有血栓组织与原斑块组织的分层现象。混合性斑块，含有一种以上回声特性的组织，也有将其描述为纤维钙化斑块或纤维脂质斑块。IVUS图像还可根据斑块在血管壁上的分布将病变分为向心性和偏心性，斑块最厚部分的厚度超过最薄部分的2倍，或者存在无斑块的管壁，被视为偏心性斑块。

（二）IVUS图像的定量测定

IVUS进行定量测定时最常用两个声学界面：一个是内膜与管腔的声学界面；另一个是中层和外膜之间的声学界面，此分界线总是非常清晰，代表外弹力膜（external elastic membrane，EEM）。IVUS上管腔横截面积（cross sectional area，CSA）指内膜表面所包含的面积，而用外弹力膜面积（EEM CSA）代表血管面积。最大和最小管腔直径分别指经管腔中心测定的直径最大值和最小值。可用同样方法测定最大和最小EEM直径。由于IVUS图像上很难确定内弹力膜的位置，因此无法测定组织学上斑块的面积（以内膜表面和内弹力膜为边界的面积），常利用外弹力膜面积和管腔横截面积计算得到的斑块＋中膜的面积来替代斑块面积。以下是常用的一些公式：

管腔的偏心性＝(最大管腔直径－最小管腔直径）/最大管腔直径

管腔面积狭窄率＝(参照节段CSA－最小管腔CSA）/参照节段CSA

斑块与中膜面积＝ EEM CSA－管腔CSA

最大斑块与中膜厚度＝通过管腔中心线的从内膜表面到EEM之间的最大距离

最小斑块与中膜厚度＝通过管腔中心线的从内膜表面到EEM之间的最小距离

斑块偏心指数=(最大斑块与中膜厚度-最小斑块与中膜厚度)/最大斑块与中膜厚度

斑块负荷=斑块与中膜面积/EEM CSA×100%

四、IVUS的临床应用

(一)临床表现高度提示冠心病，但冠状动脉造影却未发现冠状动脉有明显狭窄时

IVUS能检查出造影无法诊断的病变，如早期病变、性质无法确定的病变以及特殊部位如血管开口、分叉处的病变。在动脉粥样硬化早期，冠状动脉可以代偿性扩张来维持管腔面积，此时造影无法看出这些早期的病变，而IVUS能在看似正常的部位检查出早期的内膜增厚与斑块形成。当造影不能解释临床症状时，可对临床怀疑的罪犯血管进行IVUS检查，常能识别发病原因。研究显示，临床上有胸痛症状而造影无明显狭窄的患者中，对前降支的IVUS检查可在近70%的患者中检出早期的粥样硬化病变。通过IVUS检查，临床医生可指导患者改善生活方式、控制危险因素及进行必要的药物治疗等，来预防病变的进展。

(二)临界病变的定量测定，以协助临床治疗方案的选择

当冠状动脉造影结果显示为临界病变时，或者由于冠状动脉的特殊解剖特征，在多体位造影下不能精确判断病变狭窄程度时，或者造影无明显狭窄的急性冠状动脉综合征等，可对冠状动脉血管进行IVUS检查。由于IVUS不受投照体位的影响，能精确定量测定狭窄程度，并能阐明造影上所见的临界性病变的狭窄程度，从而弥补了造影显示的不足，为指导临床治疗提供了有力的证据。

(三)对斑块的结构进行显示和评估

1. 易损斑块的判断　可检出不稳定性(易损性)斑块，斑块破裂引发严重的临床事件前其管腔的狭窄程度并不严重，在IVUS的提示下可提高对易损性斑块的识别能力。IVUS显示易损性斑块多为偏心性软斑块，一般有薄的纤维帽，斑块内有面积较大的低回声或无回声暗区，代表脂核。纤维帽可完整，当发生破裂时则纤维帽不完整，表面可出现溃疡或糜烂。一旦发生破裂，可继发血栓的形成。

2. 斑块进展、消退的研究　IVUS的三维重建图像可用于进行斑块容积的定量测定，并根据与邻近结构如血管分支等的关系进行定位，从而可用于对病变进展和消退的定量研究。有报道经IVUS研究证实，采用强化降脂治疗后，粥样斑块可发生消退。

(四)冠心病介入治疗的应用

IVUS通过对病变程度、性质、部位的精确判断，可用于指导介入治疗的过程，并可帮助监视并发症。

1. 根据IVUS提示确定斑块性质后，选择最佳的治疗方法。如严重的表浅钙化用球囊扩张不仅效果不佳，还可能会发生严重的夹层分离，高频旋磨则是治疗表浅钙化病变的最佳治疗方法。

2. 指导冠状动脉内放置支架。精确定量血管直径是IVUS指导介入治疗的重要依据，可利用其选择更合适的介入器械，如支架的长度和直径。介入术中应用IVUS指导对病变累及范围的判断明显优于冠状动脉造影，因此可改善介入术的效果。

3. 评价治疗后的即刻效果。利用IVUS观察支架释放后是否完全紧贴血管壁和(或)扩张是否对称，是否还需要进一步使用高压球囊对支架进行后扩张。IVUS研究证实，有些没有完全紧贴血管壁和(或)扩张不对称的支架在造影结果上可表现非常好。如果IVUS证实支架放置非常理想，则可安全地降低全身抗凝水平。

4. IVUS应用于分叉病变及左主干病变中。对于冠状动脉血管的分叉处、左主干处等特殊部位的病变，目前较多应用药物洗脱支架。IVUS的应用可以对病变部位的管腔直径、狭窄程度、最小管腔面积等做出精确的定量测定，从而指导选择支架的长度和直径，及观察支架释放后是否完全紧贴血管壁和（或）扩张是否对称。支架放置不理想尤其是扩张不充分是药物支架术后发生支架内再狭窄的重要原因。

5. 支架植入理想的IVUS评价标准

（1）支架贴壁良好。

（2）支架最小的横截面积（CSA）与正常参照血管CSA（支架近端与远端CSA的平均值）之比＞0.8。

（3）对称指数（支架最小直径与最大直径之比）＞0.7。

（五）IVUS在支架内再狭窄中的应用

IVUS研究显示支架术后发生的再狭窄主要是由内膜的过度增生引起，管型支架的弹性回缩较少见。药物支架术后再狭窄的发生与支架的扩张不充分和贴壁不良及局部有明显的钙化等因素有关。

五、IVUS的局限性

（一）IVUS显像的局限性

由于超声导管本身直径在1 mm左右，加上其推送能力较常用的球囊、支架明显逊色，因此在病变狭窄程度严重或血管扭曲明显的情况下，超声导管无法通过病变。另外，导管自身或因冠状动脉的特殊解剖特征等因素均可引起一些伪像，常见的伪像有：

（1）环晕伪像：由于声波的震荡导致近场图像模糊所致。

（2）不均匀旋转伪像：多见于机械旋转型超声导管。

（3）导丝伪像：只见于单轨很短的机械旋转型超声导管，在管腔内可见到金属导丝的强回声点状影。

（4）图像扭曲：当超声导管在血管内呈倾斜的角度，超声束不垂直于血管壁时，圆形的管腔成像为椭圆形。

（5）血液回声：血液的回声密度可随超声频率的增加和血流速度的降低而增加，可影响对管腔和组织的鉴别。

（二）IVUS对图像判断的局限性

IVUS对图像的判断依赖于相邻组织间声阻抗的差别，图像的重建是基于来自组织的声反射，而不是真正的组织。不同组织的声学特性（回声密度）可能相同，如低密度的回声可能是冠状动脉内血栓，也可能是富含脂质的软斑块。

六、血管内超声仪技术规格

（一）系统工作条件

血管内超声的工作电压：220 V，50/60 Hz；环境温度：10～40℃。

（二）系统主要规格

1. 硬件系统　系统超声发射频率为9～40 MHz，可应用从9 MHz到40 MHz的超声导管，内置高速硬盘容量不低于80 G，可储存至少25个患者数据。兼容性好，可以DICOM 3.0的格式存储于所有格式的DVD、CD或IMEGA移动硬盘上，并可以通过网络进行图像数据传输。具有自动回撤功能，同时可以自动显示回撤距离，自动回撤距离不低于 10 cm。手动回撤最大采集数约为 6800 帧图像，自动回撤最大采集数约为 6000 帧图像。

2. 软件系统 新一代相控阵型血管内超声图像质量已有明显提高，与机械旋转型无显著的差别。新研制的相控阵型血管内超声可提供虚拟组织成像，根据组织的回声不同，标上不同的伪彩，可用于判断斑块中不同成分组织（如坏死、钙化组织等）的相对含量，以评价病变的稳定性。

3. 超声导管 导管的超声图像探测深度为 2～9 mm。冠状动脉超声导管进入外廓为 2.0 F，标志物处外廓为 2.45 F，显像窗处外廓为 2.6 F。

七、血管内超声的仪器操作

现以 Boston 公司的 ILAB 为例（图 26－9），操作过程如下。

1. 检查仪器及电源连接。

2. 开机（启动中请不要触摸触摸屏和床旁控制器）。

3. 进入主菜单时，新患者请按 START NEW CASE。

4. 输入患者的 ID 号及其他信息（强烈推荐所有信息输入完整）。

5. 超声导管与仪器（马达）正确地连接，协助医生安装好 PULLBACK（强烈推荐使用 PULLBACK）。

6. 选择 PRE（术前）、POST（术后）或自定义。

7. 在程序中选择血管，或通过 CUSTOM 自定义血管名称。

8. 按 IMAGING 键或按 PULLBACK 键，开始采集图像。可通过 PARAMETERS 进行图像调节。

9. 停止图像采集时，可回顾图像并在记录的扫描中做测量。

10. 确认完成所有操作并记录了测量值，按 FINALIZE CASE 确认。

11. 保存病例，选择存档的介质（CD、DVD 或网络、硬盘）。

12. 关机（关机过程中请不要触摸触摸屏和床旁控制器）。

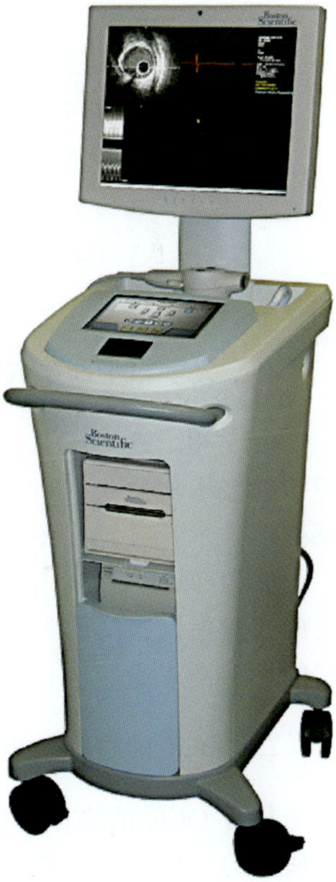

图 26－9 血管内超声仪器

八、IVUS 术中的护理配合

1. 护士对患者进行心理护理，减少其紧张情绪，以便配合好医生操作。

2. 术中备好各种急救药品。

3. 遵医嘱给予抗凝剂。

4. 开启超声导管或其他一次性耗材时注意无菌操作。

5. 给予患者低流量吸氧。

6. 术中医生给冠状动脉血管扩张剂时，注意观察患者的动态血压变化。

7. 如需注射罂粟碱时，护士要注意观察，常见的不良反应有头痛、面色潮红、胸部不适、呼吸困难、出现一度或二度房室传导阻滞。可遵医嘱对症处理。

8. 当 IVUS 导管送至高度狭窄的部位或较细的血管时，会造成短暂缺血。这时应严密观察患者的生命体征，当患者临床症状加重时或有明显的血流动力学变化时，应及时向医生汇报并做好急救准备。

九、IVUS的术中注意事项

1. 由于IVUS系统是精密仪器，在操作过程中术者与护士均应动作轻柔，尤其是IVUS导管与马达的连接处，以及马达与PULLBACK的连接处。非正常、暴力操作均可损坏马达，影响血管内超声的应用。

2. 血管内超声仪器在使用过程中避免震动或搬运。

3. 患者心率过快（>120次/分）可影响IVUS图像的清晰度。

4. IVUS导管尽量保持顺畅，防止打折，超声导管与机器紧密连接，Y阀连接处避免关闭过紧。

5. 移动PULLBACK系统时，尽量不碰马达，在PULLBACK回撤过程中避免物品阻挡。

6. 图像采集时患者不要深呼吸、讲话或者移动身体。

7. 应用不间断电源，防止突然断电造成资料损坏、丢失。

8. 定期做系统维护及软件更新。

第四节　光学相干断层成像的应用与护理

一、光学相干断层成像的成像原理

光学相干断层成像（optical coherence tomography，OCT）是继X线、CT、MRI和超声诊断技术之后又一新的医学断层成像方法。它结合先进的光学技术，利用近红外光和超敏感探测技术及计算机图像处理技术，可获得血管内微观结构的断层图像。

OCT原理类似超声成像，同样是使用能量束在血管腔内进行360°周向扫描，通过测量反射或散射回来的信号回波来获得物体的形貌图像，获得血管横断面图像，只是用光波替代了声波。由于光波波长很短，因此图像分辨率高，而且在成像时不需要接触靶物质。

二、OCT的临床应用

尽管OCT的临床应用尚处于起步和研究阶段，但其接近于组织学检查的超高分辨率对于病变的分析，尤其是对斑块的薄纤维帽和斑块破裂的识别能力，使其可能成为临床上早期发现易损性斑块和破裂斑块的最佳技术。

OCT的应用可以揭示冠状动脉斑块的形态及性质，区分钙化、纤维化及脂质斑块，并发现造成急性冠状动脉综合征的元凶——易损斑块，测量薄纤维帽厚度，发现斑块破口。虽然IVUS也能间接反映位于血管壁上的粥样硬化病变，但是其对薄纤维帽和细小破口的识别受限于自身分辨率。在易损斑块的识别中，OCT对病变内脂质结构的识别也有重要的临床应用价值。多数研究显示，组成病变的不稳定因素除了薄纤维帽、富含脂质外，还有病变内炎症反应过程中丰富的巨噬细胞含量。OCT的应用可以帮助识别各种血栓，鉴别红、白血栓，并能观察到病变内巨噬细胞的聚集情况。

OCT可评价支架术的扩张、贴壁情况和进行支架术后随访，了解支架内皮修复、内膜增生的情况。由于其分辨率高，远超出了目前常用于评价支架内内膜增生的IVUS分辨率，因此它能为临床提供更精确的资料。

三、OCT 的局限性与安全性

血液内成分可以明显干扰光的传递和对深部组织的穿透。因此在检查过程中，必须进行造影剂灌注以替代血液，这可能导致术中心肌缺血的发生，不能用于冠状动脉开口部位的病变。另外 OCT 的穿透性较差，不能用于显像直径较大（>4.0 mm）的血管，或者仅能显像部分管腔面结构。因此，OCT 不适用于显像血管壁深层的结构，如深部的钙化、血管的外膜、甚至支架周围组织的形态（图 26－10）。OCT 的并发症主要与操作有关，如与缺血相关的症状，患者可能发生胸痛和心律失常的表现，注射造影剂时压力过高可能导致血管损伤，出现冠状动脉痉挛、血栓栓塞等。

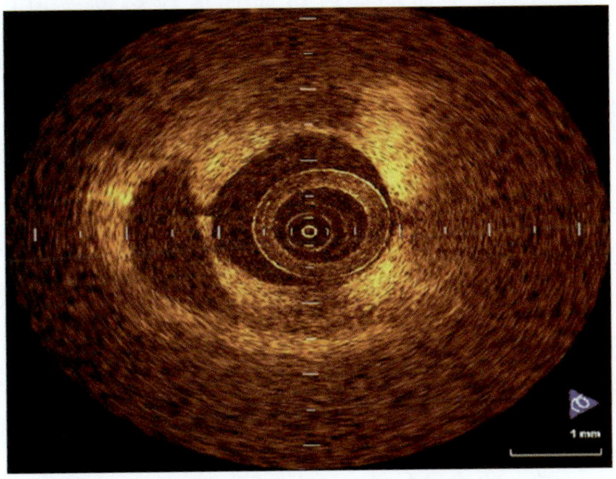

图 26－10　OCT 影像图

四、OCT 成像操作和术中注意事项

（一）启动 OCT C7XR

1. 连接电源线。
2. 打开机器下方电源主开关。
3. 打开键盘右上方电源开关。

（二）创建新病例

1. 开机后主屏幕出现病例提示对话框。

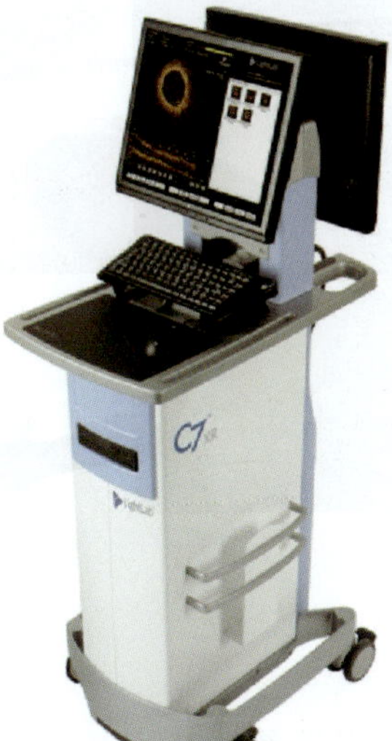

图 26－11　OCT 主机

2. 点击 Open an Existing Case 查看或编辑已建立的患者档案。
3. 点击 Create a New Case 创建一个新病例。
4. 输入患者完整信息，输入完毕点击 OK。

（三）Dragonfly 成像导管准备

1. 轻柔地取出导管。
2. 用湿纱布擦拭导管，激活亲水涂层，使导管更易通过病变。
3. 用注射器从侧孔推注 5 ml 造影剂，有 3 滴造影剂从导管头端滴出即可。
4. 保留注射器，以便后面术中再次操作。

（四）Dragonfly 成像导管连接

1. 打开 Dragonfly 保护帽。
2. 不要触摸里面的光纤，禁止接触到液体。
3. 用无菌袋按照所示箭头方向将成像马达（DOC）套好。

4. 将成像导管尾端的 4 个突起和 DOC 的 4 个凹槽对准，插入导管，顺时针旋转 1/8 圈。

5. 在连接过程中 DOC 上的 5 个灯依次全部亮起，系统会自动进行自检。

（五）Dragonfly 成像自动校准

1. 显示成像导管已成功连接校准，可以使用。

2. 成像导管成功连接后，点击下方功能键 Start Scanning，再点击 Auto Calibrate，自动校准。校准以导管外壁反射作为基准（有 4 个黄色记号标志），导管外径 2.7 F（0.9 mm）

3. 如果术中导管校准出现偏差，可手动调整。点击 Reset 重设后，可选择仅适用于目前节段影像的测量，或者适用于所有记录影像的测量。

4. 导管校准对实现准确测量具有至关重要的作用，假设校准改变 1%可导致得出的面积测量值出现 12%～14%的误差，故测量前要确保校准准确。

（六）成像导管定位

1. Dragonfly 导管的定位取决于血管狭窄的位置。

2. 光学透镜距离近端 Marker 5 mm。

3. 两个 Marker 间距离 20 mm。

4. 建议远端 Marker 过病变 30 mm，近端 Marker 过病变 10 mm，成像最大回撤距离为 54 mm。

（七）成像导管操作注意事项

1. 选择 6 F 或 7 F 不带侧孔的导引导管。

2. 操作 Dragonfly 导管时注意动作轻柔，不要折断光纤。导管打折或过度弯曲也会损伤光纤。

3. 如果血液进入导管腔内，一定要用注射器推注造影剂进行冲洗（图 26 - 12）。

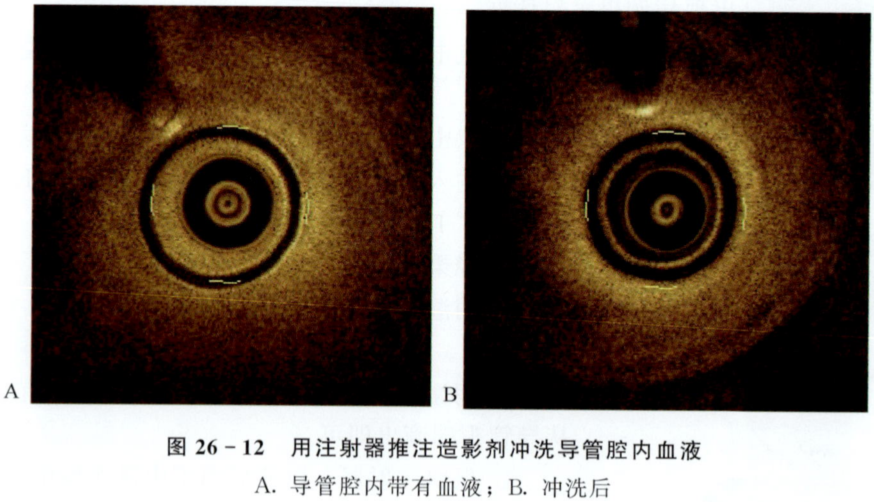

图 26 - 12 用注射器推注造影剂冲洗导管腔内血液

A. 导管腔内带有血液；B. 冲洗后

4. 调整好导引导管口的方向，达到理想的血液清除效果。用注射器经过导引导管推注造影剂评估血液清除效果（图 26 - 13），可以在回撤时得到理想的图像，避免多次回撤，减少造影剂的用量。

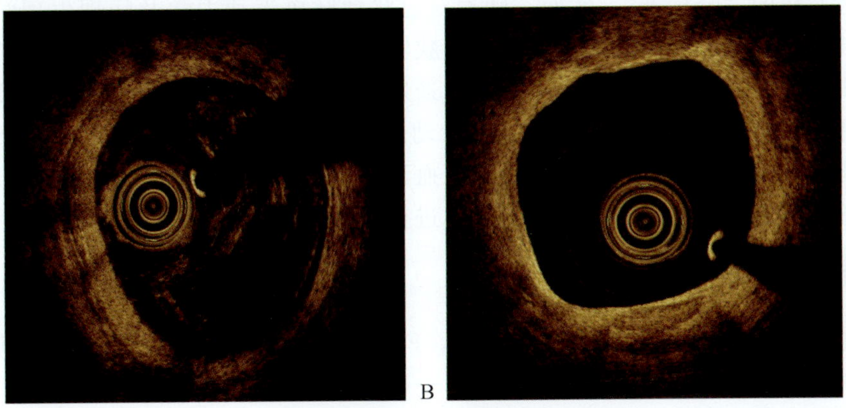

A B

图 26-13 推注造影剂评估血液清除效果

A. 边缘有血液湍流；B. 理想的清除状态

（八）成像

1. 点击“Enable”进行系统准备，此时有 15 s 倒计时时间窗出现，提示开始注射造影剂。

2. 造影剂通过导引导管弹丸式全部快速注入，注射造影剂后系统识别图像清晰自动回撤。

3. 如果点击“Enable”后，15 s 内未发现清晰图像，系统将自动返回上一菜单（自动回撤模式）。

（九）Dragonfly 成像导管断开

1. 手术结束后，先按 UNLOAD 健，DOC 上的灯依次熄灭，只剩一个灯亮时，逆时针旋转 1/8 圈取下成像导管。

2. 切忌直接硬拔，很容易损坏 DOC。

3. 将 DOC 头端的保护盖盖好。

五、护理及注意事项

1. 术前护士对患者做好解释工作，以便配合好医生操作。

2. 给予患者低流量吸氧。

3. 备好各种急救药品。

4. 配好术中使用的液体：肝素盐水、林格液。

5. 由于 OCT 在成像过程中会短时间、人为地阻断冠状动脉血流，护士应严密观察患者的生命体征（血压、心率、呼吸、神志），特别是心电图和血压的变化。

6. 注意备好除颤器，必要时专人看护。

第五节 压力导丝的应用与护理

一、压力导丝的应用

自从 20 世纪 50 年代后期选择性冠状动脉造影技术应用于临床以来，这一技术一直被认为是评价冠心病的“金标准”。然而，随着对冠状动脉血流动力学及病理生理学研究的不断深入，单纯冠状动脉造影已不能满足临床对狭窄性病变解剖特征和生理功能评价的需要，压力导丝监测在一定程度上可以弥补冠状动脉造影的不足。对于冠状动脉狭窄病变的有创性评价：一是评价其狭窄的程度，包括定量冠状动脉造影、冠状动脉内超声（IVUS）等；二是狭窄的功能性评价，即通过测量冠状动脉内血流和压力，从功能上评价血流受限的程度，而压力导丝的应用可快速、准确地对冠状动脉进行生理评估，便于临床诊断和深入研究。

二、血流储备分数

血流储备分数（fractional flow reserve，FFR）是指冠状动脉存在狭窄的情况下，该冠状动脉所供心肌区域能获得的最大血流与同一区域在正常情况下所能获得的最大血流之比。此参数可较准确地反映狭窄病变对血管功能的影响程度。例如，当 FFR 为 0.6 时，就意味着该冠状动脉的狭窄程度使通过的最大血流量减少至正常的 60%。

冠状动脉狭窄远端的压力能经导引导管通过 0.014 英寸的压力导丝测定。冠状动脉近端的平均压通过测定同一导引导管顶端的压力获得。冠状动脉扩张药物腺苷/ATP 或罂粟碱能诱发最大充血反应。FFR 不依赖于压力的改变及其他一些影响因素，能应用于无正常冠状动脉存在的 3 支血管病变。

三、压力导丝的术中操作

压力导丝的操作系统主要是由冠状动脉生理评价系统（RadiAnalyzer Xpress）和压力导丝（Pressure Wire）组成，操作过程如下。

1. 开启冠状动脉生理评价系统电源。

2. 连接信号线　①Cathlab AO 导管室主动脉压监测信号输入；②Cathlab Pressure Wire®导管室远端压力信号输入；③AO 主动脉压接头（AO 主动脉压转换器）。注意：血流储备分数（FFR）的计算主要建立于导管室监测仪系统。

3. 导管室压力通道校正零点

（1）选择 ZERO CATHLAB（图 26－14），按 ENTER 键。

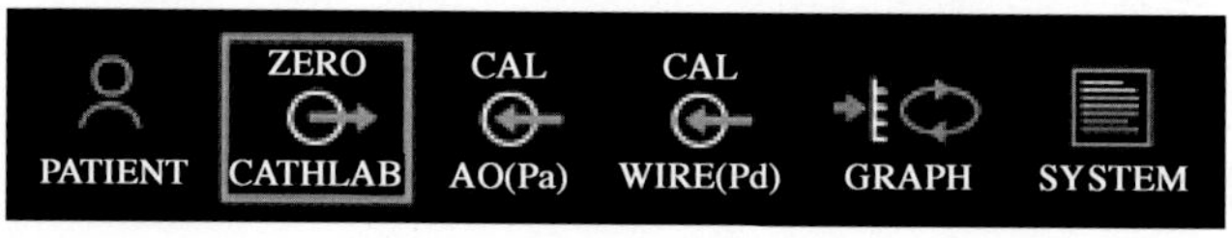

图 26－14

（2）将两个导管室压力通道归零，完成后按 ENTER 键。

4. 校准 AO 主动脉压转换器

（1）选择 CAL AO（图 26－15），按 ENTER 键，机器自动校对。

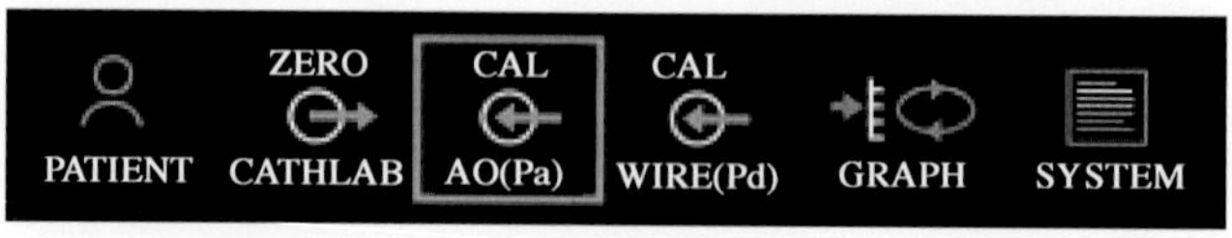

图 26－15

（2）打开 AO 主动脉压转换器阀门，暴露于空气中，然后按 ENTER 键。

（3）关闭阀门，恢复压力读数。

5. 校准压力导丝

（1）选择 CAL WIRE（图 26－16），按 ENTER 键。

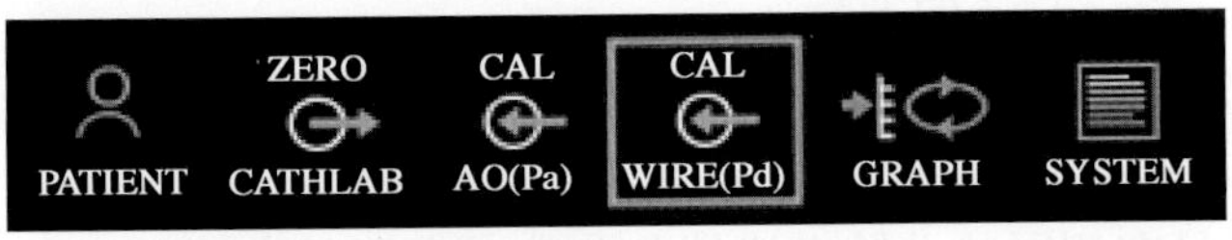

图 26－16

（2）生理盐水充盈压力导丝外套管，并平放之，然后按 ENTER 键，机器自动校对。

6. 验证 AO 和压力导丝的压力是否相等

（1）置入压力导丝，将压力导丝顶端 3 cm 处压力感受器恰好暴露于导引导管顶端开口之外。

（2）验证 AO 主动脉压（Pa）和压力导丝压力（Pd）在导引导管顶端开口外是否相等。

（3）如果不相等，确保 AO 主动脉压转换器的固定位置与心脏持平，按 EQUALIZE 键 3 s，消除任何阶差，Pa 和 Pd 平均压差值为 9 mmHg。

7. 计算血流储备分数（FFR）

（1）推进压力导丝使其顶端 3 cm 处压力感受器置于目标狭窄处远端。

（2）等待基准压力读数保持稳定。

（3）采用导管室标准规程实现最大充血状态。

（4）按 REC 开始记录。

（5）达到最大充血状态并完成测压时，按 STOP/VIEW 键停止记录。

然后仪器会自动计算血流储备分数（FFR）。

8. 用光标分析记录　选择 CURSOR 光标（图 26－17），然后按 ENTER 键。

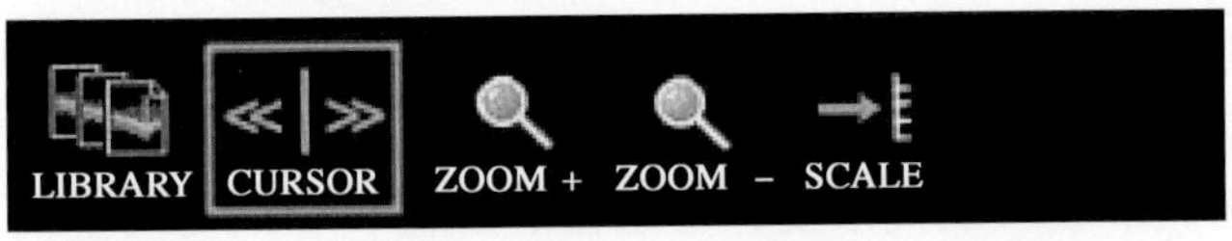

图 26－17

9. 测压后，验证 AO 和压力导丝的压力是否相等

（1）回撤压力导丝，使压力导丝顶端 3 cm 处压力感受器刚好位于导引导管顶端开口外位置。

（2）验证 AO（Pa）和压力导丝（Pd）压力在该位置是否相等（阶差＜5 mmHg）。

10. 采用自动设置顺序　如果启用了自动设置，打开仪器时，会自动引导用户完成归零和校准过程（步骤 3～5）。在 SYSTEM/OPTIONS 菜单中可启用自动设置功能。

四、术中护理及注意事项

1. 术前护士对患者做好解释工作，以便配合好医生操作。

2. 给予患者低流量吸氧。

3. 备好各种急救药品。

4. 腺苷/ATP的使用 当压力导丝到达靶病变时，可给予适量的腺苷/ATP，然后再进行血流储备分数（FFR）的测量。给药方法可分为冠状动脉给药和静脉给药两种。

（1）腺苷的冠状动脉给药：腺苷的规格是90 mg/30 ml。取0.4 ml腺苷加入30 ml生理盐水中，配制成为1 ml=40 μg的剂量。

（2）ATP的冠状动脉给药：三磷酸腺苷二钠（ATP）的规格是20 mg/2 ml。取2 ml ATP加入500 ml生理盐水，配制成为1 ml=40 μg的剂量。

临床上一般在测量左侧冠状动脉血流储备分数时常用每次60 μg（1.5 ml），测量右侧冠状动脉血流储备分数时常用每次40 μg（1 ml）。

（3）腺苷的静脉给药：取15 ml腺苷（90 mg/30 ml）加入30 ml生理盐水（适用于微量泵）。

（4）ATP的静脉给药：取4 ml ATP（20 mg/2 ml）加入36 ml生理盐水（适用于微量泵）。

5. 腺苷/ATP的不良反应

（1）不良反应以面色潮红、呼吸急促、胸闷及血压下降较常见，但多为一过性（1～2 min内消失）。

（2）冠状动脉内快速给药后常有短暂的心脏停搏（可达15 s）、窦性心动过缓和室性早搏。因此对已知有窦性心动过缓或房室传导阻滞的患者，要严密观察。

（3）游离腺苷的血浆半衰期小于10 s，因此腺苷的作用时间短，对血流动力学几乎没有影响，但不除外个体差异。

第六节 呼吸机的使用与护理

一、呼吸机的功能

1. 基本功能 ①提供可变通气压力或容积；②调节呼吸频率或呼吸周期；③调节呼吸流速或呼/吸比；④调节辅助通气的敏感度。

2. 次级功能 ①调节吸入氧气浓度；②加湿、加温；③压力安全阀。

3. 特殊功能 ①压力波形选择；②呼气流速限制；③深吸气功能；④呼气末正压通气（PEEP）。

4. 压力支持通气（PSV），自发通气回路。

5. 附属功能 监测系统、警报系统、记录系统。

二、呼吸机在导管室的应用

1. 呼吸机的应用可产生以下生理效应 ①改善通气功能，维持有效的肺泡通气；②改善气体交换功能；③减少呼吸功的消耗。

2. 在导管室中的应用 主要是针对各种原因所致的呼吸衰竭而又必须行心脏介入手术的患者。

三、呼吸机的术中操作

现以泰科 PB840 呼吸机为例，操作步骤如下：

1. 接通氧气、空气管道、电源和湿化器。

2. 呼吸管路机器湿化器运行开机自检，确保湿化器连接正确，患者的三通不要与模拟肺连接，然后开机。

3. 呼吸机自检完成后，选择 NEW Patient。显示体重（IBW），点击（IBW）键并输入患者的理想体重。

4. 理想体重（kg）＝身高（cm）－105，然后按 Continuous 键显示通气模式，可通过 A/C 键、VC 键、PS 键、V-trig 键来选择模式，最后按 Continuous 键。

5. 呼吸机已自动设置好整套参数，如需修改某个参数，点击该参数按键通过旋钮修改。各项参数一切合适后，按 Accept 键。屏幕最上方显示“Waiting for Patient Connected”，此时连接患者，机器自动通气。

6. 在呼吸机使用中需要根据患者病情调节参数，可点击该参数，通过旋钮修改后再按 Accept 键。

7. 呼吸机下半屏幕是模式、参数设置区，可注意观察屏幕右下角的操作提示，机器上半屏幕是机器工作后监测的波形和参数。

8. 按住屏幕最上方任一字母或点击屏幕任一键，屏幕最下方会显示一行有关该字母或参数的说明。

9. 如果接上模拟肺开机，呼吸机会自动工作，参数会显示在上半屏幕。此模式为“安全通气模式”，为紧急情况下应用，其参数是呼吸机固定参数，不可调整。

10. 此机器报警分为三级，除使用者设置的五个报警参数外，还有许多报警参数，需注意上半屏幕红色或黄色横条显示出的报警原因。

11. 注意及时取下压缩机的过滤网，清水冲洗晾干后再使用。

四、护理的注意事项

1. 严密观察患者的生命体征，备好急救药品。

2. 对于躁动或不能配合的患者，遵医嘱给予镇静药。

3. 在气管插管后，护士要协助患者头部稍后仰，可减轻导管对咽喉部的压迫。

4. 在气管插管后，护士观察若患者双侧胸部膨胀一致，证明插管在气管内；若气管插管内有冷凝湿化气，证明插管位于气管内。

5. 导管要固定牢靠，防止脱出；定时测量导管外露的长度。

6. 吸痰是应用呼吸机过程中的一个重要环节，介入术中吸痰时的护理技术如下：

（1）患者气道或胸部有痰鸣音、患者频繁咳嗽或呼吸窘迫感、血氧饱和度下降、呼吸机提示气道压力上升。以上几点出现时提示需要对患者吸痰。

（2）保持吸痰管无菌，未戴手套的手不能触及吸痰管。

（3）选择适当型号的吸痰管，粗细以小于插管的 1/2 为宜。

（4）吸痰动作应轻、稳，且吸痰管不易插入过深，以防剧咳。

（5）吸痰后一定注意调回原先设置好的氧浓度。

（6）吸引过口鼻分泌物的吸痰管，禁止进入气道。

(7) 操作应轻柔、无菌。

(8) 注意观察操作中患者的心率、血氧饱和度变化。

(9) 对于重症患者，建议在每次吸痰前后给予高浓度氧吸入 2 min。

7. 定时检测气囊压力，观察有无漏气现象；定期放气，减少气管黏膜压迫。

8. 注意观察患者的神志、导管对面部的压迫、口鼻和眼部干燥情况、呼吸道分泌物。

9. 介入手术完成后，患者在搬运过程中，护士要防止各管道之间的松动、脱落。

（胡　灏　侯桂华）

第二十七章　心导管术中医学影像的应用与防护

X线是德国物理学家威·康·伦琴在1895年11月8日发现的。同年12月22日伦琴利用X线拍摄了夫人的手部照片，这是人类历史上第一次揭示人体内部结构的影像。

1896年X线开始应用于医学，至今它经历了X线的医学应用、X线诊断学的建立以及医学影像学的逐步形成三个阶段。

第一节　X线的产生及原理

一、X线的产生

（一）X线的产生

X线的产生是能量转换的结果。当X线管两极间加有高电压时，阴极灯丝发散出的电子就获得能量，以高速运动冲向阳极。由于阳极的阻止，使电子骤然减速，约98%的动能产生热量，2%的动能转换为X线。

（二）X线产生的条件

X线产生必须具备以下三个条件：

1. 电子源　X线管灯丝通过电流加热后放散出电子，这些电子在灯丝周围形成空间电荷，即电子云。

2. 高速电子的产生　灯丝发散出来的电子能以其高速冲击阳极，其间必须具备两个条件：一是在X线管的阴极和阳极之间施以高压，两极间的电位差使电子向阳极加速；二是为防止电子与空间分子冲击而减弱，X线管必须是高真空。

3. 电子骤然减速　高速电子骤然减速是阳极阻止的结果。电子撞击阳极的范围称靶面，靶面一般用高原子序数、高熔点的钨制成。阳极作用有两个：一是阻止高速电子产生X线；二是形成高压电路的回路。

二、X线产生的原理

X线的产生是高速电子和靶物质的原子在相互作用中能量转换的结果。X线的产生是利用了靶物质的三个特性，即核电场、轨道电子结合能和原子存在于最低能级的需要。

诊断用的X线有两种不同的放射方式，即连续放射和特性放射。

（一）连续放射

连续放射又称轫致放射，是高速电子与靶物质原子核作用的结果。当高速电子接近原子核时，受核电场（正电荷）的吸引，偏离原有方向，失去能量而减速。此时电子所丢失的能量直接以光子的形式放射出来，这种放射叫连续放射。

连续放射产生的X线是一束波长不等的混合线，其X线光子的能量取决于电子接近核的情况、电子的能量和核电荷。

连续射线波长仅与管电压有关，管电压越高，产生的X线波长越短。

（二）特性放射

特性放射又称标识放射，是高速电子击脱靶物质原子的内层轨道电子，而产生的一种放射方式。一个常态的原子经常处于最低能级状态，它永远保持其内层电子是满员的，当靶物质原子的K层电子被高速电子击脱时，K层电子的空缺将由外层电子跃迁补充，外层电子的能级高，内层电子的能级低。高能级向低能级跃迁，多余的能量作为X线光子释放出来，产生K系特性放射。若是L层发生电子空缺，外层电子跃迁时释放的X线，称L系特性放射。

特性放射的X线光子能量与冲击靶物质的高速电子能量无关，只服从于靶物质的原子特性。同种靶物质的K系特性放射波长为一定数值。特性X线是叠加在连续X线能谱内的。

第二节　X线的本质及特性

一、X线的本质

X线是一种能，有两种表现形式：一是微粒辐射，二是电磁辐射。X线属电磁辐射的一种，具二象性，即微粒性和波动性，这是X线的本质。

1. X线的微粒性　把X线看作一个个微粒——光子组成的，光子具有一定的能量和一定的动质量。X线与物质作用时表现出微粒性，每一个光子具有一定能量，能产生光电效应，能激发荧光物质发出荧光等现象。

2. X线的波动性　X线具有波动特有的现象——波的干涉和衍射等，它以波动的方式传播，是一种横波。X线在传播时表现出了它的波动性，具有频率和波长，并有干涉、衍射、反射、折射现象。

二、X线的特性

X线的特性是指X线本身的性质，它具有以下特征。

（一）物理效应

1. 穿透作用　X线具有一定的穿透能力，波长越短，穿透能力越强。穿透力与被穿透物质的原子序数、密度和厚度成反比关系。

2. 荧光作用　荧光物质，如钨酸钙、氰化铂钡等，在X线照射下被激发，释放出可见的荧光。

3. 电离作用　物质在足够能量的X线光子照射下，能击脱物质原子轨道的电子，产生电离。电离作用是X线剂量、X线治疗、X线损伤的基础。

4. 干涉、衍射、反射与折射作用　X线与可见光一样，具有这些重要的光学特征。它可在X线显微镜、波长测定和物质结构分析中得到应用。

（二）化学效应

1. 感光作用　X线具有光化学作用，可使摄影胶片感光。

2. 着色作用　某些物质经X线长期照射后，使其结晶脱水变色，如铅玻璃经X线长期照射后着色。

（三）生物效应

X线是电离辐射，它对生物细胞，特别是增殖性强的细胞有抑制、损伤甚至使其坏死的作用，它是放射治疗的基础。

第三节 X线与物质的相互作用

X线与物质的相互作用有5种基本形式，即相干散射、光电效应、康普顿效应、电子对效应和光合反应。

一、相干散射（或称不变散射）

一个低能量的X线光子冲击到物质的原子上，形成原子的激发状态。原子在恢复其常态时，放出一个与原入射光子波长相同、方向不同的光子，此即相干散射。在X线诊断范围内，相干散射产生的概率最多只占5%。

二、光电效应

在X线诊断范围内，它是X线与物质相互作用的主要形式之一。它以光子击脱原子的内层轨道电子而产生。

光电效应产生的概率受三个因素影响：①光子必须有克服电子结合能的足够能量；②光子能量与电子结合能接近相等或稍大于电子结合能；③轨道电子结合得越紧，越容易产生光电效应。光电效应产生的概率约占70%。

光电效应在X线摄影中的意义：不产生有效反射，对胶片不产生灰雾，可增加X线对比度；光子能量全部被吸收，患者接收的剂量相对较多。

三、康普顿效应（或称散射效应）

在X线诊断范围内，它是X线与物质相互作用的另一种主要形式。当一个光子击脱原子外层轨道电子时，入射电子会偏转，以新的方向散射出去，光子能量的一部分作为反跳电子的动能，而绝大部分能量作为光子反射。在X线能量范围内，康普顿散射的概率占25%。

四、电子对效应和光合反应

此两种X线与物质的相互作用，在诊断X线能量范围内不发生。

五、相互作用效应产生的概率

在诊断X线能量范围内，相干散射占5%，光电效应占70%，康普顿效应约占25%。

对低能量射线和高原子序数的物质，光电效应是主要的。它不产生有效的散射，对胶片不产生灰雾。可产生高对比的X线影像，但会增加被检者的X线吸收剂量。

散射效应是X线和人体组织之间常发生的一种作用，几乎所有散射线都由此产生，它可使影像质量下降，严重时可使我们看不到影像的存在，但它与光电效应相比可减少患者的吸收剂量。

它们之间的相互比率随能量、物质原子序数等因素改变而变化。对于人体脂肪和肌肉组织，除很低的光子能量外，散射作用是主要的；造影剂的原子序数高，以光电效应为主；骨骼在低能量时主要是光电作用，在高能量时主要是散射作用。

第四节　X线质、X线量与X线强度

一、X线质（或称硬度）

X线质由X线波长（或频率）决定。波长又取决于管电压的峰值。管电压越高，波长越短，穿透力越强。X线摄影中的X线质在0.008～0.6 nm。

二、X线量

即X线光子的多少，常以mAs表示。

三、X线强度

1. 定义　X线强度是指垂直于X线束的单位面积上，在单位时间内通过的光子数和能量乘积的总和，即X线束中的光子数乘以每个光子的能量。在实际应用中，常以量与质的乘积表示X线的强度。

2. 影响X线强度的因素

（1）管电压（KVP）：X线强度与管电压的平方成正比。

（2）管电流（mA）：X线强度与管电流成正比。

（3）高压波形：X线光子能量取决于X线的最短波长，即决定管电压的峰位，整流后的脉动电压越接近峰值，其X线强度越大。

（4）靶物质：在一定的管电压和管电流下，靶物质的原子序数越高，产生的X线的效率越高。

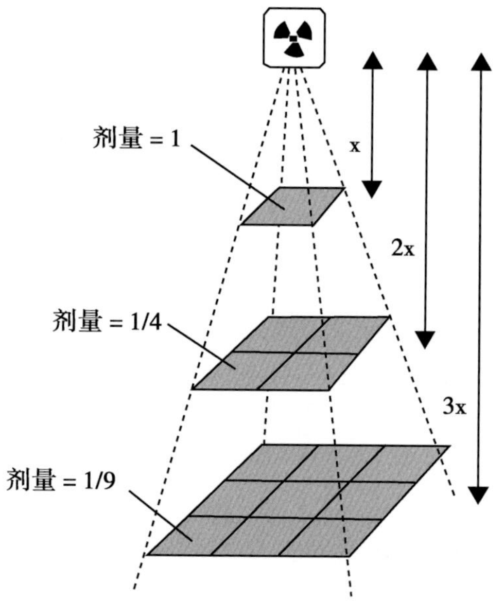

图 27-1　平方反比定律

第五节　X线的吸收与衰减

X线强度在真空传播过程中与距离的平方成反比（图27-1）。

X线在穿透物质时，由于与结构物质的原子、电子或原子核相互作用而被衰减。透过的X线在质与量上都会有所改变。由于低能量的光子比高能量的光子更多地被吸收，透过后的射线平均能量提高，将接近它的最高能量。

第六节　X线图像的形成

一、X线产生的必备条件

1. X线管　包括：①真空的玻璃管；②阴极灯丝；③阳极靶；④高速运动的电子。

2. 高压发生器。

3. X 线信息接收器。

4. 信息转换系统。

5. 信息存储及读取系统。

二、X 线图像的成像原理

现代医学成像技术有很多形式，不论何种成像系统，其共性是：①每一装置中都有一发射某种能谱的发射源；②监测的对象是对射线具有某种吸收性质、反射性质、透射性质、散射性质或其他响应方式的物质；③接收器对接收的信号进行加工并显示之。

利用 X 线产生图像有两种基本方法：一是 X 线束通过人体断面在接收器上投射一个阴影图像；二是利用数字计算机根据 X 线穿透的数据进行各种处理，从而得出一种图像。

X 线照射分布于三维空间的被检体，眼睛观察不到 X 线对比产生的影像信息。通过各种传递系统和变换系统，将影像信息显示于胶片或荧光屏上，成为可见的光密度影像，这就是 X 线影像。

X 线影像的形成是一个 X 线信息影像形成、转换、存储和传递的复杂过程（图 27－2）。它把三维空间分布的被照体信息，以二维光学影像的形式表现出来。其中被照体为信息源，X 线则为传递被照体的载体。

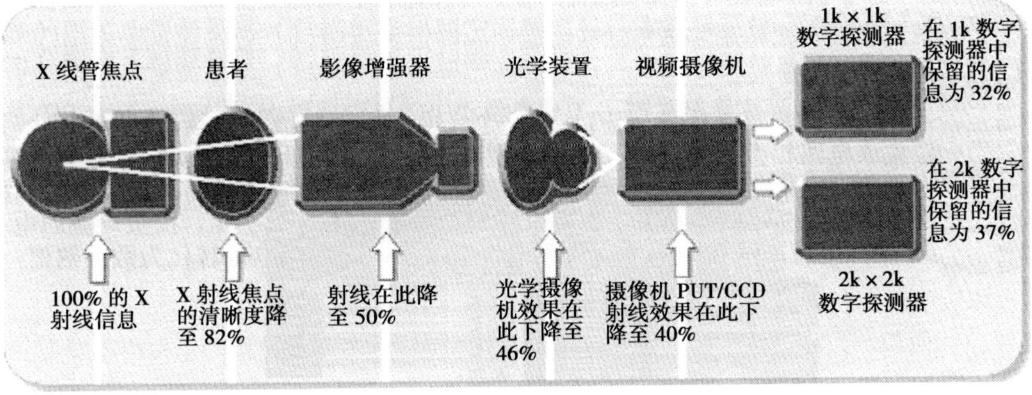

图 27－2　X 线信息影像形成过程

照射被检体的 X 线经过传递和信息处理的两个重要过程，使被检体的信息以最大可能的限度再现出来，成为可见的光密度影像。

三、整个 X 线图像形成分为四个阶段

1. X 线对被照体进行照射，从而取得载有被照体信息的 X 线信息影像。X 线在到达被照体之前不具有任何医学信号，它是由 X 线管放射出来的大致强度均匀的线束。当其对三维空间分布的被照体进行照射后，透过的射线则形成载有被照体信息的强度不均匀的分布。这种 X 线强度的不均匀分布，称为射线的对比度。此时 X 线信息影像已形成，只是不能由肉眼识别。这一阶段的实质是被照体信息的提取过程。它取决于 X 线机的输出性能、X 线的质和量。

2. 不均匀的 X 线强度分布，透过接受介质，转换为二维的荧光强度分布。透射线载有的被照体信息——X 线信息影像系统不能为肉眼所识别，必须通过介质（荧光屏、影像增强器、增感屏、胶片体系等）转换为二维的荧光强度不均匀的分布。其传递与转换精度取决于

荧光体的发光效率、X线量子斑点及增感屏结构等。

3. 借助观察器，将光学密度分布转换为光的空间分布。已记录有被照体信息成分的照片或监视屏影像，需借助观察器把光学密度分布转换为光的空间分布，透射到人的视网膜，形成视觉可见影像。其传递精度取决于观察器的色光、亮度、对比度以及观察者的视力、心理状态等因素。

4. 通过视网膜明暗相间的图案，形成意识上的影像，进而加以识别、判断，最后完成诊断的全过程。这一阶段的传递取决于观察者的能力，以及其他检查信息的质量。

以上几个阶段勾画出X线信息影像形成与传递，最后完成诊断的全过程。它以X线影像的显示为中心，前半部分为形成影像信息的物理和客观过程，后半部分是对信息影像进行感知和辨认的过程。

X线影像形成的质量，主要取决于以下两个方面：①当X线透过被照体时，究竟以多大程度把客观及有用的信息准确大量地传递出来；②从接受介质来讲，又以何种程度把这些信息真实地再现，形成可见影像。X线影像的质量，实质上是微小细节的信息传递问题影响细节的表现。其主要取决于构成影像的四大要素：密度、对比度、锐利度及失真度。

第七节　X线放射防护

一、辐射照射能产生的生物效应阶段

1. 物理阶段　10^{-17}～10^{-13}s。在放射生物作用的初级过程，能量被物体吸收，构成细胞与组织的原子、分子产生激发或电离过程。

2. 物理化学阶段　10^{-13}～10^{-8}s。在物理阶段的生成物是不稳定的，又与邻近的分子作用，产生二次生成物。

3. 化学阶段　10^{-8}～10^{-3}s。自由电子与原子团等反应性很强的生成物相互作用，引发与周边物质的反应，若其产生分子的变化，则进入生化阶段。

4. 生化阶段　数秒、数小时。由于分子的变化引起DNA和蛋白质的生物构造发生变化。

二、辐射损伤的影响因素

辐射作用于机体后引起生物效应受到下列因素的影响：辐射能量、射线剂量、剂量率、照射方式、照射部位和范围，及其他因素，如年龄、性别、健康情况、精神状态、营养等。

三、组织对X线照射的感受性

1. 高感受性组织　造血系统、淋巴系统、生殖腺、肠上皮、胎儿。
2. 中高感受性组织　口腔黏膜、唾液腺、毛发、汗腺、皮肤、毛细血管、眼晶体。
3. 中感受性组织　脑、肺、胸膜、肾、肾上腺、肝、血管。
4. 中低感受性组织　甲状腺、脾、关节、骨、软骨。
5. 低感受性组织　脂肪组织、神经组织、结缔组织。

四、辐射效应的危险度

（一）危险度

即单位剂量当量（ISV）在受照的器官或组织中引起随机效应的概率。辐射致癌的危险

度，用死亡率表示；遗传性损害的危险度，用严重遗传疾患的发生率表示。

（二）危险度权重系数（WT）

WT＝组织受 ISV 照射的危险度/全身均匀受 ISV 照射时的总危险度

（三）放射防护的基本原则

放射防护要遵循三大基本原则，即辐射实践的正当化、防护水平最优化和个人剂量限制。

1. 防护外照射的基本方法

（1）尽量缩短照射时间。

（2）增大与射线源的距离。

（3）增加屏蔽防护。

2. 遵循固有防护为主、个人防护为辅的原则。

3. 兼顾 X 线工作者与被检者的防护。

4. 合理降低个人受照剂量，及全民检查频率。

（四）放射卫生防护标准

放射工作人员的剂量当量限值为：

（1）防止非随机效应的影响：眼晶体 150 毫西弗（msv)/年（y)，其他组织 500 msv/y。

（2）防止随机效应的影响：全身照射时为 50 msv/y 以下，在一般情况下，3 个月内一次或多次接受的总量不得大于 25 msv。

（五）对被检者的防护

1. 提高国民对放射防护的知识水平。

2. 正确选用 X 线检查的适应证。

3. 严格控制照射野。

4. 对非摄影部位进行屏蔽防护。

5. 提高影响转换介质的射线灵敏度。

6. 避免操作失误，严格执行防护安全操作规则。

（六）具体防护要求

1. 对导管机房的要求

（1）室内使用面积不得小于 40 m^2。

（2）除当天必用物品外，不得摆放其他物品。

（3）固定摆放的物品柜与 X 线检查床的直线距离不小于 200 cm。

2. 对介入工作人员的要求

（1）尽最大可能使用机器自身配有的防护设备。

（2）除直接术者外，其他人员应远离放射源。

（3）尽量使患者远离 X 线管球。

（4）在不影响观察与诊断的前提下，尽可能把 X 线视野缩小，因屏幕视野每边缩小 3 cm 就等于视野缩小 1/2，射线量相应减少。

（5）尽最大可能使用短时间透视，减少不必要的曝光。

（6）对患者也应使用力所能及的防护措施。

（7）工作人员进入检查室必须带上防护板、铅眼镜和铅脖套。

第八节　冠状动脉造影检查常用体位

一、正常冠状动脉系统解剖

冠状动脉主干及其大分支主要在心脏表面的室间沟和房间沟内行走。前后室间沟形成一个环，与心脏纵轴一致；左右房室沟围成一环，与室间沟大致垂直。主动脉根部与 3 个半月瓣相对应，有三个半球状膨大部称为主动脉窦，分别是左冠窦、右冠窦、无冠窦。多数情况下，左冠状动脉口位于主动脉的左侧壁或稍偏后处，右冠状动脉口位于主动脉的右前壁。左、右冠状动脉分支模式见图 27－3。

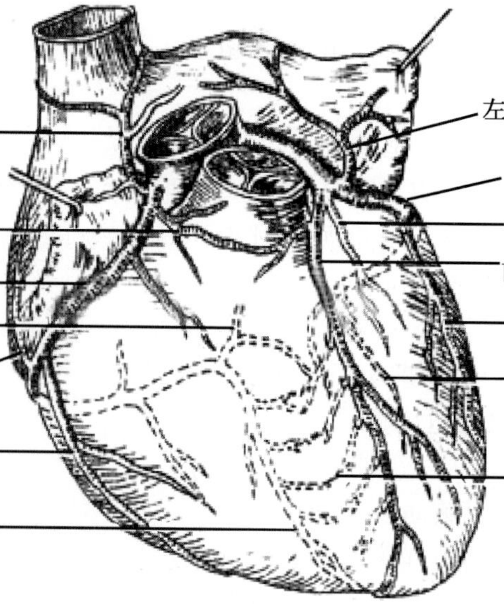

图 27－3　左、右冠状动脉分支模式图

心脏血管分布在心脏的前壁、下壁和后壁，即左侧冠状动脉和右侧冠状动脉。左侧冠状动脉又分为：前降支动脉，它提供心脏前壁血流；回旋支动脉，它提供心脏下壁及侧壁血流。而右侧冠状动脉，提供后壁及侧壁血流。

二、左冠状动脉造影常用体位（图 27－4）

1. 蜘蛛位　主要看左主干及前降支和回旋支与分叉病变。
2. 左肩位　主要看前降支及回旋支病变。
3. 正头位　主要看前降支近中段病变。
4. 右前斜位　主要看回旋支病变。
5. 右肩位　主要看前降支病变。
6. 肝位　主要看前降支及回旋支病变。

三、右冠状动脉造影常用体位（图 27－5）

左前斜位、右前斜位及左前斜位＋头位，观察右冠状动脉各角度的病变。

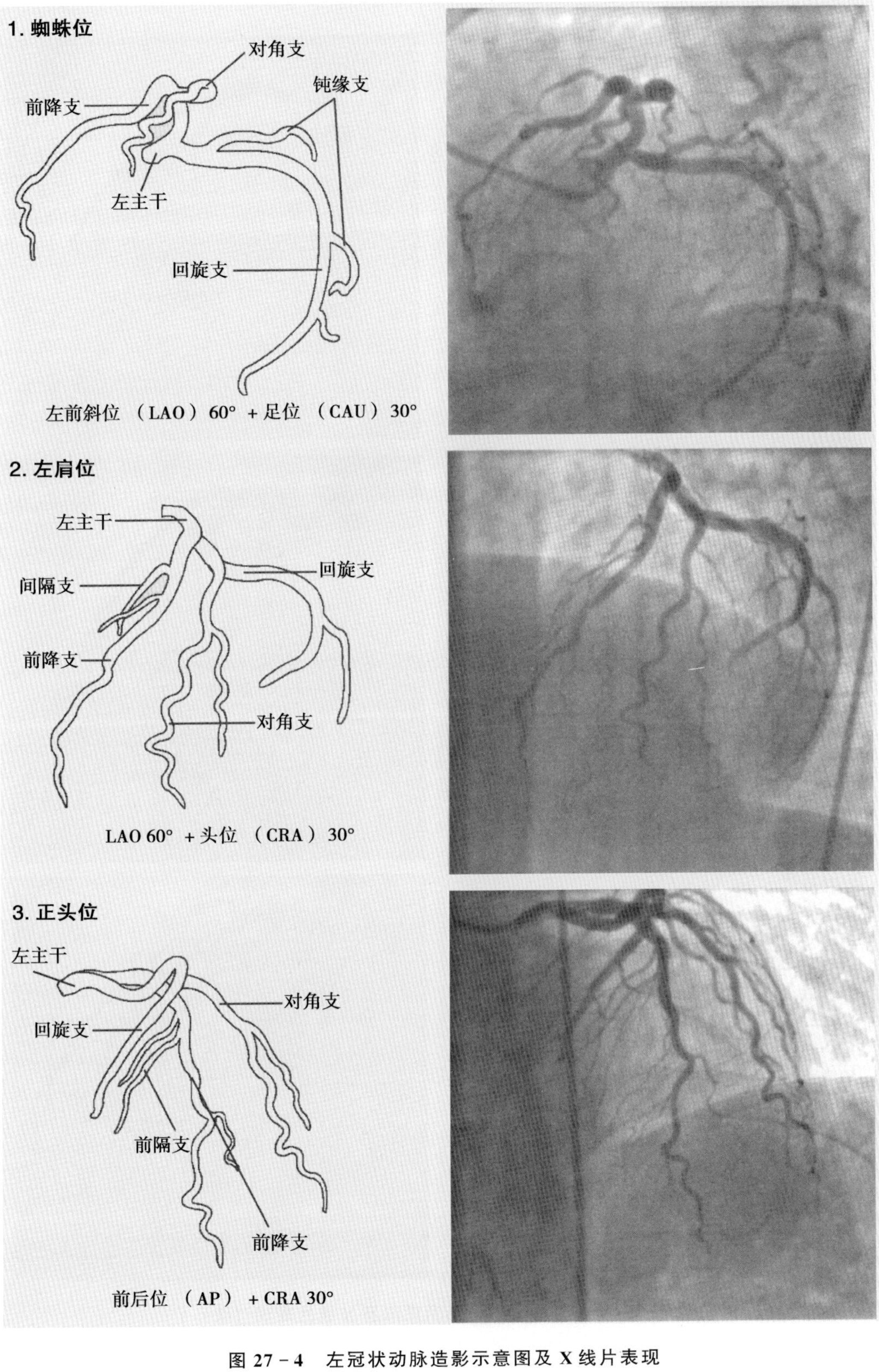

图 27－4 左冠状动脉造影示意图及 X 线片表现

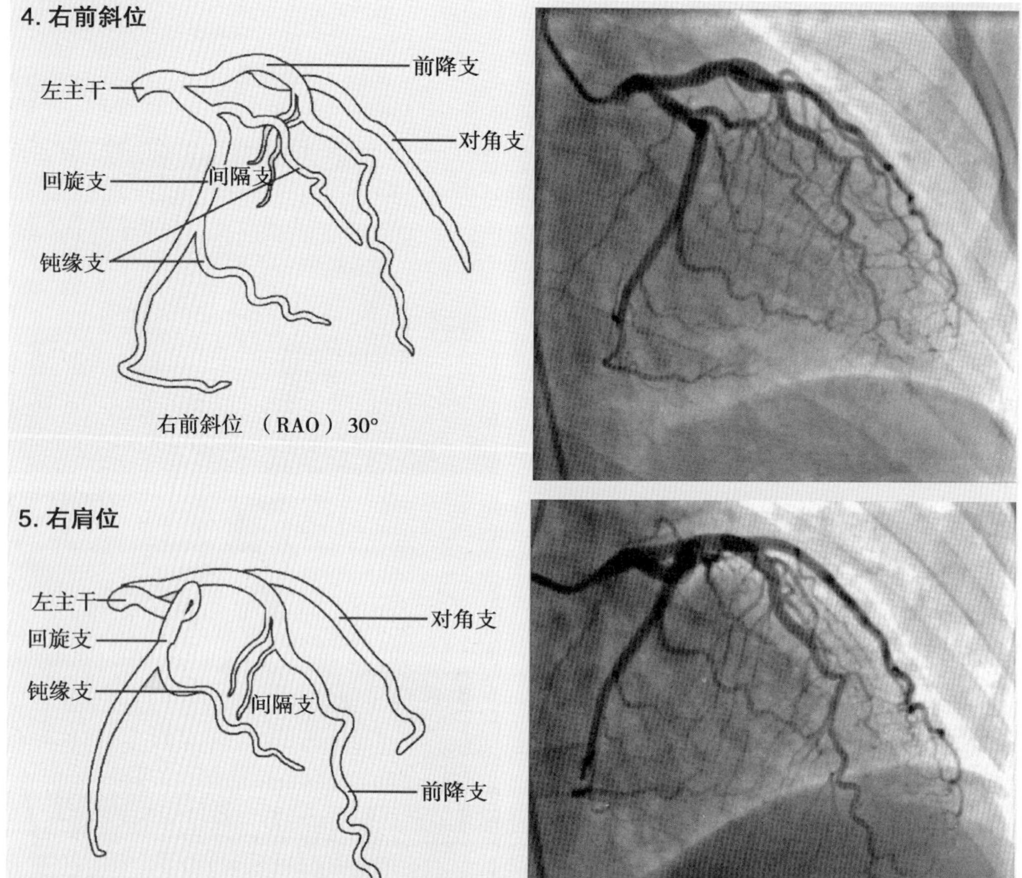

图 27－4　左冠状动脉造影示意图及 X 线片表现（续）

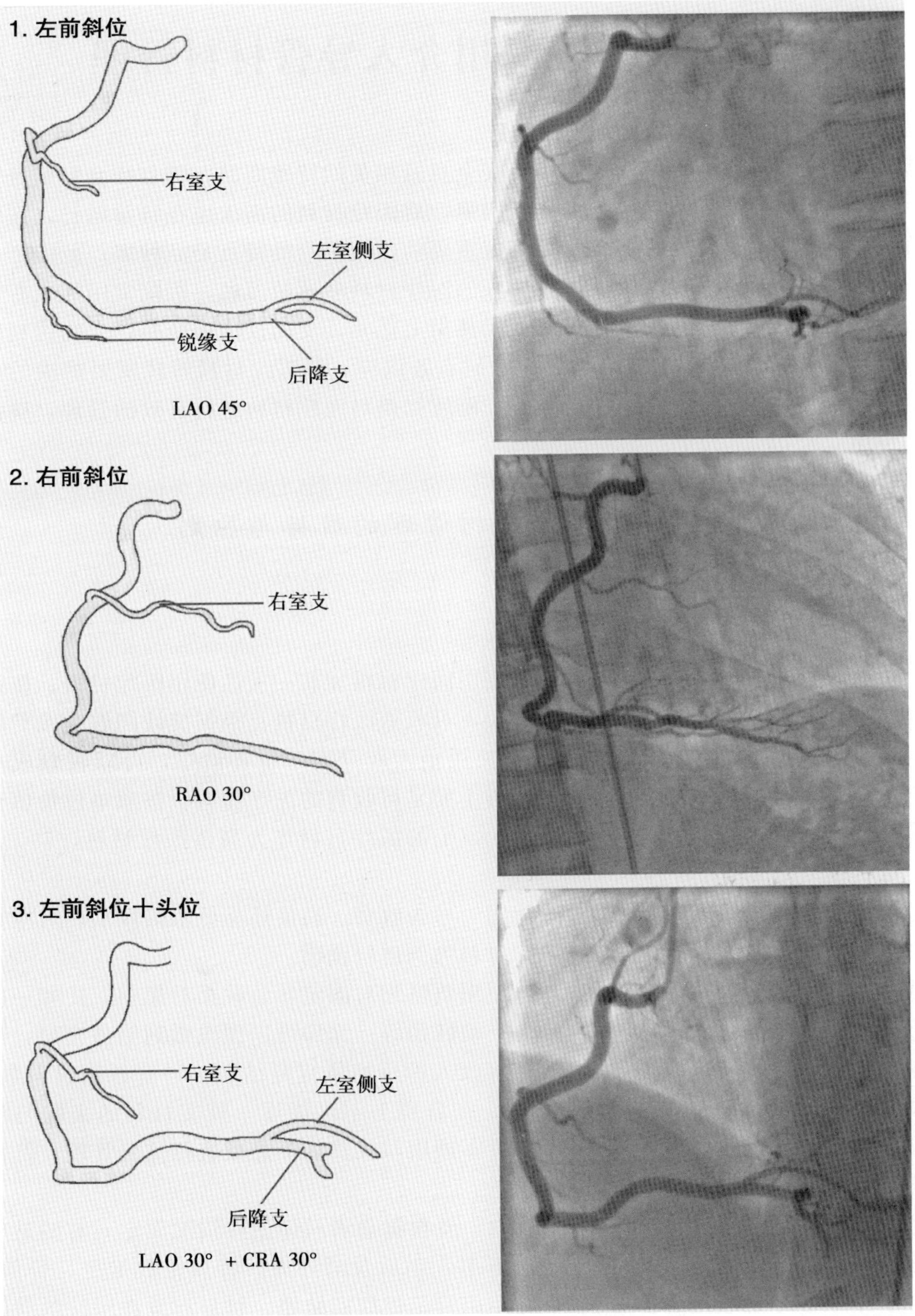

图 27－5　右冠状动脉造影示意图及 X 线片表现

（张　良）

第二十八章　医用介入导管材料管理

医疗材料是和群众的身体健康、生命安全息息相关的特殊商品。随着社会发展进步，科技水平的日益提高，群众健康意识的不断增强，对医疗材料的需求也在日益增长，医疗材料在开展疾病诊断和治疗过程中发挥着越来越重要的作用。它的特点是品种多，范围广，使用量大，安全质量要求高。目前可应用于临床的医疗材料多达数万种，医院常用的也有成百上千种，涉及医院的医疗材料支出有数千万元甚至上亿元，支出仅次于药品，大约占到医院总支出的1/5。如何保障医疗材料的安全和及时有效供应，是医疗材料管理所要解决的主要问题。本章通过分析医疗材料的特点和使用，阐述如何对医疗材料进行有效的管理，确保医疗材料的使用安全。

第一节　医疗器材管理的目标与原则

一、医疗材料分类

医疗材料按照使用分类，分为一次性使用医疗材料和非一次性使用医疗材料；按照能否收取患者费用分类，分为可收费医疗材料和不可收费医疗材料。根据统计能够收取费用的医疗材料占到98％以上，就是说医疗材料的使用绝大部分用于患者治疗，可以收取成本和一定比例的加价费。因此本章所指的医疗材料主要是可收费的医疗材料。按照单位价值分为低值医疗材料和高值医疗材料，通常把500元以上的医疗材料作为高值医疗材料，500元以下的医疗材料作为低值医疗材料。

医疗材料在使用上具有是否一次性使用、可否收费、高值还是低值的区别，对应管理的方式会有所不同。下面以高值和低值医疗材料为例进行说明。

低值医疗材料使用量非常大，但每月使用数量相对固定，品种相对集中，比如一次性输液器、环柄注射器、三连三通、造影导丝、动脉鞘等。库房可以预先做到储备充足，随时提供临床使用。在采购上货与发票一起到，验收入库后给供应商结账。科室领用材料数量小，次数多，不会出现大量领用积压材料现象。在管理上不可能逐一核实材料的去向与收费情况，只能是限量发放，在一定时期内统计科室领用与收费的汇总数进行监督管理。低值医疗材料使用采取批号管理方式。

高值医疗材料每月使用数量是不确定的，要根据患者具体治疗情况而定，有的是手术当天送货，有的是储备一定种类的货，数量不多，用后及时补充。特点是数量少，价值贵重。高值医疗材料送到医院多数先不结账，待使用后给供应商结账。材料存放在医院的时间和周期是不确定的，期间不占用医院资金，如心脏起搏器、药物支架、人工晶体等。高值医疗材料大部分是植入人体的材料，在安全性上有非常高的要求，须将材料条形码贴在患者治疗病历上，以保证出现问题时能够追溯。另外，要对高值医疗材料逐一核实使用收费情况，防止出现纰漏。高值医疗材料不仅有批号还有序列号。

低值医疗材料与高值医疗材料数量与金额的差异化，造成材料供应与使用过程中的管理有很大不同，要区别对待，分清主次，抓住重点。

二、医疗材料管理的目标

医疗材料管理的目标是为临床提供安全优质、及时的医疗材料，减少损耗，实现效益最大化。

（一）要保障使用合格的产品

医疗材料实行严格的证件准入备案管理制度。采购医疗材料必须从取得《医疗器械生产企业许可证》的生产企业或取得《医疗器械经营企业许可证》的经营企业购进，同时拟采购的医疗器械必须具有《医疗器械产品注册证》和产品合格证明。首次进货时应审核并复印留存供应商及医疗器械产品的相关资质证明，资质证明复印件应该加盖出具方合法印章。资质证明包括医疗器械产品注册证、医疗器械经营企业许可证、医疗器械生产企业许可证、企业营业执照、代理产品授权书、委托人身份复印件、产品报价单等。医疗器械产品注册证有效期一般为四年，过期没有提供新的注册证或续办证明视为无效，应立即停止使用。医院绝对禁止使用没有产品注册证和资质证明不齐全的产品。

（二）有一个合理的价格

医疗材料的价格过去一直是困扰使用单位的难点，价格高低不均，没有统一标准。近几年政府实行医疗材料集中招标采购，逐步降低医疗材料的价格，实行价格统一，较好地解决了价格方面的问题。目前政府招标定价的医疗材料占了94%，对稳定规范医疗材料市场秩序起到了促进作用。而未招标的医疗材料可以根据需求量采取自主招标形式，公开竞价，确定出合理的价格。对个别用量少的医疗材料可以要求厂家提供其他供货单位价格，进行横向比较确定。在价格的管理上严格执行国家政策，做到公开透明，严格按照审批程序办事。

（三）供应过程合理有序

医疗材料供应过程包括科室需求、采购、验收、储存、发放、使用。针对众多科室多样化的需求，要做到及时的供应，就要在库房布局、人员分工、物资储备上做到合理设置，使这些环节协调有序地运转，提高效益，减少成本和损耗。实现物资管理全过程信息化，保持各环节信息流通，是解决和处理物资流通最有效的手段。

三、医疗材料管理的原则

医疗材料的使用政策性强，品种多，使用量大，高风险，在管理上必须统一控制，实现程序化、信息化的管理，才能达到有效、安全的目标。

（一）集中统一管理原则

要确定医疗材料使用的管理部门，统一负责对涉及医疗材料的采购、验收、保管、发放和使用的日常工作进行管理，组织协调和监督检查。传达有关政策信息，组织业务知识培训。分析汇总每月医疗材料的采购、支出情况，提供给医院的相关核算管理部门。

为提高医疗材料管理部门的权威性，医院要成立医疗材料管理委员会，由主管院长、职能部门领导、临床科室主任参加，制订医疗材料管理的相关政策，审核医疗材料新增品种。不允许科室任意使用未经许可购进的医疗材料。

（二）程序化管理

医疗材料供应程序化是做好物资保障的有效前提条件。程序化管理是要在医疗材料的采购和使用过程中，对供应链上的各个环节按照科学的方法，根据有关政策制度的要求，明确岗位分工和责任，相互协调，相互制约，有规律有步骤地管理。要落实采供分离、账物分离，分级负责。实行程序化管理可以将复杂事情变得清楚简单、透明，再忙碌的工作也会井井有条。程序化的管理需要结合实际，调查研究，不断认识，不断优化。

（三）信息化管理

程序化是医疗材料管理的结构骨架，信息化是连接这些骨架的血肉神经。在一个大型综合性医院，医疗材料有上万个品种，有几百家供应商，每天有大量进出领用，要对批号、有效期进行控制，要掌握高值医疗材料患者使用情况，这些都是通过信息化管理来实现的，信息化管理是实现医疗材料实时、有效的规范管理的最高水准。换句话说，没有医疗材料信息化管理，要做好医疗材料管理工作是不可能的，也是不现实的。

第二节　医疗材料管理的基本点

一、选择好品种

由于医疗材料品种众多，市场竞争激烈，要保证医疗产品使用的安全，使用前必须经过严格论证，通过一定的程序选择适合的产品。一般选择的做法是由科室根据临床工作需要提出申请，在科室核心组集体讨论后，申请报医疗材料相关职能管理部门（器械、物价、医保）复核，由医院耗材委员会批准确定。

科室申请使用新增医疗材料有固定格式表（见表28-1），在名称、规格型号、价格、注册证号、使用理由、医保收费依据等方面详细写明，各部门负责人签字，批准后方可购进使用。申请表与材料资质一并交材料管理部门备案。

需要强调的几点是：

（1）集体协商确定材料品种。通科使用的医疗材料由各科专家集体确定。专科使用的医疗材料由科室核心组讨论确定。在材料质量、价格、供应商技术支持和配送服务等方面综合考量。

（2）品种数量要少而精，要有品牌优势，以满足需要为准，相同治疗项目一般保持在1～2个品种为宜，增加新品牌要停用旧品牌。在同一时期相同产品只能选用一个供应商。

（3）选用政府招标品种。

（4）品种一经确定，除非供货不及时和产品质量原因，否则不要擅自更换，要保持一定的周期。

二、合理设置建设好库房

在医疗材料流通过程中库房起到了枢纽作用，是材料供应的核心。

（一）合理设置库房

根据材料种类与需求的不同，结合医院的设施条件，合理设置库房，统筹全院的物资供应和储备。构建多级库房，可以设置成一级库房、二级库房，把管理与服务向临床一线延伸。

一级库房是综合库，根据场地条件也可以分成多个不同类型的库，比如办公用品库、印刷品库、低值医疗材料库、高值医疗材料库。一级库房负责下级库房物资调拨，负责科室领物发放，依据需求制订采购计划。

二级库房是在科室相对集中、物品需求量大的地点设立的库房，比如手术室库房、介入材料库房、病区供应室库房。二级库房物品不足时向一级库房提交需求，由一级库房负责解决。

在高值医用耗材使用量大的科室特别适合建立二级库，由医院派专人统一管理。其好处在于：①方便科室，可以就近满足科室材料需求；②熟悉掌握产品、科室需求信息，提供更加专业的服务；③收集空包装盒，跟踪记录材料的流向，核对高值耗材使用收费的情况，对高值医疗材料的安全起到监督管理作用。

表 28-1 一次性医疗耗材申购及收费审批表

申报科室：　　　　填表人：　　　　联系电话：

<table>
<tr><td>产品名称</td><td colspan="3"></td></tr>
<tr><td>产品注册证标注名称</td><td colspan="3"></td></tr>
<tr><td>产地及生产企业名称</td><td></td><td>医疗服务项目名称</td><td></td></tr>
<tr><td>产品注册证号</td><td></td><td>医院是否有同类产品</td><td>□有　□无</td></tr>
<tr><td>生产/经营许可证号</td><td></td><td rowspan="2" colspan="2">产品使用理由</td></tr>
<tr><td>规格型号</td><td></td></tr>
<tr><td>计价单位</td><td></td><td rowspan="2" colspan="2">产品使用范围</td></tr>
<tr><td>医院购入价格</td><td></td></tr>
<tr><td colspan="2">申报单位核心组医用耗材准入意见
年　月　日（负责人签字）</td><td colspan="2">使用数量及其他需要说明的情况</td></tr>
<tr><td colspan="2">应科意见
年　月　日（负责人签字）</td><td colspan="2">总务处意见
年　月　日（负责人签字）</td></tr>
<tr><td colspan="4">医疗耗材委员会意见
年　月　日（负责人签字）</td></tr>
<tr><td rowspan="4">物价组意见</td><td>收费依据</td><td colspan="2"></td></tr>
<tr><td>计价单位</td><td colspan="2"></td></tr>
<tr><td>计算机中录入价格
（销售价格）</td><td colspan="2"></td></tr>
<tr><td>经办人（签字）</td><td colspan="2">年　月　日</td></tr>
<tr><td rowspan="2">医疗保险办公室意见</td><td>收费项目等级</td><td colspan="2">□无自负　□有自负　□有条件自负　□全自负</td></tr>
<tr><td>经办人（签字）</td><td colspan="2">年　月　日</td></tr>
<tr><td colspan="4">物价主管部门意见
年　月　日（负责人签字）</td></tr>
</table>

说明：此表内容必须由科室经办人认真填写，不得有漏项。

（二）确定合理的物资储备

依据物品月使用量，结合库房储存条件，供应商送货能力，确定物品合理储存的种类和数量。储备量控制在月使用量的一倍左右，防止占用过多资金，避免材料过期造成损失。高值医疗材料储备的品种、数量有限，用后要及时通知供应商进行补货。考虑到建设绿色抢救通道对医疗材料的要求，各种抢救用的医疗材料品种要备足备全，24 h满足需要。

（三）库房建设要标准化

库存物品要上架分类摆放，保持洁净整齐。每种物品建有标签，标注名称、规格、编码。高值医疗材料要有账卡，登记物品进、出、存数量，每日将账卡与实物进行核对，数量保持一致。库房“五防”措施（防火、防尘、防鼠、防潮、防虫）保持良好。

每月底对库存物品进行盘点，发生盘盈、盘亏要查明原因，及时上报。

库房按照科室需求备好物品后，由配送人员送到科室，科室接收签字，库房办理材料出库手续。

三、物品的采购

一级库房根据科室和二级库房的需求进行汇总，结合库存情况，制订采购计划，经过领导审核，报采购部门。采购部门从已经备案的供应商中选择，联系货源，通知供货。明确送货时间、送货库房。如果供应商供货有困难，及时反馈给科室和库房，以便采取其他措施，不能影响临床治疗工作。

四、供应商的管理

选择好了材料品种，还要选择合适的供应商。有的品种是一个供应商，有的品种有好几个供应商，但注意一个品种在同一时期只能是一个供应商。

对供应商的要求是要遵守医院的规定，诚实守信，不能弄虚作假。产品质量上有保证，出现问题及时解决。服务意识好，随叫随到。

除了供应商提供产品资质信息进行存档以外，还要求提供供应商的企业地址、法人、联系电话、开户银行、银行账号、税务登记证等，以便通过银行进行转账付款。供应商内部发生变更要书面形式通知医院，尤其是价格调整、公司名称变化、委托人变化必须提前告之。

五、影响医疗材料安全的重点环节

医疗材料的安全直接关系到治疗安全，关系到患者安全，关系到医院的整体利益。从医疗材料的审批、购进、验收、储存、领用到患者使用必须建有一整套严格的管理制度，才能保障安全工作落实。下文强调几个关键的环节。

（一）医疗材料验收入库环节

医疗材料购进后必须严格验收、登记。依据采购计划，核对物品和送货单，对物品的有效期、灭菌日期、生产批号、序列号、灭菌方式、中文标示、产品注册证号、合格证要逐一认真核对，检查外包装有无破损，是否整件包装，有无中文标识。验收合格在送货单上签字，将入库单、送货单等相关材料备案。供货商送货单内容要统一，要填写齐全，送货单内容见图28-1。

随 货 清 单

客户名称：北京××医院　　供货商名称：北京××医疗器械公司

收货科室：供应科医疗材料库　　联系人：××

送货日期：　　手机：

单据号：　　公司电话：

商品名称	规格型号	单位	数量	单价	金额	批 号	有效期	灭菌日期	序列号	注册证号
外周介入微导管 COOK	HNBR 5.0－38－125	根	10	201	2010	2140819	2011－7－1	2008－7－1	G1164	SFDA（Ⅰ）20053770167
生产厂家：美国 COOK								中文标示：有		

送货人：　　收货人　　收货日期　　年　月　日

图 28－1　医疗材料送货单

（二）医疗材料储存环节

医疗材料在储存期间要保持库房的洁净干燥，材料摆放有序，入出库有卡片登记，保证材料存储账、物、卡片一致，确保数量安全。要经常检查产品有效期，发现临近有效期的物品要提前更换，已经过期的物品要做报废或退回供应商，绝对不允许使用过保质期的产品。

（三）材料使用环节

医疗材料的使用是医疗材料管理的最重要环节，医疗材料是否用于患者，用的规格型号对不对，使用过程中有没有出现质量问题，这些不仅患者关心，各级医院管理部门也都关心，特别是高值植入性的医疗材料，更应详细记录，包括患者姓名、病历号、手术医师，经办人，产品名称、规格型号、数量、价格、生产批号、使用日期、供应商、产品序列号。一般做法是，材料在科室使用后，填写《患者使用高值医疗材料结账通知单》（图 28－2），连同空包装盒送回库房，库管员核实科室填写的记录是否齐全，条形码（产品序列号）是否贴在通知单上，并在医院收费系统上核实患者使用高值医疗材料的收费情况，检查无误后作材料出库，给供应商结账，保存好出库单和通知单。这样就能保障医疗材料在流通过程中的安全，出现问题能够追溯。

患者：×××　　性别：女　　病历号：02189654930

使用科室：心导管室　　术者：×××

经办人：×××

物品名称	规格型号	数量	单价（元）	金额（元）	批号	有效期	序列号
冠脉球囊	2.73×26	1	2800	2800	267387	2009－1－1	352897
审核意见：已经收费，核实无误，同意结账　　经办人							

图 28－2　患者使用高值医疗材料结账通知单

（四）一次性医疗材料的销毁记录

已经使用过的一次性医疗材料不能重复使用，要做好销毁记录，有专人负责，详细进行登记。

（五）医疗材料使用中质量问题的处理

医疗材料使用过程中出现质量问题要查明原因，认真登记，造成医疗器械不良反应要及时向有关部门报告，不能隐瞒，同时采取停用封存措施，等待职能部门处理。

第三节　建立医疗材料信息化管理平台

实现医疗材料信息化管理是医疗材料规范化管理的必由之路。在设计上从科室申请、采购计划、订单编辑、验收入库、科室领用，到物品盘点、查询统计报表、注册资质有效期的管理等涉及医疗材料的所有信息纳入进来，形成一个完整的信息链。通过信息链的建立密切供需之间的联系、岗位之间的相互协同，提高工作效率。对出现的问题能够迅速查清，及时解决。全方位记录医疗材料真实信息，量化数据，实时分析进度状态，提供决策依据，提升服务品质和管理水平。

一、医疗材料信息化管理的主要作用

1. 记录了医疗材料数量、价格、规格型号，使用流向，可以方便统计分析，实施有效的成本核算。

2. 医疗材料从审批、采购入库、发放到使用全过程的信息是公开、透明的，处于严格监督之下，可以有效地控制采购过程中问题发生。

3. 信息化是按照规定的流程进行操作，是基于符合国家政策、实现科学化管理的理念，使得复杂的医疗材料管理变得更加清晰，更加细致，达到了规范化管理的目的。

4. 大量详尽的基础数据，通过汇总分析，能够帮助决策，发现和解决问题，提高工作效率，最好的信息化管理能够实现成本效益最大化。

二、医疗材料管理软件主要功能

现以某三甲医院使用的物资管理软件为例，讲述信息化管理所实现的一些主要功能。

（一）系统有深度和广度

该系统细化了物资管理的内容，记录准确而全面。

1. 按照编码规则，对使用的医疗材料依照生产厂家、品名、单位、规格、型号、价格、外包装、供应商等详细划分，满足科室网上选择的要求，保证物资在采购、入库和发放环节上名称与材料一致。

2. 按照岗位和职能分配权限，将科室、库房、采购、财务、物价等成员连接，形成相互分工、相互协作的信息流，全面反映物资流通的整体信息。

3. 增加了物品有效期、批号、条形码等必要内容。

4. 增加了资质信息的管理，系统将资质与物资字典联系在一起，只有经过批准的并且符合有效期的医疗材料才能录入，否则无法入库，起到了控制源头的作用。

（二）代销库管理功能

系统对高值医用材料采取的是代销库管理的模式。代销是一种商业化的销售方式，即货物销售后给供应商进行结账。高值耗材也是供应商预先送货，待科室使用后再结账，正好符合代销的模式。代销入库的时候，不会增加医院的资产，不需要在财务账上体现；实际使用后通过专购品“入库即出库”的方式，在做医院采购增加的同时，反映高值耗材的支出消

耗。通过这个管理功能，不仅能够减少高值医用材料所占用的医院流动资金，同时能够在财务上真实地反映医院的资产及成本支出，同时为与供应商往来结算也提供了便利。这样，就可以对高值耗材也能按照一般材料进行入库记账式管理，解决了高值耗材验收难、管理难的问题。管理流程见图 28-3。

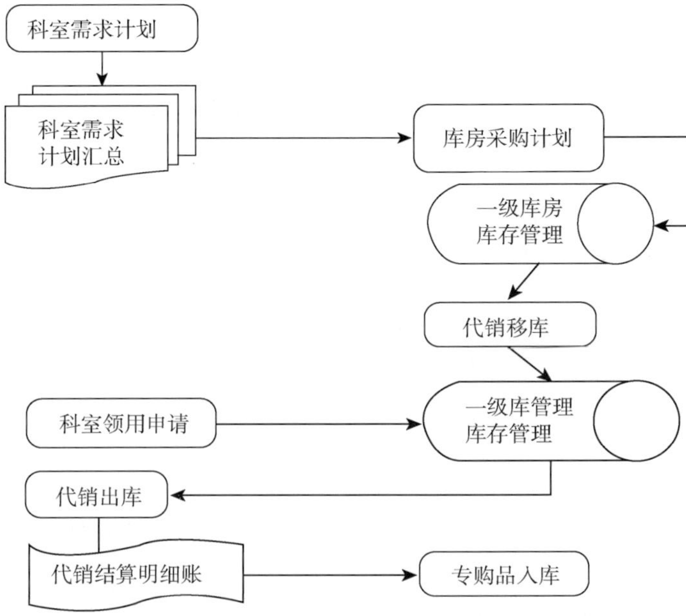

图 28-3 管理流程图

（三）入出库管理功能

该系统对高值医用物资的流通采用全过程跟踪管理。由于材料入库和出库单据有唯一的单据号和明细物资材料的详细属性，并且有原始的单据作为依据，就为物资在各个环节流通、验收、查询、追溯等提供了全过程管理的便利条件。同时，在每个科室病房单元与各库房之间都建立了信息网络，通过对科室、岗位授权，不同的操作人员在软件上对自己业务的操作和信息进行沟通，就真实、全面地反映了物资流动的过程。物资流通的全过程如下文所述。

1. 科室可以在网上提交需求计划，并可以查询每月支出情况。

2. 物资器械管理部门收到需求计划后，进行汇总整理，自动产生订单，发送给供应商。

3. 库房管理人员在物资到货后，进行验收，并做代销入库（入一级库或者二级库），还可以在库房之间进行移库处理（移入和移出库房需要进行双向确认）。

4. 科室可以根据实际需要进行借用或实际领用消耗。

5. 库房和物资管理部门在物资实际支出消耗后，通过系统自动产生科室物资支出汇总和明细表，与财务及供应商对账。科室、库房、采购、供货商之间形成了一个闭合的信息网络，同时也形成了一个闭环式的管理系统（图 28-4）。

（四）条形码管理功能

系统提供了对医用高值耗材的条形码管理功能。条形码（序列号）是医院高值耗材个体化管理的身份基础，是产品个体与患者建立对应关系的有效管理手段。采用条形码管理可以

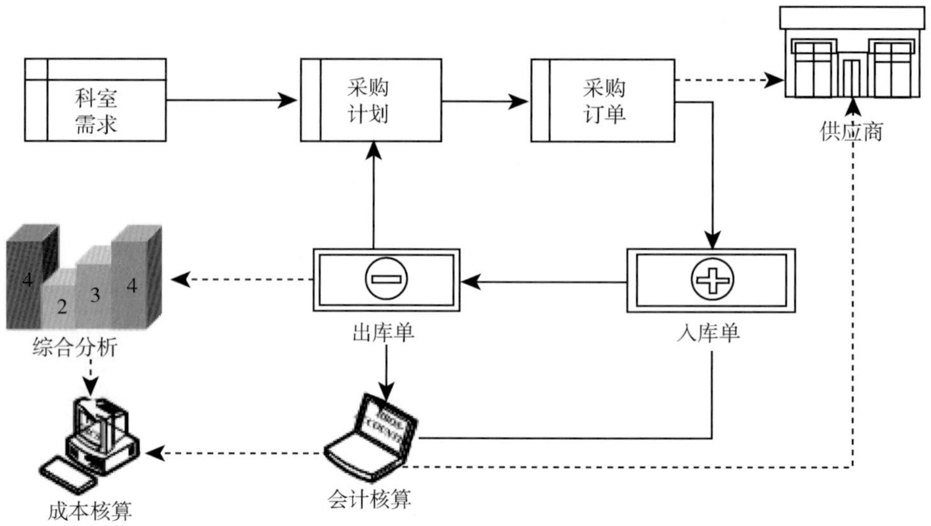

图 28-4　闭环式管理系统示意图

有两种方式：一是录入材料全部信息后打印生成条形码，贴在材料包装上；二是利用物品包装上的条形码进行扫描录入。在入库操作时使用条形码，出库时只要扫描一下就能立刻显示出材料相关信息，快捷准确，提高了物资时效性，对高值医用耗材是非常有效的管理方式。

（五）预警功能

由于医疗材料实行的是产品注册证有效期的管理，几千种医疗材料用人工方法很难做到准确、迅速、有效的查找，系统通过录入医疗材料的有效证件信息，设置查询条件，自动判断出资质证件到期与否，提醒管理人员注意。同时，系统还提供了对库存物资有效期的预警，包括临近期、到期和过期的预警，及物资库存数量短缺和超高限预警，为物资材料的安全使用提供了技术保证。

第四节　核实医疗耗材使用收费情况

医疗材料管理最重要的环节是要保证医疗材料用于患者的准确性，尤其是高值医疗材料。实际工作中由于客观条件限制，大量的低值医疗材料不可能做到逐一对应核实，但高值医疗材料量小是可以做到的。方法是通过物资信息系统与医院信息收费系统数据接口，核实科室填写的高值单与所用高值材料是否一致，用条形码来对应，确保高值医疗材料准确用于患者。核对材料价格与备案价格是否一致。核查科室实际收费情况，通过比对，就能够方便地查出科室有没有漏计费，收费的价格是否符合政府对该物资招标的最高限价，计费的项目是否准确等。如果发现有问题，就可以及时报告科室和单位相关领导，进行补录或纠正。只有这样才能保证患者使用高值医疗材料的安全、高值医用耗材支出的准确性，使医院的利益得到保证。

（李建忠）

第二十九章　医院信息管理系统

伴随着计算机信息技术和网络技术的迅猛发展，信息社会已经来临，医院数字化已成为国家卫生信息化的必然。导管室在医院信息化革命中担任着举足轻重的角色，且已经成为医院内决定多种常见疾病医疗质量和医疗产出的关键部门。导管室的信息管理是在医院数字化管理的基础上，进一步建立和完善的信息管理系统。医院信息管理系统具有医院信息高度共享、减轻医务人员劳动强度、优化患者诊疗流程的特点，提高了医院的工作效率及管理水平。

第一节　医院的数字化系统

一般说来，数字化医疗设备、数字化设备所构成的网络，及网络之上的应用软件和基于应用软件的医疗服务构成了数字化医院的基本框架。数字化医院是以网络化管理为基本模式，以信息作为医院发展的基本动力，以信息技术作为增强医院竞争实力的基本手段，以信息化建设为医院发展的新的增长点，以信息文化改变着人们教育、工作方法和思想观念的新兴群体形态。数字化医院的实现，极大地提高了医院临床的诊疗水平和决策部门的科学管理水平。

一、医院信息系统

医院信息系统（hospital information system，HIS），是数字化医院的重要组成部分，它利用电子计算机和网络通讯设备，为医院所属各部门提供患者诊疗信息和行政管理信息的收集、存储、处理、提取和数据交换的能力，并满足所有授权用户的功能需求。HIS 已经广泛地应用于各级医院的各项日常工作中，它完全囊括了医院的所有医疗相关活动，极大地提高了医院整体工作效率，同时，也提升了医院的管理水平。

HIS 包括医院信息系统和临床医疗信息系统两个部分。

（1）医院信息系统：支持医院的行政管理与事务处理业务，提高医院的工作效率，辅助高层领导决策。该系统包括财务系统、人事系统、住院患者管理系统、药品库存管理系统。

（2）临床医疗信息系统：支持医护人员的临床活动，收集和处理患者的临床医疗信息，积累临床医学知识，并提供临床咨询、辅助诊疗、辅助临床决策，提高医护人员的工作效率。该系统主要包括医生工作站系统、护理信息系统、检验信息系统、放射信息系统、手术麻醉信息系统、重症监护信息系统、医学影像存档与通讯系统等。

HIS 可以使临床科室更加快捷地处理和利用各种临床数据，如患者的医嘱、病程记录、药品情况、检验结果、医疗费用等。同时，各级卫生管理部门也能够随时从数字化医院的 HIS 系统中获取所需数据，动态地掌握医院的医疗情况和患者分布流动的情况，提高了管理部门对于突发事件的应急决策能力，缩短了响应时间，确保医院治疗工作及时有效，使得管理部门的管理能力更加直接有力。

二、医学影像存档与通讯系统

医学影像存档与通讯系统（picture archiving and communication systems，PACS）是近

年来随着数字成像技术、计算机技术和网络技术的进步而迅速发展起来的，是利用现代化放射技术、数字化成像技术、计算机及通讯技术，采集、管理、传递、显示处理影像信息和患者信息的数字化影像系统。PACS 是医院信息化建设中实现临床信息系统的重要组成部分。

PACS 一般分为影像采集、影像传输、影像浏览、影像存储四部分（图 29－1）。

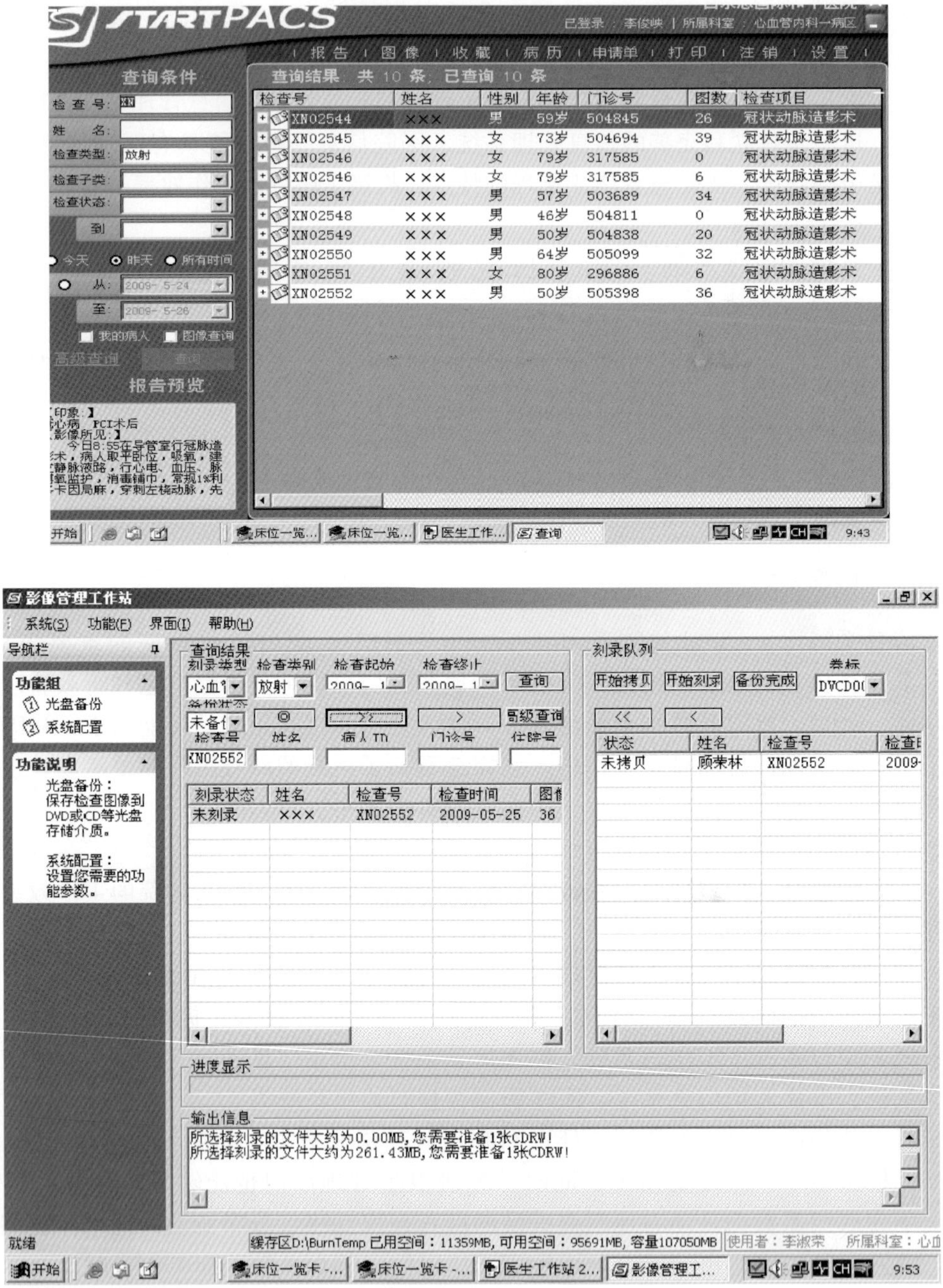

图 29－1 PACS 界面图

PACS 的主要作用与功能有：

（1）通过医学影像存储和网上传出，可以更快、更有效地获取患者的影像及检查信息，用影像服务计算机来管理和保存影像，影像可以永久保存，不会发生丢失现象。它以全数字化、无胶片化方式进行数据采集、阅读、存储、管理和传输，实现了影像信息资源共享，能够实现影像无胶片化管理，使胶片、片库、灯箱时代成为历史，节约储片空间，降低影像运作成本，避免因胶片损坏而造成的影像缺失。

（2）医生使用影像工作站的专业显示器读片，由于有高分辨率的工作站及强大的后处理功能，可以直接得到无失真的影像，取代传统的胶片与胶片灯，阅片更加清楚准确，保证了诊断的准确性和精确性。同时，通过 DICOM 3.0 即国际医学数字影像通讯标准和诊断工作站，将全院各科室临床医师、放射科医师和专科医师以及各种影像、医嘱和诊断报告联成一网。规范了检查诊断报告，报告生成时间缩短，电脑报告规范、清晰，查询迅速，管理更科学。

（3）用 Web、E-mail 等现代电子通讯方式来做远程诊断和专家会诊，以取代传统的胶片邮寄和电话、书信等。PACS 以无胶片化、无纸化的信息模式，实现影像资料共享，增强不同科室医务人员之间的协作，方便了医疗、教学和科研工作，提高了影像诊断的水平与效率，降低了医疗诊断成本，从整体上提高了医院的医疗质量。

三、放射信息系统

放射信息系统（radiology information system，简称 RIS），是优化医院放射科工作流程管理的软件系统。RIS 是 HIS 在放射科的缩影，RIS 包含放射科的登记、分诊、影像诊断报告及放射科的各项信息查询、统计等工作的管理系统。

在临床工作中如患者的检查预约、医嘱的输入与管理、影像设备管理与预定、患者与设备预约的管理、影像诊断报告生成与管理、划价与收费等都通过 RIS 来处理（图 29－2 至图 29－4）。

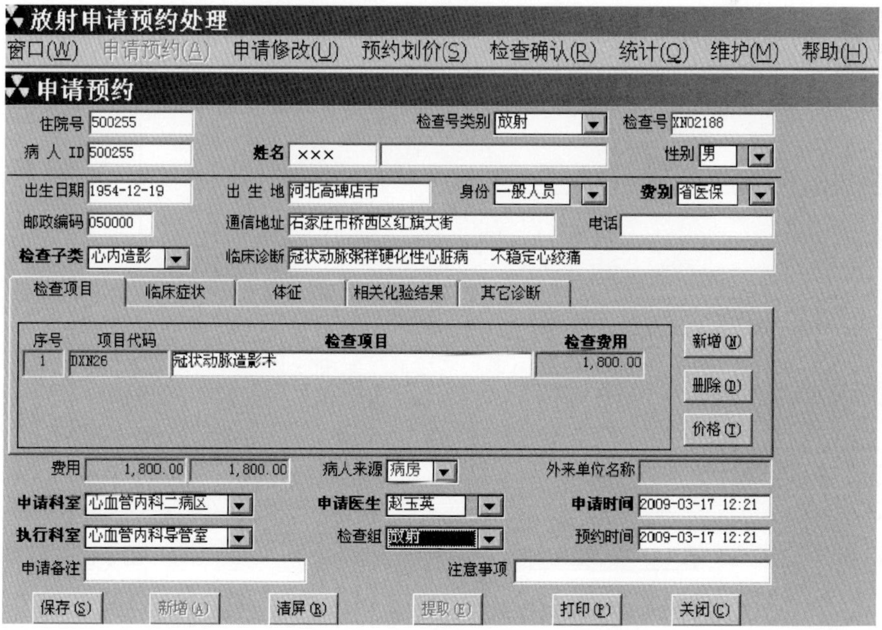

图 29－2　放射申请预约处理（申请预约）

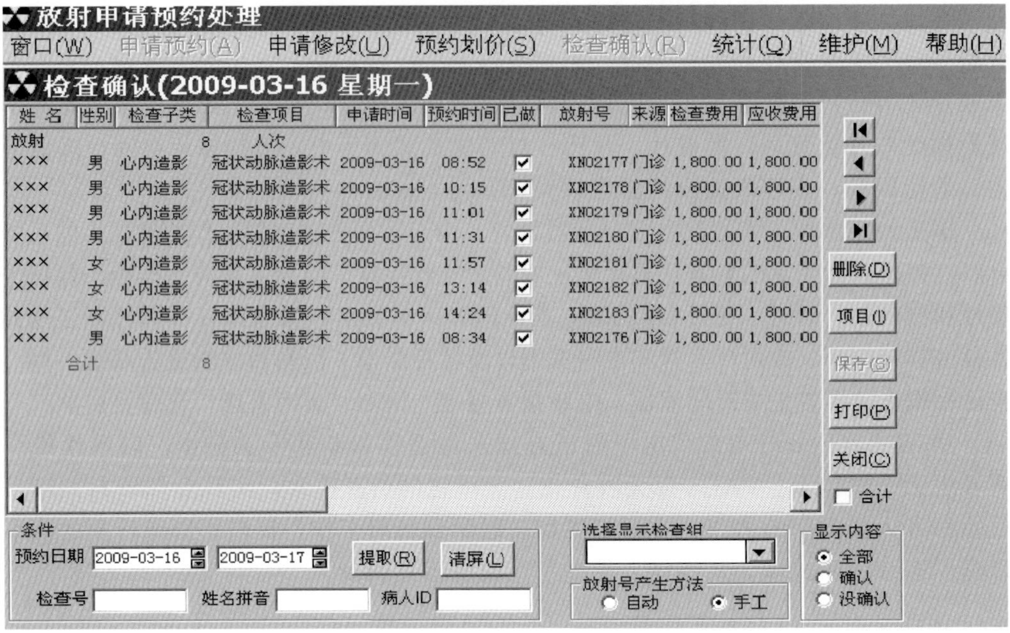

图 29 - 3　放射申请预约处理（检查确认）

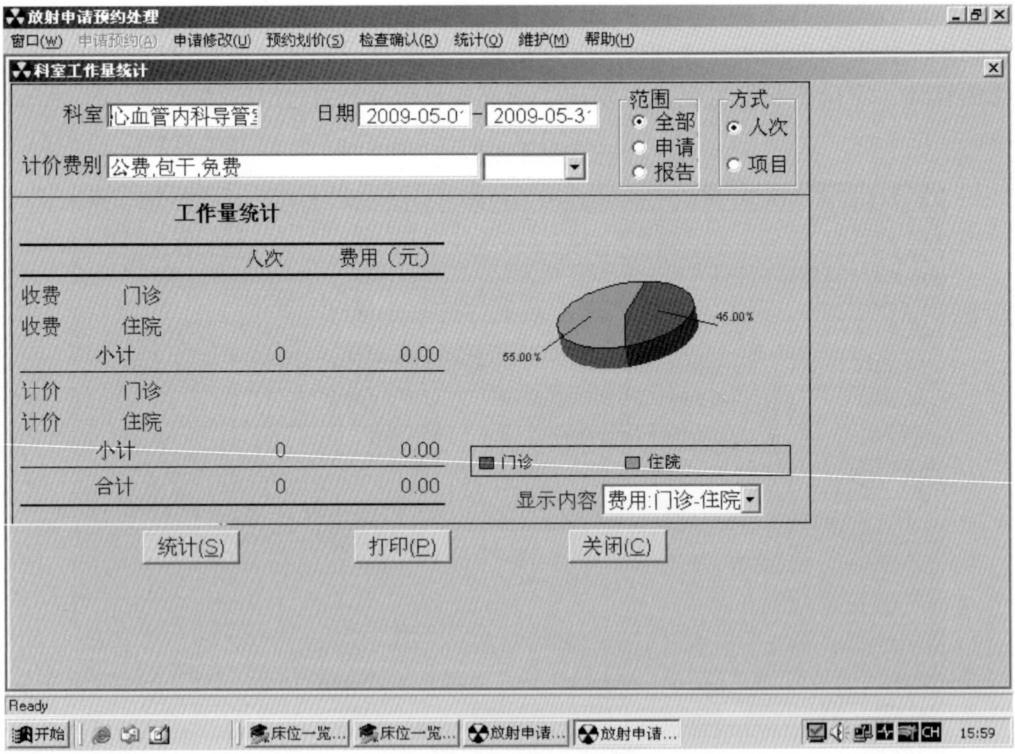

图 29 - 4　放射申请预约处理（科室工作量统计）

HIS、PACS、RIS系统的有机整合，使患者医疗信息与数字影像信息相关联并充分共享，为临床科室和辅诊科室的诊断治疗、医院的教学科研等工作提供了最方便快捷的服务。这样，不但提高了影像诊断的水平与效率，而且降低了医疗诊断成本，从整体上提高了医院的医疗质量。

第二节　导管室信息化管理系统

数字减影血管造影（digital subtraction angiography，DSA）设备作为大型数字检查治疗设备，在放射信息系统中具有举足轻重的地位，导管室信息管理系统其实就是一个微型影像存档与通讯系统（MINIPACS）。导管室信息管理系统必须充分利用导管室设备提供的各种标准接口和协议，准确快捷地获取和传递患者医疗信息和图像信息。例如，使用医学数字影像通讯标准（digital imaging and communications in medicine，DICOM），即国际标准的全数字化医学影像信息进行数字图像的传输，使用WORKLIST接口进行患者信息的接收。

在导管室信息管理系统应用之前，介入治疗相关信息先由医生手工开检查治疗预约申请单，导管室工作人员取得预约申请单后，核实并手工进行手术治疗安排，患者治疗完毕后，导管室工作人员到收费室进行计价，统计工作则通过翻阅登记本后手工完成，基本上所有工作都由手工完成。信息管理系统的应用使导管室工作数字化、网络化，医院工作人员通过网络进行介入治疗预约、登记及介入治疗收费，通过网络对介入治疗过程进行采集、存储、传输、浏览及管理。信息管理系统的应用改变了以往介入治疗信息采用人工录入信息、人工统计信息的局面，减少甚至杜绝手工录入，避免了错误的发生，实现了医院统一管理数据，并具有动态交互功能，即患者信息等数据在网上任何计算机终端输入后通过网络服务器对信息进行交互处理，实现资源共享及维护。导管室信息管理系统应用后，导管室所有工作在网络上完成，工作人员也从繁重的工作中解放出来。

实施了导管室信息管理系统后，导管室信息基本流程如下：在HIS系统中，医生使用门诊医生工作站或住院医生工作站进行DSA检查治疗的申请预约，导管室工作人员根据医生的申请预约进行申请确认，住院患者在确认时进行划价（门诊患者在门诊交费）。申请确认后的信息通过PACS的WORKLIST服务直接发送到DSA设备上，导管室工作人员按照DSA设备收到的患者信息对该患者开始检查治疗，检查治疗过程中患者的数字影像信息自动上传到PACS服务器，导管室工作人员从PACS服务器上获取影像进行分析，并书写患者的检查治疗报告，报告确认后其影像信息和诊断报告立即在门诊医生工作站和住院医生工作站可以调出，给一线医生及时提供了诊断依据，便于医生在短时间内对患者做出诊断。如果患者也需要检查影像信息到外院会诊，导管室工作人员可以通过PACS系统将患者的影像信息和报告信息刻录成光盘交给患者。简单地说医疗设备的数字化信息，通过网上预约登记及收费，实现了介入治疗过程中影像的采集、存储、处理、传送、报告的网络化，计算机网络显著提高了导管室的工作效率，减少了医疗成本，提高了科室经济效益。基本流程图见图29－5。

总之，导管室的信息管理系统，是各个局部作业的一体化与高度连续性的统一，使导管室的工作模式规范化、信息电子化、信息交流网络化、信息管理流程化。导管室的数字化、网络化管理，使导管室的工作简捷、科学、合理，极大地提高了导管室的工作效率及资料的利用效率，确保介入治疗的高质量和高效率。导管室信息管理的精髓在于效率、质量及信息

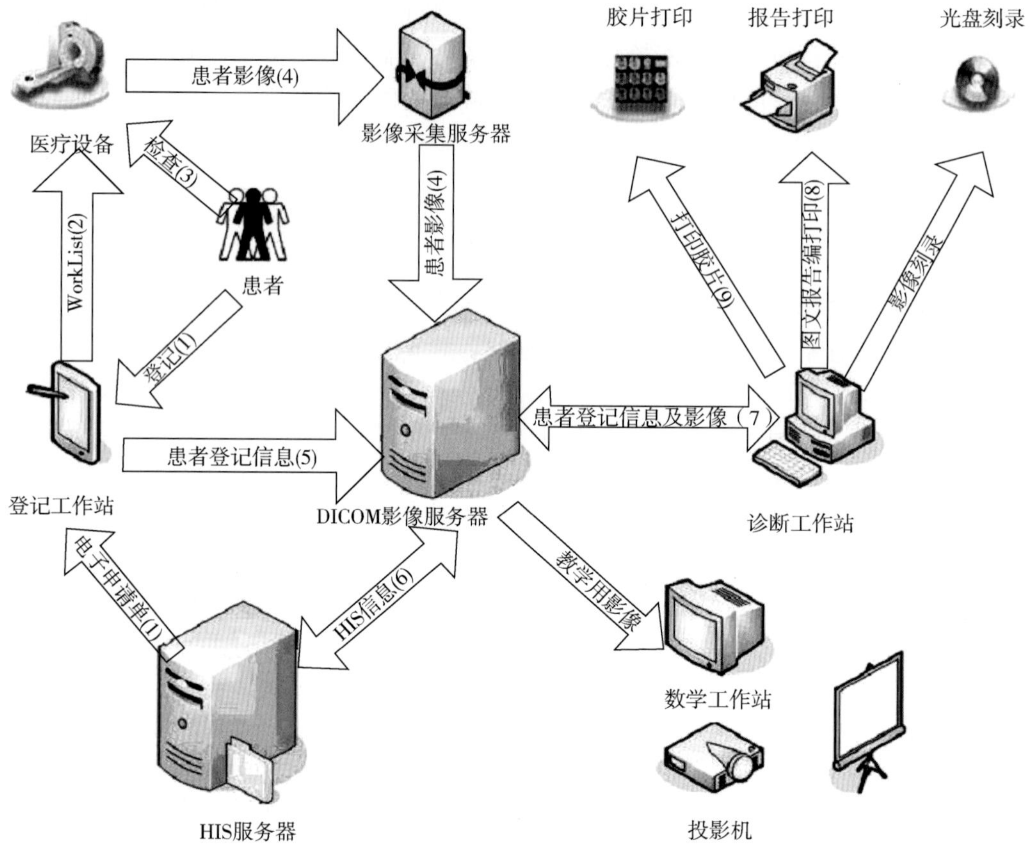

图 29－5　介入治疗基本流程示意图

共享，不仅是单纯经济效益的问题，而且是部门和医院发展长远战略的问题，推动介入医学学科向更科学化、更规范化、更规模化发展。

（李淑荣）

第三十章　数字化导管室信息及数据管理

随着医院信息化建设不断的深入以及信息技术在导管室的广泛应用，导管室的信息管理已由传统的手工管理模式向现代信息化、智能化的管理模式转变。近些年，对介入手术的预约申请、手术排班、手术护理记录、手术患者信息集成、术中远程指导与会诊、手术物资管理、手术病例管理、手术教学等（图 30－1）贯穿整个导管室工作流程的信息化系统进行了积极的探讨、研究和应用，不断优化导管室的工作流程，显著提高了医疗及科研工作效率、手术医疗质量和社会满意度，有效降低了介入手术的资源消耗和医疗风险。

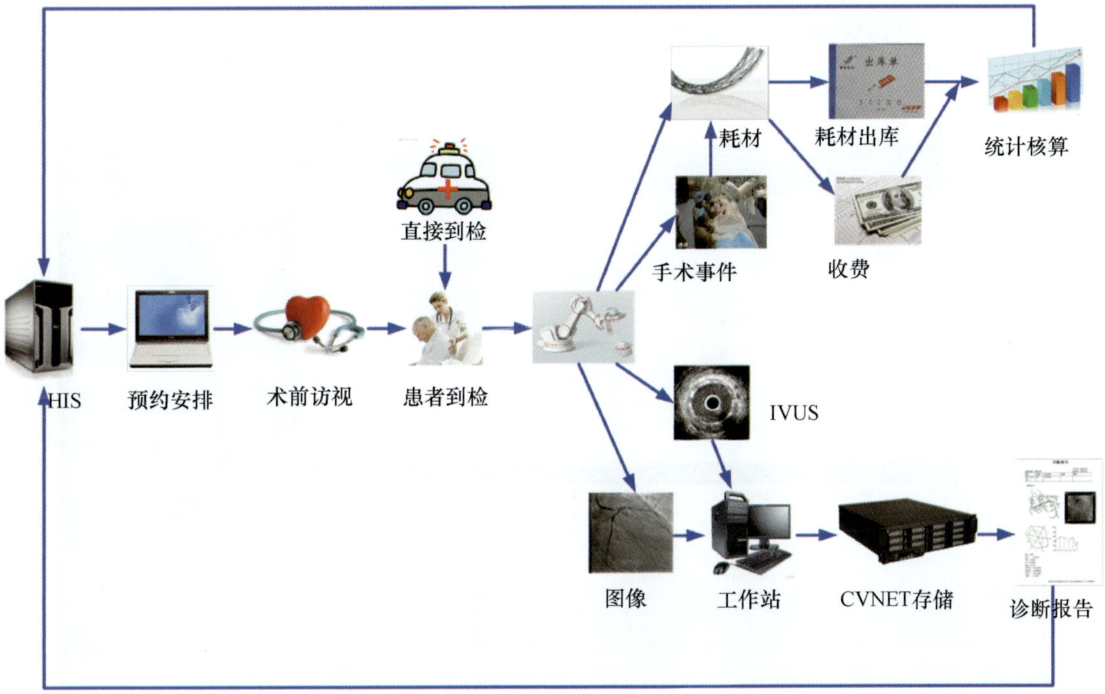

图 30－1　数字化导管室信息化工作流程

第一节　介入手术信息发布系统

一、介入手术预约系统

传统的填写纸质手术申请单、人工手术排班的流程已不能满足现在日益增长的医疗需求。由于介入手术室工作的特殊性，既需要配合正常的平诊手术，还需要应对相当多的急诊手术，遇有抢救危重患者时，护士人力常常不足。如何优化排班机制，更加合理地利用护理资源，已成为介入手术室护理管理者面临的重要问题。

手术排班不仅仅是排班护士长或负责人的问题，手术是一个手术医生、护士、技师的协同工作，在协同的过程中，传统模式下常常有手术申请单提交不及时、重复提交、信息不完整或错误、手术安排通知和查询问题，这些问题会导致手术信息不对称，导致手术延误、手术停台、手术取消，影响手术台的利用率，甚至有增加医患纠纷发生的风险。手术排班完成后，还存在一个医生知晓的问题。手术医生不能及时了解手术安排情况，手术实时情况不能掌握，即手术医生、护士、技师不能及时地知晓手术排班的结果，效率低下。

手术排班作为介入手术科室的日常工作，将日常手术申请进行合理的安排确实是一项烦琐的工作，怎样能够更为快捷有效地进行手术安排是一个需要解决的问题。为介入手术室建设手术预约排班信息系统（图 30－2），利用现代信息化技术改变现有纸质的手工手术申请及手术安排模式，将手术预约申请流程与手术排班流程优化整合，结合医院信息系统与临床信息系统，可以很方便地进行手术安排，实现日常工作的自动化、标准化。通过优化流程使手术室资源能够更高效地运转，降低医护人员的劳动强度，能够很大程度地提高手术室利用效率和手术质量，减少人为的差错。

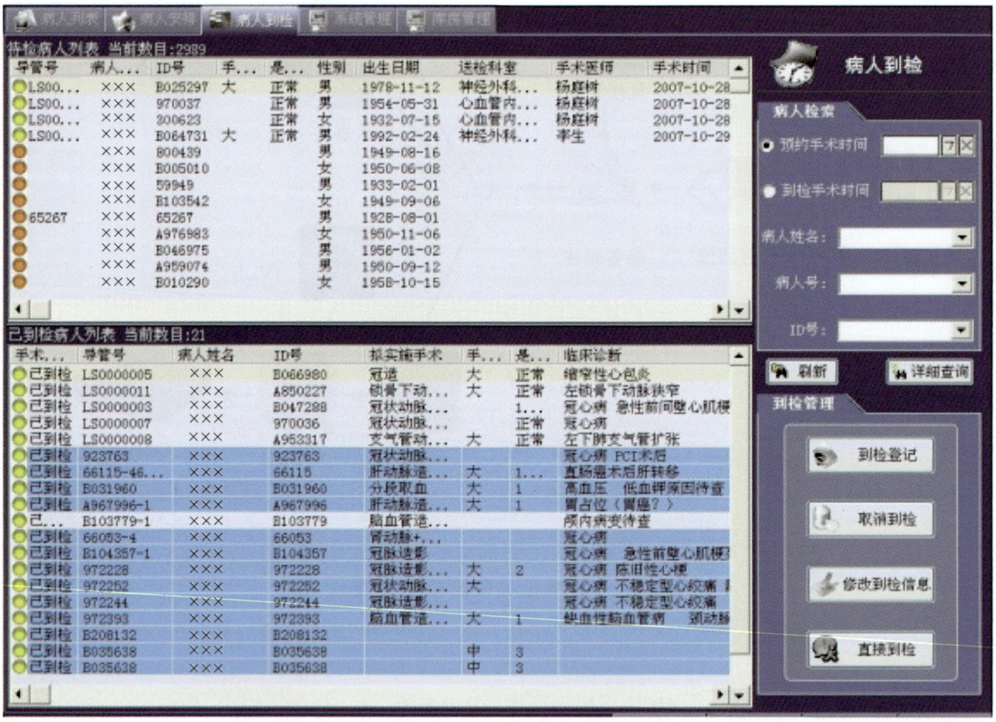

图 30－2　介入手术预约系统

病区医生通过医院信息系统（HIS）或电子病历系统（electronic medical record，EMR）进行手术预约申请，介入手术室护士长或排班负责人利用预约排班系统进行合理快速的人员、手术间、台次安排，并同步给医院信息系统或电子病历系统。预约系统可自动接收 HIS 和 EMR 下达的手术申请，完成手术安排（包括急诊手术），能够分配、提交、清空、追踪、打印、查询、统计手术排班信息，并具有手术预约取消和变更功能。介入手术预约系统主要实现以下主要功能：

1. 手术申请接收安排功能　能够批量接收 HIS 或 EMR 下达的手术申请信息或者接收指定患者 HIS 下达的手术申请信息（急诊患者需提交临时手术申请或提供门急诊 ID 号），可查看所有从 HIS、EMR 下达并接收到的手术申请。集中显示指定日期所有可安排的人员信息。根据设定的规则或按照手术申请自动完成手术间及人员的安排，支持通过图形化拖放操作，批量安排 HIS 下达的手术申请信息，对手术申请进行统筹处理，分配手术资源，完成手术间分配及人员安排。

2. 急诊手术管理功能　通过录入患者 ID 或住院号从 HIS 系统中提取急诊手术信息，便于快速安排患者进行手术。

3. 取消手术预约功能　可对手术申请进行停台、取消等操作，并记录取消和变更的原因。

4. 手术通知功能　根据手术安排情况自动生成符合医院要求的手术通知单并可打印，医护人员可随时通过院内任意终端浏览器查看手术排班结果。

5. 手术排班查询功能　可通过触摸屏查询一体机或 Web 浏览器指定条件实时查询手术安排情况，如查询指定的通知单、手术医生、护士、技师、科室、手术间的今日手术安排情况。

二、介入手术信息发布系统

建立介入手术信息发布系统，及时发布手术信息，帮助医护人员和患者家属能够更加方便地获取手术相关信息，医生护士能更有效地协作，医院与患者家属能更好地沟通，提高医院服务质量，构建和谐医患关系。

手术信息发布系统由手术信息发布服务器、客户机终端和大屏幕显示器组成。通过手术信息发布系统，能够在介入手术室医护通道入口、走廊、转运通道等地方的大屏上滚动显示手术排班信息等（图 30－3），内容包括时间、手术状态、手术间、患者姓名、手术名称、手术等级、手术医生等信息。手术过程中医生可进行信息修改，并可以实时进行更新发布。手术触摸查询可以查询到具体医生或患者的手术安排和手术状态，动态实时查看手术排班情况以及手术进展情况，如术前、麻醉开始、手术开始、术中、手术结束、出手术室、进恢复室等。能够获取最新的手术间状态信息，自动更新手术进程。

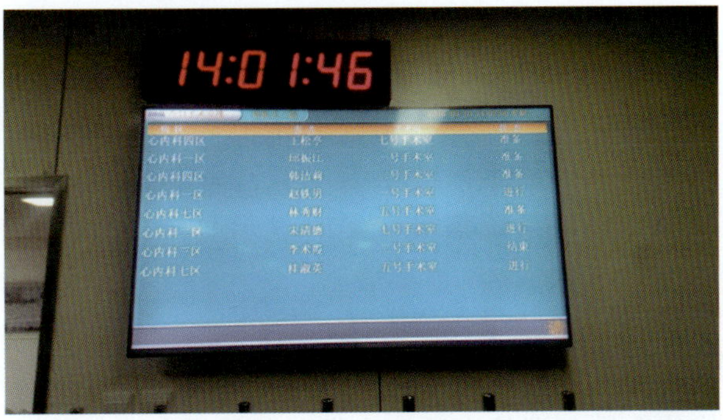

图 30－3　手术信息发布

患者家属在患者进入手术室直到手术结束从手术室出来之前，只能在家属等候区焦急地等待，在手术等候过程中，最希望能够及时获得手术进展情况和患者情况。通过在家属等候区设立信息发布大屏，实时发布手术进程信息，动态地向家属展示手术状态，能够有效缓解患者家属的焦虑紧张情绪。医生可以通过语音播报以及大屏幕提示来方便地召唤家属谈话，

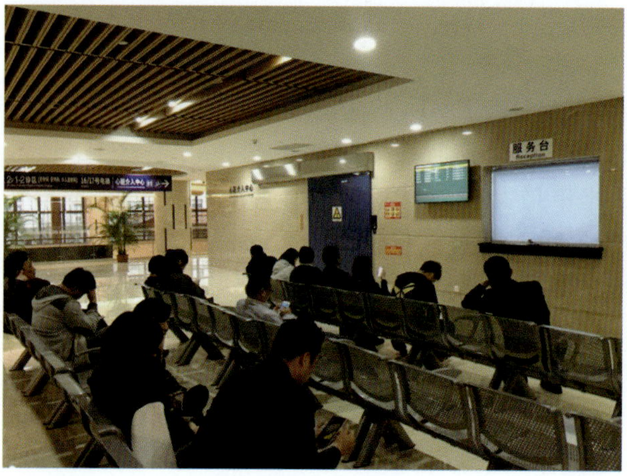

图 30-4 家属等候区

通知手术结束家属来接患者。系统支持配置大屏公告的信息种类，并能够调节字体大小、颜色等显示风格。能够通过配置隐藏患者名字、床号、术前诊断、手术名称等敏感信息，只保留姓氏和手术摘要，以保护患者隐私。

同时可在家属等候区设立多媒体屏幕来进行宣教，家属可以通过屏幕播放的内容了解手术相关基本知识，便于患者家属了解手术，配合治疗（图 30-4）。通过手术信息发布系统，医院能够更好更快地为患者服务，同时减轻工作压力。

第二节　介入手术护理信息系统

介入手术护理信息系统专为医院导管室护士的工作而设计，它覆盖了介入手术护理工作相关的各个临床工作环节，能够将手术护理的日常工作标准化、流程化和自动化，在手术护理工作相关的仪器、耗材、手术器械管理流程以及护理文书规范化的基础上，合理设计手术护士的工作流程和手术室的管理流程，实现与医院现有的信息系统进行集成。该系统极大地降低了医护人员的工作负担，提高了整个工作流程的效率和护理工作水平，方便科室主任、护士长的管理和对工作量的统计。

介入手术护理信息系统的主要功能如下文所述。

（一）系统集成

介入手术护理信息系统必须与医院的其他信息系统集成来实现信息共享。与病理科系统集成，每份标本使用独立条形码，上传申请单，获得快速切片结果；与医院供应室系统集成，形成手术室二级库管理；与医院电子病历系统集成，便于护士查看患者病历；与净化设备系统集成，实时显示每个手术间的温、湿度和压力参数，有预警设置及报警功能。

（二）仪器管理

仪器管理功能包括每天对手术仪器设备的运行情况检查并记录，查看仪器的使用次数、维修次数、巡检次数，定期对仪器设备运行情况巡检并记录，记录手术术前准备的仪器使用情况。

（三）护理文书

按医院要求提供规范的手术护理文书。

1. 访视记录单　手术护士对重点手术进行术前访视和术后访视，并记录访视内容。

2. 手术器械清点单　对手术中用到的所有手术器械进行清点，并记录。

3. 输血申请单和取血单　手术过程中需要临时输血，如果没有血库申请的流程的话，可以考虑使用这些单据。

4. 护理记录单　手术过程中的护理进行模板化快速记录（图 30－5）。

（四）手术耗材管理

术中所用所有耗材的记录，数据可来源于术前准备，同时可以提前维护收费项目对照关系，用于自动生成耗材收费项目（图 30－6）。高值耗材条码录入电脑系统，使用时扫描登记，自动记录使用次数，能够追溯使用情况。手术室的低值耗材统一条形码录入电脑系统，按扫描次数自动记录使用的数量，通过预设值对物资领用进行自动提醒。建立耗材字典，提供耗材字典的增加、修改、删除等基础功能。

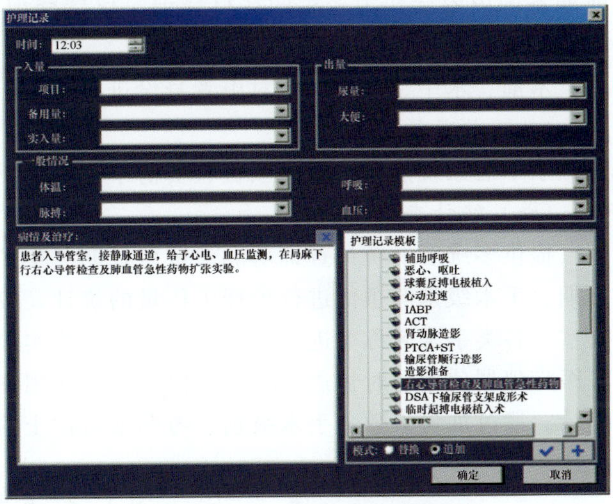

图 30－5　模板化护理记录

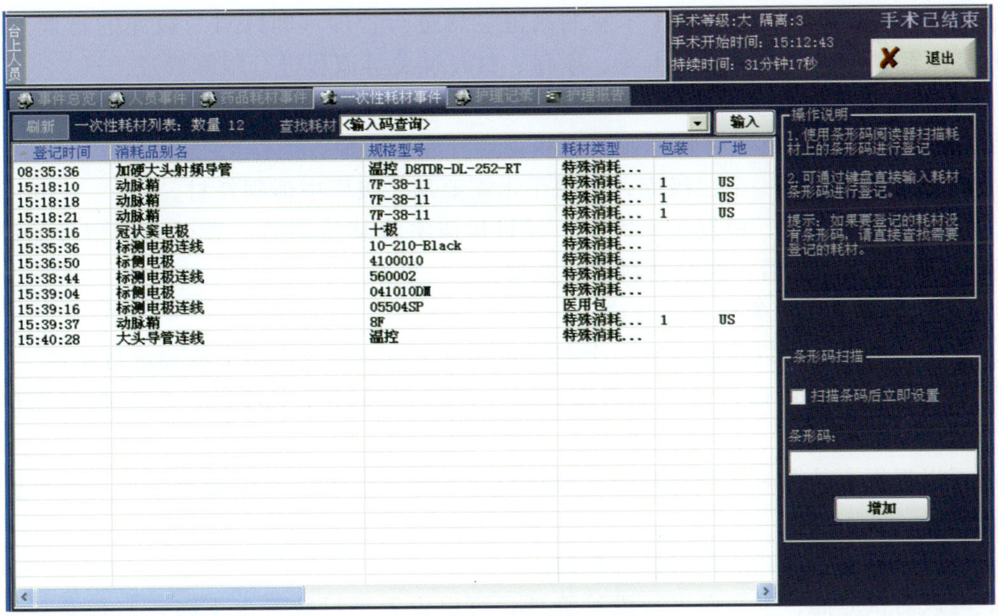

图 30－6　手术耗材使用记录

（五）手术器械管理

与供应室系统集成，扫描器械包进行手术清点，并进行器械包登记。扫描器械包同时进行无菌包有效期以及灭菌指示的核对及验证。建立器械字典，提供器械字典的增加、修改、删除等基础功能。

（六）术前准备

术前一天进行手术器械、手术仪器、手术耗材的准备，将准备的内容录入到系统中，录入过程支持模板，然后在手术开始前根据录入的内容准备仪器、器械、耗材。同时术前准备的内容会作为之后的耗材登记、仪器登记的默认数据。可快速维护术前准备模板。

（七）手术核对

术前、术中、术后护士对患者身份进行核对，方式为扫描患者腕带。

（八）收费管理

手术后系统能自动生成项目收费清单，上传 HIS 系统后进行收费。

（九）统计查询

提供多维度的统计查询功能。按照日期、手术科室等条件进行手术工作量的统计，按照日期、手术级别等条件进行护理工作量的统计，按照手术开始时间进行误餐的统计。按照各科室、各类手术名称等进行手术例数统计，按实际每间手术间进行的手术例数统计。系统对各医疗仪器使用总时长进行统计，保证仪器使用安全。对维修的仪器进行次数、维修天数的统计。通过加班天数、手术级别、考勤来对护士的绩效进行综合统计。

第三节　介入手术耗材管理系统

如何通过计算机信息系统对高值易耗品的整个流程进行管理，是很多医院头疼的问题。介入手术耗材管理系统主要针对手术室的高值耗材进行管理（即针对二级库的管理），通过条码对高值耗材的采购、入库、出库、库存、材料计费等流程进行跟踪管理。

（一）介入手术耗材管理流程

目前医院手术室高值耗材管理业务流程主要有如下两种：

1. 在介入手术室有一个二级库，根据手术需要从二级库中请领耗材。

2. 手术室为零库存，根据手术需要，耗材供应室将某款产品一系列规格型号的产品提供给手术室，手术完毕后，剩余材料供应商取回。

（二）介入手术耗材管理系统目标

1. 系统上线后，可以达到通过一个条码对入库、出库、计费整个流程进行跟踪。

2. 通过扫描条码可以自动产生出库记录，手术消耗过程中可以自动对高值耗材进行计费。

3. 可以根据有效期对即将到期的耗材进行报警提示，可以通过浏览器或客户端随时查询采购信息、库存信息。

4. 可以对某患者消耗的耗材进行查询。

5. 可以对供应商、生产商进行维护管理，可以设置耗材数量上下限，当现有耗材数量不在上下限范围内时，能自动报警。

6. 可以对使用系统的用户进行权限管理，可以规定哪些功能只有哪些用户才可以使用。

（三）系统功能

1. 入库

（1）打印条码：打印系统内部使用的唯一标识码，粘贴在入库的材料上。

（2）验收入库：材料验收入库，并将粘贴的条码在系统中与材料一一对应。

2. 出库

（1）科室出库：科室（手术室）根据患者手术期间的材料消耗，将条码扫入系统，确认后形成出库记录和费用信息。

（2）材料退货：材料入库登记后，由于材料效期或质量问题，退货给供应商。

（3）材料损耗：由于医生操作或人为原因，材料损耗。

3. 月结　对于各库房，医院会计每月份都需要进行材料月结，形成入出存统计表。

4. 统计查询

（1）材料效期预警查询：系统能够对某个效期内的材料进行预警。

（2）材料上下限预警查询：系统对于设定上下限的材料进行预警。

（3）材料入库信息查询：对材料的入库信息进行查询。

（4）材料库存信息查询：对材料的现有库存信息进行查询。

（5）材料进销存统计：对时间段内材料的进销存进行统计。

（6）患者消耗查询：对时间段内材料消耗的明细信息进行查询。

第四节　介入手术超媒体信息集成及示教系统

数字化导管室是通过将先进的信息化技术运用到手术室的特定环境中，集成各厂家的软硬件数据信息，实现集中展现，实时传达，使得参与手术的医护人员能够及时获得大量与患者相关的重要信息，从而提高介入手术的安全性和成功率。

手术技术水平作为衡量医院医疗水平的一个重要依据，一直受到关注。国内的大中型综合医院除了担负着医疗的职能，还担负着教学、研究的重要任务，手术教学是其中的一项重要内容，如何更好地进行手术的教学和研究，也是摆在医院面前的重要课题。传统的介入手术教学具有局限性、封闭性、技术支持不足等难题，具体表现在：①介入手术室受无菌环境限制，不允许多名培训学员观摩；②介入手术过程中产生大量电离辐射，手术室内观摩教学有害健康；③手术带教老师手术过程中专注手术，不能全方位为学员进行讲解。

数字化导管室建设不同于普通外科手术室，其有自身的特殊性。手术室主要关注点在很直观的手术术野上，而导管室的手术属于微创手术，需借助各类影像学检查设备（DSA、IVUS、OCT 等）将病变情况呈现在屏幕上，介入手术医生通过屏幕显示的影像信息进行诊断和治疗，其关注点在各类影像学检查的图像上。将 DSA 影像信号、心导管工作站信号、血管内超声信号、光学相干断层成像信号、PACS 工作站信号、手术间场景和术野实时信号、术中术者语音信号等同步采集集成，并应用先进的管理软件将上述多路影音集成进行调度、采集、存储和播放（图 30－7）。

数字化导管室信息集成及示教系统使手术医生可以在手术进行过程中从 HIS、PACS、EMR 和检验信息系统中实时调阅患者的病历资料和医学影像，能够方便地在视野内获取患者基本信息、各类医学影像、生理生化指标、电子病历以及患者实时生命体征数据，能够对患者病情更准确地进行判断，使医护人员充分发挥技术，方便医生手术的同时提高了手术的成功率和效率。

系统为手术观摩和远程教学提供了可靠的全高清的互动式通道，观摩学习人员在会议室、示教室和办公室等场所就能通过手术直播示教系统观看手术现场的实况，既保证了手术质量和环境要求，同时也保证了视角效果。此外，术者可通过网络，得到异地专家手术中的远程指导（图 30－8）。这样既可以提高各医院的手术水平，又可以提供手术的全部实时影像记录，使之成为提高手术技术水平的必要资料和依据，满足了教学实际需要，能够实现教学培训、学术交流、手术病例自学、手术指导、远程会诊、手术直播点播等。

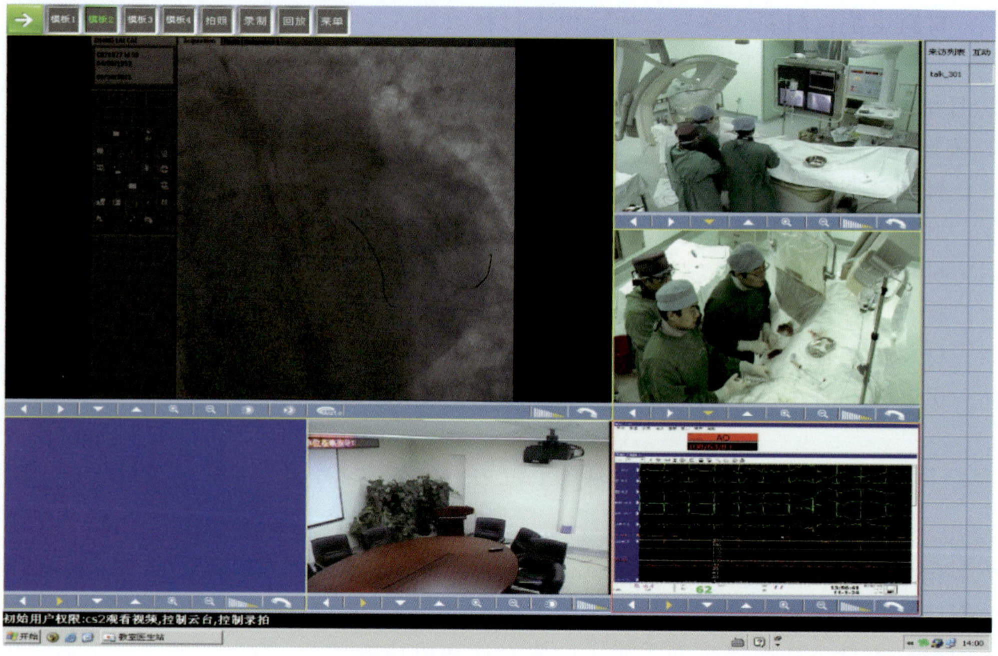

图 30－7　超媒体信息集成系统

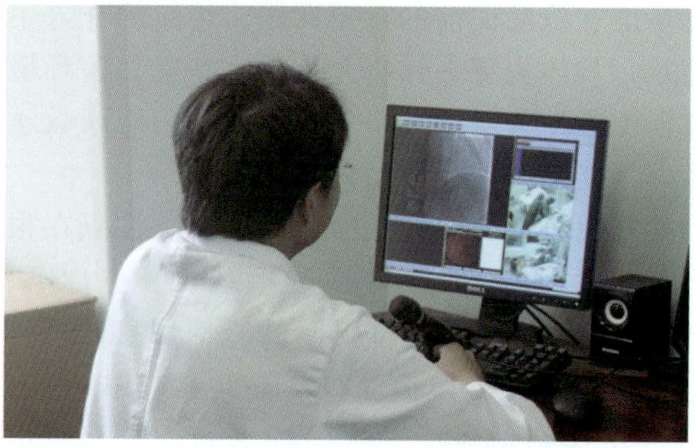

图 30－8　远程手术指导

系统对手术全程实时记录，使之用于研究、教学和病例存档，手术后对照这些影像资料进行学术探讨，使作为教学科研的病例更具有实用价值。

系统将教学实况、手术的全过程，采取多媒体的形式把教学过程或者讲义影像录制下来，制作成精品课程，作为教学的一种资源供点播学习和评价，进行教学评估或自主学习等。建立共享资源库，完成知识传承或进行学术交流，在更大范围内提高医院的教学和人才培养质量。

系统由以下几个模块组成：

（1）手术室工作站系统：是数字化手术室系统的核心部分，是整个系统的基石，负责管理和调度本手术室内所有的视频资源。可以调阅患者的各种信息资料，可以与手术工作站系统进行音、视频互动。

（2）手术观摩系统：观摩授权手术间的手术，可以调阅患者的各种信息资料，可以与手术工作站系统进行音、视频互动。

（3）直播/点播系统：对各种信号源通过编/解码，借助于网络，在系统内进行播放；对录制的视频文件进行管理，包括上传、发布，编辑等；对录制好的视频文件采用系统提供的播放器或通用播放器进行回放。

（4）视频后台管理系统：定义用户，设定各种权限，手术观摩申请、批复，基础数据的维护等。

第五节　介入手术影像数据存储、传输及处理

目前国内还有一部分医院应用传统的胶片方式储存介入手术患者的手术图像资料。如果胶片发生丢失、破损和污染，那么这个信息就相当于消失了。而且胶片照相机整理的存储期限也有限，不适合医学的长期研究。单纯用光盘刻录的医学图像存储方式，综合利用价值不大，时间一长，日积月累会有很多光盘资料，数量会越来越多，要从这么多光盘中查找需要的资料不是一件容易的事情。鉴于以上问题，我们需建立先进的介入手术影像数据存档与通讯系统（PACS）（图 30－9），对影像数据进行存储、传输与处理。

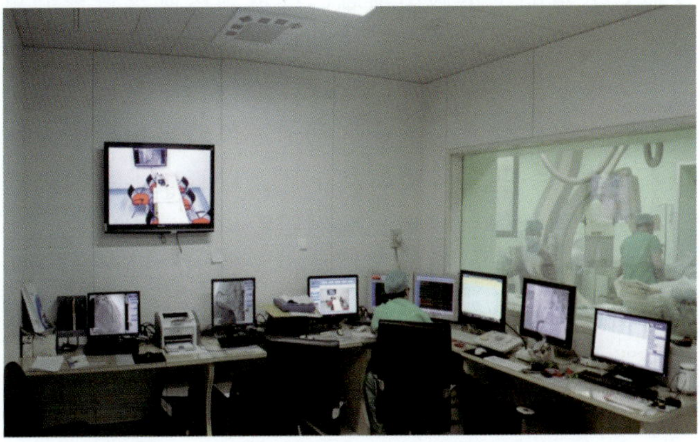

图 30－9　介入中心导管间内的 PACS 客户端

（一）介入手术 PACS 系统需具备的条件

1. 符合 DICOM 3.0 及 HL 7 标准。
2. 兼容任意 DICOM 图像。
3. 管理患者的文件夹及工作列表。
4. CATHLIST 模块高效介入图像的管理。
5. 采用 ORACAL 及 SQL 系统。
6. 人机工程设计，方便使用。
7. 图像自动接收与传输。

（二）PACS 系统的优势

与传统的方式比较，PACS 系统具有以下显著优势。

1. 它是目前影像资料最高效快捷的传输和储存模式

2. 具备多逻辑条件查询检索，便于影像资料的快捷调取。

3. 资料不易损坏并可以任意无损复制，可以直接导出至外来存储磁盘，利于数据交流分享。

4. 可对图像进行任意缩放及对比度、明暗度的调节。

5. 整合了多个先进的影像处理分析模块，如多模处理、手术模拟导航等（图 30－10），其便于术中指导、临床数据挖掘以及科研工作的开展等。

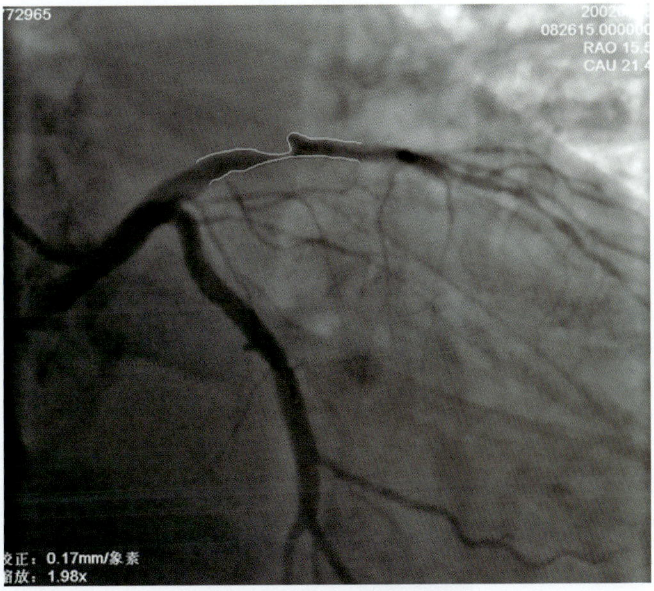

图 30－10　PACS 客户端中的影像分析模块

第六节 介入手术病历数据库建设

近些年来，我国介入手术迅猛发展，大量的手术病历信息已经成为医院及科室的重要财富和资源，传统的手工收集方式已经不能满足发展的需要。借助病历数据库系统可以科学地保存和管理大量复杂的数据信息，对介入手术病例进行统一管理，成为今后介入发展不可缺少的重要环节。

很多医院介入手术病例管理还停留在半手工半信息化状态，一些资料分散在各个不同信息系统中，一些重要资料甚至还是以纸质手写的形式存在，这既不利于病例资料的保存、利用，更不利于信息共享、病例跟踪以及学术研究。

介入手术患者的资料包括很多种类，即临床基线资料、手术过程中的资料、手术后的资料、出院后随访资料等。需要把患者从入院到出院诊治过程中产生的所有有价值资料进行系统分类，以免在日后统计应用过程中出现找不到相关资料的问题。介入手术病历数据库的具体建设内容如下文所述。

（一）临床基线资料

1. 患者基本信息　包括患者的姓名、性别、年龄、住院 ID 号、患者类别（门诊、住院、急诊）、手术日期、联系电话、长期住址等。

2. 病史与临床表现　包括入院诊断、既往病史、家族史、临床表现等。

3. 检查及检验信息　包括体格检查、血常规、血生化及特殊指标检验、心电图、B 超、CT 检查等。

（二）介入手术过程资料

1. 患者进导管室到出导管室过程中所有与手术相关的信息。

2. 造影检查　包括患者穿刺路径、术者、术中用药记录、耗材信息、造影结果、病变描述、术中并发症等（图 30－11）。

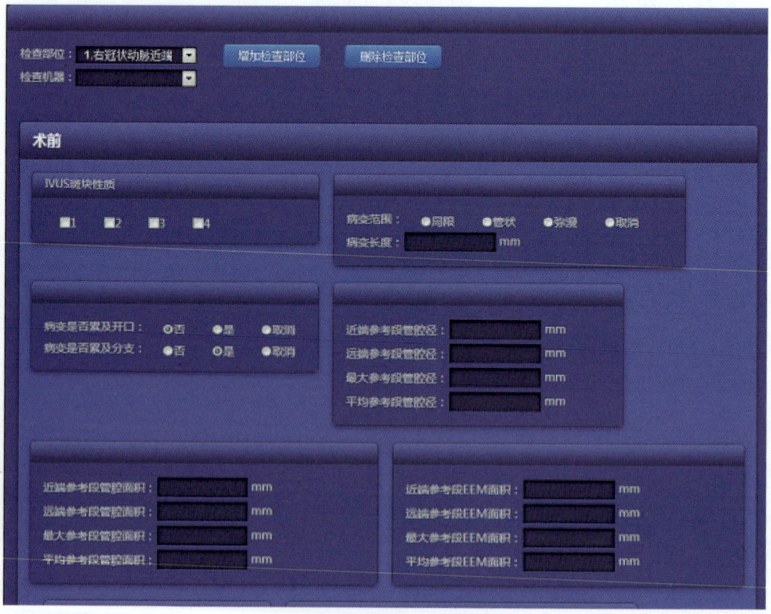

图 30－11　造影检查结果

3. 介入治疗信息　包括术前病变解释、操作过程、耗材使用、术后病变解释、并发症等。

4. 介入治疗结果。

（三）术后及出院资料

这部分资料应该包括患者术后出导管室回到病房至出院前的所有信息，包括检验检查、用药、特殊事件及不良时间，以及出院诊断、出院带药和出院结果等。

（四）随访资料

这部分资料非常重要，关系到患者的预后情况、远期生存率等，是结论性的内容，也是我们临床上最关心的内容，对我们的治疗方法和临床用药是一个最直接的反馈，在疾病的二级预防中起至关重要的作用。这部分内容包括术后随访时间、术后症状的转归（与入院治疗时的症状比较等）、有无各种不良事件的发生、术后用药情况、各项临床检验指标、术后各项检查情况等（图 30－12）。

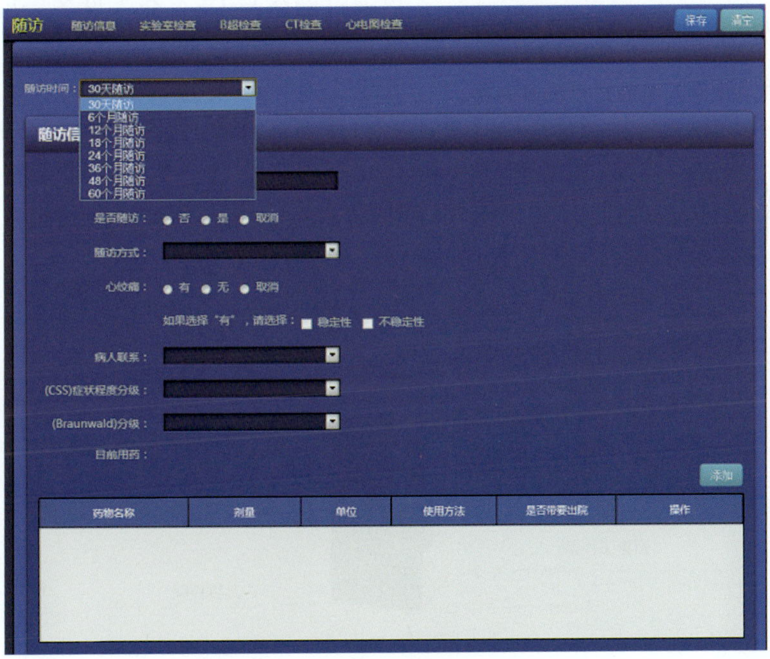

图 30－12　介入手术随访数据

第七节　介入手术影像数据光盘制作

随着医学影像设备的快速发展，患者 DSA、CT 等检查产生海量的影像数据，尤其是介入造影检查全部都是动态的数据影像，胶片作为传统的信息输出方式，已经远远不能够满足临床诊断要求。刻录光盘是目前解决海量影像信息的方法之一，它存储量大、携带方便、易保存。医院就诊患者光盘刻录的需求量很大，外院会诊、手术研讨、科研开展、课题研究等众多医疗科研工作都离不开影像信息的光盘刻录。

一直以来，介入中心在影像检查或者介入手术之后，只能采取人工刻录光盘的方式存储数据及提供给患者。随着介入患者数量的日益增加，人工刻录光盘的方式由于占用大量人工

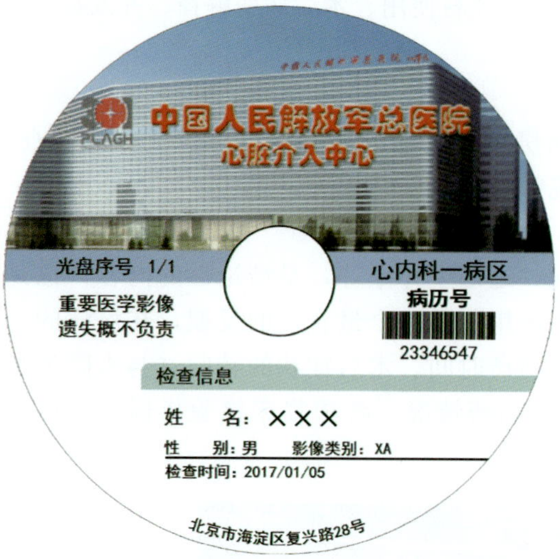

图 30 - 13　自动化介入影像光盘刻录封面

时间，且容易出错、不规范，已经严重影响到科室的工作效率。目前，最新的全自动专业医学影像刻录管理系统，可以通过专业设备在无人值守的情况下自动刻录介入患者的影像光盘，还可以将患者信息打印到光盘封面上（图 30 - 13），大大节省了时间、提高效率，保证了光盘内容的准确性及美观性，体现了当前医疗现代化信息水平。

专业自动化医学影像刻录管理系统基于医院 RIS/PACS 网络设计，是实现介入医学影像按需刻录、打印和发放的一体化解决方案。可以通过网络与 DSA 介入设备、后处理工作站设备连接，也可以与医院的 PACS 系统连接，接收设备及网络发送的患者检查医学影像，并进行影像光盘刻录、光盘封面打印、数字影像发放和影像浏览。连接医院 Worklist 系统，可以实现患者信息全中文打印。

技师可以按照科室流程选择使用模式（图 30 - 14）。它包括如下两种模式：

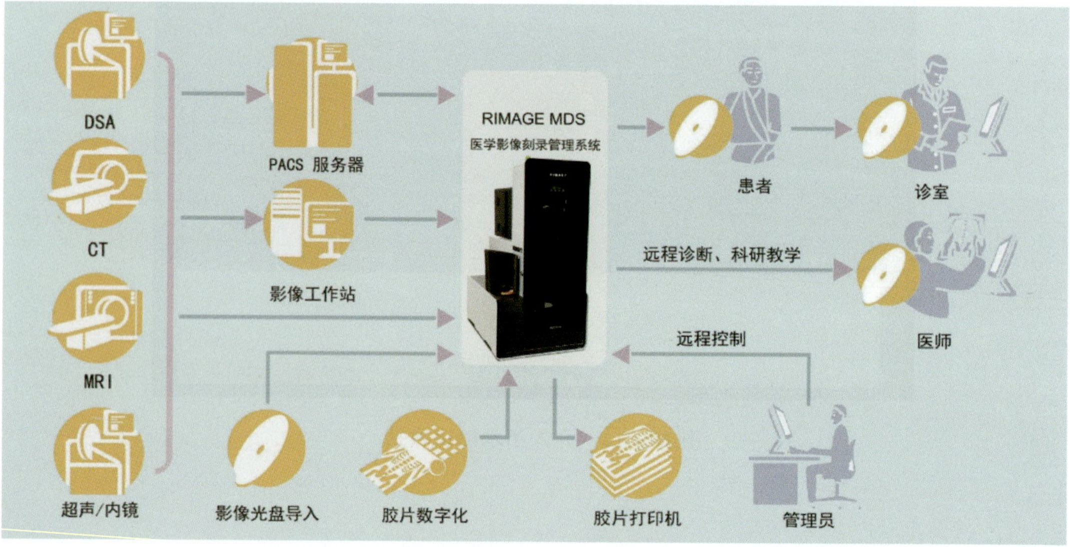

图 30 - 14　自动化医学影像刻录管理系统模式图

（1）自动模式：自动模式下患者影像推送到自动化光盘设备上，设备就会按照预设的条件自动刻录光盘，并在光盘封面上打印患者信息。

（2）手动模式：手动模式下由技师或护士在自动化光盘设备操作界面查询医院 PACS 上的患者影像，一键刻录。科研备份可以选择多个患者影像刻录到一张光盘，同时光盘封面打印每个患者信息。

两种工作模式都能节省技师刻录光盘 80%以上工作时间，大大减少了工作量，节省了大量人工时间、提高了工作效率，同时通过自动校验保证了光盘内容与封面的一致。这种方式制作的光盘统一规范，光盘附带专业 DICOM 浏览器，任何电脑都可以查看影像，同时可以将患者注意事项、医院简介等信息同步刻录到光盘，既方便了患者就医，又提升了医院形象。

专业自动化医学影像刻录管理系统与传统人工光盘刻录相比，从单一人工作坊式工作模式，升级到批量智能自动化流水线工作模式，降低了人力成本、大大节省了人工时间、提高了科室和医院形象，全面提升工作效率（表 30－1）。

表 30－1 专业自动化影像刻录系统与传统人工光盘刻录的比较

项目	专业自动化刻录系统	传统光盘刻录
刻录方式	全自动按需刻录，无人值守	人工选择图像，人工刻录
封面信息	热转印技术打印光盘封面，防水、防刮擦，患者信息永久保留	人工手写患者信息，易擦除、易氧化，不规范
容量	一次性放入 400 张光盘，批量刻录	人工放入一次一张光盘，逐张刻录
生产速度	100 张/小时，4 个光驱同时刻录，速度快、效率高，流水线作业	15 张/小时，速度慢、效率低，无法适应大量光盘制作的需求
错误率	无，设备自动校验，光盘封面信息与刻录患者影像信息一致	高，人工书写易选错或写错，导致医疗纠纷
影像浏览	光盘内含专业影像浏览器，可在普通电脑上浏览 DICOM 影像，支持 DSA 动态影像播放	光盘内不含影像浏览器，普通电脑无法浏览，需导入到专业工作站浏览
保存时间	档案级光盘，可保存 50 年	普通光盘，无保障

目前中国人民解放军第 301 医院、中国医学科学院阜外医院、北京安贞医院等均采用了美国 RIMAGE 医学影像刻录管理系统解决方案，完全实现介入中心影像光盘刻录规范化自动化管理，改善了传统工作流程，大幅提高了工作效率。

（荆　晶）

第三十一章　常用英语

第一节　日常对话

Frequently used dialogue in catheter lab

一、Before procedure，手术前

Nurse (N)：How are you，doctor?
护士（护）：您好吗，医生?
Doctor (D)：Fine，thanks.
医生（医）：很好，谢谢。
N：The patient is Mr. Li. Everything is OK. Shall we start now?
护：患者是李先生。一切都已经准备好了，可以开始手术了吗?
D：All right，thank you.
医：好的。
N：You can make scrub over there，and here is the operating coat for you. I guess your glove size is number eight.
护：请您刷手穿手术衣，您手套的尺码是 8 号码。
D：Yes，thanks.
医：是的，谢谢。
N：You are welcome.
护：不客气。

二、During procedure，手术中

N：If there is anything you need，please let me know.
护：您有什么需要请告诉我。
D：OK，thanks.
医：好的，没问题。

三、Preparation of PCI，准备治疗

D：Can I have the guiding，guide wire and a balloon of 2.5 mm× (by) 20 mm?
医：我需要指引导管、指引导丝和 2.5 mm×20 mm 的球囊。
N：No problem，　(Repeat the type of the devices the doctor asked)，here you are.
护：没问题，(重复医生要求的器械的种类)。
D：Thanks a lot.
医：多谢。

…………

D：Balloon inflation pressure was 12 atm. Now would you please prepare a stent of Firebird 3.5 mm×23 mm for me?

医：球囊扩了 12 个大气压，现在请帮我准备一个 3.5 mm×23 mm 火鸟支架。

N：Sure，just a minute.

护：好的，请稍等。

D：The stent was deployed by 16 atm.

医：支架以 16 个大气压释放。

四、After procedure，手术结束

N：Would you please take off your gloves and operating coat?

护：请您脱掉手套和手术衣。

D：Thank you for your excellent cooperation.

医：谢谢你出色的配合。

N：My pleasure.

护：不客气。

第二节　护士与患者对话

一、Before procedure，手术前

Nurse：Good morning. Is this Mr. Smith? Let me check your information. You will undertake an ICD implantation.

护士：早安，是史密斯先生吗？让我看看你的资料，你将行 ICD 植入术。

Patient：Yes，I'm. I'm quite worried about it because I know it's a major operation.

患者：是的，我很担心。因为我知道这是一个大手术。

N：Please don't be nervous. I will explain everything to you.

护士：请不要紧张，我将详细对你讲。

P：That's fine.

患者：好的。

N：Now I'll take you to theater 2. Please lie down this bed. Be careful as the bed is quite narrow.

护士：现在我送你去 2 号导管室，请躺在手术床上，小心点，这个床很窄。

N：I will serve you a nasal cannula for oxygen delivery and monitor your blood pressure and pulse. Please keep quiet during the operation.

护士：我会给你吸氧，并监护你的血压、脉搏。当手术开始后，请不要动。

P：Will the wound badly hurt?

患者：伤口会很痛吗？

N：Maybe a little，but I am sure you can stand. If it distresses you too much，we will give you something for it.

护士：可能会有点痛，但我肯定你能够经受得住，如果实在痛得厉害，我们可以给你用点药。

P：Thank you for your explanation.

患者：谢谢你的讲解。

二、Postoperative care，手术后护理

N：Now，the operation is finished. I'll deal with the wound，and then take you to CCU.

护士：现在，手术完毕，我给你包扎伤口，然后将送你回监护室。

P：Thank you for your kindness.

患者：多谢你。

N：You are welcome.

护士：不客气。

第三节　心导管介入诊疗常用英文名称

一、专业名词

冠状动脉造影术　Coronal　angiography（CAG）

经皮冠状动脉成形术　Percutaneous coronary angioplasty（PTCA）

经皮冠状动脉腔内介入治疗　Percutaneous transluminal coronary interventional therapy（PCI）

左主干　Left main（LM）

前降支　Left anterior descending（LAD）

对角支　Diagonal branch（Diag）

回旋支　Left circumflex（LCX）

钝缘支　Obtuse marginal branch

右冠状动脉　Right coronary artery（RCA）

后降支　Posterior descending branch（PDA）

后侧支　Posterolateral（PL）

近段　Proximal segment

中段　Middle segment

远段　Distal segment

穿刺部位　Puncture site

出血　Hemorrhage

撕裂　Dissection

再狭窄　Restenosis

穿孔　Perforation

破裂　Rupture

血栓 Thrombosis
慢性完全闭塞 Chronic total occlusion
生命体征 Vital signs
并发症 Complications

二、基本用物

动脉鞘管 Arterial sheath
三联三通 Trigeminal T piece
三环注射器 Three-ring syringe
造影导丝 Angiography guide wires (wire)
造影导管 Angioplasty catheter
指引导管 Guide catheter (Guiding)
引导导丝 Guide wire
冠状动脉扩张导管 Coronary dilatation catheter
球囊 Balloon catheter
冠状动脉支架系统 Coronary stent system
支架 Stent
麻醉机 Anesthesia machine
除颤仪 Defibrillator
双道微量推注泵 Double-path micro-pump
临时起搏器 Temporary pace-maker
主动脉内球囊反搏 Intra-aortic balloon pump
便携式监护仪 Handy monitor
铅衣 Lead gown

三、常用药物

造影剂 Contrast medium
肝素 Heparin
利多卡因 Lidocaine
硝酸甘油 Nitroglycerin
吗啡 Morphine
多巴胺 Dopamine
阿托品 Atropine
肾上腺素 Adrenaline
替罗非班 Tirofiban

四、其他常用词汇

大气压 Atmosphere (ATM)
秒 Second (SEC)
放射安全 Radiation safety

感染控制　Infection control

医疗废物管理　Management for medical waste

刷手　Scrub techniques

心脏介入医生　Interventional cardiologist

技师　Technician

（刘　焱）

参考文献

[1] 皮红英. 军队医院护士必读. 北京：人民军医出版社，2013.

[2] 刘霞. 探索法制背景下的手术护理记录. 护理研究，2003（17）：6-7.

[3] 葛均波，方唯一. 现代心脏病学进展 2016. 北京：科学出版社有限责任公司，2017.

[4] 中国医师协会心血管内科医师分会结构性心脏病专业委员会，中华医学会心血管病学分会结构性心脏病学组. 经导管主动脉瓣置换术中国专家共识. 中国介入心脏病学杂志，2015，23：661-667.

[5] 中华医学会心电生理和起搏分会，中华医学会心血管病学分会，中国医师协会心律学专业委员会. 左心耳干预预防心房颤动患者血栓栓塞事件：目前的认知和建议. 中华心律失常学杂志，2014，6：401-415.

[6] Sievert H，Lesh MD，Trepels T，et al. Percutaneous left atrial appendage transcatheter occlusion to prevent stroke in high-risk patients with atrial fibrillation early clinical experience. Circulation，2002，105：1887-1889.

[7] 中华医学会心血管分会，中华医学会心血管病编辑委员会. 慢性心力衰竭诊断治疗指南. 中华心血管病杂志，2007，35：1076-1096.

[8] Otasevic P，Sagic D，Antonic Z，et al. First-in-man implantation of left ventricular partitioning device in a patient with chronic heart failure：twelve-month follow-up. J Card Fail，2007，13（7）：517-520.

[9] Mazzaferri EL Jr，Cradinac S，Sagic D，et al. Percutaneous ventricular partitioning in patients with chronic heart failure and a prior anterior myocardial infaction：results of the percutaneous ventricular restoration in chromic heart failure patients trial. Am Heart J，2012，163：812-820.

[10] 张鑫，陈晓平. Symplicity HTN-3 是经皮肾动脉去神经术的序幕还是终点. 华西医学，2016，31（5）：972-977.

[11] Mancia G，Mahfoud F，Narkiewicz K，et al. Long term effects of renal artery denervation in real world patients with uncontrolled hypertension from the global symplicity registry. J Hypertens，2015，33（Suppl 1）：e49.

[12] 荆晶，陈韵岱，辜小芳，等. 数字化导管室超媒体信息集成系统设计与应用. 中国数字医学，2012，7（4）：56-59.

[13] Massaut J，Reper P. Open source electronic health record and patient data management system for intensive care. Stud Health Technol Inform，2008，141：139-145.

后　记

侯老师在心导管室工作早于我好多年，我们后来的人几乎所有人都称她侯老师，尽管她多年来一直是心导管室各方面的管家、多能的护士长。

从我与侯老师多年的工作及相处中深深体验到她认真的工作态度，求精的专业知识，军人的工作作风和坦诚的人际关系。这也就不难理解为什么她想写这本书，她能写这本书，而且这么多同道愿同她一起来写这本书。

心导管室护士和技术员的工作非常重要，国际上著名的心导管室已在这方面做了大量的专业培训和资质考核工作。国内这方面还是空白。侯老师潜心总结了她二十多年来在这个岗位上的经验和系统知识，并且汇集了国内知名导管室护理和技术专家的智慧主编写成了《心导管室介入治疗护理实用技术》，这的确是填补了国内该领域的空白，为今后心导管室护士和技术员的专业化培训提供了很重要的系统理论教材。我尽管也是主编之一，但我绝不敢抢功，她们大量卓实的工作使这本极有价值的著作面世，我相形见惭，但我又非常乐意参与和帮助，因为在她们学术成就之中我也出了绵薄之力。

在读完朱国英教授为本书所写的序言之后，我写了这个后记，我是沿着朱教授开拓的路走过来的，路是一代一代人走过来，文章也是一代一代人写下来。在朱教授和我走过的这段路中，侯老师是我们终生难忘的同行者，应该说本书的出版既是在北大医院二十多年共同工作的见证，也为本学科留下了宝贵的知识财富。

衷心感谢侯桂华老师，衷心感谢所有为本书提供帮助的同道们。

二〇一〇年一月